PHN	post-herpetic neuralgia	帯状疱疹後神経痛
PM	polymyositis	多発性筋炎
PUVA	psolaren-ultraviolet A therapy	ソラレン紫外線療法
RA	rheumatoid arthritis	関節リウマチ
RAST	radioallergosorbent test	放射性アレルギー吸着試験
RIST	radioimmunosorbent test	放射性免疫吸着試験
SCC	squamous cell carcinoma	有棘細胞癌
SDB	superficial dermal burn	浅達性Ⅱ度熱傷
SLE	systemic lupus erythematosus	全身性エリテマトーデス
SPF	sun protection factor	光防御因子
SSSS	staphylococcal scalded skin syndrome	ブドウ球菌性熱傷様皮膚症候群
STI	sexually transmitted infections	性感染症
STS	serological test for syphilis	血清梅毒反応
TEN	toxic epidermal necrolysis	中毒性表皮壊死症
TPHA	Treponema pallidum hemagglutination test	梅毒トレポネーマ血球凝集テスト
UV	ultraviolet ray	紫外線
UVA	ultraviolet ray A	紫外線A
UVB	ultraviolet ray B	紫外線B
VZV	varicella-zoster virus	水痘・帯状疱疹ウイルス
XP	xeroderma pigmentosum	色素性乾皮症

EXPERT NURSING

皮膚科エキスパートナーシング

改訂第2版

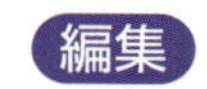

瀧川雅浩
浜松医科大学 名誉教授
白濱茂穂
聖隷三方原病院皮膚科 部長

南江堂

著者一覧

■ 編集

瀧川　雅浩	たきがわ　まさひろ	浜松医科大学名誉教授
白濱　茂穂	しらはま　しげほ	聖隷三方原病院皮膚科

■ 執筆（執筆順）

吉村　浩美	よしむら　ひろみ	前 聖隷三方原病院看護部
瀧川　雅浩	たきがわ　まさひろ	浜松医科大学名誉教授
白濱　茂穂	しらはま　しげほ	聖隷三方原病院皮膚科
鈴木　陽子	すずき　ようこ	静岡市立静岡病院皮膚科
横山　知明	よこやま　ともあき	静岡市立清水病院皮膚科
五十嵐　敦之	いがらし　あつゆき	NTT 東日本関東病院皮膚科
深水　秀一	ふかみず　ひでかず	浜松医科大学附属病院形成外科
佐藤　誠	さとう　まこと	聖隷三方原病院形成外科
佐奈　明彦	さな　あきひこ	聖隷三方原病院看護部
大場　操	おおば　みさお	聖隷三方原病院皮膚科
鈴木　幸子	すずき　さちこ	聖隷三方原病院看護部
早川　達也	はやかわ　たつや	聖隷三方原病院高度救命救急センター
西尾　優子	にしお　ゆうこ	都立駒込病院神経科
神戸　直智	かんべ　なおとも	関西医科大学皮膚科
渡辺　大輔	わたなべ　だいすけ	愛知医科大学皮膚科学講座
古賀　文二	こが　もんじ	北九州市立八幡病院皮膚科
志智　大介	しち　だいすけ	聖隷三方原病院感染症・リウマチ内科
池田　政身	いけだ　まさみ	高松赤十字病院皮膚科
石井　則久	いしい　のりひさ	国立療養所多磨全生園
西澤　綾	にしざわ　あや	防衛医科大学校皮膚科学講座
佐藤　貴浩	さとう　たかひろ	防衛医科大学校皮膚科学講座
夏秋　優	なつあき　まさる	兵庫医科大学皮膚科学
和田　康夫	わだ　やすお	赤穂市民病院皮膚科
橋爪　秀夫	はしづめ　ひでお	市立島田市民病院皮膚科
森脇　真一	もりわき　しんいち	大阪医科大学皮膚科
政次　朝子	まさつぐ　あさこ	さくらこまち皮フ科クリニック皮膚科
伊藤　泰介	いとう　たいすけ	浜松医科大学附属病院皮膚科
三澤　淳子	みさわ　じゅんこ	浜松医療センター皮膚科
藤山　俊晴	ふじやま　としはる	浜松医科大学皮膚科学講座
古川　福実	ふるかわ　ふくみ	高槻赤十字病院
松本　賢太郎	まつもと　けんたろう	静岡済生会総合病院皮膚科
古賀　哲也	こが　てつや	福岡東医療センター皮膚科
高橋　健造	たかはし　けんぞう	琉球大学大学院医学研究科皮膚病態制御学講座
吉池　高志	よしいけ　たかし	順天堂大学医学部附属静岡病院皮膚科
立石　千晴	たていし　ちはる	大阪市立大学大学院医学研究科皮膚病態学

鶴田　大輔	つるた　だいすけ	大阪市立大学大学院医学研究科皮膚病態学
犬塚　学	いぬづか　まなぶ	中東遠総合医療センター皮膚科
橋本　喜夫	はしもと　よしお	JA 北海道厚生連旭川厚生病院皮膚科
山元　修	やまもと　おさむ	鳥取大学医学部皮膚科
清原　祥夫	きよはら　よしお	静岡がんセンター皮膚科
光井　俊人	みつい　としひと	関西医科大学附属病院形成外科
清水　真	しみず　まこと	名古屋医療センター皮膚科
戸田　憲一	とだ　けんいち	扇町公園皮膚科クリニック
八木　宏明	やぎ　ひろあき	静岡県立総合病院皮膚科
秦　まき	はた　まき	沼津市立病院皮膚科
宇津　正二	うつ　まさじ	聖隷三方原病院産科

改訂にあたって

近年医学は著しい進歩を遂げ，医療は高度・複雑化してきています．このなかで，新しい検査，治療法，治療薬などの新規医療が次々に登場しており，医療従事者はそれらについて十分な理解と知識をもつことが求められます．皮膚科領域においても，ダーモスコピーによる検査，遺伝子組み換え医薬品による治療により，患者のQOLが大幅に向上しています．

一方，少子高齢化社会の日本においては，医療提供体制には「治す」医療から「支える」医療への変化が求められ，病院中心でなく地域全体でみていく医療へと変わりつつあります．これに伴い，チーム医療のなかで，看護師の果たす役割が肥大化しつつあることは否めません．とくに，増えつつあるアレルギー性皮膚疾患についての正しい患者指導や，生活習慣病に伴う皮膚病変への迅速かつ正確な対応が求められます．また，生活様式の多様化に伴うスキンケアの重要性についての啓発も必要となります．看護師がこれら多様な役割を十分に果たすためには，皮膚疾患の病態について正しく理解することに加え，皮膚科医療についての知識を日々新たにしなければなりません．

2002年に刊行された『皮膚科エキスパートナーシング』は幸いにも多くの看護師・看護学生に愛読され，増刷を重ね，臨床現場で大きな役割を果たしてきました．しかし，その間の医学の進歩は著しく，一部の情報には更新が必要になってきました．

このたびの改訂では，新規項目として「血液検査の読み方」，「排泄とスキンケア」，「マダニ刺症」，「化学療法に伴う皮膚障害」を追加しました．さらに，疾患独自の看護のポイントも盛り込み，内容を大幅にアップデートしています．また，初版に比べて症例写真やイラストを豊富に掲載し，簡潔明快な解説を心掛けました．巻末の「皮膚科用剤一覧」は皮膚科診療で処方する代表的なものに絞り，最新の承認医薬品も掲載しています．改訂された本書が，皮膚科の看護を志す方々の実践的テキストとして，また看護学生の教科書として，明日のチーム医療の実践に広く役立つことを願っています．

末筆ながら，今回の改訂にあたって多忙な時間を割いてご執筆いただいた諸先生方，関係者の皆さまに厚くお礼申し上げます．

2018年4月

瀧川雅浩

初版の序

皮膚は，体を包む非常に変化に富んだ衣服といえます．そのため，地球上にすむ約57億にのぼる人間は，誰一人として同じ顔かたちをしている人はいません．そして，皮膚の色や表情でうれしいあるいは悲しいといった気持ちを表します．また，皮膚（肌）と皮膚（肌）をあわせる，つまりスキンシップすることにより親子，友人はさまざまな気持ちを相手に伝えます．こうしてみると，皮膚こそ幸福な家族関係，人間関係をつくりあげるもっとも大切な臓器の一つといえるのではないでしょうか．

コミュニケーションの媒体としての皮膚は，ほかにも重要な役割を多くもっています．皮膚は私たちの健康状態の目安になります．皮膚をみればその人の健康状態を示すいくつものサインを読みとることができるからです．たとえば，太りすぎて皮膚が脂肪でだぶついていれば，高脂血症などの代謝異常が疑われます．

また，皮膚は私たちの体を包んで防水器，体温を調節する放熱器や保温器のような役目をしています．外界からの刺激を受ける感覚器であり，危険信号を体内に伝えます．また，外傷や微生物の侵入から体を守っています．こうして，皮膚は健康そのものを維持しているのです．

皮膚病の診察では，他科での診療と同じように，患者さんの自覚症状の訴えを詳しく聞くこと，他覚症状としての発疹をくまなく観察することが基本となります．そして，このような自他覚症状から，皮膚に限局した疾患か全身症状の一つの表現としての発疹か，また慢性のものか，急性で緊急性のある皮膚病かといった点を見極める必要があります．

本書は，このような基本的なポイントを重視して企画されました．医師，コメディカルとともにチーム医療を行う上で，看護師として必要かつ最大限の知識を盛り込んだつもりです．とくに，全身疾患の表現系としての皮膚の重要性を強調しました．患者さんのQOLを理解する上で大切と考えたからです．

最後に，ご執筆いただき，また，編者の我が儘を聞いてくださった諸先生方に深く感謝いたします．また，ご協力いただいた南江堂の方々に御礼申しあげます．本書がチーム医療の実践書として，広く役立つことを祈っています．

2002年　初夏

瀧川雅浩

目次

1章

皮膚科看護の基礎知識

1 皮膚科看護の特徴

Minimum Essentials

❶ 日常生活や皮膚の状態を観察し，原因を特定する．
❷ 正しいスキンケアが身につくように指導する．
❸ 共感的理解に努め，適切な日常生活を送れるように支援する．

皮膚は外界と直接に接し，細菌などの異物が体内に侵入することを防ぐ生体防御の役割に加え，外部刺激に対する緩衝作用や保温作用，エネルギー代謝をも担っている．環境汚染や紫外線量の増大などといった環境変化に加え，アレルギー体質などの内部環境の変化により皮膚疾患患者は増加している．皮膚科看護では皮膚の構造や機能および治療について正しい知識をもち，患者の精神的ストレスを理解したうえでケアにあたらなければならない．また，皮膚疾患の再燃を防ぐためにも日常生活上での指導が重要である．

これからの超高齢社会では，皮膚が脆弱である高齢者に対するスキンテア（摩擦・ずれにより発生する外傷性創傷）を予防することも大切である．

I 原因の特定と回避

皮膚疾患では原因を特定するために，アレルギー検査や光線過敏検査，血液検査などを行う．これらの検査で原因が不明のことがあり，遺伝性疾患もあるため，皮膚生検や病理組織検査により疾患を特定する．薬剤による発疹（薬疹）もあり，発症前の状況を十分聴取する．皮膚が脆弱な高齢者であれば低栄養と圧迫により褥瘡が起こりやすいので注意を要する．

最大の予防は，その原因となる因子を避けることである．治療に取り組む患者のストレスを理解して，それらの因子が生活と密着している場合は，日常生活上の細かい指導を行うことが必要である．

II 正しいスキンケア

正しいスキンケアを行うことは，患者の不快感軽減や二次感染の予防につながり，治癒を促進させる．スキンケアの方法は各疾患により異なるため，医師の診察を受け具体的な方法が処方されるまでは自己判断で薬物を用いるべきではない．皮膚疾患は外来治療が多いため，以下のスキンケアのポイントに留意し，その患者に合った指導を行う．

・ドライスキンを防ぎ皮膚を清潔にする：かゆみのある疾患では室温や湿度を適切にして乾燥を予防し，熱い湯の入浴を避け，爪を切り掻破による創傷をつくらないよう努める．

・処方薬は正しく使う：処方薬は指示された用法で用い，自己判断で中断しないように注意する．

III 適切な食事と栄養

皮膚疾患の発症を予防し，さらに悪化を防ぐためには適切な食事が必要である．たとえば，食物アレルギー患者では原因となる食物抗原を除いた食事制限が行われる．また，皮膚の過度の乾燥は栄養不足に起因することがあるため，適切な栄養を摂取することが大切である．患者自身や家族がどのような食事をとれば良いのか，また，避けなければならないかを理解し，バランスのとれた食事を摂取できるよう，栄養科スタッフと協同して指導することが望ましい．

IV 皮膚の観察

全身の皮膚の観察により，健康状態の確認，異常の早期発見，回復状況の把握が可能となる．一般的には客観的データとして，皮膚の色調，乾燥湿潤状態，弾性，ツルゴール（turgor：伸展された皮膚が正常な緊張度に戻るスピードのこと），肌理，においなどがあり，付属器である毛髪・爪の観察も行う．発疹では，発疹の種類，数，大きさ，辺縁の形，隆起の形態，表面の性状，色調，かたさ，配列や分布を観察する．

V 精神的ストレスの軽減と心理的影響の理解

過労や精神的ストレスは，皮膚疾患の発症・悪化誘因となるため，休養を十分とり，精神的ストレスの自覚があればそれを回避できるよう看護師が支援する．

皮膚疾患の病変は身体表面に現れるため，患者は他者の眼を気にしやすい．一時的に他者との接触を避けたり，患部が見えないようカバーする工夫を，患者とともに考えつつケアにあたることが望ましい．患者は想像以上に心理的負担を抱いているため，その影響を十分に推察してケアにあたることが肝要である．

2 皮膚の構造と機能

Minimum Essentials

❶ 皮膚にはバリア機能があり，乾燥，外的刺激，紫外線から生体を防御している．
❷ 皮膚は表皮，真皮，皮下脂肪からなり，付属器官として毛包，脂腺，汗腺などがある．
❸ 表皮にはケラチン線維をつくる角化細胞，メラニンを産生するメラノサイト，異物の処理に関与するランゲルハンス（Langerhans）細胞がある．
❹ 真皮は，膠原線維（コラーゲン線維）と弾力線維，およびこれら線維をつくる線維芽細胞，ヒアルロン酸を含む基質からなる．

皮膚は全身を覆い，その面積は成人男子で約 1.6 m^2（畳 1 枚分ぐらい）である．皮膚の厚さは，手のひら，足の裏は厚く，まぶた，外陰部は薄く，体の部位によって違うが，平均3 mmである．重さは約3.5 kgあり，内臓のなかでもっとも重い肝臓の約3倍にもなる．

皮膚は表皮，真皮，皮下脂肪の 3 つの層からできている（**図 1 左**）．付属器には毛包，脂腺，汗腺，立毛筋などがある．また，皮膚の表面には種々の深さ，長さの溝が走行し，手のひらでは指紋をつくる．

皮膚の機能（**表 1**）のなかでもっとも特徴的なものは，社会的コミュニケーションとして

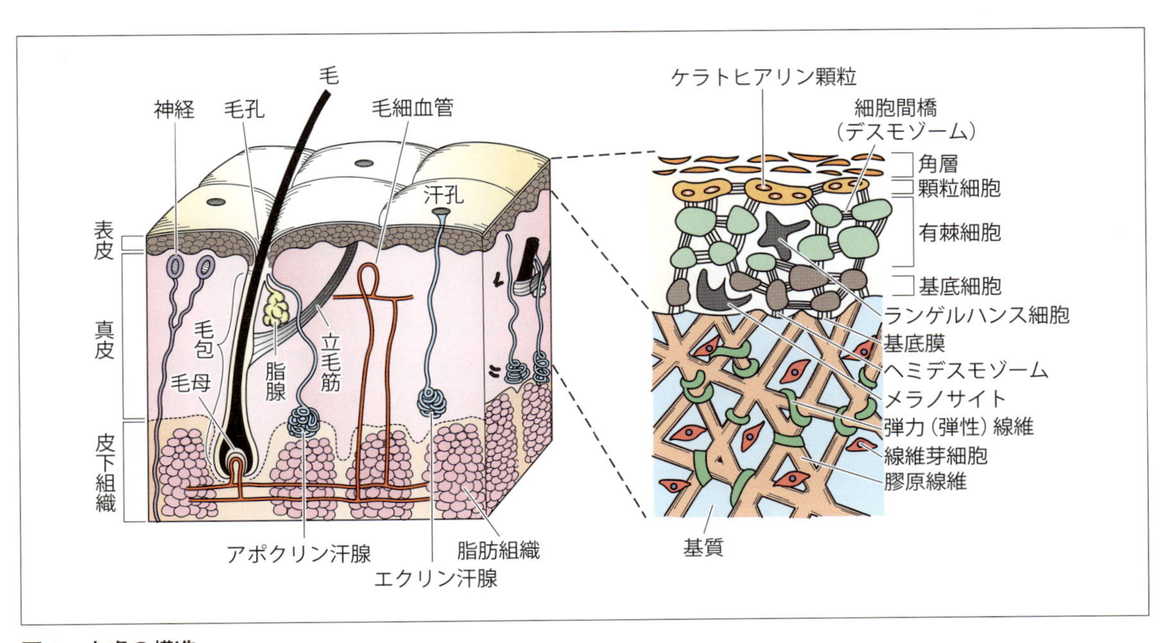

図 1 皮膚の構造

表1　皮膚の機能

- ・社会的コミュニケーション
- ・バリア機能による身体の保護
- ・体温調節
- ・知覚
- ・排泄と吸収
- ・ホルモン分泌
- ・免疫機能維持

の役割である．つまり，皮膚はスキンシップをするための臓器である．われわれは肌と肌を合わせて，親子や友人の愛情を確かめ合い，また，顔の色や表情で喜びや悲しみを表す．

I　表皮の構造と機能

表皮を構成する細胞には，90％以上を占める角化細胞，おのおの10％以下のメラノサイト（色素産生細胞）とランゲルハンス細胞がある（**図1右**）．

A　角化細胞

真皮側から，一層の基底細胞，数層からなる有棘（ゆうきょく）細胞，顆粒細胞，そして皮膚最外層の角層に分けられる．角層の細胞を除く個々の角化細胞は，表面から細胞間橋（デスモゾーム）とよばれる小さな棘のような突起を無数に出し，互いにつながっている．また，基底細胞はヘミデスモゾームで基底膜に結合している．メラノサイトとランゲルハンス細胞にはデスモゾームはない．

基底細胞は小さくて正方形に近いが，有棘細胞から顆粒細胞へと皮膚表面に向かうにつれ，大きくまた扁平になる．顆粒細胞では細胞質中にケラトヒアリン顆粒がみられ，この部分までの角化細胞は生きている．角層は，線維状のケラチン蛋白で満たされた死んだ細胞の集合である．

a. 角化

基底細胞は，時期が来ると皮膚表面に向かって押し出され，有棘細胞，顆粒細胞，角層へと分化し，最終的には皮膚表面から「ふけ」「あか」として脱落する．これにより表皮は一定の厚さを保つことができる．また，皮膚表面に向かって移動する間に，角化細胞はケラチンをつくる．このような，角化細胞の皮膚表面に向かっての移動とケラチンの産生を角化とよぶ．

正常な皮膚では，基底細胞が顆粒細胞になるまで2週間，角層ができてそれが剝離するまで2週間を要する．したがって，表皮細胞は1ヵ月経つと入れ替わり新しくなる．角化の速度は，部位や年齢，また病気によって短くあるいは長くなったりする．

b. 皮膚のバリア機能

皮膚は，外界からの異物の侵入や刺激から身体を守り，一方で体内から水分が蒸散する

表2　皮膚のバリア機能

・外界からのさまざまな有害物の侵入から身を守る
・体内からの水分や栄養分の喪失を防ぐ
・紫外線の障害から身体を守る

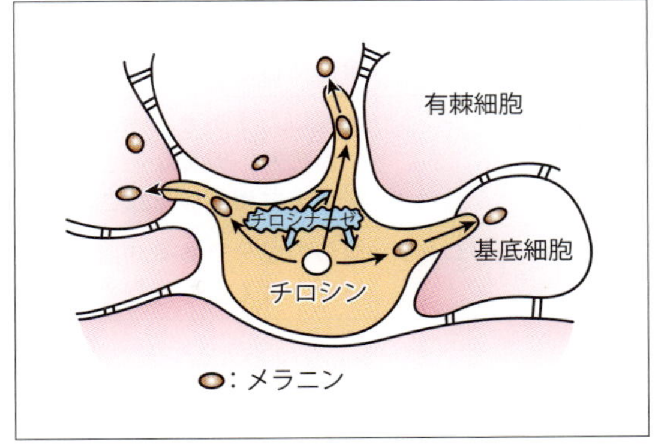

図2　メラノサイトとメラニン産生

のを防いでいる．これをバリア機能という（**表2**）．このバリア機能を担っているのは角層である．

角層はきわめて丈夫な線維であるケラチンの塊であり，外部からの物理的・化学的障害に強い．ケラトヒアリン顆粒が角層中で分解されてできるアミノ酸は，保湿性にすぐれ，天然保湿因子として皮膚に柔軟性を与える．また，角層の細胞間にはセラミドなどを主成分とする脂質が蓄積する．この脂質は細胞同士をくっつけるのりの役目をすると同時に，強い水分保持能をもつ．

一方で，角層表面からはいろいろな物質が選択的に吸収される．これを経皮吸収（けいひきゅうしゅう）とよび，膏薬は皮膚のこの機能を利用した薬剤形である．

B メラノサイト（色素産生細胞）

基底細胞間に分布するメラニンを産生する細胞で，ヒトデのような多くの突起をもつ（**図2**）．その数は表皮細胞の約5％程度である．メラニンは肌の色を決定する重要な色素であり，メラノサイトの中で，チロシンというアミノ酸からチロシナーゼという酸化酵素によりつくられる．メラノサイトは突起を角化細胞の中へ突き刺し，産生したメラニンを注入する．こうしてメラニンは表皮全体に行き渡る．メラニンは紫外線を吸収し，生体を保護する．

メラニン産生は，種々のホルモンや紫外線からの影響を受ける．卵胞ホルモン，黄体ホルモン，脳下垂体ホルモンが血中に増えたり，皮膚に吸収される紫外線量が多いと，メラノサイトは刺激を受け活発にメラニンをつくる．強い日焼けのあとに色が黒くなるのはこのためである．

黒人と白人の皮膚を比較すると，メラノサイトの数には差がないが，つくられるメラニンの大きさ，性状が違う．黒人ではメラニンは大きく，また数も多いが，白人は数も少なく，形も小さい．われわれ黄色人種はその中間である．

メラニン以外に，肌の色を決める物質を**表3**にあげた．

表3　メラニン以外の肌の色を決める物質

ビリルビン	黄疸(おうだん)では血液中で増え，皮膚や眼が黄色くなる
カロチン	角層にたまると，角層の厚い手掌，足底が黄色く見える柑皮症(かんぴしょう)となる．みかん，にんじん，卵黄などをたくさん食べたり，糖尿病患者でしばしば血中カロチン量が増えて柑皮症を起こす
ヘモグロビン	血液の成分である赤血球，つまりヘモグロビン量が増減するため，肌が赤くなったり，白くなったりする

C ランゲルハンス細胞

表皮細胞の約5%を占め，有棘細胞間に分布する．メラノサイトのように多くの突起をもった細胞である．ウイルス，細菌，化学物質など有害物が皮膚に侵入した際，皮膚免疫反応を活性化し，これら有害物を処理し生体を守る．

memo　パウル・ランゲルハンス Paul Langerhans (1847～1888)
ドイツの医師．膵臓のランゲルハンス島，皮膚ランゲルハンス細胞を発見した．

Ⅱ 真皮の構造と機能

真皮には，線維芽細胞によってつくられる2種類の線維がある（**図1右**）．膠原線維（コラーゲン線維）は引っぱる力に抵抗する線維であり，姿，形を整える．弾力（弾性）線維は伸縮力に富み，しわ，たるみを消して，もとの皮膚の状態にする．

線維間の基質は，保湿機能をもったヒアルロン酸やコンドロイチン硫酸を含有している．これらの成分は，線維が伸縮しやすいように潤滑油の役目をしている．

若いヒトでは，これらの線維の太さも一定で，構造も均一であるため，皮膚に張りが出る．ところが年をとるにつれて，線維の量が減り，その太さも一様でなくなる．また線維同士が異常な結合をするため，張りがなくなり，伸縮力も減る．そのため，伸展した皮膚は元の状態に戻れなくなり，しわ，たるみができる．

真皮にはいくつかのタイプの神経線維があり，それぞれ痛覚，温覚，圧覚などを感じる．神経線維は手掌，口唇に多い．また，血管も豊富に分布しており，拡張，収縮することにより体温調節をしている．

Ⅲ 皮下組織

おもに脂肪細胞の集合体で，年齢，性別，体の部位によってその厚さが違う．外的刺激のショックアブソーバー（吸収），体温調節に重要である．

Ⅳ 皮膚付属器の構造と機能

A 毛包

毛包は毛を産生する管状の組織であり，上皮性細胞などから構成されている．毛根には毛母(もうぼ)細胞が集合しており，毛母細胞がケラチンをつくり，これが集合してかたくなり毛になる（**図1左**）．毛が伸びるとき，毛母細胞は多くの栄養を必要とするため，毛根周囲には血管が発達している．

毛包には脂腺が付属しており，脂腺でできた皮脂(ひし)は毛包内を通って皮膚表面に排出される．また，起毛筋という筋肉もついており，鳥肌が立つのは，この筋肉が収縮して毛穴が目立つためである．

B 毛髪

毛髪は手のひら，足の裏，唇など体表の一部を除き全身に生えている．部位により長さや太さが違い，硬毛と軟毛に分けられる．硬毛は頭髪，腋毛，陰毛，まゆ毛などで，生えているのがはっきりわかる毛である．これに対し軟毛は腕や背中に生えている，よく見ないとわからない毛である．ヒトの頭髪の本数は一般的に約10万本である．毛髪の伸びる速度は部位により違うが，日本人男子では頭部で1日に約0.4 mmである．

毛髪は，直毛（ストレートヘア），波状毛（ウェーブヘア），縮毛（カーリーヘア）に分けられる．その色調も黒色，褐色，金色，赤色とさまざまであり，メラニン色素の量により決まる．白髪はメラニン産生が停止するために起きる老化現象の1つである．

新生児の毛髪はすべてうぶ毛であるが，満2歳頃までには生えかわり軟毛になる．さらに学童期を過ぎると硬毛が生えてくる．思春期を過ぎる頃から硬毛から軟毛へ，軟毛からうぶ毛へと逆のコースをたどる．50歳を過ぎた頃からは抜け毛も増え，進行すると老人性脱毛となる．

健常な毛髪表面は，規則正しいうろこ状のキューティクルで覆われている．しかし，パーマなどに用いる薬液処理などで傷んだ毛髪では，キューティクルが脱落し，枝毛や切れ毛になりやすい．

C ヘアサイクル（毛周期）

ヒトでは1本1本の毛髪に独立した寿命があり，伸びては抜け，また新しく生えるというサイクルを繰り返している．これをヘアサイクル（毛周期）という（**図3**）．

毛髪が伸びる時期を成長期といい，4～7年続く．毛髪全体の80～90％が成長期の状態である．成長期が終わると，毛包が縮んで毛髪全体が上に押し上げられる．これを退行期といい，2～3週間続く．最後に押し上げられた髪の毛は数ヵ月かけてゆっくり抜けてゆく．この時期を休止期といい，毛髪全体の10～15％がこの状態である．したがって1本の毛髪の寿命は5～8年である．ここでいったん毛髪の生産は止まり，半年ぐらいすると新しい成長期の毛髪が再生してくる．洗髪したとき抜ける頭髪は健常者では50～80本で，

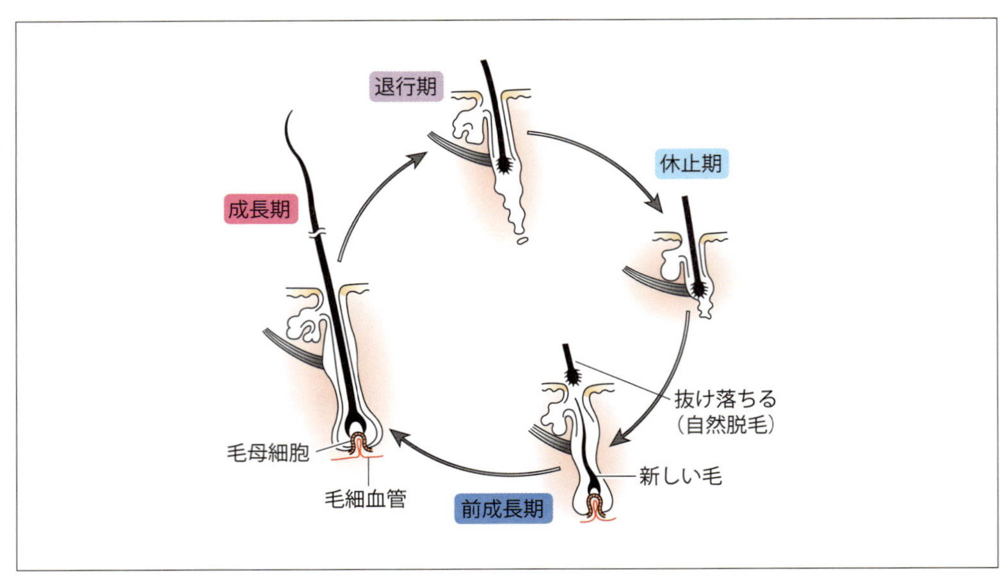

図3　ヘアサイクル

休止期の毛髪である．

D 脂腺

皮膚表面の脂(あぶら)を皮脂といい，毛包に付属している脂腺でつくられ，分泌部を通って皮膚の表面に排出される．顔面，頭，胸や背の中央部では脂腺も大きく数も多く，皮膚 1 cm^2 あたり 800 個ある．一方，腕や足では少なく平均 50 個である．そのため，顔面，胸や背の中央部のほうが，腕，足に比べて脂っぽい．皮脂の量は性別，年齢，季節，皮膚の湿潤度によっても異なる．口唇，陰部では脂腺は直接皮膚に開口する．

一般には脂腺は男性のほうが女性より大きく，したがって皮脂の量も多い．年齢からみると，新生児期，思春期に分泌が盛んになる．この理由として，男性ホルモンは脂腺を大きくし，皮脂の分泌を増やすことがあげられる．女性の場合は排卵後の一時期，黄体ホルモンの増加が脂腺を刺激し，皮脂の分泌が亢進するため，生理前にニキビが悪化する人もいる．新生児では，胎盤経由の母親の男性ホルモンの影響により脂腺の働きが活発になり，皮脂の分泌量も一時的に増える．

中年以降になると，女性では閉経後皮脂量は減るが，男性では若い頃とあまり変わらない．

E 汗腺

a. エクリン汗腺

体全体にあり，その数は平均 200 万～600 万個で，頭，額，手のひら，足の裏でよく発達している．体すべての汗腺が汗をつくると，1 時間で 1 L 以上，1 日に 10 L にもなる．エクリン汗腺からの汗は，塩分，尿素，乳酸，アンモニアなどを主成分としており，ちょうど尿を薄めたものに近い．エクリン汗腺は年をとるにつれ腺そのものが小さくなり，汗の分泌量が減る．老人性乾皮症の原因の 1 つである．

表4　エクリン汗腺からの発汗

温熱性発汗	高温，激しい運動，大量の飲酒，太っている人，閉経期などでみられる．蒸発して体表面から熱を奪い，体温を下げる
精神性発汗	精神的に緊張したり，驚いたりすることで起こる．手のひら，足の裏，わきの下，股など
味覚性発汗	刺激の強いものを食べると起きる．額や鼻の頭など

エクリン汗腺からの発汗には3種類あり（**表4**），体温調節，老廃物の排泄という点で皮膚の大切な機能の1つといえる．

b. アポクリン汗腺

わき，へそ，陰部にあり，男性より女性に多く存在する．思春期になるとその機能が活発化し，汗の量が増える．

アポクリン汗腺から出る汗は無臭であるが，皮膚の常在細菌により分解され，特有の臭いに変化する．わきの下は細菌が増えやすく，臭いも強くなる．したがって，アポクリン汗腺からの多汗はわきが（腋臭症）の原因となる．

F 爪

角化した皮膚組織の一部で，通常の皮膚と異なりかたいケラチン線維を含んでいる．指先の保護，知覚に重要である．また，全身性疾患に伴い，さまざまな変化がみられる．

3 発疹を理解する

Minimum Essentials

❶ 発疹は明るい光線下で，全身くまなく観察する．
❷ 遠巻きに観察するのでなく，発疹に触れてみる．
❸ 発疹の関連用語を正確に理解する．
❹ 特徴的な皮疹，粘膜疹は診断の一助になる．

I 発疹理解のポイント

皮膚，粘膜にできる肉眼的変化をそれぞれ皮疹，粘膜疹といい，2つをまとめて発疹という．発疹の正確な観察と口述，記載は，皮膚疾患の正しい診断，また医療者同士の正確な情報交換に重要である．

A よく観察する

発疹は明るい光源のもとで観察し，その特徴を把握する．一番眼につく発疹のみならず，周辺の軽微な変化も見逃さないようにする．また，全身に皮疹が出現した場合，被髪部，手掌，足底，口腔・陰部粘膜に変化があるかどうかもチェックする．

B 自覚症状を聞く

皮疹の訴えでもっとも多いのは「かゆみ」である．蕁麻疹，湿疹，皮膚炎，足白癬（水虫）などは，時に強いかゆみを訴える．「痛み」の原因疾患としては単純ヘルペス，帯状疱疹が考えられる．

C 触ってみる

観察するだけでなく，触ってみることも重要である．たとえば炎症の場合，触るとやわらかい皮疹では浮腫性の変化が強く，かたくしこっている場合は密に細胞が浸潤している，と考えられる．

II 発疹の種類

専門用語とその意味をしっかり理解する．

A 斑

皮膚から盛り上がらない，平らな発疹を指す．疾患によっては，少し盛り上がる場合もある．

a. 紅斑（こうはん）

赤い斑で，毛細血管の拡張や充血による（**図1**）．多くの場合，炎症が契機となる．麻疹，風疹では，小さな紅斑がくっついて（融合して）大きな紅斑になる（**図2**）．ガラス板で圧迫すると，血管内の赤血球が周囲に圧排されるため退色する．

b. 紫斑（しはん）

皮膚内の出血，すなわち赤血球の漏出による（**図3，4**）．ガラス板で圧迫しても，赤血球は血管外にあるので圧排されず，退色しない．高齢者の腕の打ち身による紫斑はよくみられる（**図5**）．

c. 白斑（はくはん）（図6）

脱色素斑（だつしきそはん）ともいう．メラニンの欠如による尋常性（じんじょうせい）白斑，いわゆるしろなまず（**図7**）が

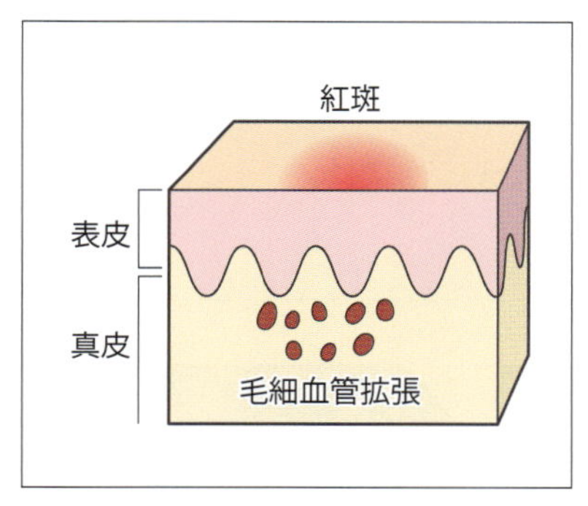

図1　紅斑

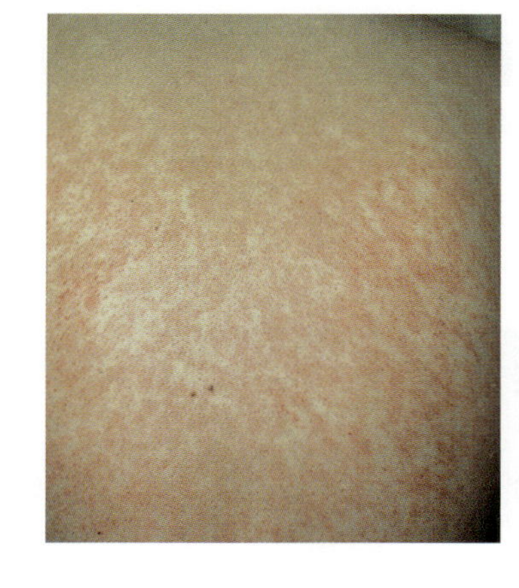

図2　麻疹（背中）
小さい紅斑が多発し，一部融合して大きな紅斑となっている．
（市立島田市民病院皮膚科 橋爪秀夫先生のご厚意による）

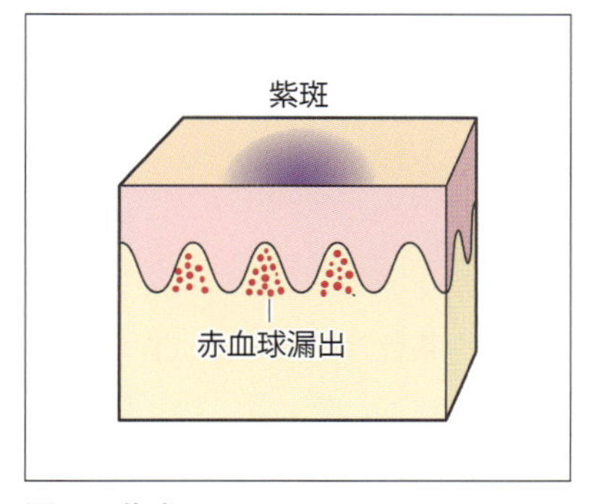

図3　紫斑

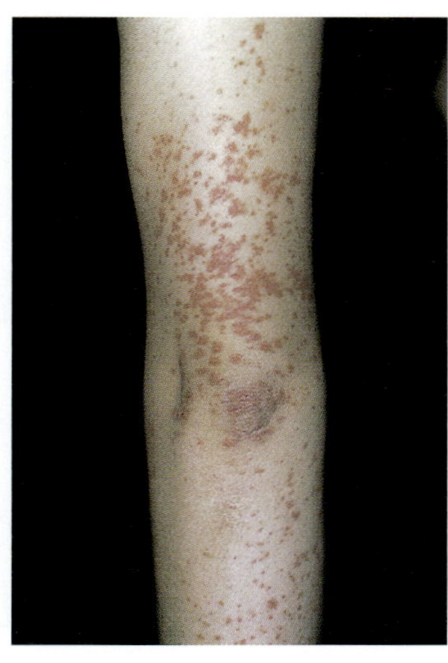

図4　アナフィラクトイド紫斑（下肢）
（市立島田市民病院皮膚科 橋爪秀夫先生のご厚意による）

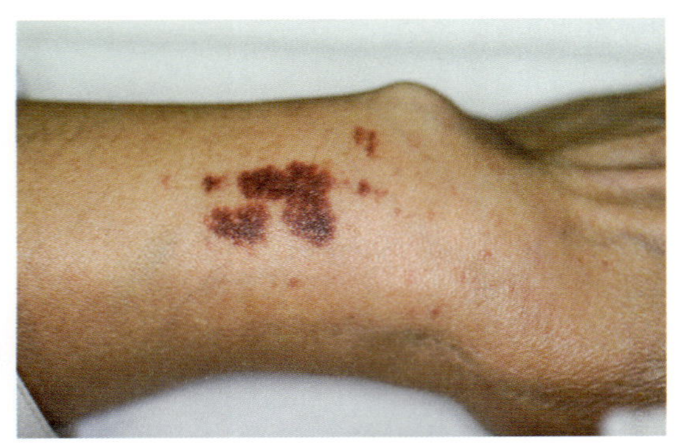
図５　打ち身による紫斑（前腕）

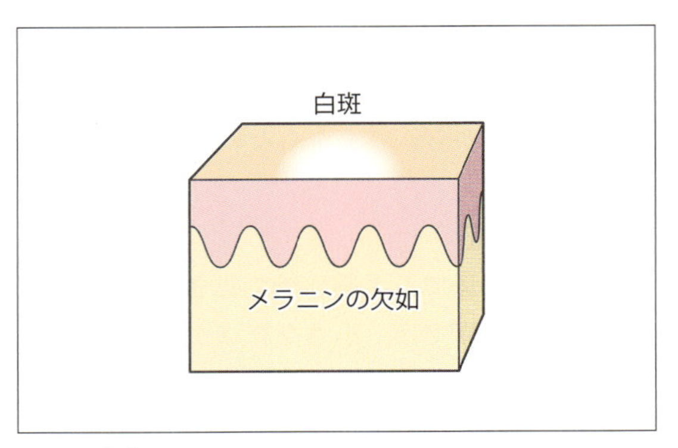

図６　白斑

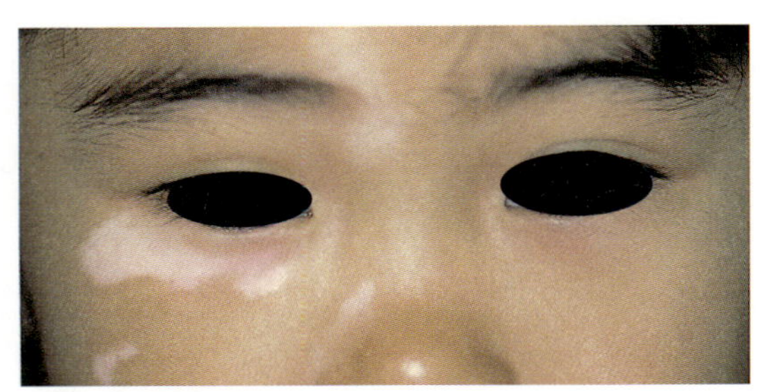
図７　尋常性白斑
（市立島田市民病院皮膚科 橋爪秀夫先生のご厚意による）

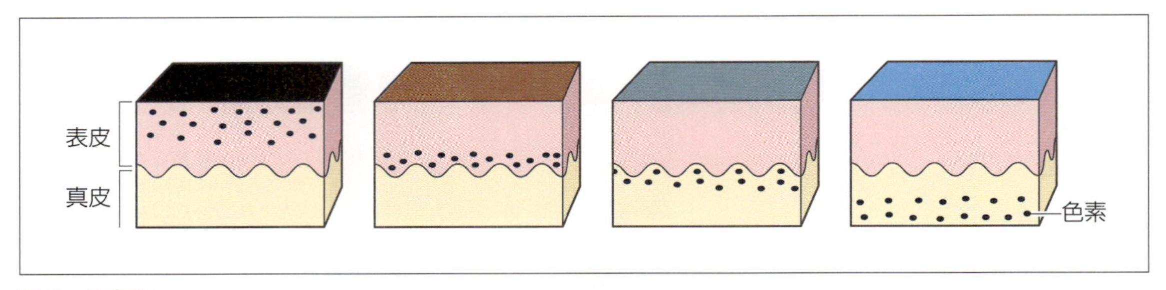

図８　色素斑

代表的である．

d. 色素斑

黒色〜茶色の斑．メラニン色素の量と皮膚内の分布により，黒色，茶色，スレート（青灰）色，青色になる（**図８，９**）[1]．

B 丘疹，結節，腫瘤

いずれも皮膚から盛り上がった発疹．皮膚を構成する細胞の増加，炎症細胞の浸潤，代謝産物の沈着などによる．直径のサイズにより丘疹，結節，腫瘤とよぶ（**図10〜13**）．これら発疹は表面の色をつけて記載することが多い．たとえば紅色丘疹，黒色腫瘤などであ

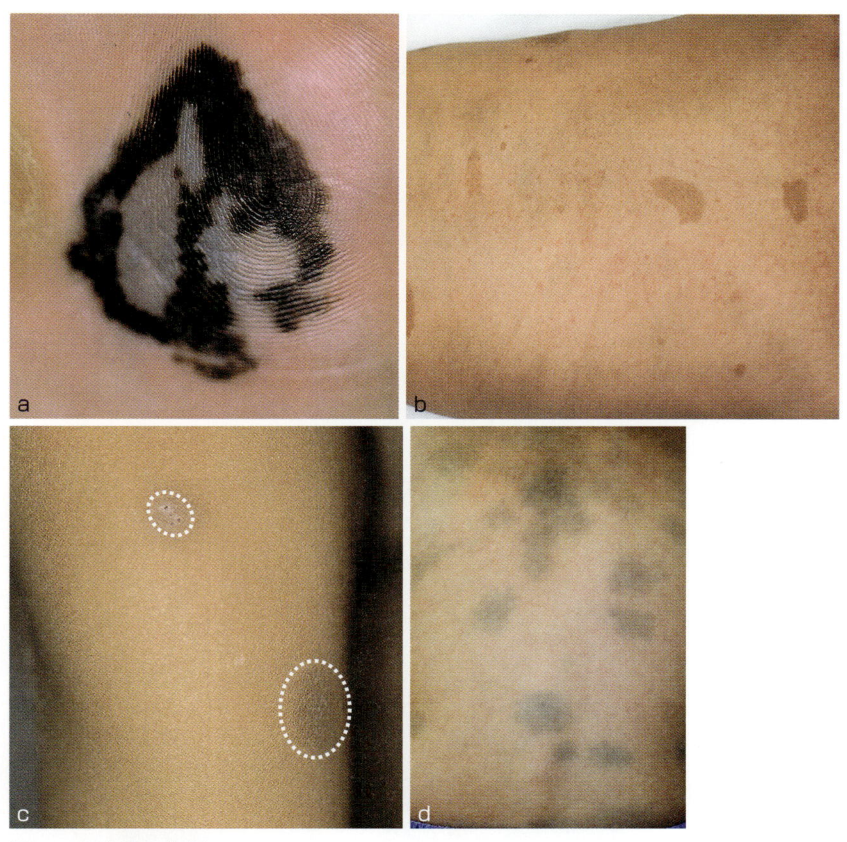

図9　色素斑の色調
a：黒色斑．悪性黒色腫（足底）．
b：茶色斑．カフェオレ斑．
c：スレート色斑（◌）．固定薬疹（上腕）．
d：青色斑．異所性蒙古斑．
〔a，b：市立島田市民病院皮膚科 橋爪秀夫先生のご厚意による，d：瀧川雅浩（監）：STEP 皮膚科，第3版，p.28，海馬書房，東京，2010 より許諾を得て転載〕

る．丘疹が集合して1つの局面になった状態を苔癬（たいせん）といい，扁平苔癬が代表的な疾患である（**図14**）．アトピー性皮膚炎でみられる苔癬化とは意味が違う．袋状の構造物で盛り上がっている場合は囊腫（のうしゅ）とよばれ，表皮囊腫（アテローム）が代表的である．

C 膨疹（ぼうしん）

蕁麻疹のことで，やわらかい盛り上がりを呈する（**図15**）．真皮内の浮腫（むくみ）が原因である．数分～数時間で消失する．

D 水疱（すいほう）（図16）

血清成分の貯留による．パンパンに張った水疱を緊満（きんまん）性水疱（**図17**），ぶよぶよとたるんだ水疱を弛緩（しかん）性水疱という（**図18**）[2)]．とくにサイズが0.5 cm 以下のものを小水疱とよぶ．また，水疱内容に赤血球が混じるものを血疱（けっぽう）という．

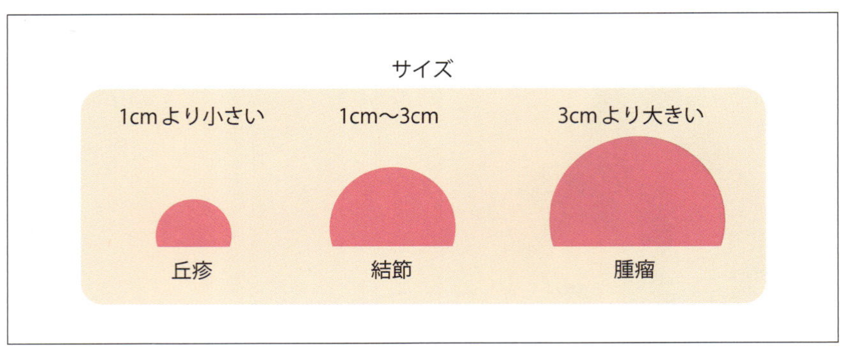

図 10　丘疹，結節，腫瘤

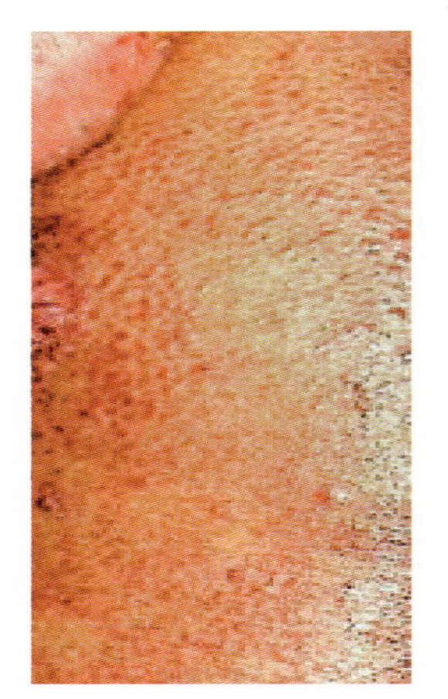

図 11　丘疹：アトピー性皮膚炎（胸）

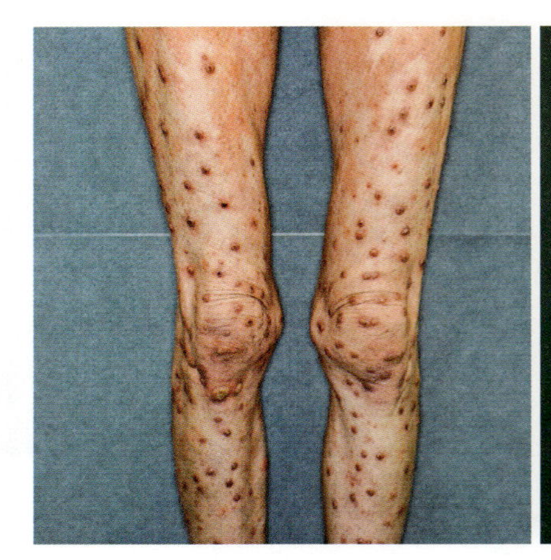

図 12　結節：結節性痒疹

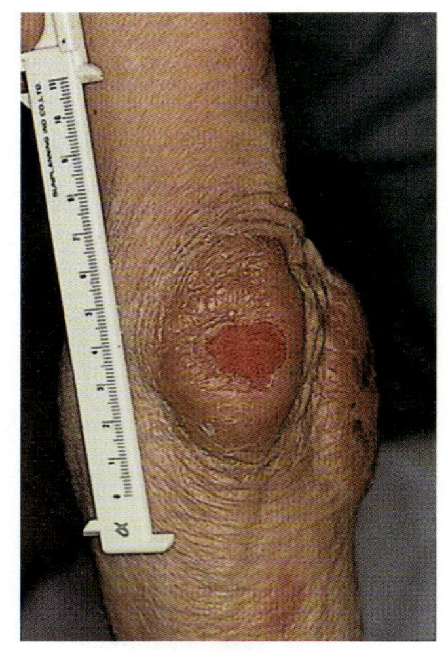

図 13　腫瘤：皮膚悪性リンパ腫
（市立島田市民病院皮膚科 橋爪秀夫先生のご厚意による）

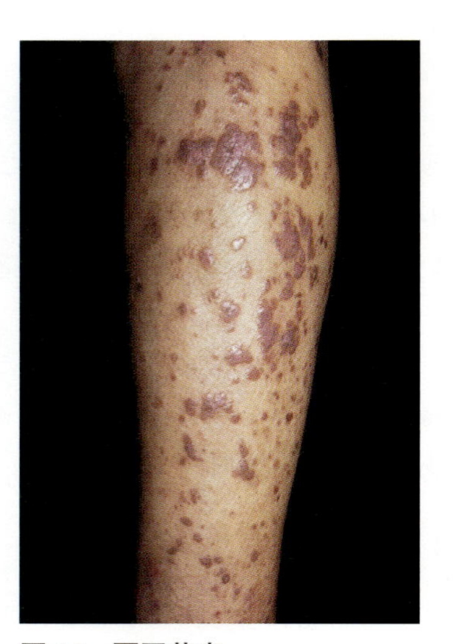

図 14　扁平苔癬
（市立島田市民病院皮膚科 橋爪秀夫先生のご厚意による）

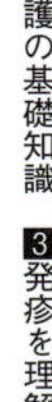

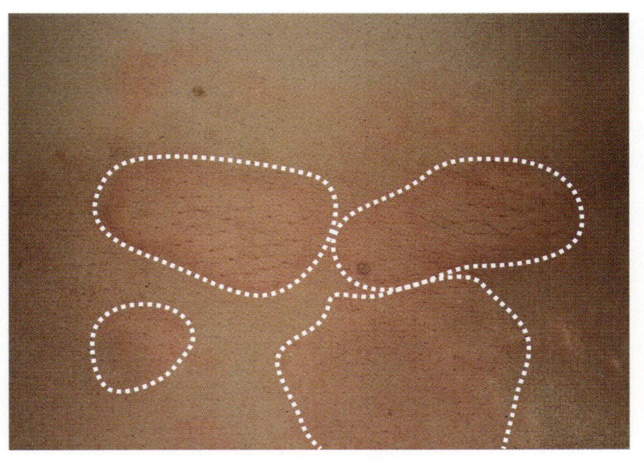

図 15　膨疹（◌）：蕁麻疹
（市立島田市民病院皮膚科 橋爪秀夫先生のご厚意による）

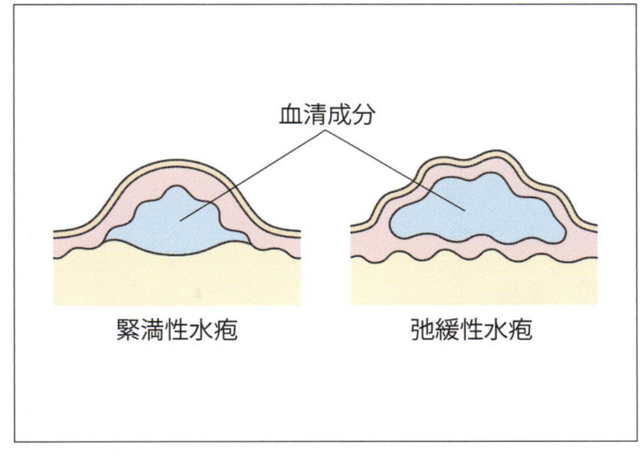

図 16　水疱

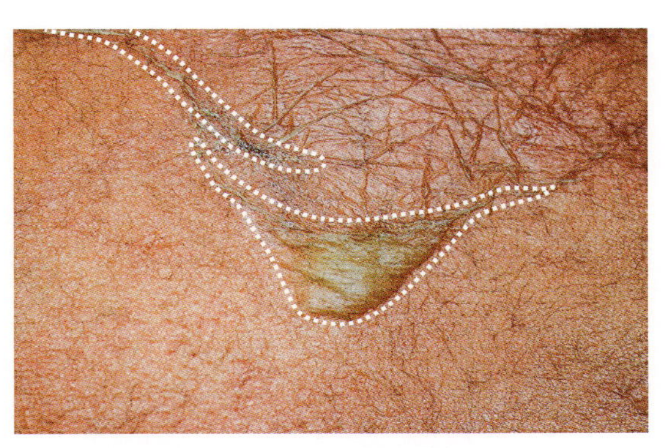

図 18　弛緩性水疱（◌）：伝染性膿痂疹
〔瀧川雅浩（監）：Simple Step 皮膚科，第 1 版，p.36，海馬書房，東京，2016 より許諾を得て転載〕

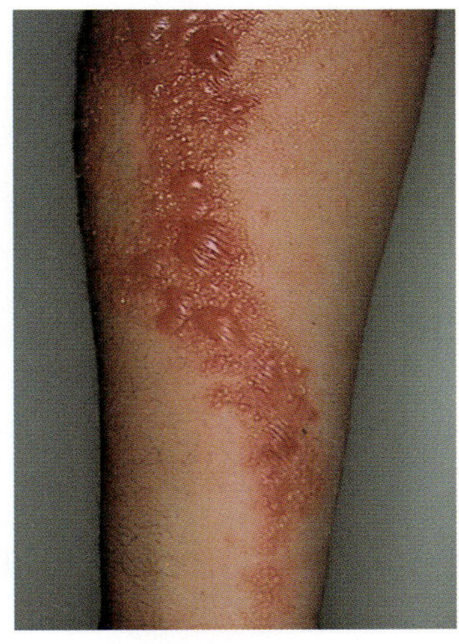

図 17　緊満性水疱：クラゲによる接触皮膚炎
（市立島田市民病院皮膚科 橋爪秀夫先生のご厚意による）

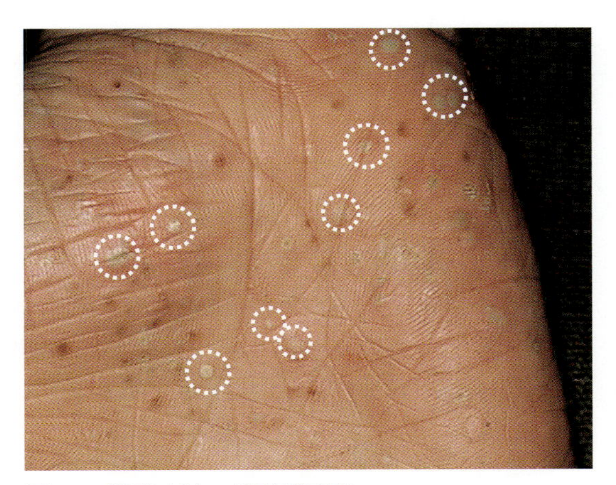

図 19　膿疱（◌）：掌蹠膿疱症
（市立島田市民病院皮膚科 橋爪秀夫先生のご厚意による）

E 膿疱（のうほう）

黄色い膿の貯留．膿の内容は白血球が主体である．毛包炎（いわゆる“おでき”）などの細菌感染により膿がたまる．細菌感染がなくても膿疱がみられる疾患（掌蹠膿疱症（しょうせきのうほうしょう）など）もある（**図 19**）．

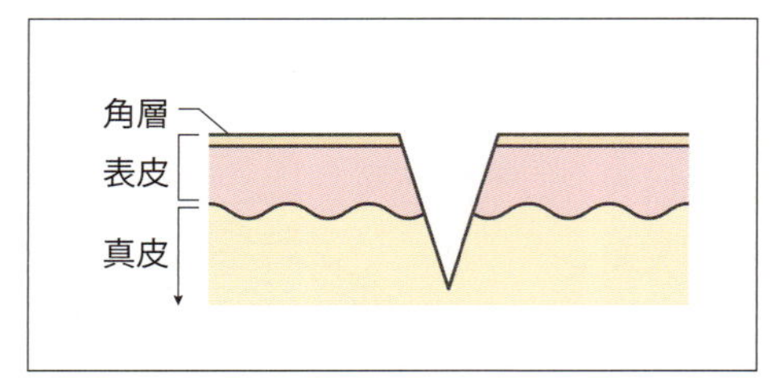

図 20　亀裂

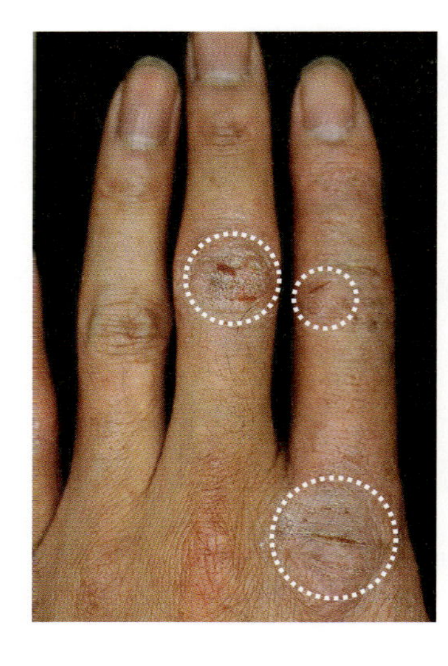
図 21　亀裂（◌）：手湿疹
〔瀧川雅浩（監）：Simple Step 皮膚科，第 1 版，p.41，海馬書房，東京，2016 より許諾を得て転載〕

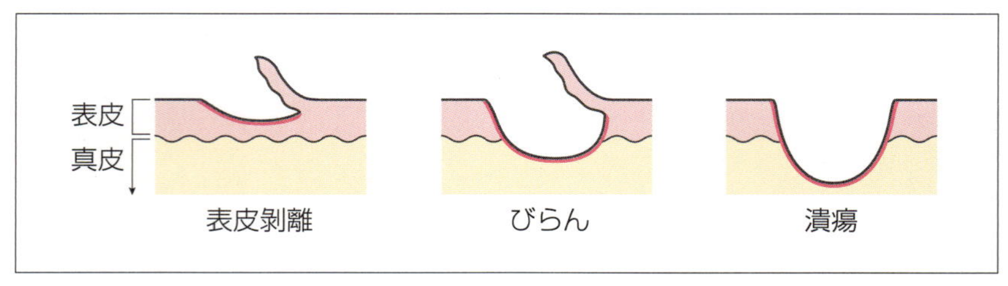

図 22　表皮剝離，びらん，潰瘍

F 皮膚の欠損

a. 亀裂

いわゆる「ひびわれ」（図 20）．皮膚の線状の切れ目で，痛みがある．手の湿疹（主婦湿疹）でよくみられる（図 21）[2]．

b. 表皮剝離，びらん，潰瘍（かいよう），アフタ

欠損の深さにより，浅いものを表皮剝離，びらん，深いものを潰瘍という（図 22, 23）[2]．いずれも痛みを伴う．アフタは口腔や陰部の粘膜にできたびらんや小さな潰瘍で，単純ヘルペス，手足口病，ベーチェット（Behçet）病で出現する（図 24）．

G 壊死

褥瘡や熱傷などが原因で，皮膚が限局的に死んだ状態．表面の色調は赤色～紫色～黒色となる（図 25）．壊死組織が細菌感染を受けて黒変し，悪臭を放つものを壊疽（えそ）という．

H 瘢痕

真皮にまで達する深い傷が治った痕．盛り上がる（隆起性）あるいはへこむ（陥没性）（図 26）．

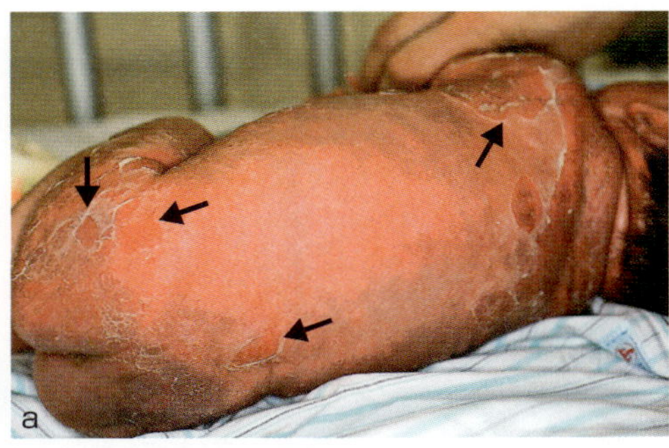

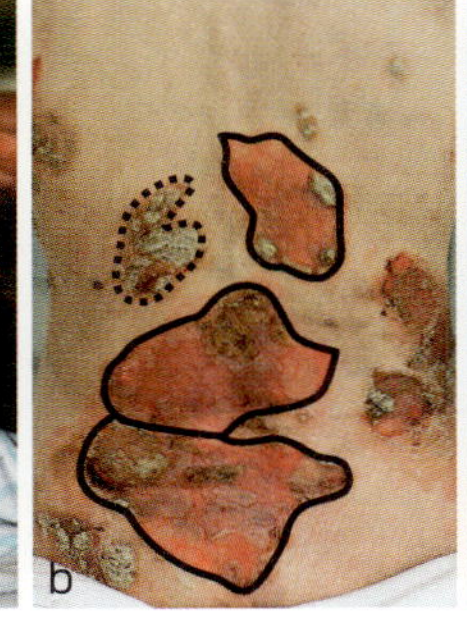

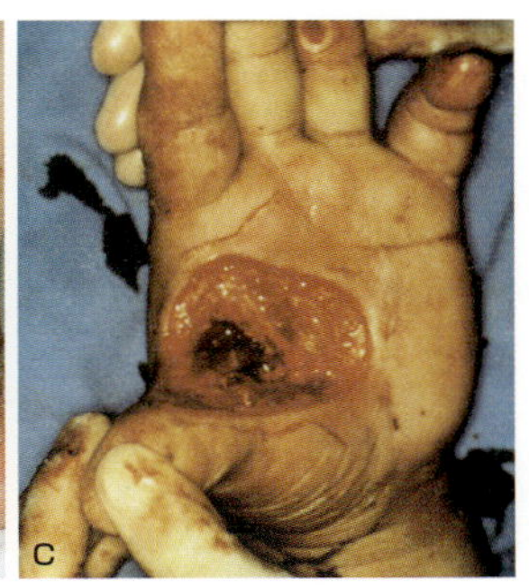

図 23　表皮剝離，びらん，潰瘍
a：表皮剝離（矢印）．ブドウ球菌性熱傷様皮膚症候群．
b：びらん（◯），痂皮（◌）．尋常性天疱瘡（背）．
c：潰瘍．電撃傷．
〔a，b：瀧川雅浩（監）：Simple Step 皮膚科，第 1 版，p.39，海馬書房，東京，2016 より許諾を得て転載，c：橋爪秀夫先生のご厚意による〕

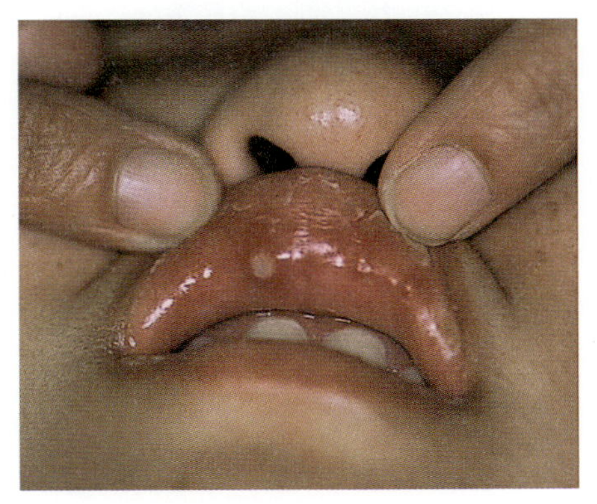

図 24　アフタ：ベーチェット病
（市立島田市民病院皮膚科 橋爪秀夫先生のご厚意による）

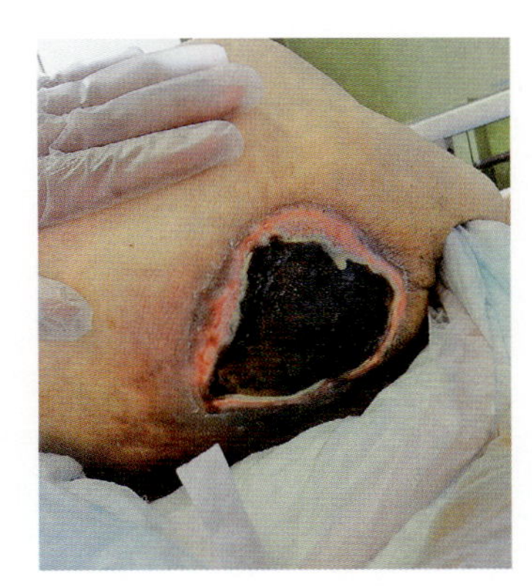

図 25　壊死：褥瘡

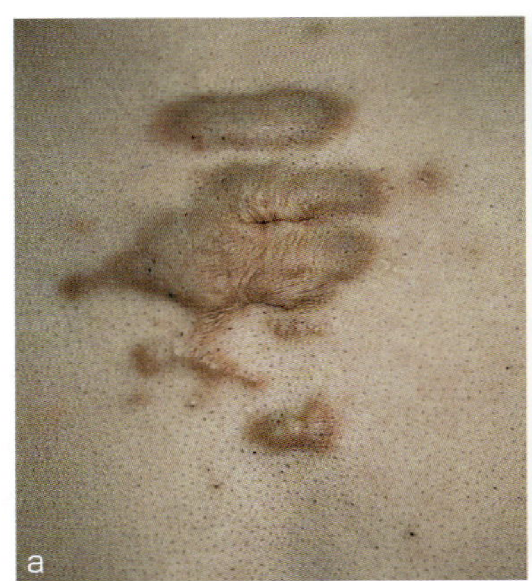

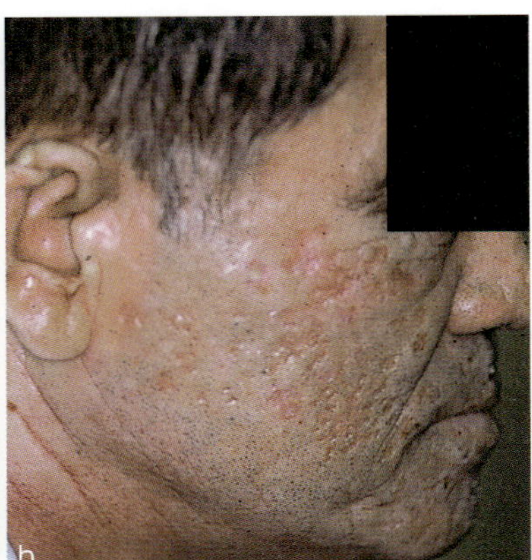

図 26　瘢痕
a：隆起性瘢痕（胸部）．ケロイド．
b：陥没性瘢痕．晩発性皮膚ポルフィリン症．
（市立島田市民病院皮膚科 橋爪秀夫先生のご厚意による）

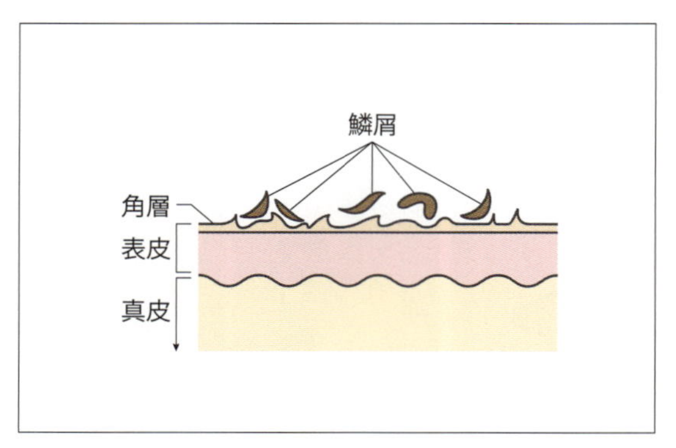

図 27　鱗屑

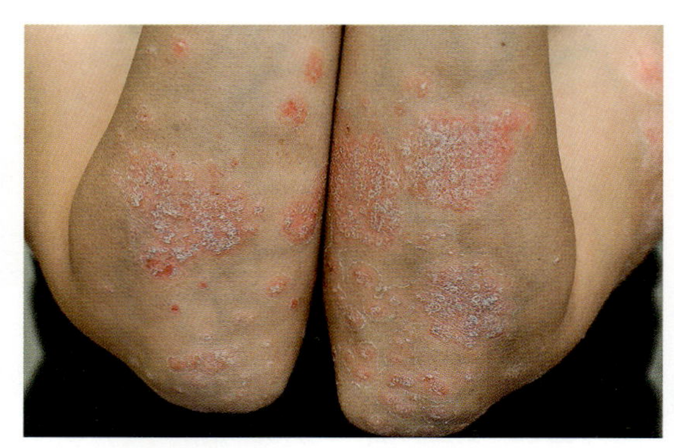

図 28　鱗屑（白いふけ），紅斑：乾癬
〔瀧川雅浩（監）：Simple Step 皮膚科，第 1 版，p.42，海馬書房，東京，2016 より許諾を得て転載〕

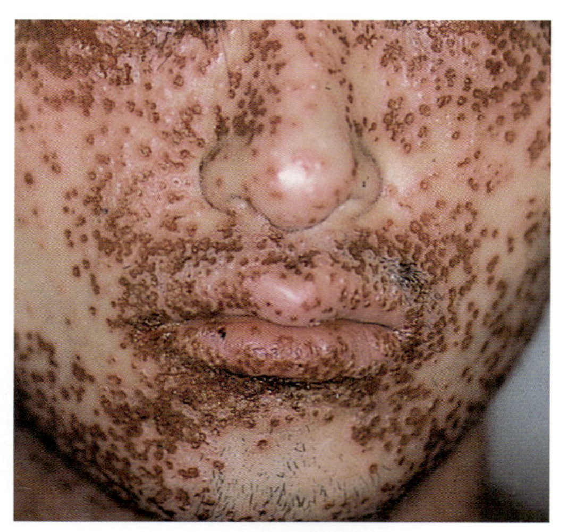

図 29　痂皮：カポジ水痘様発疹症
（市立島田市民病院皮膚科 橋爪秀夫先生のご厚意による）

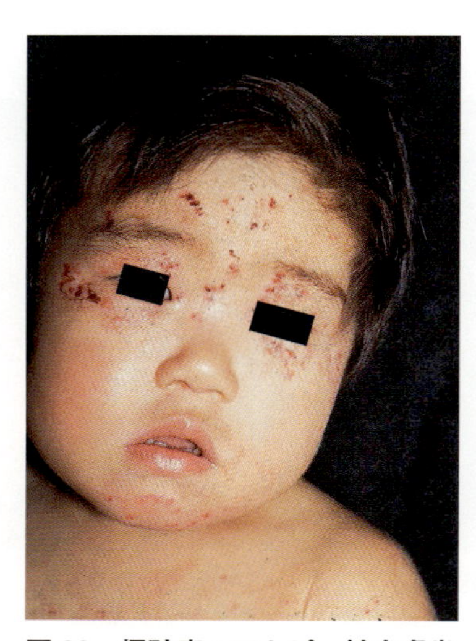

図 30　掻破痕：アトピー性皮膚炎

I　鱗屑（りんせつ）

いわゆるふけのことで，角層が皮膚表面に付着している状態（**図 27，28**[2)]）．非常に細かい鱗屑は粃糠疹（ひこうしん）という．鱗屑が皮膚表面から剝がれ落ちることを落屑（らくせつ）という．

J　痂皮（かひ）

いわゆる「かさぶた」．皮膚表面で体液が乾燥して固まったもの（**図 29**）．血液が固まったものを血痂（けっか）という．

K　掻破痕（そうはこん）

掻き傷のことで，線条のびらん，痂皮としてみられる（**図 30**）．

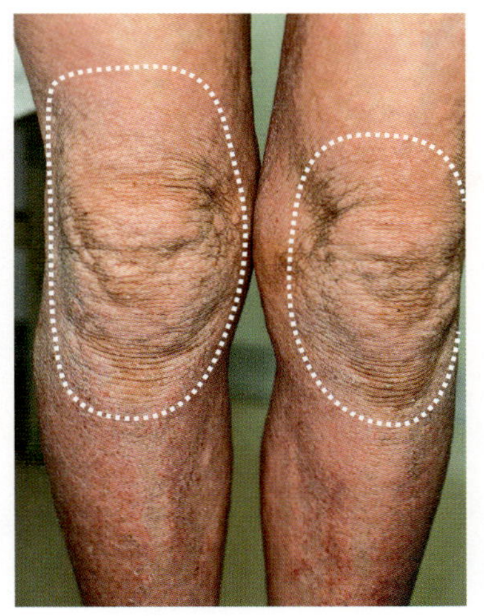

図31　苔癬化（◌）：アトピー性皮膚炎
〔瀧川雅浩（監）：Simple Step 皮膚科，第1版，p.46，海馬書房，東京，2016より許諾を得て転載〕

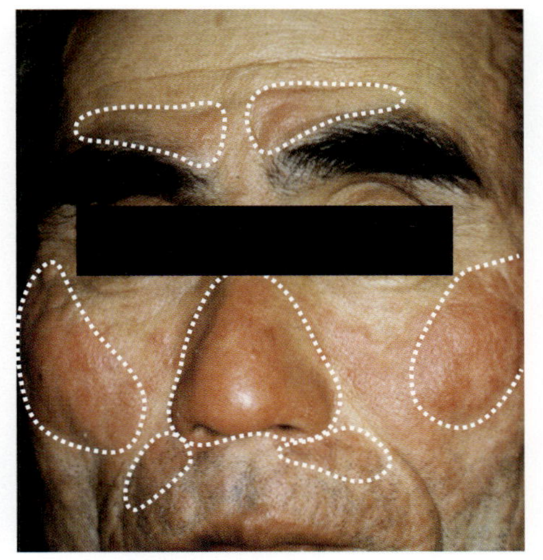

図32　光線過敏症紅斑（◌）
（市立島田市民病院皮膚科 橋爪秀夫先生のご厚意による）

Ⅲ　病気を見逃さないための重要なサイン

皮疹のなかには，それだけで診断できるものがある．

A アトピー性皮膚炎

湿疹がかゆいため，いつもこすったり掻いたりを繰り返す．その結果，皮膚がかたく厚くなり，また皮溝（しわ）が深くなってくる．これを苔癬化という（**図31**）[2]．うなじ，首，四肢関節部でしばしばみられる．

B 光線過敏症

日光や紫外線が当たる露光部（顔面，耳，胸元，手背）に紅斑や水疱ができる（**図32**）．

C 膠原病

手足爪の周囲の淡い紅斑と爪上皮（あまかわ）の点状の小さな出血（**図33**），下肢に網状皮斑（リベド）（**図34**）がしばしばみられる．全身性エリテマトーデスの蝶形紅斑（p.221「2章-19-1）全身性エリテマトーデス，慢性円板状エリテマトーデス」参照），皮膚筋炎でのヘリオトロープ疹やゴットロン（Gottron）徴候は特徴的である（p.228「2章-19-3）皮膚筋炎」参照）．

D ウイルス感染症

伝染性紅斑では，頬部紅斑や四肢のレース様紅斑に診断的価値がある（p.114 図12，13参照）．粘膜疹では，風疹（三日ばしか）のフォルシュハイマー（Forschheimer）斑，麻疹

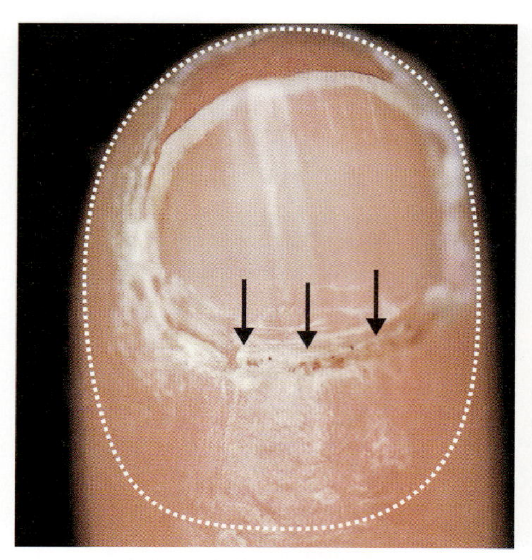

図 33　爪囲紅斑（◌）と点状出血（→）
（市立島田市民病院皮膚科 橋爪秀夫先生のご厚意による）

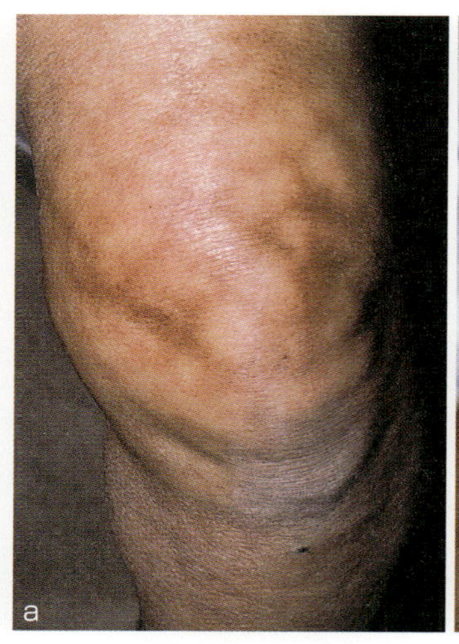

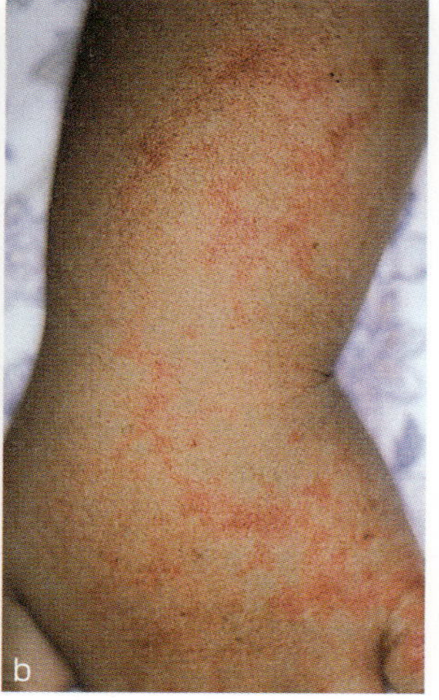

図 34　網状皮斑（リベド）
a：ひだこ.
b：抗カルジオリピン抗体症候群.
（市立島田市民病院皮膚科 橋爪秀夫先生のご厚意による）

（はしか）のコプリック（Koplik）斑，突発性発疹の永山斑をチェックする（**図 35**）.

Ⅳ　カルテへの記載方法を知る

発疹がどこにあるか，どのようなパターンで分布しているか，個々の発疹の特徴などについて，見たままに記載する．また，刻々と病変が変化する場合は時間的な変化も併せて記載する．

A 発疹の分布

体の一部だけ（限局性）なのか，全身に出ているのか（汎発性）をチェックする．1つだけなのか（孤立性），ぱらぱらみられるのか（散在性），何個か集合しているのか（集簇性（しゅうぞくせい）），帯状疱疹のように帯状に並んでいるか，丸く輪になって（環状）分布しているのかなども観察する．また，左右対称に出現しているのか，露光部や被髪部など特定の部位にみられるのかも重要なポイントである．

B 発疹の種類，形，色

種類，形，色に関しては，p.10「Ⅱ 発疹の種類」を参照されたい．いろいろなタイプの発疹が混在する場合は，1つ1つ記載していく．個々の発疹の形は重要な情報である．色も診断価値がある．たとえば，尋常性白斑では色そのものが病名になっている．また，黒い腫瘤を見たら，脂漏性角化症（高齢者のいぼ），メラノーマ（悪性黒色腫，ほくろのがん）などを疑う．

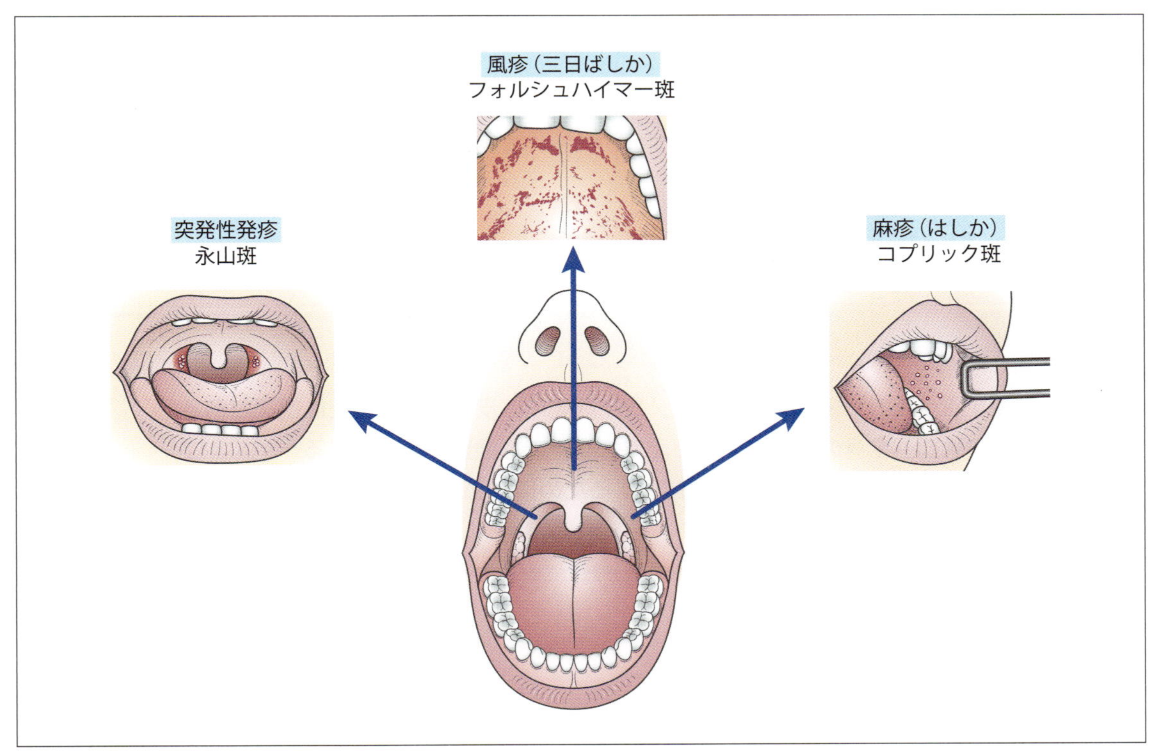

図 35　口腔内粘膜疹

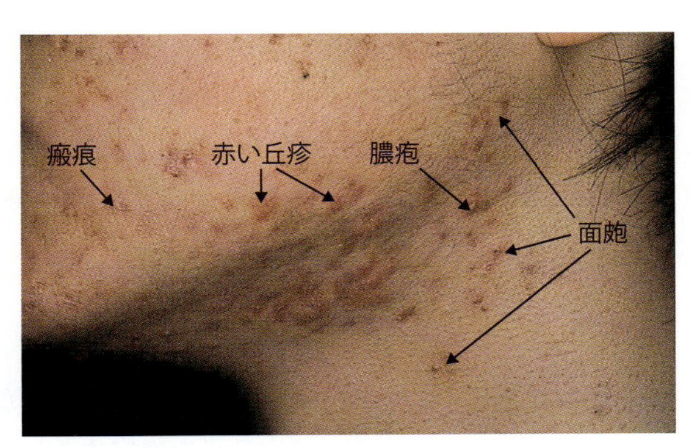

図 36　ざ瘡
（市立島田市民病院皮膚科 橋爪秀夫先生のご厚意による）

a. 記載例

図 36 は若年者のざ瘡（にきび）である．記載のしかたとしてはたとえば，「左あご全体に，赤い丘疹が散在性に分布している．丘疹に混じって，膿疱，面皰（毛穴のつまり）が数個みられる．また，ざ瘡治癒後の陥凹した小さな瘢痕もある」などとするとわかりやすい．

引用文献

1） 瀧川雅浩（監）：STEP 皮膚科，第 3 版，p.28，海馬書房，東京，2010
2） 瀧川雅浩（監）：Simple Step 皮膚科，第 1 版，p.36，39，41，42，46，海馬書房，東京，2016

4 皮膚科の検査

1）総論

Minimum Essentials

❶ 診断するうえで，患者の話を聞く，皮疹を見る，皮疹を触ることは重要である.
❷ 皮膚の状態，全身の状態を知るうえでさまざまな検査が必要となる.
❸ 診断を確定するため，あるいは鑑別するために，必要な検査を選択し組み合わせて行う.

I 皮膚の検査とは

病気を診断するうえで，よく患者の話を聞く（問診），よく皮疹を見る（視診），表面を触る（触診）ことは重要である．さらに皮膚の状態，あるいは全身の状態を把握するためにさまざまな検査が必要となる.

おもな検査としては，一般血液検査，皮膚の生理学的検査，アレルギー検査（パッチテスト，皮内テスト，スクラッチテスト），光線検査（光テスト，光パッチテスト），免疫機能検査（ツベルクリン反応），微生物検査（真菌，細菌，ウイルス），細胞診，ダーモスコピー，皮膚生検などがある.

A 一般血液検査

皮疹から複数の疾患が疑われたとき，その鑑別に血液検査が必要になる場合がある．また，診断が確定し治療を開始したあと，病勢や治療効果を判定する目的でも行う.

B 皮膚の生理学的検査

a. 硝子圧法

透明なガラス，あるいはプラスチックの板で皮疹を圧迫して，色調の変化を見る．紅斑では色調が退色するが，紫斑では残る（p.237「2 章 -20-1）紫斑」図 2 参照）.

b. 皮膚描記法

先端が尖っているかたいもので，皮膚表面をこする．正常では赤くなる（紅色皮膚描記症）．人工蕁麻疹では，こすった部分に一致して浮腫を生じ隆起する（隆起性皮膚描記症）（p.93「2 章 -2 蕁麻疹」参照）．擦過により蒼白になるものを白色描記症という（p.77「2 章 -1-1）アトピー性皮膚炎」参照）．肥満細胞腫（色素性蕁麻疹）では，色素斑部をこすると膨疹を生じる〔ダリエー（Darier）徴候〕.

c. ニコルスキー（Nikolsky）現象

一見正常に見える皮膚を指などでこすると，水疱や表皮剝離を生じる（p.273「2章-24-1）天疱瘡」，p.279「2章-24-4）先天性表皮水疱症」，p.170「2章-12 薬疹，中毒疹」，p.128「2章-7-2）ブドウ球菌性熱傷様皮膚症候群（SSSS）」参照）.

d. アウスピッツ（Auspitz）現象

乾癬の鱗屑を剝離すると点状の出血を見る（p.263「2章-23-1）乾癬」参照）.

e. ケブネル（Köbner）現象

健常な皮膚に刺激を加えると，その部に先行する病変と同じ病変が生じる．あるいは掻破に一致して線状に病変が生じる（p.263「2章-23-1）乾癬」，p.116「2章-5-5）疣贅（ゆうぜい）（いぼ）」参照）.

f. 知覚試験

痛覚はさばいた筆の穂先で，温覚は温水を入れた試験管で，痛覚は針先で，それぞれ刺激して調べる.

C アレルギー検査

考えられる原因物質を皮膚に貼付あるいは注射することにより，原因や悪化因子を検索する．さらに，これらの因子がアレルギー性か，一次刺激性かの判断にも使う．パッチテスト，皮内テスト，スクラッチテストなどがある（p.77「2章-1-1）アトピー性皮膚炎」，p.82「2章-1-2）接触皮膚炎（かぶれ）」，p.84「2章-1-3）手湿疹（主婦湿疹）」，p.97「2章-3 痒疹」，p.170「2章-12 薬疹，中毒疹」，p.182「2章-14 光線性皮膚症」参照）．血液中の好酸球（アレルギーに関係する白血球）数，IgE（免疫グロブリンE）の総量，特定の抗原に対するIgE抗体量，アトピー性皮膚炎の病勢を見るうえでタルク（TARC）などを測定する．（p.34「1章-4-5）血液検査の読み方」参照）

D 光線検査

p.29「1章-4-3）パッチテスト，光テスト，光パッチテスト」参照.

E 免疫機能検査

ツベルクリン反応では，結核菌を培養した液から分離したPPDを皮膚に少量注射して，48時間後の反応を見る．結核の感染の有無や生体の細胞性免疫に異常がないかを見る.

F 病原体の検索

a. 真菌の検査

p.24「1章-4-2）真菌検査」参照.

b. ウッド（Wood）灯検査

p.24「1章-4-2）真菌検査」参照．波長365 nmの長波長紫外線を病変や培養上の菌に照射して，特異な蛍光を発するか見る.

c. トレポネーマの検出

第2期の梅毒疹をこすって得られた漿液を，パーカーブルーブラックインクや墨汁で染色して検鏡したり，暗視野装置顕微鏡下で観察する（p.157「2章-10-1）梅毒」参照）．

G 細胞診

a. ツァンク（Tzanck）試験

天疱瘡などの水疱を認める場合，水疱底の細胞をメスでやさしく削り取り，スライドグラスに塗り，その標本にみられる細胞を調べる検査である．天疱瘡ではギムザ（Giemsa）染色で，ばらばらになった表皮細胞（棘融解細胞）が検出される（p.271「2章-24-1）天疱瘡」参照）．

b. ウイルス性巨細胞検査

ツァンク試験と同じ操作で，単純疱疹や帯状疱疹ではウイルス感染により生じた巨細胞を見る．

H ダーモスコピー

ダーモスコピーという実体顕微鏡を用いて，皮膚病変を10～20倍に拡大，および表層を透視し観察することで診断的根拠を得るための検査である．痛みを伴わず，短時間で結果が出る．たとえば足底に生じた色素斑が良性（ほくろなど）か悪性（メラノーマなど）か，診断の有力な手段となる．

I 病理組織学的検査（生検）

見た目だけでは確定診断できないものや，皮膚症状が似ていても互いに全く異なる病気であることが少なくない．皮膚生検は，診断をより正確なものにするため，病変のある皮膚組織の一部を採取し，それをもとに病理標本を作製し顕微鏡で観察することである．場合によっては組織を用いた免疫染色検査や培養検査を行う．

2）真菌検査

Minimum Essentials

❶ 真菌検査では，病変部にカビ（真菌）が寄生しているのを確認する．
❷ 浅在性真菌症では，KOH直接検鏡法で皮疹部の鱗屑（りんせつ）などに真菌要素を見つける．疥癬（かいせん）などで皮膚に寄生するダニも同じ方法で確認できる．
❸ 深在性真菌症では生検を行い，病理組織検査で真皮や皮下組織に真菌要素を見つける．
❹ ②や③で採取した検体の一部をサブロー（Sabouraud）培地で培養して，原因真菌を同定する．

I　真菌検査とは

臨床症状から真菌症（p.138「2章-8 真菌症」参照）を疑ったとき，病巣にカビが寄生しているのを証明し，真菌症の確定診断をするのに必須の検査である．さらに，最適な治療法の選択，治療効果の判定，および感染源の推定と予防に役立つ．疾患によっては，菌がいないことを確認して真菌症ではない，と判断するために行われる．

II　検査手技

A 直接検鏡法（検鏡）

病変部から採取した鱗屑などの検体を，顕微鏡でじかに観察して，病原体などをその場で迅速に確認できる検査．

a. 苛性（かせい）カリ（KOH）法（以下KOH法）（図1）

外来で多い白癬，カンジダ症，癜風（でんぷう）などの浅在性真菌症の診断に不可欠な検査である．深在性真菌症のクロモミコーシスでも，褐色の菌要素が見つかれば診断できる（**図2**）．真菌症のほかに疥癬の虫体や卵，毛包虫など皮膚に寄生するダニの確認もできる．KOH（苛性カリ，水酸化カリウム）溶液は，鱗屑，毛，爪などの角質を溶かして菌を見やすくする試薬で，温めると速く溶ける．ほかに，加温を必要としないジメチルスルフォキシド（dimethyl sulfoxide：DMSO）を加えたKOH溶液（ズーム®）や，菌を青く染めるためにパーカーインクなどを加えたKOH溶液がある．

b. 墨汁（ぼくじゅう）法

クリプトコックス症では，病変部の膿汁，遠沈した髄液などをスライドガラスの上で墨汁と等量に混ぜ，カバーガラスで覆って標本をつくる．黒い墨汁の中に，厚いカプセルをもった円形の菌が白く見える．

c. PAS（パス）（periodic acid-Schiff）染色

スポロトリコーシスなどの深在性真菌症では，皮疹部の膿汁や滲出液などのスメア標本をPAS染色すると菌を検出できることがある．

B 病理組織検査

深在性真菌症では生検を行い，病理組織検査により真皮や皮下組織の中で真菌が増殖しているのを証明する．通常のHE染色標本で見つけるのは難しいため，PAS染色やグロコット染色などの真菌がよく染まる特殊染色をした標本で確認する．

C 真菌培養

真菌も細菌のように培養検査を行えば原因菌が同定できる．その結果から感染源が推定でき，治療や感染予防に有用である（**図3**）．深在性真菌症では，菌の種類や薬剤感受性

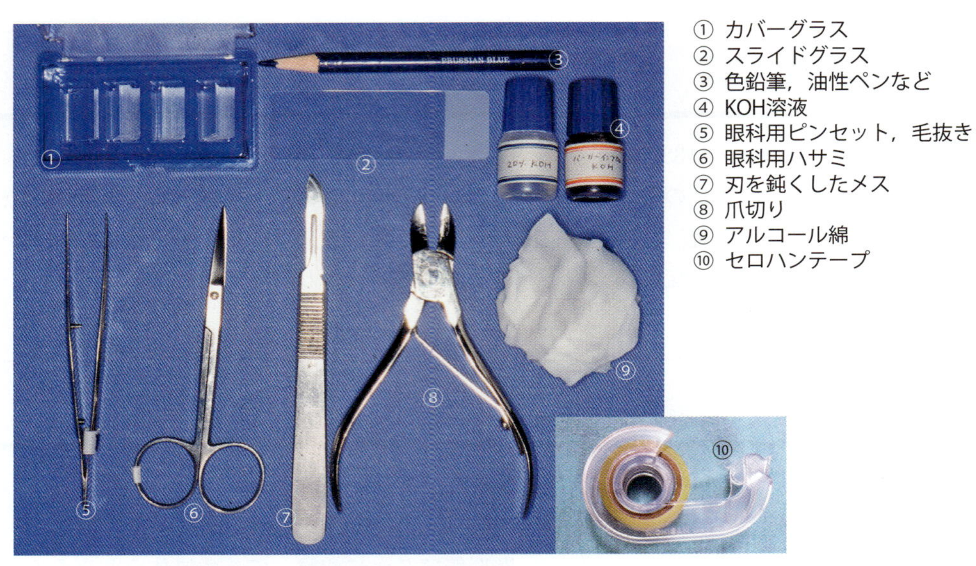

図 1-a　KOH 直接検鏡法：検体採取に必要な用具

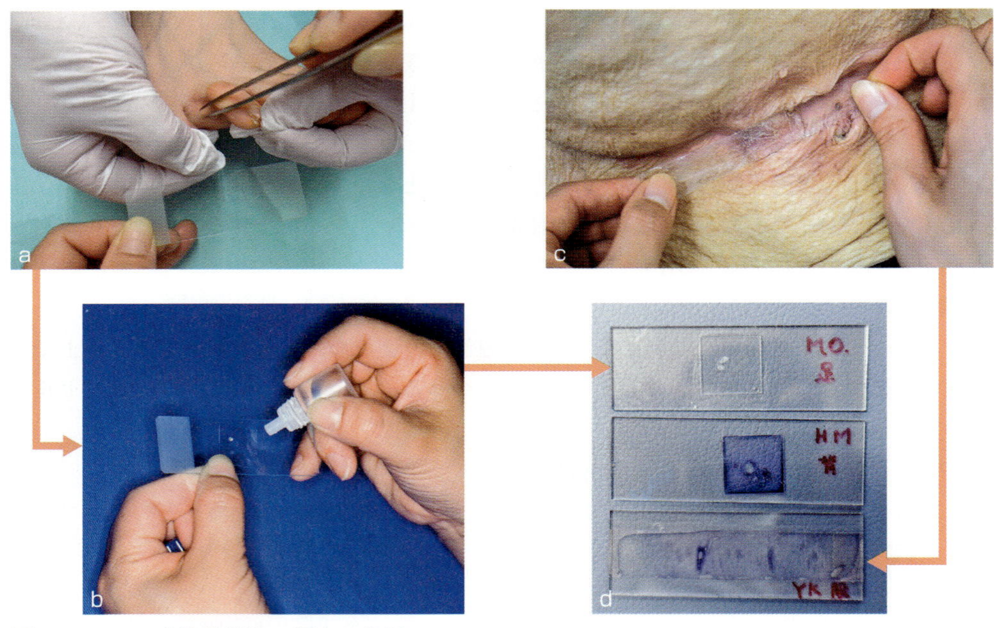

図 1-b　KOH 直接検鏡法：標本の作製

a：足白癬の鱗屑採取とその介助.

b：採取した検体をスライドグラスに載せ，KOH 液を滴下しカバーグラスを被せて，70℃くらいで数分温める.

c：セロハンテープによる鱗屑の採取.

d：標本は患者名と採取部位がわかるようにする．中央の癜風の標本や，下のセロハンテープ採取検体はパーカーインク-KOH 法などで青く染めると観察しやすい．セロハンテープ採取検体は温めない.

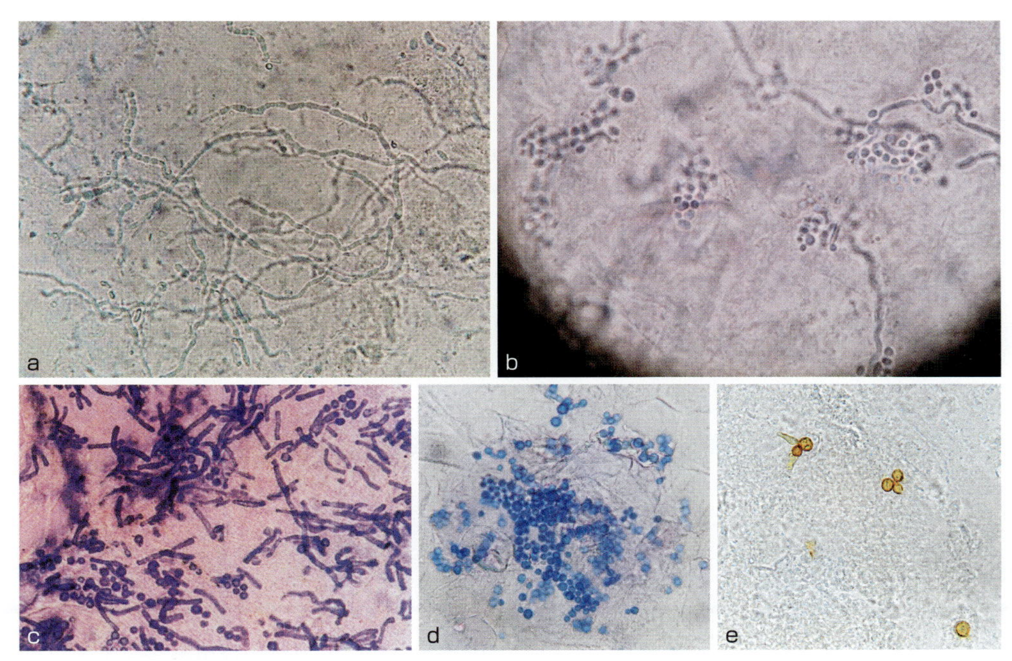

図 2　KOH 直接検鏡像

a：白癬．糸状の菌糸．

b：カンジダ．細い菌糸とぶどうの房状胞子．

c：癜風のマラセチア．細長い菌糸と丸い胞子（パーカーインク -KOH 法）．

d：マラセチア毛包炎のマラセチア．パーカーインク -KOH 法で青く染まった胞子．

e：クロモミコーシスの胞子．大型で割れ目のある褐色の胞子．

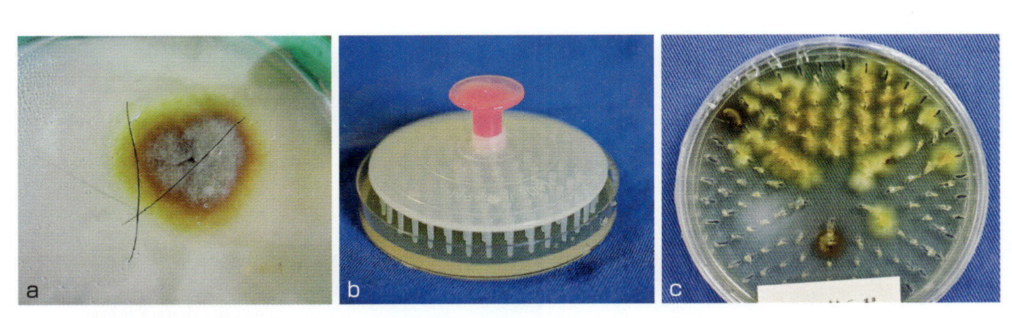

図 3　頭部白癬の真菌培養

a：病変部の毛髪の培養．柔道やレスリングなどの格闘技クラブで流行している白癬の原因菌であるトリコフィトン・トンズランス（*Trichophyton tonsurans*）が検出された．

b：頭部白癬のブラシ検査．患者の所属するクラブの部員の頭をシャワーブラシでまんべんなく梳かし，そのブラシを平板培地に図のように押しつけた．ブラシを取り除き，シャーレに蓋をして培養した．

c：保菌者ではブラシの先端についた菌が図のように生えてきた．自覚症状がなくても何人かで同じ菌が検出された．保菌者を見つけて同時に治療し，部内の集団感染を防いだ．

によって治療が選択されるので必須である．皮疹部から採取した検体をサブロー培地（サブロー・ブドウ糖寒天培地：カビの生育に適した栄養を含む培地）に植えて，数週間，菌を培養する．白癬では鱗屑や毛などが雑菌に汚染されているのでマイコセル培地（雑菌が混じって生えないようにサブロー培地に抗菌薬を加えた培地）で培養する．原因菌が生えたらそれを詳しく検索して菌種の同定を行う．

D その他

a. ウッド（Wood）灯検査

ウッド灯（長波長紫外線ランプ，ブラックライト）を頭部白癬などの病変部に暗室で照射すると，菌の種類によっては蛍光を発するので（**表 1**），確認しにくい病変の広がりや，治療効果の判定に役立つ．癜風や細菌（コリネバクテリウム）による紅色陰癬でも蛍光がみられる（**図 4**）．

b. 皮内テスト

菌に対する患者の免疫反応（遅延型皮膚反応）を見るテストで，ツベルクリン反応と同様に行い，48 時間後に判定する．スポロトリコーシスではスポロトリキン反応，ケルスス（Celsus）禿瘡（とくそう）などの白癬ではトリコフィチン反応を行い，診断の参考とする．

Ⅲ 看護の役割

水虫の診断には真菌検査が必要なことを患者に理解させる．市販の外用薬などを使っていて菌が見つからないこともあり，期間をあけた繰り返し検査にも協力してもらう．

表 1　ウッド灯検査で蛍光を発する菌および疾患

菌・疾患	蛍光（発光する部分）
頭部白癬（ミクロスポルム・カニスなど）	緑色（感染毛）
癜風	黄金色（病巣）
紅色陰癬	サンゴ色（病巣）

参考：ほとんどのトリコフィトン属では蛍光は発しない．

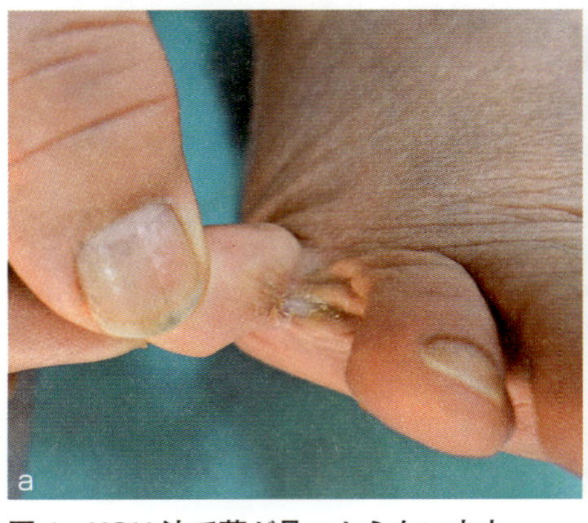

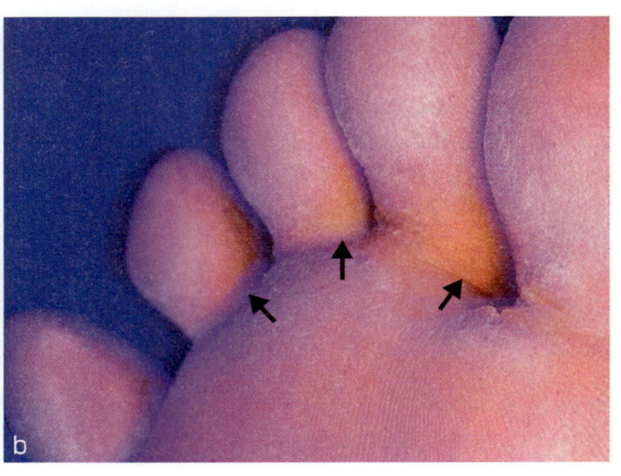

図 4　KOH 法で菌が見つからない水虫

a：患者は水虫を主訴に受診したが，KOH 法で真菌要素は見つからなかった．
b：ウッド灯検査でサンゴ色の蛍光（→）を確認し，コリネバクテリウムによる紅色陰癬と診断し，抗菌薬外用で治療した．

3）パッチテスト，光テスト，光パッチテスト

Minimum Essentials

❶ パッチテストは，接触皮膚炎や金属アレルギーなどの遅延型（Ⅳ型）アレルギー疾患の原因物質特定のための検査である．

❷ 光接触皮膚炎の検査では，パッチテストに光線照射を加える光パッチテストが行われる．

❸ 光線過敏症の診断のために光テストを行い，最少紅斑量を測定する．

Ⅰ パッチテスト，光パッチテストとは

接触皮膚炎は，刺激性とアレルギー性に分類される．光線の関与したタイプを加えると，刺激性接触皮膚炎，アレルギー性接触皮膚炎，光接触皮膚炎（光毒性接触皮膚炎，光アレルギー性接触皮膚炎），全身性接触皮膚炎・接触皮膚炎症候群に分類される．パッチテストはこれら接触皮膚炎や金属アレルギーなどの原因となっている物質を特定するために行われる検査である．皮膚に被疑物質を貼付し，それに対する反応を観察する．接触皮膚炎の治療目標達成には原因物質との接触を断つことが不可欠であり，パッチテストの重要性は高い．光線が関与している光接触皮膚炎については光パッチテストが行われる．

Ⅱ パッチテストの実際

A パッチテストに用いる器材

パッチテストユニットは，被疑物質を載せるアルミニウムや布のチャンバーと絆創膏からなる．Finn Chambers® や，鳥居薬品のパッチテスター「トリイ」® が頻用されている．Finn Chambers® はチャンバー部分のアルミニウムが水銀と反応してしまうため，水銀製剤の検査には適さない．パッチテスター「トリイ」® は水溶液アレルゲンをそのまま滴下することができる利点がある．

皮膚炎を起こしやすい抗原として，スタンダードアレルゲンが規定されている．日本皮膚アレルギー・接触皮膚炎学会では，25 種類の抗原をジャパニーズスタンダードアレルゲンとして選定している．最近，ジャパニーズスタンダードアレルゲンに対応する 21 種の抗原を事前にユニットに配置したパッチテストパネル® が発売され，より簡便にパッチテストを実施することが可能になった．

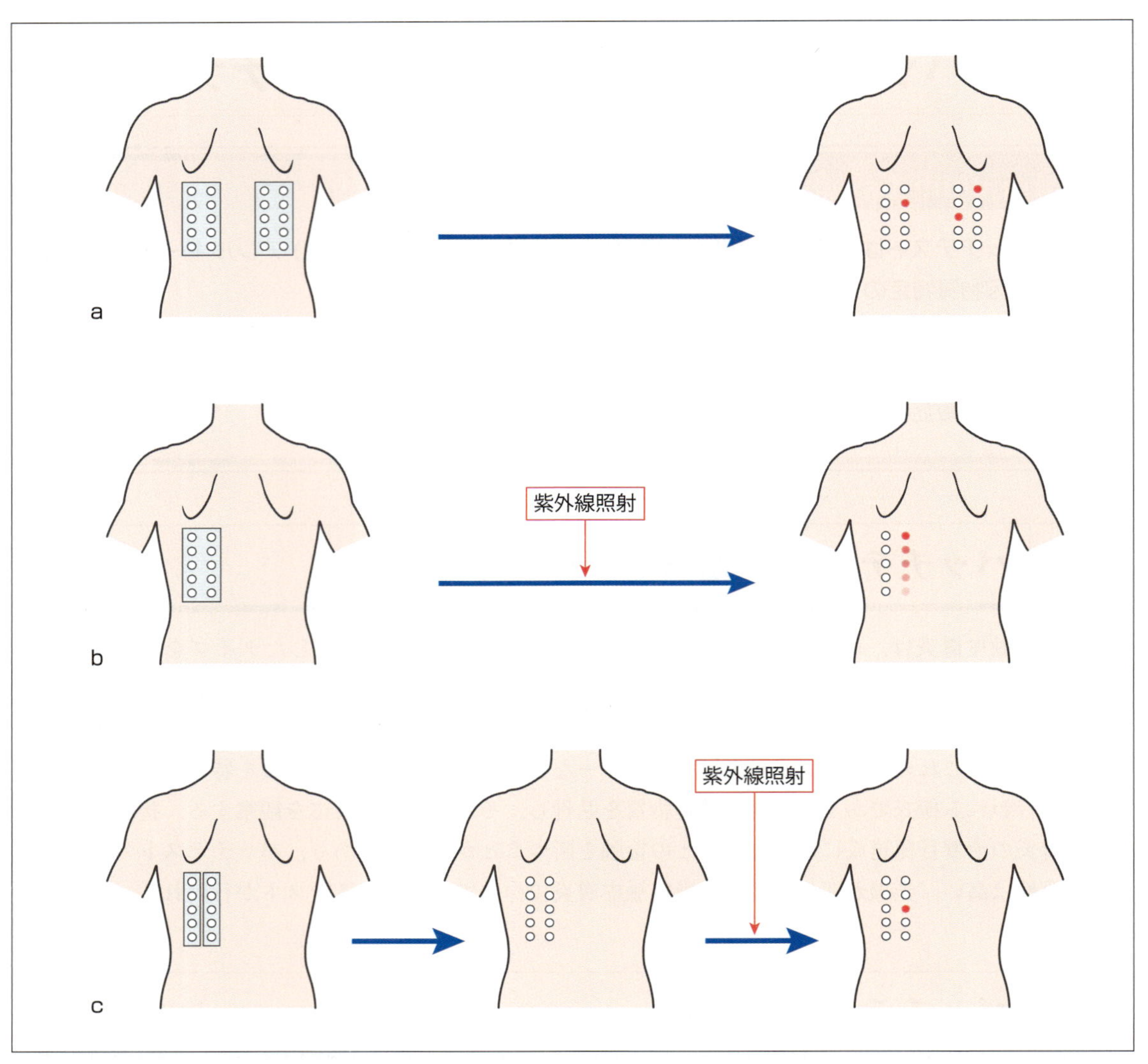

図 5　パッチテスト (a)，光テスト (b)，光パッチテスト (c)

B パッチテストユニットの貼付

パッチテストの手技について具体的に説明する．検査対象となる物質をパッチテストユニットに載せ，上背部や上腕外側などに貼付する（**図 5，6**）．軟膏や固形物は 20 mg，水溶液の場合は 15 μL 滴下する．パッチテスター「トリイ」® は水溶液をそのまま滴下できるが，Finn Chambers® の場合はワセリンを糊にして付属の濾紙をチャンバーに固定し，その上に滴下する．

光パッチテストの場合は，同じ抗原を載せたユニットを 2 列用意し貼付する．貼付 48 時間後にユニットを剝がし，一方のみに UVA を照射する．

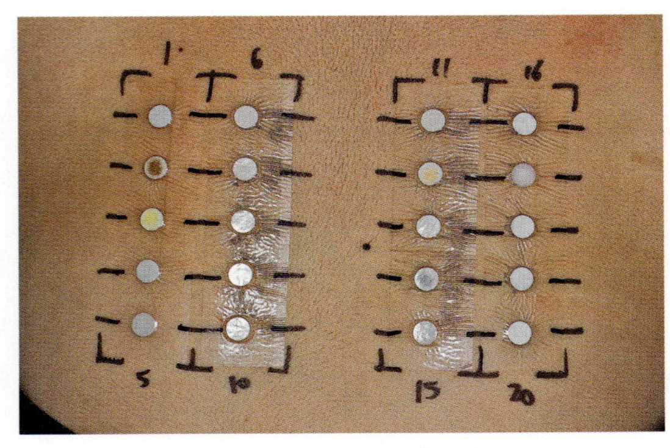

図6　パッチテスターを用いたパッチテスト

表2　ICDRG 基準

ICDRG 基準	反応
−	反応なし
＋?	紅斑のみ
＋	紅斑＋浸潤，丘疹
＋＋	紅斑＋浸潤＋丘疹＋小水疱
＋＋＋	大水疱
IR	刺激反応
NT	試行せず

＋以上を陽性と判定する．

C 判定

48時間後にパッチテストユニットを剝がし，のちの判定のために抗原が貼付されていた部位を油性マジックなどでマーキングする．絆創膏の影響がなくなる1時間半〜2時間後に判定を行う．判定までの間にパッチテスト貼付部位に圧力をかけないよう患者に指示する．

判定基準としてICDRG（International Contact Dermatitis Research Group）基準が用いられている（**表2**）．＋以上を陽性と判定する．光パッチテストの場合は，光線を照射した列のみが陽性の場合に光パッチテスト陽性と判定する．パッチテストの判定は複数回行うことが推奨されており，具体的には48時間後，72時間後または96時間後，そして1週間後に判定を行う．これは金属抗原では遅れて陽性反応がみられることがあるためと，刺激反応は時間とともに反応が減弱するためである．事前に患者と検査スケジュールを共有しておくことが重要である．日常生活のなかでマーキングが徐々に薄れてくるので，油性マジックでマーキングをなぞり書きすることを患者に指導しておく．独居などの理由でこれができない場合は，ユニット貼付部の四隅をテープで「」型にマーキングすると良い．

Ⅲ パッチテストの注意点

パッチテストを行う際の注意点として，第一に抗原の貼付部位の選定がある．貼付部位に皮膚炎症状があると判定に影響するので，皮膚炎がない場所を選んで貼付しなければならない．貼付後はシャワーを含めた入浴や，発汗を伴う労働・スポーツなどは控えるように指導する．暑い時期にパッチテストを実施することは好ましくない．妊婦に対するパッチテストは禁忌である．検査部位へのステロイド薬外用，また，抗ヒスタミン薬内服は偽陰性の原因となりうる．

抗原によっては強い反応を惹起し，のちに色素沈着や色素脱失を残すことがある．患者に事前にリスクを説明しておく必要がある．

Ⅳ 光テストとは

光テストとは，光線過敏症や光線曝露によって悪化する種々の疾患の診断・重症度判定のための検査である．光線過敏症には色素性乾皮症，ポルフィリン症，種痘様水疱症，日光蕁麻疹，多形日光疹，慢性光線過敏性皮膚炎，光線過敏症型薬疹，光接触皮膚炎などがあげられる．いずれも顔面など露光部に皮疹が出現し，春から夏に悪化，秋から冬にかけて軽快するという特徴がある．光線曝露で悪化する疾患としては，全身性エリテマトーデスや皮膚筋炎などの膠原病が代表的である．

光テストの実施にはUVAおよびUVBの照射が可能な紫外線照射装置が必要である．背部に段階的に時間を変えて紫外線を照射し，24時間後に判定する（**図5**）．この際，電動式で照射時間を調整できるメドオート2® などの機器や，透過率の異なるフィルターが測定孔に組み込まれたUVスキンテクターなどの機器を利用するのが簡便である（**図7**）．UVB照射後に紅斑を示す最少の照射量を最少紅斑量（minimal erythema dose：MED）とする．日本人ではMEDは60～100 mJ/cm^{2}であり，MEDが低下している場合に光線過敏症が疑われる．光線過敏症型薬疹ではUVAに反応して生じることが多い．日本人ではUVA照射後の最少反応量（minimal response dose：MRD）は約10～15 J/cm^{2}であり，それ以下の照射量で反応がみられた場合は光線過敏を疑う．

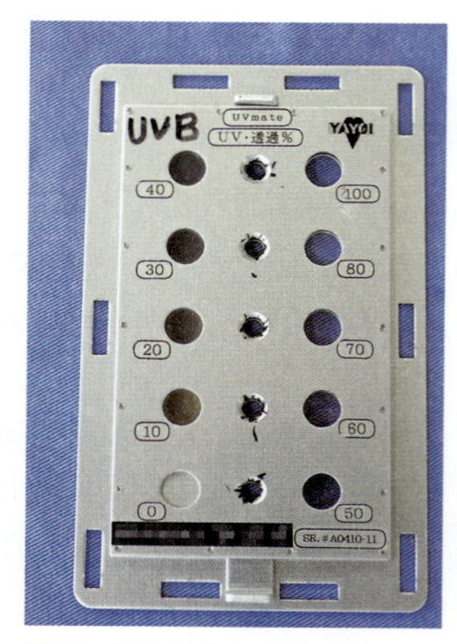

図7　UVスキンテクター

4）皮膚試験（オープンテスト，プリックテスト，スクラッチテスト，皮内テスト）

Minimum Essentials

❶ 即時型（Ⅰ型）アレルギーの原因を特定するための検査である．
❷ オープンテスト，プリックテスト，prick to prickテスト，スクラッチテスト，皮内テストがある．
❸ 刺入される抗原量が多くなるに伴い，アナフィラキシーを誘発するリスクがある．
❹ アナフィラキシーのリスクに備え，アドレナリン製剤や点滴の準備をしておく．

I 皮膚試験とは

皮膚試験とは，アナフィラキシーや口腔アレルギー症候群（oral allergy syndrome：OAS）など即時型（I型）アレルギーが疑われる場合の原因特定のための検査である．オープンテスト，プリックテスト，スクラッチテスト，prick to prick テスト，皮内テストがあり，順に吸収される抗原量が増えるため，アナフィラキシーのリスクも高まる．アナフィラキシーを誘発してしまったときに対処できるよう，アドレナリン製剤や点滴の準備をしておくことが重要である．リスクの高い症例では，事前に血管ルートを確保しておくと良い．

皮膚試験では抗原と生体内の肥満細胞表面の抗原特異的 IgE が結合することでヒスタミンなどのケミカルメディエーターが放出され，膨疹形成などの生体反応を生じる．偽陰性を避けるために抗ヒスタミン薬はテストの3日前から中止しなければならない．非ステロイド抗炎症薬（NSAIDs）はヒスタミンを遊離させやすくすることがあり，偽陽性の原因になるのでやはりテスト前に中止する必要がある．

A オープンテスト

アナフィラキシーが誘発された患者や，乳幼児などリスクの高い症例に対してはオープンテストから始めるのが安全である．皮疹のない前腕屈側に抗原物質を塗布して反応を見る．

B プリックテスト

プリックテストは刺入する抗原量が少ないので比較的安全に実施できる．検査用のプリックランセットが市販されており，手技も簡便で施行者間の差が出にくい（**図8**）．検査は前腕屈側で行う．抗原液を皮膚に滴下し，プリックランセットで刺して皮膚に抗原を取り込ませる．素早くティッシュなどで抗原液を拭き取り，15分後に判定を行う．陰性コントロールとして生理食塩水，陽性コントロールとして1%二塩酸ヒスタミン水溶液を用いる．一度に多数の抗原を検査できるが，各抗原の間は3 cm 以上の間隔を空け，肘から3 cm，手首から5 cm 離す必要がある．

プリックランセットは原則としては各抗原ごとに交換することが望ましいが，実際には1人の患者に対して1つのプリックランセットを使用し，各抗原ごとにアルコール綿などで拭き取って抗原のキャリーオーバーを避けるようにしている．

判定はヒスタミンの陽性コントロールとの比較で行う．膨疹の最長径と，その中点に垂直な径の平均値を測定し，陽性コントロールの1/2以上を陽性とする．紅斑は判定対象ではないが参考のために計測しておく．

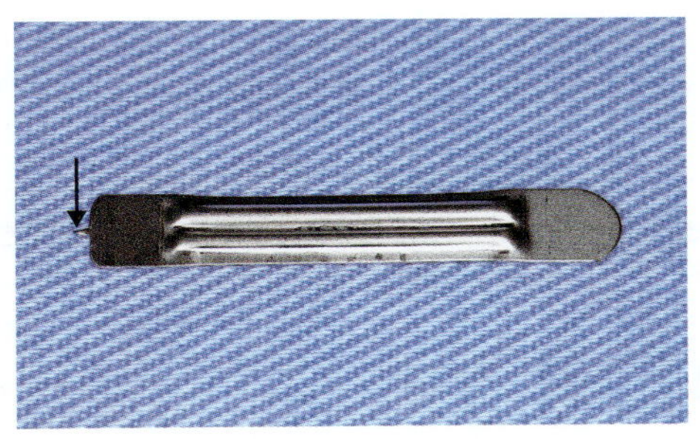

図8 プリックランセット
ランセット針の先尖（→）

C prick to prick テスト

OAS などの症例で果物や野菜などの新鮮材料の検査を行う場合は，prick to prick テストを行う．プリックランセットを果物などに直接刺し，次いで皮膚を刺す．判定はプリックテストと同様に行う．

D スクラッチテスト

プリックテストで陽性反応が得られなかった場合はスクラッチテストを行う．プリックランセットもしくは 23 G 針で 5 mm ほど線状に皮膚を傷つけ，その上に抗原液を載せティッシュで拭き取る．判定はプリックテストと同様に行う．

E 皮内テスト

臨床経過や問診から即時型アレルギーが強く疑われるにもかかわらずこれまでの検査で陽性反応が得られない場合は，皮内テストを行う．抗原液を 0.02 mL 患者の前腕屈側に皮内注射する．同量の生理食塩水をコントロールとして用いる．注射後 15〜30 分後に膨疹と紅斑を測定し，判定する．皮内テストは体内に入る抗原量がもっとも多くなるため，アナフィラキシー発症のリスクも高い．実施時には血管ルートの確保が必須であり，入院管理下で行うことが望ましい．

5）血液検査の読み方

Minimum Essentials

❶ IgE は免疫グロブリンの 1 種であり，即時型（I型）アレルギーに関与する．
❷ アトピー性皮膚炎患者では総 IgE 高値となるが，約 2 割の患者では正常範囲内に留まる．
❸ 抗原特異的 IgE 検査で患者の感作状況を知り，抗原との接触を避けるよう指導を行う．
❹ アレルギーコンポーネント特異的 IgE 検査により，より精度の高いアレルギー検査が可能になった．
❺ タルク（thymus and activation-regulated chemokine：TARC）はアトピー性皮膚炎の重症度の指標として有用である．
❻ 薬剤誘発性リンパ球刺激試験（DLST）は薬剤アレルギーの被疑薬特定の検査として安全かつ有用である．

I IgE とは

IgE は B 細胞によって産生される免疫グロブリンの 1 種であり，IgE 受容体を介して肥満細胞や好塩基球の表面に結合する．IgE を介した抗原刺激によりこれらの細胞が活性化されると，ヒスタミンやロイコトリエンなどのケミカルメディエーターが細胞外に遊離され，蕁麻疹やアナフィラキシーなどの即時型（I型）アレルギーを惹起する．

日常臨床においては，総 IgE 値と抗原特異的 IgE の測定が行われる．総 IgE 値は通常 170 IU/mL 以下であるが，アトピー性皮膚炎などのアレルギー疾患では増加がみられることが多い．総 IgE が高いことは，IgE 抗体を産生しやすい，すなわち抗原に感作されやすいということを意味する．臨床的には典型的なアトピー性皮膚炎患者でも，約 2 割の患者では総 IgE 値が正常のことがある．

A 抗原特異的 IgE 検査

抗原特異的 IgE 検査では，たとえばダニやスギ花粉など，それぞれの抗原に対する特異的 IgE 量を計測する．抗原特異的 lgE の検出には，イムノキャップ® ラピッド，アラスタット® 3 gAllergy，オリトン IgE「ケミファ®」などの方法がある．各測定キット間で測定結果が解離することがあり，各々の検査結果の数値を単純に比較することはできない．

アトピー性皮膚炎患者では増悪因子としてハウスダスト，ヤケヒョウヒダニ，コナヒョウヒダニ，マラセチアなどの真菌，スギ花粉，小麦などの食物抗原が知られており，これらの抗原に対して陽性を示すことが多い．陽性になった抗原を避けることにより，皮疹の改善や増悪の予防が期待できる．

食物アレルギーでは，抗原特異的 IgE 抗体価と食物負荷試験での陽性率をプロットしたプロバビリティカーブが卵や牛乳などの代表的な抗原について明らかにされている．プロバビリティカーブを活用することで，特異的 IgE 抗体価から症状誘発率が推定可能となり，検査結果の解釈や患者指導に有用である．

同時に複数の抗原特異的 IgE を検査する方法として，MAST36，View アレルギー 39（View 39）検査があり，それぞれ 36 種，39 種の抗原を一度に検査することができ，スクリーニングに有用である．

抗原特異的 IgE 検査の結果はクラス 0〜6 で表され，クラス 0 が陰性，クラス 1 が疑陽性，クラス 2 以上が陽性である（**表 3**）．クラス 2〜4 の各クラス内における最低抗体価と

表 3 抗原特異的 IgE 検査のクラス判定

IgE 抗原価（U_A/mL）	クラス	判定
0.34 以下	0	陰性
0.35 以上	1	疑陽性
0.70 以上	2	陽性
3.50 以上	3	
17.5 以上	4	
50.0 以上	5	
100.0 以上	6	

最高抗体価の差は5倍に及ぶ．したがって，特異的IgE抗体検査の結果は，陽性／陰性の判定またはクラスよりも抗体価（U_A/mL）で評価することが勧められている．

B アレルゲンコンポーネント検査

従来，抗原特異的IgE検査は測定対象物からの粗抽出物（粗抗原）を用い行われてきたが，粗抗原には多様な蛋白質が含まれているため，感度は高いが特異度が低いという欠点があった．粗抗原のうち，抗原性をもち特異的IgE抗体が結合するそれぞれの蛋白質をアレルゲンコンポーネントとよび，多くのコンポーネント特異的IgE抗体が測定可能となり臨床の現場で活用されている．鶏卵のオボムコイド（Gal *d* 1），牛乳のα-ラクトアルブミン（Bos d 4），β-ラクトグロブリン（Bos d 5），カゼイン（Bos d 8），小麦のω-5グリアジン（Tri a 19），大豆のGly m 4，ラテックスのHev b 6.02，ピーナッツのAra h 2などが測定できる．

Ⅱ タルク（TARC）

TARCは表皮ケラチノサイトなどから産生されるケモカインである．血清TARC値はアトピー性皮膚炎において重症度とよく相関する．血清総IgE値，LDH，末梢血好酸球数に比べて病勢をより鋭敏に反映する指標として使用される．血清TARC値はアトピー性皮膚炎以外にも蕁麻疹，水疱性類天疱瘡，皮膚T細胞リンパ腫などでも高値になることがある．

Ⅲ 薬剤誘発性リンパ球刺激試験（DLST）

DLST（drug-induced lymphocyte stimulation test）は薬剤アレルギーの原因薬剤を特定するための検査である．患者の末梢血からリンパ球を分離し，*in vitro*で被疑薬と反応させてリンパ球の増殖反応を測定する．調べる薬剤の数によって採血量は異なるが，おおむね10〜20 mL必要である．薬剤を添加した場合の反応としていない場合の反応を比較して，その比をstimulation index（S.I.）とし，1.8以上を陽性とする．

患者を薬剤に直接曝露させないため，患者の負担が少なく安全に行える．多くの薬疹で急性期にDLST検査が陽性になる一方，薬剤過敏症症候群においては急性期には陰性だが発症6週以降で陽性になる．したがって薬疹の種類によって検査を行う適切なタイミングを選ぶ必要がある．抗がん薬では細胞毒性により偽陰性が生じやすく，バンコマイシン，漢方薬などは偽陽性になりやすい．

5 皮膚科の治療

Minimum Essentials

❶ 皮膚科の治療には外用療法，全身療法，手術療法などがあるが，基本となるのは外用療法である．
❷ 外用薬にはさまざまな剤型があり，皮膚症状に応じた基剤を選択することが大切である．
❸ ステロイド外用剤ではおもに皮膚萎縮，毛細血管拡張などの局所的副作用に注意する必要がある．
❹ 外用薬の塗布量は finger-tip unit（FTU）を目安に指導すると，患者の理解を得られやすい．
❺ ステロイド内服療法では全身的副作用に注意する．

I 外用療法とは

外用療法は皮膚疾患治療の基本である．効果を高めるために，古くからさまざまな外用療法が工夫されてきたが，最近では有効性の高い薬剤の開発により単純塗布で十分な効果をあげられるようになってきた．外用療法は内服療法よりも時間や手間がかかるため，アドヒアランスの低下を招きやすいので注意が必要である．

A 外用薬の組成

外用薬は基剤，主剤，添加剤からなる．主剤を添加するための基礎となるものを基剤とよび，加えられる薬剤を主剤とよぶ．基剤の選択は，病変部の性状や主剤の性質により決められる．主剤にはステロイド薬，抗ヒスタミン薬，非ステロイド抗炎症薬（NSAIDs），抗菌薬，抗真菌薬，ビタミン類，尿素などさまざまなものがある．このほか吸収を促進させたり，製剤を安定させたりする目的で種々の添加剤が加えられている．健康な皮膚からの薬剤の吸収は，脂溶性の薬物を乳剤性軟膏に添加するともっとも促進され，おもに毛包脂腺系から吸収される．

B 外用薬の剤型

外用薬には粉末剤，液剤，ローション，軟膏，泥膏，糊膏，硬膏，テープ，ゲル，スプレーなどの剤型があり，基剤として用いられるほか，単独でも使用されることがある．皮疹の部位，性状，季節，患者の好みなどに応じて剤型を選択するが，とくに皮疹の性状が重要である．**表1**によく用いられるおもな剤型を示す．

表1　外用薬のおもな剤型

<table>
<tr><th colspan="2">剤型</th><th>特徴</th></tr>
<tr><td colspan="2">液剤</td><td>水やアルコールが基剤となり，その中に主剤が溶け込んでいる</td></tr>
<tr><td colspan="2">ローション</td><td>乳剤性ローションであり，oil in water 型乳剤性軟膏（水中油型軟膏）の水分を多くしたもの</td></tr>
<tr><td rowspan="3">軟膏</td><td>油脂性軟膏</td><td>皮膚柔軟作用があり，刺激性が少なくどのような皮膚病変にも適応するが，べたついて使用感が悪いという欠点がある</td></tr>
<tr><td>乳剤性軟膏（クリーム）</td><td>水と油に乳化剤を加えて乳化したもの．水で洗い流せ，べとつかず使用感が良いが，びらん，湿潤病変には刺激があるため適さない</td></tr>
<tr><td>水溶性軟膏</td><td>油のような外観と性質でありながらよく水に溶ける性質をもつ．分泌物を吸収して病巣面を乾燥させる作用が強い．おもに皮膚潰瘍治療薬に用いられる</td></tr>
<tr><td colspan="2">テープ</td><td>密封療法を容易に行えるようにしたもの．乾燥病変に良いが湿潤病変には禁忌</td></tr>
</table>

表2　ステロイド外用剤のおもな局所的副作用

・皮膚萎縮	・毛細血管拡張
・ステロイド紫斑	・ステロイド潮紅
・皮膚萎縮線条	・多毛症
・ステロイドざ瘡	・ニキビダニ性ざ瘡
・酒さ様皮膚炎	・口囲皮膚炎
・乾皮症	・色素脱失
・細菌感染症	・ウイルス感染症
・真菌感染症	

C 皮膚科で用いる外用薬

a. ステロイド外用剤

(1) ステロイド外用剤のランク

ステロイド外用剤は効力の強さの順から，strongest，very strong，strong，medium（mild），weak の5段階に分けられている．効力の強いものほど副作用も強く，長期にわたる外用や誤った使用法による局所的，全身的副作用の出現に注意が必要である．

(2) ステロイド外用剤の副作用

近年のステロイド外用剤は，吸収されると分解され活性が低下するように設計されており（アンテドラッグ），全身的副作用を生じることは少ない．ステロイド外用剤のおもな局所的副作用を**表2**に示す．

(3) ステロイド外用剤の使用上の注意

ステロイド外用剤の経皮吸収量は患者の年齢，外用部位，病変の性状によって異なる．小児，老人では経皮吸収量が成人に比して多い．顔面皮膚は毛包脂腺が多いため経皮吸収は他の部位に比して多く，局所的副作用の出現にはとくに注意が必要である．陰嚢，頭皮も吸収量が多い部位である．反面，手掌足蹠は角層が厚いため経皮吸収量が少ない．また，疾患の性質に応じたランクの外用剤を選択することが大切である．たとえば，接触皮膚炎など急性の病変では投与期間が短期間であるため，強力なものを使用しても副作用が出現する心配は少ない．一方，乾癬，アトピー性皮膚炎など長期にわたり治療が必要な疾患では，漫然と強いクラスの外用剤を使い続けるべきではない．

b. 免疫調整外用薬

カルシニューリン阻害薬でTリンパ球の活性抑制作用のあるタクロリムス軟膏（プロトピック軟膏）が，アトピー性皮膚炎のみに適応がある．0.1%の成人用と0.03%の小児用（2歳以上16歳未満）がある．ステロイド外用剤のような皮膚萎縮，毛細血管拡張などの副作用がなく，顔面，頸部にとくに高い有効性を示す．一方，刺激感（灼熱感，ほてり感，疼痛，瘙痒感など）が高頻度に認められ，外用数十分後に一過性に生じることが多い．ほとんどは一時的で，2，3日外用を続けていくと皮疹の改善とともに消失してくる．

c. 活性型ビタミン D_3 外用薬

ビタミン D_3 は表皮増殖抑制，分化誘導作用があり，乾癬をはじめとする角化異常症に用いられる．ステロイド薬にみられる皮膚萎縮などの副作用がなく，寛解期間が長いなどの利点がある．過量投与による高カルシウム血症の出現には注意が必要であり，使用量の制限が設けられている．また，皮膚刺激症状があり，ひりひりとした刺激感や紅斑，落屑がみられることがある．乾癬に対しては，本剤とステロイド外用剤の併用治療がそれぞれの単独治療より有効性が高い．

d. 抗菌外用薬

抗菌薬含有軟膏は古くから用いられているが，耐性菌出現の問題，感作による接触皮膚炎の問題などがある．毛包炎，伝染性膿痂疹などの表在性の細菌感染症が適応となり，また一部の外用薬はざ瘡にも使用される．汎用されているゲンタマイシン軟膏には黄色ブドウ球菌の50%が耐性であるとの報告がある．

e. NSAIDs

ステロイド外用剤に比べ抗炎症作用が弱く，接触皮膚炎を生じやすいという欠点から，近年では帯状疱疹以外にはあまり使われなくなった．

f. 抗真菌外用薬

種々の構造のものがあるが，薬剤により適応症が異なる．剤型としてはクリーム剤がよく使われる．最近は爪白癬用の外用薬も登場した．

g. 抗ウイルス外用薬

単純疱疹，帯状疱疹などに用いられる．最近では尖圭コンジローマに適応を有するイミキモドが発売された．

h. 保湿薬

保湿薬にはヘパリン類似物質，尿素製剤，セラミド製剤，ワセリンなどさまざまなものがあり，それぞれに長所，短所がある．尿素製剤は角質溶解作用をもつため刺激性があり，バリア機能を低下させる場合がある．ぴりぴりとした刺激感が出ることがあり，乳幼児では避けたほうが無難である．ワセリンは油膜を角質表面につくることにより水分の蒸散を抑えるが，べたつく，夜塗ると就寝中に熱がこもってかえってかゆみが強くなることもある，などの欠点がある．ヘパリン類似物質は水分と結合して保湿作用を発揮するものであるが，種類によってはにおいが気になることがある．

i. 皮膚潰瘍治療薬

皮膚潰瘍治療薬には抗菌作用，壊死組織融解作用，肉芽形成促進・上皮化促進作用などさまざまな薬理作用を有するものがあり，潰瘍の病期によって使い分ける必要がある．褥瘡を例にとれば，炎症期には壊死組織除去，感染制御を目的として抗菌作用を有する薬剤や蛋白分解作用を有する薬剤を選択し，肉芽増殖期，表皮形成期には肉芽や表皮の増殖促進作用をもつ外用薬を選択するのが良い．また，滲出液の量を把握することも重要で，主剤の薬理作用と基剤の特性から創面の状態に合わせて選択していくが，滲出液の少ないときは乳剤性基剤を，多いときは水溶性基剤を用いるのが基本である．

j. ざ瘡治療薬

今までは抗菌外用薬しかなかったが，アダパレン，過酸化ベンゾイルが登場し，面皰にも効果が望めるようになり，さらには合剤も使われるようになった．

D 外用薬の塗り方

a. 塗布する時期と回数

一般に入浴後もしくはシャワー浴後の外用が勧められるが，1 日 2 回以上の外用の場合はその限りではない．実際には薬剤の種類や対象疾患により，適宜外用方法を調整するのが良いであろう．

具体的にはチューブから軟膏を数ミリ絞り出して指先にとり，症状のある部位の皮膚何ヵ所かに分け塊のまま置いたあと，指先を使ってできるだけ広く伸ばすようにして，ちょうど薬が伸び切った状態まで広げるようにする．すり込む必要はない．

b. 外用薬の塗布量

FTU[1] による塗布量がわかりやすい（**図 1**，**表 3**）．

これで計算すると，顔と首では乳児が 1 FTU，成人が 2.5 FTU 程度，全身に塗布した場合 3 ヵ月の乳児で 8 FTU，12 歳で 36.5 FTU 程度の軟膏量が必要となる．**表 3** から計算すると，成人の場合，顔面を除いた全身に軟膏を塗るには $1\times2+2\times2+3\times2+6\times2+7+7=38$ unit，つまり 1 回 19 g の軟膏が必要となる．しかし日本のチューブの口径は小さいので，この量より少ない．あくまでも目安としてこのように説明すると，患者には理解しやすいであろう．

c. 保湿薬は先に塗る？あとに塗る？

アトピー性皮膚炎や皮脂欠乏性湿疹などでは，ステロイド外用剤などの炎症を抑える外用薬と保湿薬とを重ねて塗ることが多い．その際，保湿薬を先に塗るべきかあとに塗るべきかという問いに対しては，どちらのほうが良いという確固としたデータは存在しない．医師によっても指導が異なり，意見の統一をみていないのが現状である．

保湿薬を塗ったあとにステロイド外用剤を塗ると，皮膚への浸透率が低下するため，ステロイド外用剤の効果を十分に引き出すためには保湿薬をあとに塗るべきであるというのが保湿薬後塗り派の意見である．逆に，ステロイド外用剤を塗ってから保湿薬を塗るとス

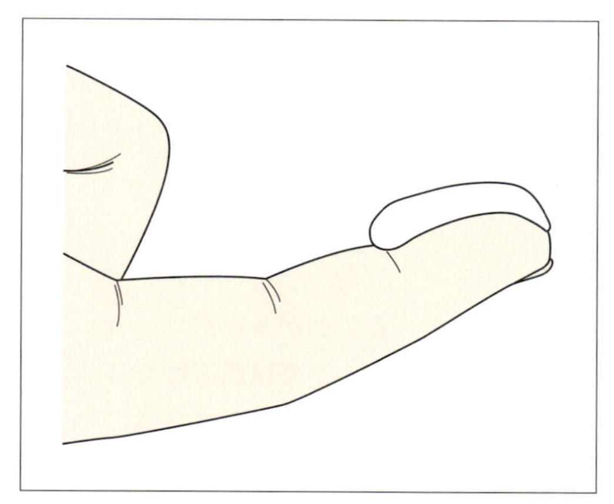

図1　軟膏の塗布量

1 FTU は大人の人差し指の末節（最先端から DIP 関節までの約 25 mm）に直径 5 mm のチューブから絞り出した軟膏量で，0.5 g 程度に相当する．この量を大人の手のひら2枚分（300 cm^2）の広さに塗るのが適当とされている．

表3　FTU による塗布量の目安（成人）

部位	塗布量（FTU）
顔面，頸部	2.5
片手両面	1
片足	2
片側上肢（手を除く）	3
片側下肢（足を除く）	6
胸と腹	7
背と尻	7

注：日本人ではこれよりやや少なめに塗布する．

テロイド外用剤が湿疹部位以外にも広がってしまうため，患部のみにステロイド外用剤の効果を発揮させるためには保湿薬を先に塗るべきであるというのが保湿薬先塗り派の意見である．

E 先発医薬品とジェネリック医薬品

たとえばステロイド外用剤については，先発医薬品とジェネリック医薬品の基剤中に溶けているステロイド濃度は，先発医薬品のほうがジェネリック医薬品より有意に高く，皮膚透過性も優れていることが示されている[2)]．先発医薬品とジェネリック医薬品では基剤だけでなく，添加物などその他の組成も異なることが多く，皮膚透過性のみならず混合の際の安定性などにも差がある．先発医薬品とジェネリック医薬品の効果は，必ずしも同等とはいえないのが実情である．

Ⅱ 全身療法とは

全身療法に用いる代表的薬剤には以下のようなものがある．

A ステロイド薬

ステロイド薬は強力な抗炎症作用と免疫抑制作用を有し，各種疾患に用いられる．全身性エリテマトーデス，皮膚筋炎などの膠原病や天疱瘡，類天疱瘡などの水疱症をはじめとする自己免疫疾患のほか，自家感作性皮膚炎，重症の接触皮膚炎，薬疹などに幅広く用いられる．内服と点滴ないし静注があり，投与量は疾患の重症度により異なる．投与方法としては，副腎からのステロイドの生理的分泌は朝増えるという生体リズムに合わせ，朝に多く投与するのが基本であるが，等分投与でよいという考えもある．通常のステロイド内服療法で効果不十分の場合，メチルプレドニゾロン 1,000 mg を 3 日間点滴するステロイドパルス療法がある．施行にあたっては消化管出血，精神症状，感染症などに注意する．

B 抗ヒスタミン薬

抗ヒスタミン薬は皮膚科では蕁麻疹，湿疹・皮膚炎群に用いられることが多いが，後者では外用療法の補助的療法という位置づけとなる．第一世代抗ヒスタミン薬は脂溶性を有するため血液脳関門（blood-brain barrier：BBB）を通過しやすく，中枢神経の受容体にも結合するため，眠気，倦怠感，めまいなどの中枢神経系副作用がある．また，抗コリン作用のため口渇，粘膜乾燥，尿閉，便秘などの副作用も出やすい．ケトチフェン以降の第二世代抗ヒスタミン薬は受容体選択性が高く，BBB も通過しにくくなっているため，抗コリン作用や眠気などの副作用が少なくなっている．

C 抗菌薬

ペニシリン系，セフェム系，カルバペネム系，マクロライド系，テトラサイクリン系，ニューキノロン系などさまざまなものがある．抗菌薬は原因菌およびその薬剤感受性，疾患の種類と重症度，患者の年齢，全身状態，合併症などから適切な薬剤とその投与量，投与経路を決定する．菌交代症や耐性菌化を防ぐため，投与期間は必要限度内に留めるべきである．

D 抗真菌薬

内服抗真菌薬としてイトラコナゾール，テルビナフィンが，爪白癬や角質増殖型足白癬などの難治性疾患に用いられる．イトラコナゾールはカンジダ症にも有用性が高いが，薬物相互作用に注意する．これらの薬剤の使用にあたっては定期的な血液検査が望まれる．

E 抗ウイルス薬

帯状疱疹，水痘，単純ヘルペスなどのヘルペスウイルス感染症に対し，アシクロビル，バラシクロビル，ファムシクロビル，ビダラビンなどの抗ヘルペス薬が用いられる．

F その他

a. シクロスポリン

カルシニューリン阻害薬で，乾癬，アトピー性皮膚炎に用いられるが，後者では使用期間が最長 12 週までと制限されている．血圧上昇，腎機能障害，多毛，歯肉肥厚などの副作用に注意する．

b. エトレチナート

乾癬，魚鱗癬群，掌蹠角化症，ダリエ（Darier）病，掌蹠膿疱症，毛孔性紅色粃糠疹(ひこう)などに用いられる．表皮細胞に対する増殖抑制・分化誘導作用と，免疫系細胞に対する抗炎症・免疫変調作用を有する．皮膚菲薄化，脱毛，爪囲炎，爪脆弱化，口唇炎，口角炎，鼻腔内乾燥，嗄声，過骨症および骨端の早期閉鎖，関節痛，脂質代謝障害，肝機能障害，催奇形性など種々の副作用がある．

c. ジアフェニルスルホン

元来ハンセン（Hansen）病の治療薬であったが，ジューリング（Duhring）疱疹状皮膚炎，天疱瘡，類天疱瘡など，多くの皮膚疾患での有用性が確かめられている．メトヘモグロビン血症などの血液障害，肝機能障害，重症薬疹などの副作用がある．

d. 生物学的製剤

乾癬に用いられる抗 TNF-α 抗体，抗 IL-12/23 抗体，抗 IL-17 抗体のほか，悪性黒色腫に用いられる抗体製剤もあるが高価である．

III その他の治療法

A 手術療法

おもに皮膚腫瘍に対し，切除，縫縮術が行われるほか，皮膚欠損創や熱傷に対しては植皮術なども行われる．

B 光線療法

紫外線療法がおもに行われる．長波長紫外線（UVA）を用いたものでは，ソラレンを内服もしくは外用しながら行う PUVA 療法が行われる．最近では，中波長紫外線（UVB）のうち 311 nm にピークをもつランプを用いたナローバンド UVB 療法が広く行われている．さらには高出力のエキシマランプによる治療もある．乾癬，掌蹠膿疱症，アトピー性皮膚炎，尋常性白斑，皮膚悪性リンパ腫などの治療に用いられる．

C レーザー療法

メラニン色素をターゲットとした Q スイッチルビーレーザーや Q スイッチアレキサンドライトレーザー，ヘモグロビンをターゲットとした色素レーザーのほか，熱作用により非特異的に組織を破壊する炭酸ガスレーザーなどが用いられている．

D 液体窒素療法

液体窒素にて組織を凍結させ壊死脱落させる治療法で，ウイルス性疣贅や脂漏性角化症，血管拡張性肉芽腫などが対象となる．綿球やスプレーを用いて行う．

引用文献

1）Finlay AY et al：“Fingertip unit” in dermatology. Lancet **2**：155, 1989
2）大谷道輝：特集／ジェネリック・ガイド　ステロイド外用剤．MB Derma **113**：71-74，2006

6 皮膚生検・手術と創傷管理

Minimum Essentials

❶ 皮膚への手術的操作には愛護的操作が必要とされる．そのため，手術器械や縫合用の針や糸は繊細な構造となっている．
❷ きれいな傷跡を得るためには，縫合手技はもとより，ドレッシングを含めた術後ケアも重要である．
❸ 術後の出血や感染を早期に発見して対処する創傷管理が必要とされる．

I 皮膚への手術的操作

A 皮膚生検

皮膚病変の診断を目的として組織を採取する手技であり，病変の一部だけを採取する切開生検と，病変全体を切除する切除生検がある．切開生検にはメスの代わりにトレパンとよばれる円筒形の器具がしばしば用いられる（パンチバイオプシー）．切除生検は病変が小さい場合や，腫瘍の最深部までの長さを知りたい場合に用いられる．

B 手術

皮膚に関する手術の対象疾患は，腫瘍，深い熱傷・皮膚潰瘍，炎症（膿瘍・爪の異常）などである．組織欠損は通常縫縮されるが，欠損が大きい場合は皮弁や遊離植皮によって再建される．

II 手術器械

皮膚生検や手術に用いられる器械を**図1**に示す．

III 手術の手順

A 消毒と局所麻酔

アルコール綿または清拭によって皮膚面の汚れを落としたあと，イソジン® やマスキン®，

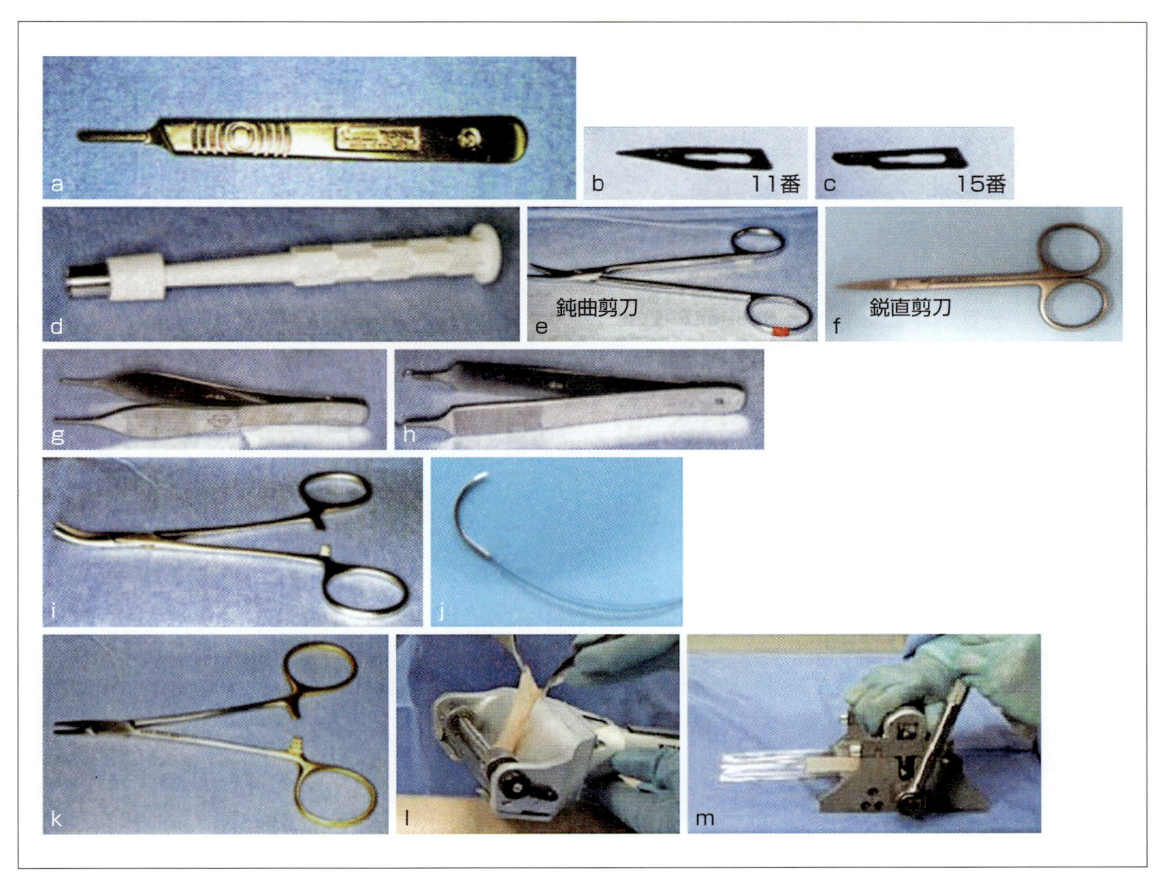

図1　手術器械

a：メスホルダーとb，c：メス刃．替え刃メスやディスポーザブルメスが頻用される．先端が尖った11番メス（b）か小円形の15番メス（c）が使われる．

d：トレパン．生検に使用される．

e，f：剪刀（せんとう）（ハサミ）．細いほうから鋭剪刀（直・曲）（眼科用剪刀），鈍剪刀（直・曲）（形成剪刀），クーパー剪刀（外科剪刀）などが使われる．

g，h：鑷子（せっし）（ピンセット）．組織障害を最小限にするため，アドソン型鑷子（g）など小さめの鑷子（有鉤，無鉤）やフック鑷子（h）が使われる．

i：鉗子（かんし）．出血部位を挟んだり，組織の把持や剥離の目的で用いる．モスキートペアンとよばれる小さめの鉤なしが頻用される．

j：縫合糸・針．通常の皮膚縫合では5-0や6-0といった細いナイロン糸が用いられる．粘膜や皮下および真皮埋没縫合では吸収糸が使用される．針は，皮膚縫合では強彎の角針，粘膜縫合では裂けるのを防ぐため丸針が使われることが多い．

k：持針器．針付き縫合糸を使用することが多く，ヘガール型持針器が頻用される．

l，m：採皮用器械（ダーマトーム）．特殊な器械であるが，フリーハンド型，ドラム型，電動型（l），または気道型の4種類がある．採皮した皮膚を1.5〜6倍の網状に引き伸ばすためメッシュダーマトーム（m）が使われる．

粘膜の場合は逆性石鹸を用いて術野の消毒を行う．切除範囲を皮膚ペンやピオクタニンでマーキングして，手足の指以外の部位ではアドレナリンを添加した0.5〜1%のキシロカイン®で局所麻酔を行う．指趾では血流障害を防止するため，アドレナリンを含まない1%キシロカイン®で伝達麻酔（ブロック）を行う．

B 皮膚切開と止血

予定した切開線に沿ってメスで皮切し，病変を摘出する．熱傷や皮膚潰瘍の場合には鋭匙やカミソリなどでデブリードマンを行う．出血点はモスキートペアンで挟んで糸で結紮したり，電気メスやバイポーラ鑷子で電気凝固する．

C 縫合

必要に応じて鋭的，鈍的に皮下を剝離したあと，創縁を挫滅しないようにフック鑷子やスキンフック（単鋭鉤），有鉤鑷子で把持しながら皮下または真皮埋没縫合を行う．創縁がやや隆起して密着していることが重要である．皮膚縫合は，5-0 や 6-0 のナイロン糸で創縁の段差を揃えるように緩く結紮する．創縁が合っていれば，ステリストリップ™ などのテープで固定しても良い．

D ドレッシング

ドレッシングにはハイドロコロイドや半透過膜（フィルム）などの貼付材料を用いても良いが，滲出液が多い場合は，ガーゼを置いて軽く圧迫を加えたほうが良い．湿潤を保つためと癒着防止のため，メッシュガーゼ（ソフラチュール®，トレックス® ガーゼなど）やワセリン系軟膏を外用することもある．固定用のテープは，接触皮膚炎を避けるため優肌絆® やマイクロポア™ など肌に優しいテープを長めに切って使用する．強固に圧迫が必要な場合や可動部位では伸縮性のあるテープが用いられるが，テープかぶれには注意が必要である．遊離植皮を行った場合には，術後最低 3〜5 日以上は植皮片がずれたり，血腫をつくったり，過圧迫による血流障害を起こしたりしないよう，固定には細心の注意が必要である．

Ⅳ 術後のケア

A 創部の処置

縫合された創は，清潔で湿潤環境にあれば 48 時間以内に上皮が再生して創面がシールされるので，ドレッシングを除去して開放創としても問題ない．筆者は，止血など圧迫を必要とする症例以外は，この時点でドレッシングを除去してシャワー浴を許可している．固定のテープを剝がすときには，創が離開しないように両側から中央に向かってテープを剝がす．

B 疼痛

術後の疼痛は手術当日が最大であり，その後減少していく．疼痛が持続する場合は，血腫や感染の可能性が高いため，患者にその旨を説明して受診してもらう．入院患者など，毎日皮膚の評価が可能な場合は，疼痛，腫脹，発赤，熱感を評価して異常所見を早期に発見する．

C 手術部位感染

手術部位感染（surgical site infection：SSI）は通常術後30日以内に起きる．皮膚と皮下組織だけの浅いものから，筋膜や筋肉に至る深いものまで種々の深度で起こる可能性がある．一般的にどのような患者がSSIの合併リスクが高いか知っておくと，早期発見から適切な時期の介入が開始できる．SSIの危険因子についてはさまざまな報告があるが，一般的には肥満，糖尿病，栄養失調，ヘマトクリット値の低下，腹水，ステロイド薬の使用，高年齢・低年齢，他部位の感染などである．なお，手術時の抗菌薬の予防的投与は，手術開始後30分以内が推奨されている．

D 血流障害

術後創縁の緊張が強いと，血流障害によって皮膚の壊死を招くことがある．また，皮弁の血流障害も起こりうる．皮膚の血流を定期的にモニタリングすることは，術後管理において重要である．

参考文献

1）冨田浩一：皮膚生検・手術と創傷管理．皮膚科エキスパートナーシング（瀧川雅浩ほか編），p.34-37，南江堂，東京，2002
2）Scotts NA：創感染：診断と管理．創傷管理の必須知識（渡辺　皓ほか監訳），p.231-252，エルゼビア・ジャパン，東京，2008

7 | スキンケアの基礎知識

Minimum Essentials

❶ スキンケアとは，皮膚を清潔に保ち，乾燥，肌荒れを防ぐため，肌の手入れをすることを指す．
❷ スキンケアの目的は，清潔の保持，保湿，紫外線防御である．
❸ 年齢，肌質に合わせ，医薬品，化粧品などを用いスキンケアを行う．
❹ 適切なスキンケアにより，皮膚の老化を遅らせ，さまざまな皮膚トラブルを防ぐ．

I スキンケアとは

スキンケアとは皮膚を清潔に保ち，乾燥，肌荒れを防ぐため，肌の手入れをすることを指し，清潔のスキンケア，乾燥のスキンケア，紫外線防御のスキンケアがある．手入れには医薬品，化粧品などを用いるが，年齢，肌質に合わせてスキンケアをすることが大切である．スキンケアを適切に行うことにより，皮膚の老化を遅らせ，さまざまな皮膚トラブルを防ぐ．

A 清潔を保つ

清潔とは滅菌するということではなく，必要に応じて石鹸，シャンプーなどで洗浄する，入浴・シャワー浴するなどで汚れをとる，ということである．

入浴・シャワー浴のポイントは，皮脂を落とし過ぎないことである．熱過ぎ，長過ぎは皮脂の落とし過ぎになる．また，低刺激性石鹸・ボディソープを積極的に用いて，肌を保護する．乾燥肌の目立つ幼少児や高齢者では，保湿入浴剤などを用いて，乾燥肌の予防ケアも行う．ナイロンタオルやボディブラシは刺激が強いので使わない．

B 保湿する

保湿薬は好みや季節などに合わせ，患者の肌と相談しながら使用感の良いものを選ぶ．冬は油成分の多いものを，夏はさらっとした水成分の多いものを塗る（**図 1**）．乾燥が強いときは 1 日に 2～3 回外用する．とくに入浴後 15 分以内は，角層が水分を含み皮膚表面からの吸収力が高まっているので，保湿に最適である．

C 紫外線防御

長期にわたる紫外線曝露は光老化，また，皮膚がんのリスクを増やす．紫外線防御の対策には，以下の方法を組み合わせる．

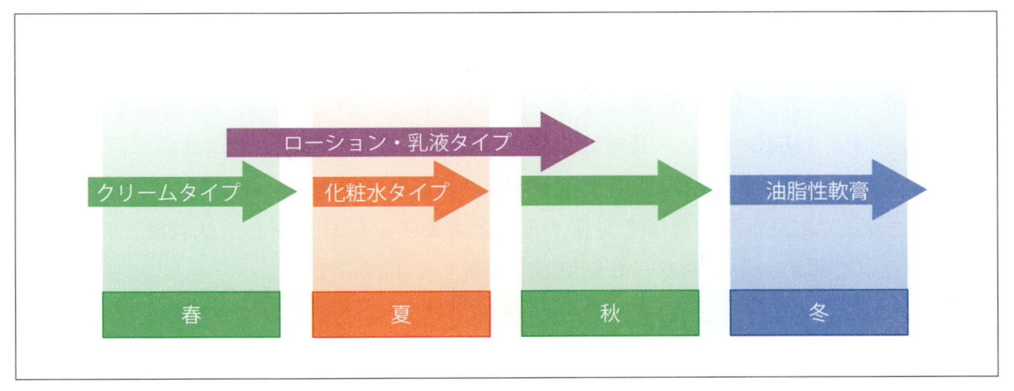

図1 保湿薬選択のポイント
①乾燥期にはベタベタした，梅雨など湿度の高い時期にはさらさらしたタイプを外用する．
②患者に試し塗りさせて，塗り心地の良いものを選んでもらう．
③市販品でも肌に合えば，それを使用する．
④塗っても刺激感が出るなど肌に合わなければ，変更・中止する．

・紫外線が強い春から秋の午前10時～午後2時頃は，できるだけ長時間屋外にいないように心がける．
・日焼け止めを活用する：SPF値とPA値が高ければ良いというわけではない．海水浴や屋外でスポーツをする場合にはSPF値やPA値の高いもの，日常生活であまり日に当たらない場合は低いもので良い．使用説明書の記載に従い，塗る量や回数を守る．顔に塗るときは，塗り残しがないように鏡でチェックする．汗や摩擦で落ちてしまうため，こまめな塗り直しが必要である．
・日陰で活動する：夏の砂浜，冬の雪などでは地面や水面から紫外線が反射し，日陰にいても日焼けをすることがあるので注意する．
・衣類は肌の露出が少ないものを選ぶ．
・UVウェアを着る，日傘をさす，帽子をかぶる．

memo　SPFとPAの違い

SPF（sun protection factor）：UVB曝露による紅斑が出現するまでの時間を，何倍に長くできるかを表したもの．SPF30の日焼け止めの場合，紅斑が現れるまでの時間を30倍に延ばすことができる．
PA（protection grade of UVA）：UVA波の防止効果を表す指標．＋～＋＋＋＋の4段階に分けられ，＋の数が多いほど防御効果が高い．

Ⅱ 子供の皮膚とスキンケア

A 新生児

生後1ヵ月以内に全身の肌がカサカサになり落屑する（新生児落屑）．新生児にみられる生理現象である．

B 乳幼児

首，わきの下，股，手足の関節部など，間擦部（肌と肌がこすれあっているところ）に汗や皮脂が溜まり汚れやすい．長時間放置すると，あせも，おむつかぶれの原因となる．また，出生後3ヵ月頃までは母体由来のホルモンの影響で皮脂の分泌が多いため，新生児ざ瘡（ニキビ），乳児脂漏性湿疹を発症することもある．毎日入浴し，低刺激性の石鹸やボディソープを用い，手指やガーゼを使ってやさしく丁寧に洗う．

C 生後4ヵ月を過ぎた頃から

皮脂の分泌量が減少し，乾燥しやすい状態になるため保湿ケアをしっかり行う．以下の点を中心にスキンケアを行う．

a. やさしく洗う

肌に刺激を与えないよう，石鹸を十分に泡立て，素手でなでるように洗う．石鹸やボディソープは乳幼児用のものを用いる．入浴後には必ず保湿薬を用いる．

b. しっかりと保湿する

乾燥しやすい冬だけでなく，1年を通じて保湿する．冬は乳液・クリーム，夏は乳液・ローションを使うなど，季節に合わせて保湿薬の種類を変える．お風呂上がりだけでなく，1日2〜3回は塗布する．保湿薬は丁寧にすり込むように，たっぷり塗る．離乳食が始まると口の周りが汚れ，それが刺激となり口の周りが赤くなったり，湿疹になることがあるため，食後はぬるま湯で丁寧に洗う．繰り返し洗ったり，拭くことで肌が荒れてしまった場合には，ワセリンなどの油性保湿薬を塗る．赤みが強く，かゆみがある場合はステロイド外用剤を用いる．

c. 紫外線対策

子供は活動的である．外出や遊ぶ際は，できるだけ日陰を選び，必要に応じて乳幼児用の日焼け止めを塗る．汗をよくかくので，2〜3時間ごとに塗り直すのがポイントである．

D 乾燥肌が強い児，アトピー性皮膚炎の児

さまざまな外的刺激に対して，肌が敏感になっている．肌に直接触れる衣類・肌着類は，チクチクしたものや硬くて皮膚がすれるようなものは避ける．保湿薬を1日に2〜3回塗り，また，湿疹が強い場合はステロイド外用剤を塗布する．保湿性のある入浴剤を用いるのも良い．

Ⅲ 高齢者の皮膚とスキンケア

A 皮膚老化

加齢による自然老化と，紫外線の影響によって起こる光老化がある．加齢による老化は衣服で覆われた部分にもみられ，皮膚は薄くなる．たとえば日光に当たらない腕内側で

は，採血・点滴時の皮内への液漏れや内出血，テープによる皮膚剝離・かぶれが起きやすい．一方，光老化では紫外線に対する防御反応として，皮膚は厚くゴワゴワになり，皮膚色も濃くなる．それがしみ，しわ，たるみとなって現れる．

B 老化した皮膚

乾燥が目立ってくる．とくに空気の乾燥した冬では，腰，下腿を中心に皮膚がかさかさしてくる．これを老人性乾皮症といい，このような皮膚ではバリア機能が低下し，外部からの刺激物，アレルゲンが容易に侵入し，湿疹・かゆみなどが起こりやすくなる．バリア機能を回復させるために保湿薬の外用は必須であり，また，赤みやかゆみなど湿疹性の変化が強いときはステロイド外用剤を塗布する．

C 長期臥床している高齢者

汗や皮脂で皮膚表面は汚れている．体調や季節にもよるが，週に２回は入浴・清拭を心がける．洗浄には脱脂力の弱い石鹸・ボディソープを用いる．また，併せて全身を観察することで皮膚トラブルの早期発見につながる．とくに低温火傷，褥瘡については細かくチェックする．

D 多剤内服している高齢者

顔面，手背など露光部に発赤，丘疹などが出現した場合，光線過敏性薬疹を疑う．疑わしい薬剤を中止し，日焼け止めを外用するよう指導する．原因薬剤はテトラサイクリン系抗菌薬，解熱消炎鎮痛薬（ピロキシカム，ケトプロフェン，スプロフェンなど），降圧薬（利尿薬，Ca 拮抗薬，ACE 阻害薬），スルホニル尿素（SU）類など多岐にわたる．

8 熱傷とスキンケア

Minimum Essentials

❶ 熱傷とは，熱によって引き起こされる皮膚や粘膜の損傷のことをいう．
❷ 受傷直後はその深度や重症度が正確に診断できないことがある．
❸ 重症例では，ICU などで厳密な全身管理を要することもある．
❹ 局所療法として，軟膏や創傷被覆材による保存的治療と手術療法がある．
❺ 上皮化後の肥厚性瘢痕や色素沈着，瘢痕拘縮などに対するアフターケア・長期のフォローアップが非常に重要である．

I 熱傷とは

熱傷とは熱によって生じる皮膚や粘膜の損傷のことであり，外傷の1つである．俗に「火傷」「やけど」などと表現され，体表の変化に続く生体内部の反応を含めることもある．原因には熱湯や火炎をはじめ，ストーブの温風やアイロン，炊飯器の蒸気などさまざまなものがある．湯たんぽやカイロといった比較的低温のものでも熱傷を引き起こすことがあり，注意が必要である．ほかに化学薬品や感電，落雷などによる特殊な熱傷もある．

II 診断と治療

A 病態の評価

まず，入院や全身管理が必要となるような重症熱傷と，その他の熱傷を鑑別することが重要である．この判断には従来から Artz の基準（II度熱傷で 30％以上，III度熱傷で 10％以上の面積や，手・顔などの特殊部位の受傷，気道熱傷の恐れがある場合などは重症とみなす）がよく用いられており，参考とする．最重症例は ICU での管理や，熱傷専門治療施設への搬送が適応になる．顔面熱傷や閉鎖空間における受傷の場合は，気道熱傷の合併も念頭に置く．

受傷面積の算出（％ of total body surface area：％ TBSA）には，9 の法則（成人）や 5 の法則（小児）があり，古典的だが簡便で使いやすい（**図 1**）．手掌法による推定（手のひら 1 枚≒ 1％）もときに有用である．

深達度の評価では，まずI度熱傷・II度熱傷〔浅達性II度熱傷（superficial dermal burn：SDB）/ 深達性II度熱傷（deep dermal burn：DDB）〕・III度熱傷に分類する．I度は発赤の

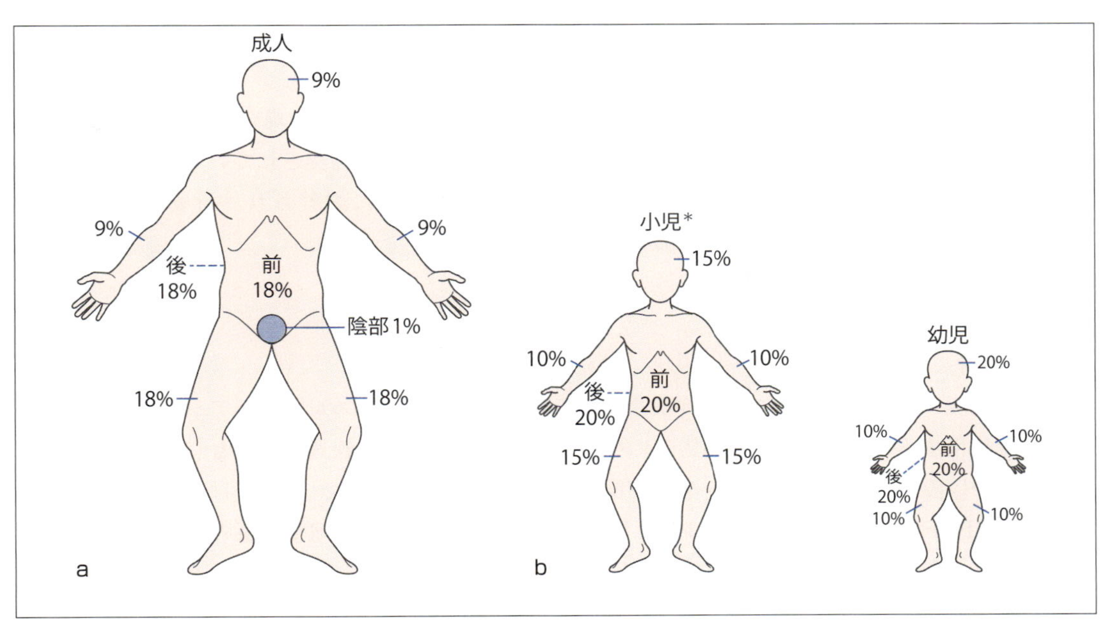

図1　9の法則（Wallace）(a) と5の法則（Blocker）(b)
＊：体幹後面のとき5%減算する．

表1　深達度別の特徴

深達度		外見	疼痛	上皮化までの期間	傷跡	抜毛テスト
Ⅰ度（表皮まで）		発赤・腫脹	＋		ほとんど瘢痕にならない	抜けない
Ⅱ度（真皮まで）	SDB	水疱形成（創底は鮮紅色）	＋＋	2週間以内	肥厚性瘢痕にはなりにくい	抜けない
	DDB	水疱形成（創底は暗赤～白っぽい）	＋/－	3～4週間	肥厚性瘢痕になりやすい	抜ける
Ⅲ度（皮膚全層かそれより深い）		羊皮紙様（白・茶褐色）	－	1ヵ月以上（原則として手術要）	※手術の瘢痕が残る	容易に抜ける

み，Ⅱ度は水疱形成，Ⅲ度は羊皮紙様変化が特徴的である．この評価はおもに肉眼によるが，最近ではレーザー・ドップラー血流計測法やビデオマイクロスコープを用い，精度の高い評価が試みられている．受傷直後では，深達度の評価は難しいことが多く（とくにSDB/DDBの区別），数日経ってから評価が定まることが一般的である．深達度によって局所の予後や治療方針が異なる．深達度ごとの特徴を**表1**に示す．

Ⅲ度熱傷の面積とⅡ度熱傷の面積の1/2を足したものがburn index（BI），さらにBIに患者年齢を加えたものがprognostic burn index（PBI）であり，ともに予後を推定する指数となりうる．BIが10～15以上なら重症とされ，PBIが100以上だと死亡率が高くなる．

B 輸液療法

一般的に成人では15% TBSA以上，小児では10% TBSA以上の場合に輸液療法を必要とする．受傷から2時間以内に，初期輸液を開始することが推奨されている．輸液量や速度に関しては各種の公式があるが，おもに尿量を指標に調整され，目安は成人で0.5 mL/kg/時以上，小児で1.0 mL/kg/時以上とする．

C 局所療法

a. 軟膏

深達度により使用すべき薬剤が異なる．Ⅲ度熱傷に対してはスルファジアジン銀クリームを使用することが多い．Ⅱ度熱傷に対してはワセリン基剤の軟膏を基本として湿潤療法を心がけるが，白糖・ポビドンヨード配合製剤を使うこともある．近年では初期から積極的にbFGF製剤（トラフェルミン）を併用し，治癒までの期間短縮や瘢痕の質向上を図っている．Ⅰ度熱傷の場合，皮膚の破綻はないが，ステロイド含有軟膏やジメチルイソプロピルアズレン（アズノール®）軟膏を塗布して炎症の鎮静化を図る．

b. 創傷被覆材

最近の創傷被覆材の発展は著しく，さまざまな種類の被覆材が用途別に使用できる．ハイドロコロイド，ファイバー，フォームなどの形態がある．深達度や滲出液の量，感染の有無によって適切に使い分けることが肝要である．また，銀含有被覆材の登場によって，細菌の増殖を抑えつつ湿潤療法を継続することも可能となってきた．

c. 手術

Ⅱ度熱傷以下の創は，原則として保存的療法で上皮化を図る．Ⅲ度熱傷および一部のDDBに関しては，早期治癒や瘢痕拘縮の予防という観点から，手術（おもに植皮術）を勧める．植皮には，厚さによって分層植皮（split-thickness skin grafting：STSG）と全層植皮（full-thickness skin grafting：FTSG）の区別があり，形態によってシート状・網状・パッチ状などの区別がある．

また，30% TBSA以上の広範囲熱傷に関しては，受傷後2週間以内に壊死組織を切除して創閉鎖を行う早期手術が推奨されている．同種皮膚移植や自家培養皮膚移植も考慮する．

D 感染対策

一般的には，予防的な抗菌薬の全身投与は不要とされている．広範囲症例や易感染症例などでは予防的投与も考慮する．

Ⅲ 熱傷の看護

とくに重症熱傷においては，多くの時間とマンパワーを要することがほとんどである．環境整備や感染予防に注力することはもちろんだが，各種の軟膏や創傷被覆材についてもある程度の知識を得ておく必要がある．

A 創部の洗浄

局所療法の一環として，軟膏塗布や被覆材貼付の前に創部の洗浄が行われる．病棟で共用のシャワーや浴室を使う場合には，感染に十分な注意が必要である．

B 環境

感染の標準予防策（手袋・ガウン・マスク着用）を徹底する．なるべく個室での管理とすることが望ましい．創部の状況や全身状態によって，エアマットや熱傷ベッドの使用を検討する．

C 排泄

排泄物によって創部が汚染されないようにしなければならない．植皮術後の感染予防はとくに重要である．臀部や会陰部に熱傷がある場合，肛門内留置型の排便管理チューブの使用を検討する．

D 疼痛管理

熱傷は激しい疼痛を伴うことも多く，その管理は重要である．NSAIDsやブプレノルフィン，ペンタゾシンのほか，ケタミン，モルヒネ，フェンタニルなどが使われる．近年ではリドカインなどのナトリウムチャネル遮断薬の有効性が報告されている[1]．

処置（dressing change）の際にとくに強い痛みを伴うことが多く，鎮静薬を併用することも多い．乳幼児の熱傷例では，小児科医の協力を得ながら処置を行うことが望ましい．

フェイススケールやNumeric Rating Scale（NRS）などのペインスケールを用いて，患者が感じる疼痛の変化を追い，鎮痛剤の効果を評価する．疼痛コントロールが困難な場合は，緩和ケア科の医師など専門家にコンサルトすることもある．

E 栄養

現在では完全静脈栄養は推奨されず，なるべく早期からの経腸栄養が望ましいとされている．

F 精神的サポート

長期入院や疼痛，手術などのストレスにより，当然ながら患者の精神状態は悪化しやすい．また，受傷機転が自殺などの場合，精神科的介入は必須となる．院内にリエゾンチームがあれば入院早期から介入を依頼する．また，家族へのサポートや特別な配慮が必要となることもまれではない．

Ⅳ　アフターケア

A　リハビリテーション

長期の床上安静によって筋力が低下したり，皮膚や関節の拘縮のために可動域制限が生じることがしばしばある．広範囲熱傷の場合はとくに，たとえ創が治癒してもADLが大幅に低下してしまうリスクが高い．基本的には創が上皮化してからリハビリを開始するが，場合によってはまだ生傷がある段階でも積極的にリハビリを行う．

B　上皮化後の創部ケア

保湿を兼ねてヘパリン類似物質軟膏（あるいはクリーム）の塗布を推奨する．熱傷後は一般的に色素沈着や色素脱出（白く抜ける）が生じやすいため，半年以上の遮光を励行させる．3週間以上かかって上皮化した創は，肥厚性瘢痕として目立つ傷跡になりやすい．スポンジなどによる圧迫療法やシリコン材による保護を行う．トラニラスト内服やステロイド注射を行うこともある．また，瘢痕拘縮により皮膚性の運動制限が生じた場合は，Z形成術をはじめとする皮弁手術や植皮術など，形成外科的手技で対応する．

引用文献

1）佐藤　誠ほか：ガーゼ交換時の疼痛制御にフェンタニルとリドカインが有効であったⅢ度熱傷の1例．日本熱傷学会機関誌 38：274-278，2012

参考文献

1）日本熱傷学会学術委員会（編）：熱傷診療ガイドライン，第2版，春恒社，東京，2015
2）日本熱傷学会用語委員会熱傷用語集改訂検討特別委員会（編）：熱傷用語集 2015 改訂版，春恒社，東京，2015

9 褥瘡(じょくそう)とスキンケア

Minimum Essentials

❶ 褥瘡とは皮膚の同一部位に持続あるいは反復して外力がかかることで，壊死や潰瘍を引き起こした状態をいう．

❷ 褥瘡は予防が第一であり，適切なスキンケアを行うことで発生リスクを下げることができる．

❸ 褥瘡が発生した場合には，創周囲のスキンケアとともに創の状態を正しく判断し，状態に合わせ適切な治療方法を選択する必要がある．

❹ 正しいケアを行っていくためには，常に最新の情報を得ることが必要である．

I 褥瘡とは

褥瘡（床ずれ）は pressure ulcer（圧迫潰瘍）とよばれ，圧力＋ずれ力（＝外力）が皮膚に加わり，血行障害による組織の潰瘍や壊死を引き起こした状態をいう．接触面の負荷が高くなりやすい骨突出部が好発部位となる（**図 1**）．

褥瘡は原因となる外力をなくせば予防できるが，現実には完全になくすことは困難である．また，患者自身の年齢や疾患などの身体側要因，室温やマットレスなどの療養環境などによる組織耐久性の低下があると，より軽い外力，短時間の外力でも発生する．このため褥瘡のケアは，局所のみでなく，全身のトータルケアとしてとらえる必要がある．

特殊な褥瘡として，医療関連機器圧迫創傷（medical device related pressure ulcer：MDRPU）がある．医療用弾性ストッキング，非侵襲的陽圧換気療法（non-invasive positive pressure ventilation：NPPV）マスク，ギプスやシーネなどの医療機器使用中に発生するもので，これは通常の褥瘡とは圧迫因などが異なるため，それぞれの機器の適切な使用が必要となる．日本褥瘡学会ではそれ以外の褥瘡と区別し，予防と管理を行っていくことを推奨しており，ベストプラクティスが公開されている[1]．

なお，褥瘡と同じく摩擦とずれによって生じる創傷に皮膚裂傷（スキンテア）があるが，こちらは瞬間的な力が加わることで発生し，病態もケア方法も異なるため鑑別して対処することが必要である[2]．

II 褥瘡の予防とスキンケア

褥瘡の予防には，患者の全身を観察し，リスク評価と対策を行う必要がある．**図 2** は

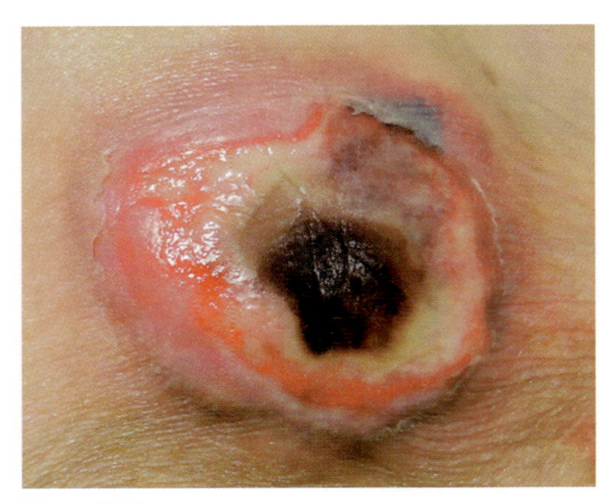

図1　褥瘡
中央に黒色壊死がみられる.

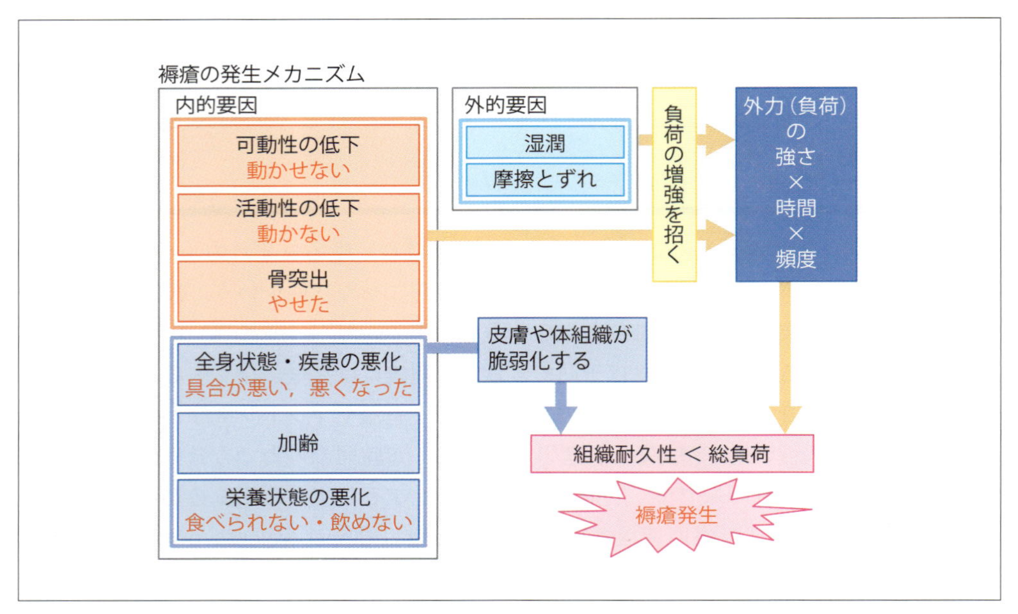

図2　褥瘡の発生因子の関連

褥瘡発生に関わる因子の関係性を示したものである．外力の強さ，時間，頻度は体位変換や体圧分散用具の使用で適切に対処する．組織耐久性を下げる因子には，除去できるものとできないものがあり対策は一様ではない．しかし，外的要因の「湿潤」「摩擦とずれ」，内的要因による「皮膚の脆弱化」に対しては，スキンケアによりリスクを下げることが可能である．具体的には，皮膚から刺激物，異物，感染源などを取り除くための洗浄，皮膚から刺激物，異物，感染源などを遮断したり，皮膚への光熱刺激や物理的刺激を小さくしたりするための被覆，角質層の水分を保持するための保湿，皮膚の浸軟を防ぐための水分の除去などである[3]．

好発部位の皮膚状態を健やかに保つことは，褥瘡の予防につながる．たとえば仙骨部は体重のかかりやすい部位のため，圧迫を受けやすいうえ姿勢が変わるとさらにずれの力が加わる．可動性の低下，活動性の低下がある場合は同一部位に長時間の外力を受けることになり，総負荷は増強される．また，蒸れや失禁による皮膚の湿潤は，皮膚の浸軟と摩擦の増大を起こす．便や尿が付着する（皮膚の汚染）ことで，化学的刺激による皮膚障害や，細菌数の増加による感染リスクの増加が起こる．浸軟した皮膚は，刺激物や細菌の透過性を亢進し，さらに局所の炎症や感染を起こりやすくする．

さらに栄養障害，加齢，全身の血流障害などの内的因子が作用し，組織の耐久性を低下させる．こうして組織への負荷が組織の耐久性を上回った結果，障害が生じやすくなり，褥瘡が発生するのである．

このようにさまざまな要因が関係しているため，褥瘡の予防と対策は，その発生メカニズムを理解したうえでバランスを考えながら行う必要がある（**表 1**）．内的要因の高い患者では，エアーマットレスや減圧マットなどの体圧分散寝具を適正使用することでリスクの軽減が期待できる．しかし，効果があるといわれる製品，ケア方法も日々変化しているため，経験や習慣に頼らず常に最新の情報を得ることが望ましい．とくに以前は当たり前に行われていた骨突出部への円座の使用やマッサージは，褥瘡予防においては逆効果であることが明らかとなっており，行ってはならない．

Ⅲ 褥瘡の治療

褥瘡は深達度によって治癒過程が異なるため，創の状態を正しく評価し，適した治療やケアを行う必要がある．全身状態，栄養状態の管理も併せて行う必要があり，多職種によるチームでの対応が効果的である．創の状態評価，チーム内での共有には DESIGN-R®のような信頼性の高い評価スケールを用いることが推奨される．**表 2** に深さ判定項目の深達度と注意をまとめた．

創状態に適合しないケアは治癒の遷延や悪化を招くので，十分なアセスメントを行い，創傷の状態に合わせた薬剤やドレッシング材の選択を行う．とくに，D3 以上の深い創は壊死組織を伴うことが多く，感染を併発しやすい．悪化すると敗血症などで死の転帰をとることもあるので，早期の対処が重要である．なお，発生時には軽微な損傷に見えても，深部組織に不可逆的な変化が起きていて，時間をおいて顕在化してくる深部損傷褥瘡（deep tissue injury：DTI）という病態があるため注意する．DTI の判別には，2 重発赤の有無，骨突出部とのずれ，触診，超音波診断法のほか，発生時の状況（長時間の圧迫歴など）が重要である．

全身状態が悪化したときは，褥瘡の増悪や発生のリスクが高まるため，注意深い観察とケア計画の見直しが必要となる．褥瘡が発生したあとは，予防のためのスキンケアを継続して行うとともに，褥瘡周囲のスキンケアも必要となる．発生した褥瘡患者のスキンケアのポイントを**表 3** に示した．

褥瘡は一度発生してしまうと患者の苦痛も大きく，治癒に多大な労力と時間，資材を費やすことになるため，予防ケアの重要性を認識し，取り組んでいくことが大切である．

表1　褥瘡予防のポイント

ポイント	項目	ケア方法
発生予測	リスクアセスメントスケールを用いる	・日本語版ブレーデン（Braden）スケール ・高齢者：褥瘡発生危険因子による評価 ・寝たきり高齢者：OH スケール，K 式スケール
	基礎疾患	・とくに注意を要する疾患：糖尿病，うっ血性心不全，脊髄損傷，脳血管疾患，慢性閉塞性肺疾患（COPD）など ・危険因子として考慮すべき疾患：悪性腫瘍，アルツハイマー（Alzheimer）病，関節リウマチ，骨粗鬆症，深部静脈血栓症（DVT），パーキンソン（Parkinson）病，末梢血管疾患，尿路感染症 ・全身状態の悪化を伴う場合は，いかなる疾患においても対策が必要となる
	病歴	褥瘡の既往歴のある患者は，同一部位以外も含めて発生 / 再発に注意する
体圧の再分散	体位変換	・基本的に，2 時間以内の間隔で行う（使用するマットレスや患者の状態に合わせて調整する）
	ポジショニング	・90 度，30 度側臥位を組み合わせる ・円座は使用しない
	体圧分散マットレスの選択	・患者の状態に合わせて，エアーマットレス，ウレタンフォームマットレスなどを選択する ・エアーマットレスは，圧切換型，低圧静止型，自動体交機能付きのものなどを選択する ・使用するマットレスの特徴と使用方法を知り，適切に設定する ・マットレスの作動状態，劣化に留意する
	車いす	・患者の体格に合わせて選択，調整を行う ・車いす用クッションを必ず使用する ・正しい乗車姿勢を保持する ・自分で姿勢変換のできない患者は，乗車時間をむやみに長くしない ・自分で姿勢制御できる場合は，15 分ごとの姿勢変換を勧める ・リクライニング車いすは，姿勢変換後にずれ力が残りやすく，褥瘡発生リスクが高くなる．やむをえず使用する際は，必ず背抜きを行い，乗車前後には危険部位の観察を行う
スキンケア	基本的なケア	・角質を清潔に保つため，愛護的な洗浄により刺激物，異物，感染源などを取り除く ・皮膚の乾燥と水分保持に留意する ・皮脂を補うケアを行う
	便 / 尿失禁がある場合	・弱酸性の洗浄剤による泡洗浄を行う ・肛門，外陰部への保護クリームや油性軟膏の塗布
	骨突出部の保護	・ポリウレタンドレッシングや滑り機能付きドレッシング材などを用いる ・マッサージは行わない
	排泄用具の選択	・おむつの種類，交換間隔を検討する ・おむつ以外の失禁予防具（コンドーム型採尿具，安楽尿器など）の使用を検討する
全身管理	栄養管理	・血清アルブミン値（炎症，脱水のないとき），体重減少率，食事摂取率などを元に調整する ・経口摂取ができない患者には，経腸栄養，経静脈栄養での補給を行う ・食べられる環境，形態の調整を行う 　・食事内容 , 形態の調整 　・口腔内ケア，入れ歯の調整

表2　DESIGN-R® による深さ（Depth）判定と創の治癒過程の違い

判定	d			D			
状態	損傷発赤なし	持続する発赤	真皮までの損傷	皮下組織までの損傷	皮下組織を越える損傷	関節腔，体腔に至る損傷	深さ不明
評点	0	1	2	3	4	5	U
表皮 真皮 皮下組織 筋肉・骨		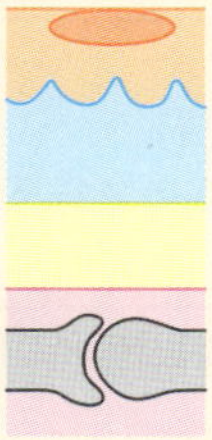	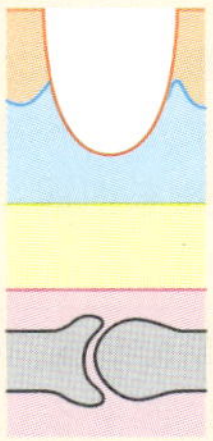	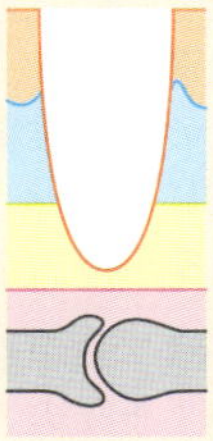	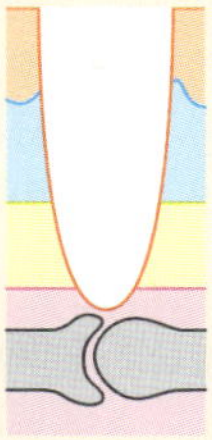	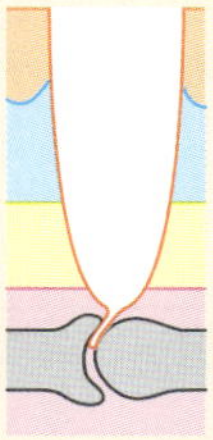	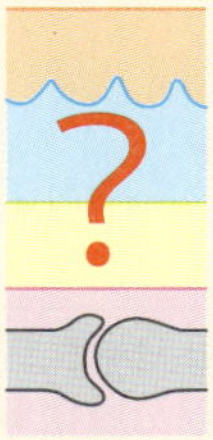
治癒過程	—	部分層損傷 組織が再生して治癒する		全層損傷 組織が修復されて瘢痕治癒する			
備考		圧迫して退色する場合は含めない	水疱，水疱の破れた状態も含む	褥瘡の初期段階では壊死組織に覆われていることが多く，正確な深達度判定は困難			DTI が疑われる場合を含む

表 3　褥瘡発生後のケア

発生直後のケア	・早期発見，早期対処が大切となる ・発生状況と原因を把握し，除去を図る ・DTI の可能性がある場合は，毎日の観察を怠らず，創部の状態に合わせたケア変更を行う	
褥瘡ケアの基本	スキンケア	・スキンケアは予防に準ずる ・創周囲のスキンケアも行う
	創面の洗浄	・基本は洗浄であり，消毒は必要ない ・十分な量の生理食塩水または水道水で行う ・創の状態に合わせ，目的を把握したうえで行う（壊死組織，膿の除去，創面の古い薬剤除去など）
浅い褥瘡（部分層損傷）	d1	・創面の保護：油脂性基剤の軟膏，創傷被覆材の使用 ・環境調整：予防の方法に準ずる
	d2	・水疱は破らないのが基本：油脂性基剤の軟膏，創傷被覆材（ポリウレタンフィルム，ハイドロコロイド剤）の使用 ・びらん，浅い潰瘍：油脂性基剤の軟膏，創傷被覆材（ポリウレタンフィルム，ハイドロコロイド剤）の使用 注意　創は乾かすと治るのではなく治ると乾く ・環境調整：予防の方法に準ずる
深い褥瘡（全層損傷）	D3 以上	壊死組織に覆われていると，正確な深さの判定ができないことを念頭に置く
	治療方針の決定	完全治癒，在宅治療が可能な状態など，ゴール設定によってケアプランは変化する
	創面の清浄化（デブリードマン）	・膿をしっかり洗い流す ・壊死組織をできるだけ減らす ・外科的デブリードマンの時期は医師と相談する ・創の洗浄と清浄化
	感染コントロール	・抗菌性の薬剤の使用 ・全身感染徴候のある場合，抗菌薬の全身投与を検討する
	滲出液	・滲出液の性状，量や創部の感染の有無などから薬剤，被覆材を判断する ・滲出液量に合わせ，トップドレッシングを選択する
	治療薬剤の選択	・創部の状態と合っているか定期的に評価
	栄養評価 / サポート	・栄養の調整 　・創部からの滲出液で低蛋白に陥りやすいため注意 　・栄養補給方法の検討 　・栄養サポートチーム（NST），管理栄養士の介入
		環境調整：予防に準ずるが，体位が制限されるため，よりきめ細かな配慮が必要となる

引用文献

1）日本褥瘡学会（編）：ベストプラクティス　医療関連機器圧迫創傷の予防と管理，照林社，東京，2016
http://www.jspu.org/jpn/info/pdf/bestpractice.pdf　（2018 年 3 月 26 日参照）
2）日本創傷・オストミー・失禁管理学会（編）：ベストプラクティス スキン－テア（皮膚裂傷）の予防と管理，照林社，東京，2015
http://www.jwocm.org/pdf/best_practice.pdf　（2018 年 3 月 26 日参照）
3）日本褥瘡学会：褥瘡学会用語集，2007
http://www.jspu.org/jpn/journal/yougo.html　（2018 年 3 月 26 日参照）

10 排泄とスキンケア

Minimum Essentials

1. 排泄ケアにあたっては，羞恥心への配慮，安全への配慮，習慣・価値観への配慮が必要である．
2. 失禁がある場合は，失禁関連皮膚障害（IAD）のリスクがあることを理解する．
3. IAD を予防するためには，皮膚のバリア機能を保つケアが重要である．
4. IAD 対策は，排泄物に触れない，皮膚を浸軟（ふやけ）させない，皮膚への機械的刺激（拭き取り，おむつ内のずれなど）をかけないことである．
5. ケアに関わる皆で情報共有し，統一したケア介入を継続することが大切である．

I 排泄ケアとは

排泄は，生きていくためには必要不可欠な行為であり，重要な生活の一部である．

「排泄障害による経験は，社会・文化的に適切に行われなかった場合，大きな苦痛となり，人の尊厳を揺るがしかねない．そのため，排泄ケアを提供する側は，羞恥心への配慮，安全への配慮，習慣・価値観への配慮をしながら慎重に扱うべきである」[1] といわれている．病院に入院し治療やケアを受ける場合や，高齢で排泄の介助が必要になった場合などは，受ける側には常に羞恥心が伴うことを念頭に置き，上述のように配慮をする必要がある．

また，排泄障害がある場合は原因を治療するとともに，失禁によって起こる皮膚トラブルを防ぐことも重要である．

II 失禁関連皮膚障害 (incontinence-associated dermatitis：IAD) とは

「尿または便への曝露に起因する皮膚損傷」と定義[2] されており，尿や便との頻回な接触により，びらん（**図 1**）や紅斑（**図 2**）が発症する．

『便失禁診療ガイドライン 2017』では，失禁関連皮膚炎の予防には排便習慣指導とスキンケアが有用である（推奨度 B）こと，軟便を伴う便失禁には食物繊維の摂取が有用である（推奨度 A）こと，軟便を伴う場合には便性状を軟化させる食事とアルコールを控えることが有用である（推奨度 B）とされており，食事や生活習慣への指導，スキンケアの有用性が示されている[3]．

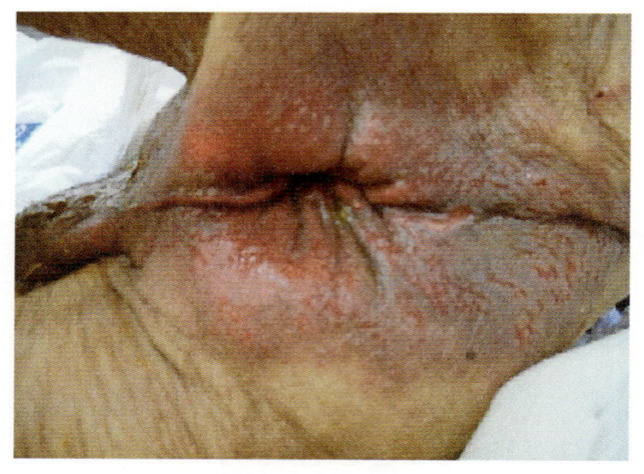

図1　頻回な水様便のため発症した肛門周囲のびらん

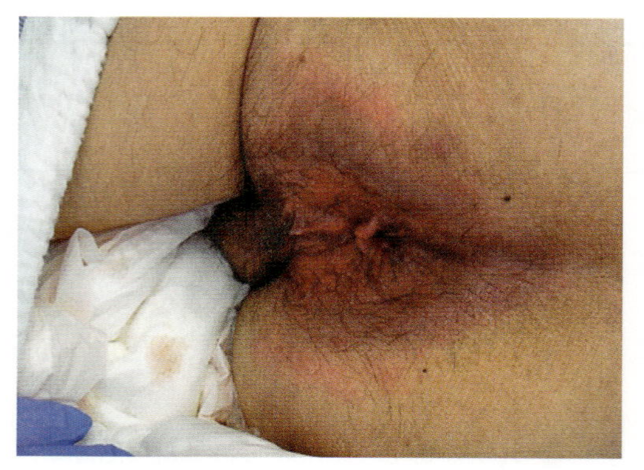

図2　頻回な血液まじりの水様便のため発症した紅斑とびらん

Ⅲ　失禁による皮膚障害の発生原因，機序とスキンケア

尿・便失禁がある場合はIAD発症のリスクがあるため（**表1**），皮膚障害を予防・治療するためのスキンケアが必要となる（**表2**）．また，失禁の原因をアセスメントし，治療が可能であれば医師による治療を勧めることが重要であり，問題が解決するまでは皮膚トラブルの予防と対処が必要となる．

Ⅳ　皮膚障害（紅斑・びらん）に対するケア

A　方法

①おむつ交換時はできるだけ皮膚をこすらず，排泄物をぬるま湯で流す．その後水分を押し拭きして除去する．擦ると炎症は増悪し，皮膚損傷を招く．

②次に白色ワセリンあるいはアズノール軟膏®など，油性の軟膏を発赤部から健常皮膚にかけて，広範囲に塗付する．1日2〜3回，またはおむつ交換のたびに塗布する．

memo　便を皮膚に付着させない方法

便の皮膚への付着防止には以下の方法がある．
・撥水交換のある油性の軟膏使用
・皮膚面に皮膜をつくる液状皮膚皮膜剤の使用（**表3**）
・便のおむつ面での拡散防止のため，便失禁用パッド（**表4**）の使用
・下痢便ドレナージチューブ，肛門パウチなどの使用（**表4**）

③びらん面を完全に覆うように，粉状皮膚保護剤を多めに散布する．びらん面に付着したパウダーが水分を吸ってゼリー状となり，創面を保護する．次回以降の洗浄時には創面の安静保持のため無理に除去せず，ゼリー状のパウダーを残したまま，その上からパウ

表1　IADの発生機序

排泄物の種類	排泄物の特徴	皮膚障害の原因
尿	・正常な尿は弱酸性だが，排泄後の尿は時間の経過とともにアンモニアに分解されアルカリ性に変化する ・感染尿はアルカリ尿である ・皮膚が尿で濡れること，おむつ使用時の高温多湿で蒸れやすい環境により皮膚の浸軟を招く ・皮膚が浸軟すると，細胞間のつながりが弱くなり損傷を受けやすい ・浸軟した皮膚は細胞間のつながりが弱くなり，細胞内の水分が体外に出やすく，皮膚の乾燥（ドライスキン）を招く ・排泄ごとの洗浄や拭き取りにより皮膚に負担がかかる（ケア時の摩擦）	・化学的刺激 ・皮膚の浸軟 ・拭き取りの摩擦など（機械的刺激） ↓ 皮膚のバリア機能低下 ↓ 皮膚障害
便	・アルカリ性で，脂肪や蛋白質を分解する酵素が含まれている．そのため，便が皮膚に接触することで角質層を損傷し，バリア機能低下につながる ・水様や泥状便のように水分量の多い便は消化酵素をより多く含んでおり，硬便や普通便，有形軟便といわれる固形便に比べ皮膚刺激性が高い ・排泄ごとの洗浄や拭き取りにより皮膚に負担がかかる（ケア時の摩擦）	
両方	・便に含まれる消化酵素が尿の成分にも作用し，アルカリ化が進む．消化酵素の活性化が進み皮膚への刺激は強くなる ・尿，便の両方の失禁は皮膚への刺激性が増し，損傷リスクも高まる	

ダーを追加散布する．ゼリー状のパウダーによりびらん面が保護され，治癒が進み，痛みの緩和にもつながる．パウダー散布は毎回行う．

B 効果がないときのチェックポイント

①無意識に皮膚をこすっていないか確認する．

②軟膏が十分に広範囲に塗れているか確認．便が付着する皮膚範囲に塗布する．水様便のときは，ギャザーの内側すべてに塗布する．

③粉状皮膚保護剤は，毎回十分な量が散布されているか確認する．

④毎回，粉状皮膚保護剤を無理に取り除いていないか確認する．

⑤以上の①～④の点に注意しても効果がない場合は，真菌症や細菌感染を合併している場合もあるため，定期的に医師に見てもらうことも必要である．

表2　予防的スキンケア

	尿	便
スキンケアの目的[4]	・皮膚の浸軟を回避する ・皮膚のバリア機能を保持する ・二次感染を予防する ・苦痛や不快感を最小限にする	・皮膚の浸軟を回避する ・便の化学的刺激を回避（緩衝）する ・びらんや皮膚潰瘍などの皮膚障害を予防する ・二次感染を予防する ・苦痛や不快感を最小限にする
洗浄	・肌への刺激が少ない弱酸性の洗浄剤を選択する ・洗浄剤の使用は1日1回程度（皮脂膜を奪わない） ・よく泡立てて泡でやさしく洗う（機械的刺激は避ける） ・洗浄剤の成分が残らないよう，十分な量で洗い流す ・水分の拭き取りは，こすらないように押さえ拭きする	
保湿	・角層に水分を補う ・高齢者，疾患などの影響で脆弱な皮膚など，皮膚の状態や用途に合わせ，伸びが良く皮膚に負担なく塗布できる保湿薬を選択する ・使用量は，成人の手のひら2枚分の範囲に塗る場合，軟膏・クリームなら人差し指第1関節分（0.5g），ローションは1円玉程度 ・角質層が湿っていると保湿薬の吸収が良いため，洗浄後や入浴後に速やかに塗布する ・塗布する際はこすらないよう注意し，やさしく皮膚に置くように塗る	
保護	・皮膚の清浄後に撥水効果のある保護クリームや被膜剤を使用し，排泄物の接触や皮膚の浸軟を回避する	

V　ケア用品

スキンケアで用いる用品として洗浄剤，保湿薬や保護剤，皮膚被膜剤などがある．用品の種類と特徴を**表3〜7**に示す．

表3　被膜剤

商品名		特徴
セキューラ® ノンアルコールスキンプレップ (スミス・アンド・ネフュー ウンドマネジメント) 写真：スミス・アンド・ネフュー ウンドマネジメント株式会社提供		・ノンアルコール ・通気性のある無色透明な皮膜を形成
3M™ キャビロン™ 非アルコール性皮膜 (スリーエム ジャパン) 写真：スリーエム ジャパン株式会社提供		・ノンアルコール ・撥水性の被膜を形成し皮膚を保護 ・最長72時間被膜性能を維持
リモイス® コート (アルケア) 写真：アルケア株式会社提供		・ノンアルコール ・微粒子からなる保護膜を形成 ・透湿性と撥水性を両立する微粒子構造

表4　その他用品

商品名		特徴
ストーマ用粉状皮膚保護剤 (ブラバ™ パウダー) 写真：コロプラスト株式会社提供		・排泄物中の水分や滲出液を吸収してゲル状になり，皮膚を保護する ・緩衝作用あり
コンドーム型収尿器と蓄尿袋 (左：コンビーン® セキュアー，右：コンビーン® セキュアー レッグバッグ) 写真：コロプラスト株式会社提供		・ペニスに直接装着 ・外部蓄尿袋に接続して使用 ・レッグバッグは付属のベルトで脚に固定して使用できる
肛門留置チューブ (フレキシ シール®SIGNAL) 写真：コンバテック ジャパン株式会社 提供		・医師の指示のもと水様～泥状便を閉鎖式に回収し管理する(適応と禁忌を確認し医師の管理下で実施) ・チューブはシリコン性
便失禁用パッド (アテント S ケア 軟便安心パッド) 写真：大王製紙株式会社提供		・3層構造の吸収体で軟便を吸収 ・目詰まりしにくい網目状シート

表5　洗浄剤

商品名		特徴
ベーテル™F 清拭・洗浄料 (越屋メディカルケア) 写真：越屋メディカルケア株式会社提供		・泡で出てくるタイプ ・保湿成分セラミド配合
コラージュフルフル 石鹸シリーズ　泡石鹸 (持田ヘルスケア) 写真：持田ヘルスケア株式会社提供		・泡で出てくるタイプ ・細菌を抑制する殺菌成分に加え，真菌(カビ)の増殖を抑制する成分ミコナゾール硝酸塩を配合
リモイス® クレンズ (アルケア) 写真：アルケア株式会社提供		・クリーム状で拭き取りタイプ ・粘着テープなども拭き取り直後に貼付可能
サニーナ(花王) 写真：花王株式会社提供		・肛門周辺の清浄剤 ・オイル成分(スクワラン配合)が汚れをとる ・拭き取り後も肛門周辺部の皮膚を保護し，清潔保持

表6　保湿薬

商品名		特徴
ベーテル™保湿ローション (越屋メディカルケア) 写真：越屋メディカルケア株式会社提供		・皮膚の保湿成分(スクワラン，セラミド，アルギニン)配合 ・ノンアルコールで低刺激
ニベア スキンミルク (花王) 写真：花王株式会社提供		・うるおい持続成分：高保水型ヒアルロン酸配合 ・保湿成分：セラミドII，トレハロース配合
セキューラ®ML (スミス・アンド・ネフュー ウンドマネジメント) 写真：スミス・アンド・ネフュー ウンドマネジメント株式会社提供		・ローションタイプ ・伸びが良くべとつかない ・塗布後は医療用テープなど貼付可能

表7 保護剤

商品名	特徴
リモイス®バリア (アルケア) 写真：アルケア株式会社提供	・撥水性の保護膜をつくる ・pH緩衝能により排泄物などから受けるアルカリ性の強い刺激を和らげ，皮膚を守る
3M™ キャビロン™ ポリマーコーティング クリーム (スリーエム ジャパン) 写真：スリーエム ジャパン株式会社提供	・ノンワセリン ・ポリマーコーティングで皮膚を守る保護クリーム
セキューラ®PO (スミス・アンド・ネフューウンドマネジメント) 写真：スミス・アンド・ネフューウンドマネジメント株式会社提供	・ジェルタイプ ・ワセリン含有成分が皮膚の上に撥水性の皮膜を形成し皮膚を保護
ソフティ保護オイル (花王プロフェッショナル・サービス) 写真：花王プロフェッショナル・サービス株式会社提供	・撥水効果で肌を保護 ・グアイアズレン，スクワラン配合

引用文献

1) 日本創傷・オストミー・失禁管理学会(編)：排泄ケアガイドブック コンチネンスケアの充実をめざして，p2-4，230-246，照林社，東京，2017
2) Doughty D et al：Incontinence-associated dermatitis. Consensusstatements, evidence-based guidelines for prevention and treatment, current challenges. J Wound Ostomy Continence Nurs **39**：303-315, 2012
3) 日本大腸肛門病学会(編)：便失禁診療ガイドライン 2017年版，p50，南江堂，東京，2017
4) 田中秀子：ナースのためのスキンケア実践ガイド，P8-16，照林社，東京，2008

参考文献

1) 田中秀子・溝上祐子(監)：失禁ケアガイダンス，p345-378，日本看護協会出版会，東京，2009

11 | 皮膚科における救急

Minimum Essentials

❶ 常に全身状態を意識する.
❷ 意識，気道，呼吸，循環を評価する.
❸ 急変対応が必要と感じたら，ただちに応援を呼ぶ.
❹ 全身状態に関わる皮膚疾患の存在と症状について，日頃から頭に入れておく.
❺ 基礎疾患の有無に留意する.

I 常に全身状態を意識する

皮膚科外来，あるいは皮膚科病棟では，いわゆる「急変」に遭遇するイメージはないかもしれない．しかし，この超高齢社会である．高齢でほぼ寝たきり状態の患者の褥瘡，糖尿病患者の足趾壊疽など，皮膚科受診の理由はさまざまである．心臓の冠動脈に三枝病変のある患者，いつ破裂してもおかしくない腹部大動脈瘤で経過観察中の患者が，何らかの皮膚症状を訴え受診することもある．

高齢患者に声をかけて，反応が今ひとつ良くなかったときどう対応するか，頭の中で思い描いてみよう．「あれっ？寝ちゃったかな？」「もともと，こういう状態だったっけ…」こう思うのが普通かもしれない．だが看護のプロフェショナルであれば，もう一歩先を見据えて行動したい．意識の異常を疑えば，続いて呼吸状態はどうか，循環動態はどうか，迅速かつさりげなく評価したいところである．

自分自身のなかにある「急変対応のスイッチを入れる」ことが重要である．意識の異常を認知することは，続いて心肺蘇生を行うかどうか判断するためのはじめの一歩となる．「意識が変だな…」と思ったら，急変対応のスイッチを入れよう．そして重要なのは，このスイッチを入れてくれるのはほかの誰かではなく，患者のそばにいる自分しかいないということである．

II 意識，気道，呼吸，循環を評価する

具体的な行動を考えてみる．「この患者さん，何だか変だな…」と思ったら，ただちに呼びかけを行おう．声を出すことができれば，とりあえず気道は開通していると評価して良いだろう．患者の応答が適切であれば，意識も良好と判断することができる．しかし，応答が適切でなければ，意識の異常と認識しなければならない．また，気道の狭窄を疑わ

せるいびきやゴロゴロ音があれば，気道の確保が必要となることも認識しなければならない．

次は呼吸状態の確認である．胸が上がっているか「見て」，口元に耳を近づけて呼吸音を「聞いて」，頬で呼気を「感じる」かどうか観察しよう．呼吸が浅い，あるいは異常に遅いか速い場合は，バッグバルブマスクを使用した補助呼吸が必要となることを認識したい．

同時に循環動態を観察しよう．橈骨（とうこつ）動脈を触知し，脈拍の性状を大まかに把握し，皮膚循環を迅速に把握する．脈拍が弱く早く，あるいは極端に遅く，皮膚の色調が蒼白で冷たく湿っていれば，ショック状態の徴候である．逆にアナフィラキシーショックでは，末梢血管は拡張し，皮膚は温かくなる．橈骨動脈で脈拍が触知不能であれば，頸動脈を触知する．頸動脈が触知不能であれば，ただちに心肺蘇生術を始めなければならない．

Ⅲ 応援を呼ぶ

「急変対応のスイッチを入れる」とは，「救急のA（＝Airway：気道），B（＝Breathing：呼吸），C（＝Circulation：循環）」を自らの五感で評価することである．優先すべきはパルスオキシメータや血圧計の装着ではない．ここで重要なのは，自らのものにつづき，院内（施設）の急変対応のスイッチを入れることである．ラピッド・レスポンス・チーム（rapid response team：RRT）への連絡，コード・ブルー・システムの起動など，所属する施設によって決められた手順があるはずである．急変時の対応には人手が必要であり，決して自分一人で対応しようとしてはいけない．躊躇なく応援を呼ぶことが重要である．

応援を呼びつつ自分でできることとして，心電図モニタ，救急カートを用意しよう．並行して，必要であれば心肺蘇生術を実施しなければならない．応援が来るまでは，一人で対応しなければならないこともある．心肺蘇生術の手順は，日常から確認しておきたい．

こうした対応は，普段から心がけておかないと，急に実践することは難しい．常日頃から頭の中で，目の前の患者が急変したらどうすべきかシミュレーションしておくと良い．そして，即座にチームで動けるよう，定期的に訓練をしておくことが重要である．

Ⅳ 全身状態に関わる皮膚疾患を知る

代表的なものとして，トキシックショック症候群（toxic shock syndrome：TSS）がある．TSSは，非常に短時間で重篤な病態を引き起こす敗血症の一種である．まれな疾患ではあるが，性別や年齢を問わず，誰でも短い時間で重篤な病態となる可能性がある．全身疾患であるが，特徴的な皮膚所見から，皮膚科を受診することがある．

もう少し具体的に病態を説明すると，黄色ブドウ球菌やA群連鎖球菌の感染に伴う外毒素（toxin）により，高熱，皮疹，ショックをきたし，多臓器不全に至る症候群である．発症は，嘔吐，下痢といった一般的な消化器症状で，発熱は39℃以上，重度の筋肉痛を伴う．皮膚はびまん性斑状紅皮症を呈し，とくに手掌，足底では，発症後1～2週間で落屑を伴うことが特徴的である．

皮膚所見の確認もさることながら，非常に重篤な経過をたどる可能性が高いことに留意する．すなわち，意識の異常，呼吸の異常，循環の異常がいつでも起こりうるということである．受診時に異常を認めなくても，診察を待っている間，あるいは診察中，診察後に急変する可能性は常に存在する．入院中であればなおさらである．「スイッチを入れる」ことを躊躇してはならない．

V　基礎疾患に留意する

超高齢社会の昨今，皮膚症状とはとくに関係なくとも，患者の多くはさまざまな基礎疾患を抱えていることがほとんどであろう．

たとえば急性冠症候群の既往があるとすれば，いくら治療済みと言えど，目の前で再発する危険性はある．このような患者が何らかの皮膚症状で皮膚科を受診中に突然の胸痛を訴えたら，あわてずに意識を評価し，呼吸状態を確認し，ショックを呈していないかどうか評価しよう．

脳血管障害の既往のある患者も同様である．急に倒れた場合は，意識の確認が必要となる．

糖尿病患者は，壊疽など末梢循環不全に伴う皮膚症状から皮膚科を受診することも多い．局所の感染である蜂窩織炎で受診することもある．低血糖あるいは高血糖を呈すれば，意識障害をきたす可能性がある．血管病変の存在から，心血管系疾患，あるいは脳血管障害の既往があることも多い．

全身性エリテマトーデス（systemic lupus erythematosus：SLE）などの膠原病患者は，ステロイド薬を長期間服用していることが多い．特徴的な皮膚症状を有するため，皮膚科を受診することも多いが，ステロイド薬の長期服用により，易感染性状態のことがある．軽微な蜂窩織炎かと思っていると，重篤な敗血症をきたしていることや，体温が高いなと思ったらすでにショックを呈していた，ということもある．

急変対応のスイッチは，いつでも入れられるようにしておかなければならない．皮膚科の受診理由だけではなく，必ず基礎疾患についても留意し，基礎疾患故の全身状態悪化の可能性について思いを巡らせるようにしておきたい．

12 皮膚疾患患者の精神的ケア

Minimum Essentials

❶ 皮膚科学と精神医学は治療対象が対極のように考えられがちであるが，皮膚と心は互いに影響を及ぼし合っている.
❷ 皮膚症状と精神症状を伴う疾患群は大きく①精神生理学的障害，②皮膚症状を有する精神疾患，③精神症状を有する精神疾患の 3 つのカテゴリーに分類される.
❸ 治療の際は皮膚症状だけでなく，心理面・精神面に対するサポートが並行して行なわれることが望ましい.

I 皮膚科学と精神医学の関係

皮膚科学と精神医学は，それぞれの治療対象がかけ離れており，共通点のない学問のように見える．皮膚科学は「外界に面した，視覚認知が可能な疾患」を，一方精神医学は「内面にある，視覚認知が不可能な疾患」を治療対象としており，ともすれば対局に存在する学問のようにすら感じられるかもしれない．しかしながら，これら 2 つの学問は深い関係性を有しているのである.

皮膚は目につきやすい臓器であるため，自尊心や自己イメージの形成に影響を及ぼし，社会性を形成するうえで重要な役割を担う．このため，皮膚疾患が精神面に与えるストレスは少なくなく，約 30％の皮膚疾患患者が精神症状を有するとされる．患者の心理状態や性格特性だけでなく，背景にある社会的問題，家族関係や職場での人間関係など多因子の関与が指摘されており，しばしば精神専門家による評価および治療を必要とする.

しかしながら精神症状に関連する皮膚疾患を有する患者は，精神病患者と認識されることに強い抵抗を感じており，精神専門家の介入を拒否することが非常に多い．皮膚医学に関わる看護師は，プライマリケアの段階で精神面に対するサポートを行いつつ，必要に応じて精神専門家への橋渡しをする役割が求められる.

II 分類

皮膚科学と精神医学の境界に存在する学問は精神皮膚科学と名付けられており，皮膚疾患と精神疾患の関係に基づき大きく 3 つのカテゴリーに分類される（**表 1**）[1].

表1　精神皮膚科学における代表的な疾患

大分類	疾患
心理社会的因子により発症・増悪・遷延化する皮膚疾患	尋常性ざ瘡，円形脱毛症，アトピー性皮膚炎，乾癬，心因性紫斑病，酒さ，脂漏性皮膚炎，蕁麻疹
皮膚症状を有する／訴える精神疾患	体臭恐怖症，皮膚寄生虫妄想症，醜形恐怖，人工皮膚炎，皮膚むしり症，トリコチロマニア（抜毛症）
精神症状を引き起こす皮膚疾患	円形脱毛症，嚢腫性ざ瘡，血管腫，カポジ肉腫，乾癬，白癬症

（Koo J et al：Psycho dermatology：the mind and skin connection. Am Fam Physician **64**：1873-1878, 2001を参考に著者作成）

A 心理社会的因子により発症・増悪・遷延化する皮膚疾患

情緒的ストレスが皮膚症状に影響しやすい疾患群を指す．皮膚がストレスに過敏に反応する身体部位（shock organ）となっており，代表的な疾患として湿疹や乾癬，尋常性ざ瘡などがあげられる．これらの皮膚疾患が難治性の場合には，ストレスが背景に存在していることが多く，心理面に対する働きかけが望まれる．

精神的なストレスは免疫機能や自律神経のバランスを乱しやすく，慢性皮膚疾患の症状を悪化させやすい．「かゆみが増すことによりストレスがたまり」→「それゆえに皮膚を掻きむしるようになり」→「皮膚刺激が加わってさらにかゆみが増す」という悪しきサイクルを生み出す．また再発を繰り返すことで，皮膚症状は治りにくい状態となる．

看護師は，皮膚症状の確認や処置の際に，スキンシップを通して心理的アプローチをしやすい存在である．他愛ない会話を交わしながら，患者が話しやすい環境を整えると良い．精神専門家によるサポートが必要と判断された場合には，精神状態が皮膚疾患治療の経過を左右することがあると説明したうえで，精神科医や臨床心理士の介入を提案していく．

B 皮膚症状を有する／訴える精神疾患

精神病理学的な問題を背景として皮膚症状が誘発された疾患群を指す．

a. 寄生虫妄想症

皮膚症状に限局した妄想がみられる疾患．昆虫，蠕虫，ダニ，シラミなどに身体が侵食されると信じて疑わず，「皮膚の下で動き回る」「皮膚から飛び出してくる」などと訴え続ける．診察の際に剝離した皮膚片や全く関係のない昆虫などが入った小箱を見せ，妄想に支配された自分の主張を正当化しようとする行動が認められる（matchbox sign）．妄想を伴う他の精神疾患でも同じような症状がみられることがあるため，鑑別を必要とする．

妄想が疾患の主体であることから，抗精神病薬による薬物療法が有効とされるが，大半の患者は，皮膚科主治医から精神病患者として扱われることに強い抵抗を示す．この場合は，看護師から「皮膚症状への過度な意識の集中を和らげる薬」であると簡素に説明し，病因論についての掘り下げた説明を行わないことで，薬に対する抵抗感や恐怖感が軽減し，治療の遵守につながりやすい．

b. 人工皮膚炎

自傷行為により皮膚症状が形成される疾患．利き手が届く範囲の皮膚に，熱傷瘢痕，紫斑，水疱，潰瘍など多彩な所見が認められる．激しいダメージを与えうる道具（火のついた煙草や鋭利な刃物，化学物質など）による自傷行為も時に認められる．

背景に精神病理学的な問題が存在していることが多く，境界性パーソナリティ障害，強迫神経症，大うつ病性障害や知的障害などの併存が多い．患者は自傷行為に至った経緯について話すことを拒み，情動不安定なことが多いため，治療に難渋することが多い．早い段階で精神専門家と協働して治療を開始することが望ましい．衝動コントロールのために，抗精神病薬主体の薬物療法が選択されることがある．

c. トリコチロマニア（抜毛症）〔p.198「2 章 -16-4）脱毛症（円形脱毛症，トリコチロマニア）」参照〕

自らの毛髪を意図的に抜いてしまう疾患．10 歳代での発病が多い．精神病理学的な背景には衝動性や強迫性とともに，多彩な精神疾患（嗜癖行為，ストレス反応性障害，知的障害，神経症，妄想に基づいて抜毛しつづける毛髪恐怖症など）が併存していることが多い．

患者は容姿の変化に後ろめたさを感じながらも，抜毛行為を止められない複雑な心理状態にある．社会との関わりを回避しやすいことから，看護師には生活状況を丁寧に聴取する役割が求められる．生活に支障をきたしている場合は，早急な精神専門家の介入が望ましい．精神心理療法とともに，極度の強迫行為に対しては薬物療法が用いられる．

C 精神症状を引き起こす皮膚疾患

皮膚疾患の存在に対して心理的ストレスが生じた疾患群を指す．皮膚疾患により外観に変化が生じ，結果として自己評価が低くなり，抑うつや屈辱感，社会恐怖などを伴うようになる．本来，皮膚は人生を脅かすものではないが，その可視性ゆえ人生を左右する存在になりうるといえよう．

患者は，皮膚疾患に由来する変形や損傷などの外観の変化を受け入れつつ，日々大きなストレスを抱えて社会生活を送っている．診察の前後で，毎回看護師が定期的に関わることを示し，「ここで気持ちを打ち明けて良いのだ」という安心感の提供を行うことが望ましい．精神症状によって日常生活に支障が生じている場合は薬物療法の対象となる場合があるため，精神専門家に評価を依頼する．

残念なことに，皮膚疾患による外観の変化を理由に，容姿が重要視される職業への就労が制限されたり，差別的な扱いを受けたりするなど，受け入れる側（社会）にも問題があることは否めない．

Ⅲ まとめ

皮膚疾患と精神疾患は，一見関連がない分野ととらえられがちである．しかしながら，外見が損なわれることにより心理学的な諸問題が生じたり，精神病理学的な問題を背景として皮膚疾患が引き起こされたりするなど，密接な関係があるといえよう．皮膚疾患に対する治療と同時に，心理面へのアプローチが的確に行われることで，より良い治療環境を提供することが可能となる．

看護師には，皮膚科と精神科の橋渡し的な役割が求められる．看護師の存在により，互いに複雑な諸問題を医療者間で共有することが可能となり，有益な治療結果につながることが期待される．

引用文献

1）Koo J et al：Psycho dermatology：the mind and skin connection. Am Fam Physician **64**：1873-1878, 2001

2章

疾患別にみた治療と看護

1 湿疹，皮膚炎

1) アトピー性皮膚炎

Minimum Essentials

❶ アトピー素因を背景に，さまざまな環境要因により，長年にわたり寛解と増悪を繰り返す，かゆみの強い皮膚炎である．
❷ 左右対称性に慢性的に湿疹を繰り返す．小児ではジュクジュクした（湿潤）皮疹を，成人ではゴワゴワとした（苔癬化(たいせん)）皮疹を生じる．
❸ 症状の部位，重症度に応じて保湿薬，ステロイド外用剤，かゆみ止めの内服薬，免疫調整薬などを使用する．
❹ 乳幼児期に発症した場合，成長するにつれ症状は軽くなるが，一部の患者では症状が改善せず，成人期まで続く場合がある．

I アトピー性皮膚炎とは

A 定義・概念

強いかゆみを特徴とする，長年にわたり寛解と増悪を繰り返す慢性皮膚炎である．強いかゆみのため掻き傷が多数みられ，また，しばしば夜間睡眠が妨げられる．

B 原因・病態

患者は，アレルギーに関係するIgE抗体をつくり出しやすい体質，いわゆるアトピー素因をもつ．この素因のため，アレルギー性鼻炎，喘息，アレルギー性結膜炎などのほかのアレルギー性疾患を合併することが多い．また，アトピー素因とは別に，皮膚そのものが刺激を受けやすいという特徴がある．

a. アレルギーの関与

アトピー性皮膚炎に関係する抗原は，年齢とともに変化する．乳幼児期には食物抗原（卵白・牛乳・大豆など）が，成長するにつれ，住居内抗原（ダニ・カビ・ハウスダストなど）と住居外抗原（花粉など）すなわち環境抗原が原因・悪化因子となることが多い．

b. 皮膚が刺激されやすい

健康な皮膚は，その最外層に角層があり，外界の刺激から身体を守っている．皮膚のバリア機能および潤いには，角質細胞および角質細胞間に存在する角質細胞間物質（セラミドなどの脂肪成分）と，フィラグリンなどの保湿因子とが重要な役割を担っている．アトピー性皮膚炎患者では，バリア機能は低下し，保湿因子は減少している．このため外界の物質が通過しやすくなり，種々の刺激に反応し，皮膚炎の悪化を招く．また，継続的な掻破行為により，かゆみを感じる神経線維が健常者よりも発達し，表皮内まで伸びてきているため非常に過敏な状態になっている．

II 診断へのアプローチ

A 臨床症状・臨床所見

おもな診断のポイントは，①かゆみ，②特徴的な発疹，③長期にわたり良くなったり悪くなったりする慢性の経過をとっている．

a. かゆみ

かゆくなければアトピー性皮膚炎ではないといわれるように，自覚症状として強いかゆみがある．乳幼児では，掻き傷の程度でかゆみの強さがわかる．

b. 特徴的な発疹

生後3〜6ヵ月に，顔面とくに頰部を中心に湿潤した紅斑，丘疹，痂皮としてスタートすることが多い（**図1**）．かゆみのある発疹はその後，四肢関節部にも出現する．1歳を過ぎたころから発疹は乾燥して，皮膚全体が鳥肌のようにざらざらし，かさかさするようになる．また顔面，頭部，首，四肢関節の紅斑（**図2**），丘疹が目立ち，皮膚が厚くなってくる．

成人の場合，顔面を中心として上半身に，皮膚が厚く，かたくなった（苔癬化）発疹が目立ち（**図3**），とくに赤ら顔（レッドフェイス）や紅皮症（**図4**）になる場合が多い．

c. 慢性の経過

慢性とは，乳児では2ヵ月以上，それより年長者では6ヵ月以上続く場合を指す．乳・幼児期に発症した患児の多くは徐々に軽快していくが，時に長年にわたり治療が必要な場合もある．

d. その他

患者はアレルギー性鼻炎，喘息，アレルギー性結膜炎などのアトピー疾患を合併していることが多い．問診は十分に行い，こういった疾患がみられるようであれば対応していく．

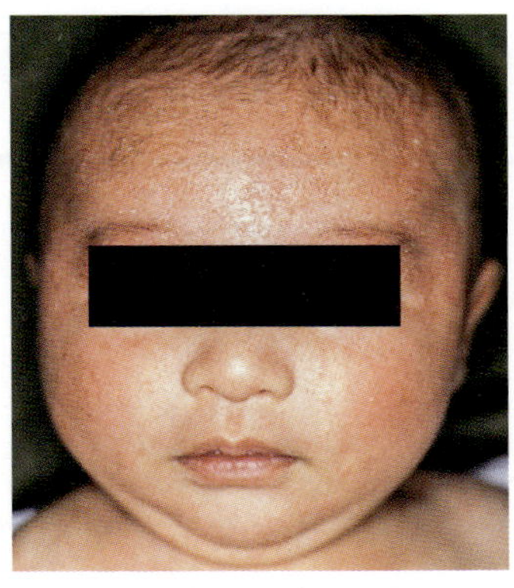

図1　乳児期から繰り返される湿疹

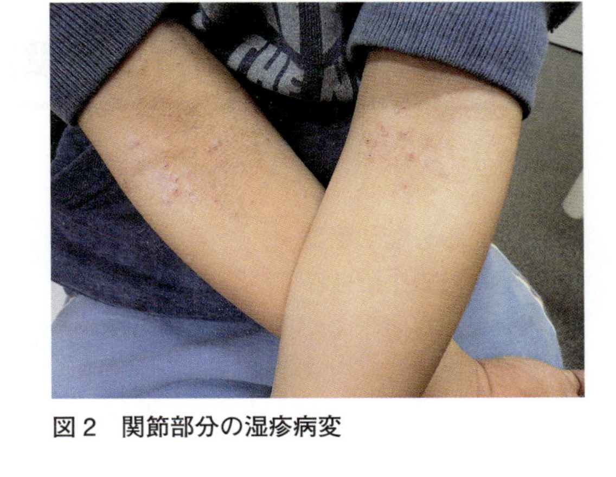

図2　関節部分の湿疹病変

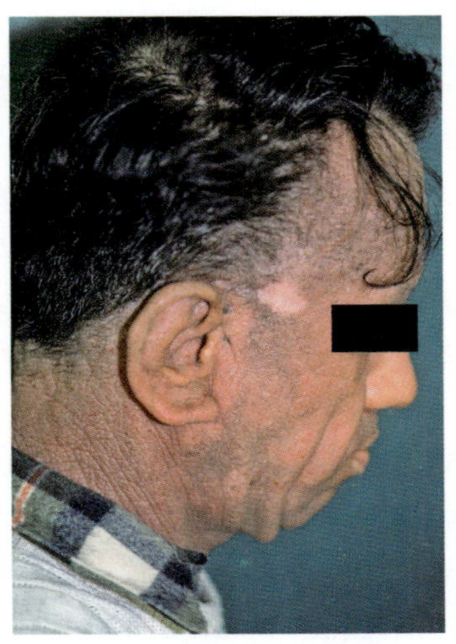

図3　長年の掻破による苔癬化局面

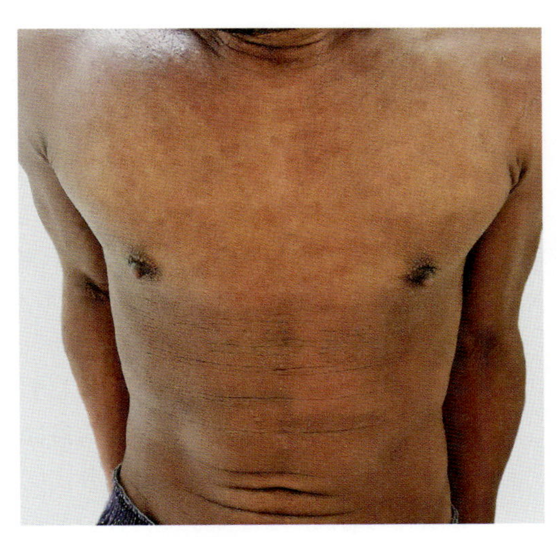

図4　紅皮症（増悪期）

B 検査

末梢血の好酸球の増多，乳酸脱水素酵素（LDH）高値がみられる．LDH 高値は皮膚の炎症によるものであり，肝機能障害とは関係ない．いずれも発疹が重症なほど高値を示す．血清 IgE 値は健常者に比較して有意に高くなるが，皮疹の程度とはあまり相関しない．また食物，環境抗原などに対する特異 IgE 抗体（RAST 値など）も陽性になる．幼・小児期では卵白や牛乳に，また加齢とともにダニやハウスダストに対して高値を示す患者が増加する．

治療効果の評価としては，TARCの値を参考にする（p.34「1章-4-5）血液検査の読み方」参照）．

Ⅲ 治療ならびに看護の役割

A 治療

a. おもな治療法

(1) 日常生活指導

かゆみを増強させるようなライフスタイルは避けることが望ましい (**表1**). 加えて, 人間関係を良くする努力をし精神的ストレスを減らすことや, 規則正しい生活を送り, 肉体的なストレスを軽くすることを指導する.

(2) 悪化因子の除去

最近の住宅には気密性の高いものが多く, 温度・湿度が1年中一定で, ダニ, カビを含めた抗原が増殖しやすいことが問題となっている. ダニ対策としては布団をよく乾かし, 室内の掃除をまめに行う. カビはエアコンのフィルターなどに付着, 繁殖することが多いので, フィルター掃除を頻回に行う. とくに梅雨入り前には念入りに行う.

これらに加え, バランスのとれた食事を規則正しくとるようにする. 食物制限は, かゆみや発疹が摂食することにより悪化し, 中止することにより軽快することを確認した上で, 必ず専門医の指導のもとに行う. 勝手に行うと, しばしば栄養障害をまねき危険である.

なお, 無意識に掻破している場合もあるので, 爪はなるべく短く切っておくよう指導する.

(3) スキンケア

暑すぎたり, 寒すぎたり, 乾燥しすぎたりしないような住環境をつくる. あまり熱い風呂はかゆみを増強させるため, 入浴は適温とし, 入浴後は保湿薬を含め外用薬を塗る. 石鹸, シャンプーの使いすぎにより, 皮膚を乾燥させすぎないように注意し, アトピー性皮膚炎用の石鹸, シャンプー, 沐浴剤の使用を試みる. 薬用石鹸は, 時に皮膚を刺激することがあるので注意する.

衣類はウールを避け, 木綿の低刺激性のものにする. 木綿でもジーンズのようなごわごわした衣類は避ける. 子どもは外で遊んで汚れることが多いので, 帰宅後シャワーなどで汚れをとってやる. また食事後, 口囲についた食物の残りはきれいに拭き取る.

(4) 薬物療法

スキンケアとして, 乾燥肌に対し保湿機能をもった軟膏やクリームを外用する. かゆみ, 炎症の強い部分では, ステロイド外用剤, 免疫抑制外用薬を用いる. また, かゆみを軽減させる目的で, 抗ヒスタミン薬, 抗アレルギー薬の内服を併用する.

症状が改善すれば保湿薬で経過を見る. 外用薬にもさまざまな強さがあり, その作用も異なるため, 重症度, 部位によって選択する (**図5**). 外用方法も発疹部全体に同じ薬を外用するのではなく, 薬剤を選びながら部位ごとに分けて塗る.

b. 合併症とその治療法

掻破により皮膚を傷つけることになるため, 細菌感染であるとびひ (伝染性膿痂疹), ヘルペス感染症などを合併しやすい. 前者は抗菌薬, 後者は抗ヘルペスウイルス薬で治療を行う.

表1　かゆみの原因と対策

原因	対策
皮膚温の上昇	熱い風呂，暖房をやめる
発汗	シャワーする
精神的な負担	仕事，友人，家族関係を良くする
生活リズムが狂う身体的過労	規則的な，過労を招かない生活パターンをつくる
睡眠不足	睡眠を十分にとる

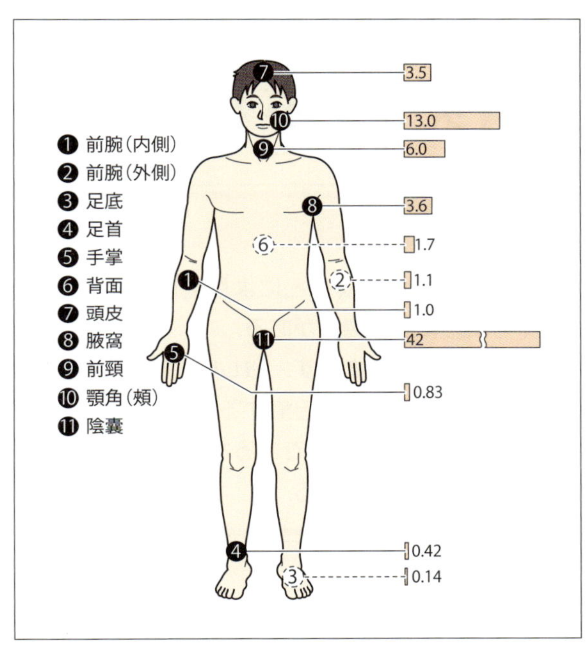

図5　ヒトにおけるヒドロコルチゾンの部位による経皮透過率

前腕内側❶の部分の吸収率を1とした場合の比である．

c. 治療経過・期間の見通しと予後

アトピー性皮膚炎は，ほかの慢性疾患と同様，長期間コントロールが必要な疾患である．いかに皮膚の状態を悪化させず，日々の生活に支障がない程度に維持していくかが治療のポイントになる．根気強いスキンケアを継続し，症状の安定維持を図る．

B 看護の役割

a. 治療における看護

治療が長期にわたる疾患なので，医師，コメディカルと患者の間の信頼関係をつくることが，治療を成功させるコツである．そのうえで互いが治療について気軽に質問し，答えられるような雰囲気をつくる．また，正しい治療を放棄させないように精神的なサポートを行う．

民間療法なども含め，玉石混交の情報が氾濫しているため，それらに翻弄されないことが大切である．個々人に応じた治療を継続していくことが重要であるため，疑問は必ず医師，コメディカルに相談するよう指導する．

なお，治療により症状が落ちついていても，環境の変化やストレスなどで急激に悪化することもある．治ったと思っても継続した治療が必要であること，放置しておくと悪化することを認識させる．ささいな刺激により発疹が悪化する可能性があるため，定期的に外来を受診し，病状の評価を受けるよう指導する．発疹が悪化した場合，治療薬の変更が必要になることもあるためすぐに受診するよう指導していく．

2）接触皮膚炎（かぶれ）

Minimum Essentials

❶ 日常生活でさまざまな物質に接触することにより生じる湿疹である．接触物質の刺激による場合とアレルギー反応による場合がある．
❷ 接触部位に一致して，赤みや腫れをきたす．激しいかゆみを伴う．
❸ 重症度に応じて適切な外用薬，内服薬で治療する．
❹ 原因が特定できた場合には，原因物質をできるだけ回避する．職業的理由などで無理な場合，多くは再燃を繰り返すこととなる．

I 接触皮膚炎とは

A 定義・概念

皮膚に接触した種々の物質が原因で発生する湿疹である．

B 原因・病態

接触した物質そのものの刺激による場合と，アレルギー反応による場合の２つがある．原因としては化粧品類，植物，ゴム類，金属，衣類，外用剤などの医薬品，唾液・涙・食べ物の付着によるもの，土や砂，セメント，農薬・化学薬品・石油類など多岐にわたる．

Ⅱ 診断へのアプローチ

A 臨床症状・臨床所見

接触部位に一致して，赤み，腫れ，丘疹や小さな水疱もみられる（図6，7）．激しいかゆみや灼熱感を伴う．

B 検査

生活様式や職業などから接触源を推測し，原因物質の確認にはパッチテスト（貼付試験）を行う．

Ⅲ 治療ならびに看護の役割

A 治療

a. おもな治療法

症状の重症度に応じて，適切な強さのステロイド外用剤，保湿薬を使用する．

かゆみの強い場合は，抗ヒスタミン薬，抗アレルギー薬を内服する．重症例では，短期間ステロイド薬を内服することもある．

b. 合併症とその治療法

激しい炎症によって日常生活に支障をきたすこともある．仕事や睡眠に影響が出ないように対応していく．

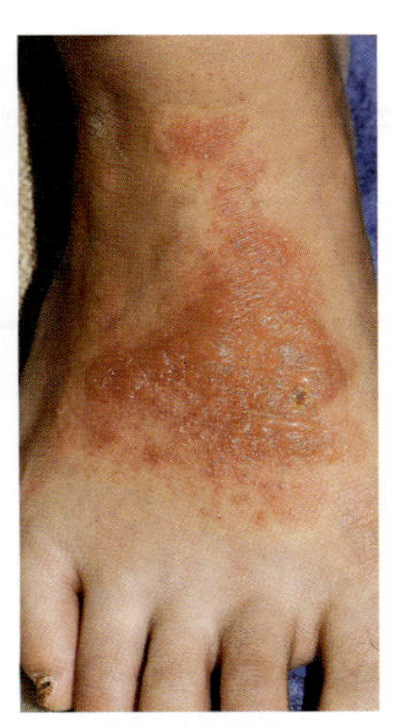

図6　外国製靴による接触性皮膚炎

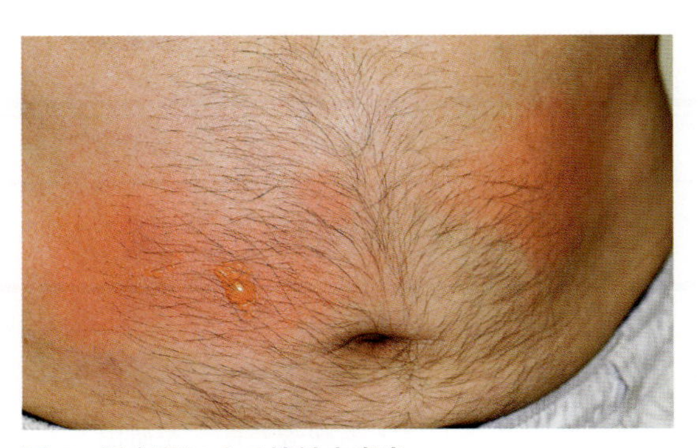

図7　湿布薬による接触皮膚炎

c. 治療経過・期間のみ見通しと予後

原因が特定できた場合，その原因物質をできるだけ回避させる．職業的にその物質に接触せざるをえない場合，手袋などによる皮膚の保護を徹底させる．原因の回避および適切な治療が，その後の経過を左右する．

B 看護の役割

a. 治療における看護

・何気なく使用しているものが原因であったりするため，詳しく話しを聞く．
・パッチテスト（貼付試験）の意味や重要性を説明する．
・原因除去が重要である．症状が軽快しても，再度接触すると皮膚炎を起こす可能性があることを説明する．
・職業的にどうしても原因となるものを使用しなければならない場合，手袋などによる皮膚の保護を勧める．

3）手湿疹（主婦湿疹）

Minimum Essentials

❶ 手に接触する物質による刺激や反応が原因となり生じる湿疹である．とくに主婦の手に生じたものは主婦湿疹とよばれる．
❷ 皮膚を保護している皮脂膜が，洗剤などの過度の使用によって障害を受け，皮膚炎を生じる．
❸ 治療は保湿薬やステロイド外用剤が中心となる．
❹ 水や洗剤を頻繁に使用する主婦に多い．また，職業的には理容師，調理師，食品加工業者などにしばしば発生する．再発や慢性化しやすい．

I 手湿疹（主婦湿疹）とは

A 定義・概念

手に接触する物質による刺激や反応が原因となり生じる湿疹である．手のかぶれ，すなわち接触皮膚炎の1つと考えられる．主婦の手に生じたものは主婦湿疹とよばれる．

B 原因・病態

皮膚表面では，皮脂腺から分泌された脂と角層が保持する水分が混ざり合い皮脂膜を形成している．石鹸・シャンプーや台所洗剤の過度の使用により正常な皮脂膜が生じにくくなると，さまざまな刺激により皮膚炎が生じる．

Ⅱ 診断へのアプローチ

A 臨床症状・臨床所見

手に限局して皮膚炎を生じる．かゆみを伴う紅斑や小水疱が認められ，慢性化すると皮膚がごわごわした感じになる（苔癬化）．また，乾燥化が進み，皮膚表面が切れて痛みを伴ったり，指紋が消失するタイプもある（図8，9）．

B 検査

問診により発症や悪化の原因になっている刺激を検索する．必要に応じて，パッチテスト（貼付試験）を行う．

Ⅲ 治療ならびに看護の役割

A 治療

a．おもな治療法

保湿薬や油脂性軟膏による皮膚表面の保湿と保護を心がける．かゆみが強い場合には，適切なステロイド外用剤を塗布したり，抗ヒスタミン薬，抗アレルギー薬を内服する．また，原因物質があれば，避けるようにする．

手は普段の生活で頻繁に使う部位であるため，軽快しても再燃する可能性がある．普段からスキンケアや保護を心がけるよう指導する．

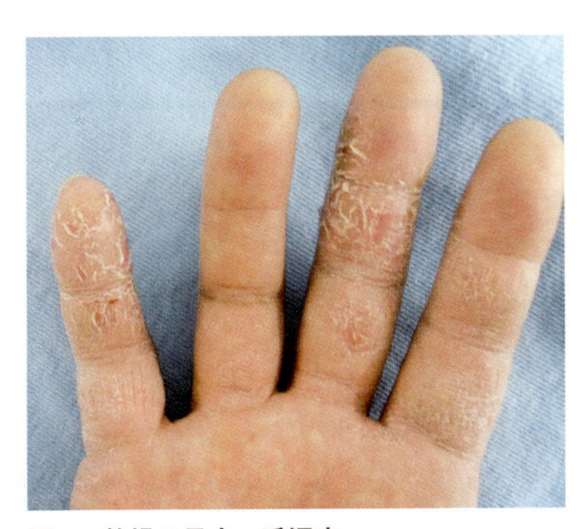

図8　乾燥の目立つ手湿疹

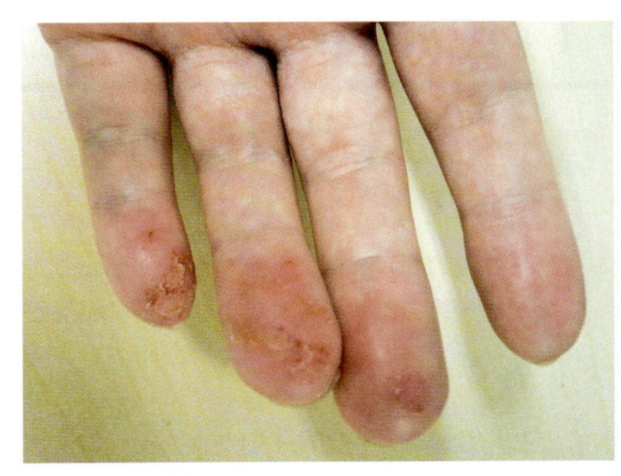

図9　指紋の消失

b. 合併症とその治療法

乾燥，ひび割れなどで物をつかめなく場合がある．皮膚が脆弱となっているため，適切な方法による皮膚の保護が必要である．

c. 治療経過・期間の見通しと予後

水や洗剤を頻繁に使用する主婦や理容師，美容師，調理師などに生じやすいので，再発や慢性化しやすい．長期間の治療計画が必要となる．

B 看護の役割

a. 治療における看護

・手を使わない，仕事を変更するなどの対策が理想だが，現実的には難しいため，根気強い治療が必要であることを説明する．
・手湿疹を防ぐために，シャンプーや手洗いのあとにはハンドクリームや保湿薬を塗布して，失われた皮脂を補うようにする．台所仕事の際は保護手袋を着用するように心がける．

4）貨幣状湿疹，自家感作性皮膚炎

Minimum Essentials

❶ 貨幣状湿疹は，発疹の形が円形あるいは楕円形で，赤い斑状のジクジクした湿疹をいう．
❷ 自家感作性皮膚炎は，先行する皮膚病変の悪化により，全身性に小さな紅斑や丘疹が多発した状態である．先行病変として貨幣状湿疹が多い．
❸ 貨幣状湿疹はしっかりとしたステロイド外用療法を行うことが重要である．不十分な治療は，自家感作性皮膚炎への移行を招く可能性がある．
❹ 貨幣状湿疹は軽快と増悪を繰り返しやすく，多年にわたり増悪軽快を繰り返す．

I 貨幣状湿疹，自家感作性皮膚炎とは

A 定義・概念

貨幣状湿疹は，発疹の形が円形，楕円形で，貨幣に似ていることから命名された．自家感作性皮膚炎は先行する皮膚病変が悪化し，全身性に小さな紅斑や丘疹などが多発したものを指す．先行する病変として貨幣状湿疹が多い．

B 原因・病態

貨幣状湿疹の病因は不明であるが，細菌アレルギー，金属アレルギー，皮膚の乾燥が関係していると考えられている．自家感作性皮膚炎の本態も不明である．

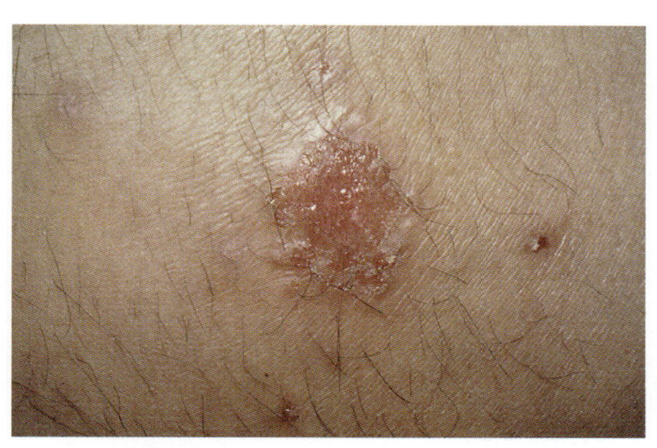

図 10　貨幣状湿疹

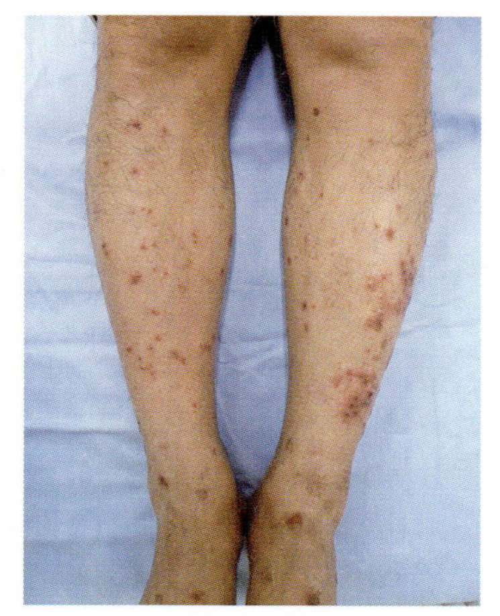

図 11　自家感作性皮膚炎

II 診断へのアプローチ

A 臨床症状・臨床所見

貨幣状湿疹は，びらん，痂皮の混在する硬貨大の紅斑が，とくに下肢伸側，体幹に単発あるいは多発する（図 10）．自家感作性皮膚炎は，より小型の紅斑，丘疹が全身性に生じる（図 11）．

B 検査

一般の血液検査ではとくに異常を認めない場合が多い．ジクジクした皮膚病変の細菌培養検査は二次感染を起こしていることがあるので必要である．

III 治療ならびに看護の役割

A 治療

a. おもな治療法

ともに，ステロイド外用療法をしっかり行うことが重要である．乾燥を伴う場合には，入浴後に保湿薬を外用する．また，入浴中にタオルで強くこすったりしないように注意する．

自家感作性皮膚炎では，ステロイド薬の内服を必要とする場合もある．

b. 合併症とその治療法

掻破によって皮膚の細菌感染を生じることがある．表面的なものから深い部位への細菌感染を起こし，抗菌薬の外用や内服が必要となる．掻破，ステロイド外用剤などの影響で皮膚が脆弱となった場合，細菌感染の予防として皮膚の保護を行う．

c. 治療経過・期間の見通しと予後

中高年以降の皮膚の乾燥に基づいた貨幣状湿疹は，軽快と増悪を繰り返しやすい．不十分な治療で掻破を繰り返すと，自家感作性皮膚炎を生じやすい．そのため，通年性に治療が必要となる．

B 看護の役割

a. 治療における看護

掻破は症状を悪化させ，自家感作性皮膚炎への移行につながることを説明する．症状があれば，適切な外用薬を根気強く外用するように指導する．

中途半端な治療は，慢性化や自家感作性皮膚炎への移行を招くことがあるので，しっかり治療する．洗い過ぎを控え，入浴後に保湿薬を外用する．

乾燥肌の人は，入浴中に洗い過ぎない，入浴後は保湿薬を外用するようにする．症状が落ち着かなければ定期的に外来を受診し，根気強く治療をしていく．

5）脂漏性皮膚炎

Minimum Essentials

❶ 皮脂腺の豊富な脂漏部位や間擦部に好発する，慢性の皮膚炎である．常在真菌のマラセチアが病因の 1 つ．
❷ 乳児型と成人型に大別される．
❸ 治療は入浴，洗髪による皮膚の清潔，抗真菌薬やステロイド外用剤の塗布．
❹ 乳児型は 1 歳ぐらいまでに軽快するが，成人型は軽快と増悪を繰り返す．

I 脂漏性皮膚炎とは

A 定義・概念

皮脂の分泌が盛んな脂漏部位（頭部，毛髪の生え際，鼻の周り，胸，背中など）に好発する，カサカサした鱗屑や紅斑，小丘疹を主体とする湿疹である．

B 原因・病態

新生児～乳児期にみられる乳児型と，思春期以降にみられる成人型に分かれる．皮脂の成分，分泌の変化や発汗，ビタミン代謝などが関与する．さらに成人の場合，脂漏部位の常在真菌であるマラセチアが分解した皮脂成分の刺激や，菌に対する免疫反応が炎症を引き起こす．

Ⅱ 診断へのアプローチ

A 臨床症状・臨床所見

年齢や特徴的部位から診断する．乳児型は被髪頭部，眉毛部や前額部に紅色丘疹が多発し，黄色の痂皮が固着する（図 12）．成人型は頭部の落屑（いわゆるふけ）の増加や，脂漏部位に鱗屑を伴った紅斑がみられる（図 13）．

B 検査

成人の場合，診断の補助として，酸性メチレンブルー染色で病変部からマラセチアを観察しても良い（p.24「1 章 -4-2）真菌検査」参照）．

Ⅲ 治療ならびに看護の役割

A 治療

a. おもな治療法

汚れやすい脂漏部位や間擦部位に多いため，洗顔や洗髪は必要であるが，洗い過ぎは良くない．

症状がひどければ，ステロイド薬の外用が行われる．外用中止により再燃することがあり，薬物吸収の良い顔面では，長期使用による副作用を考え，弱めの外用剤を使用するこ

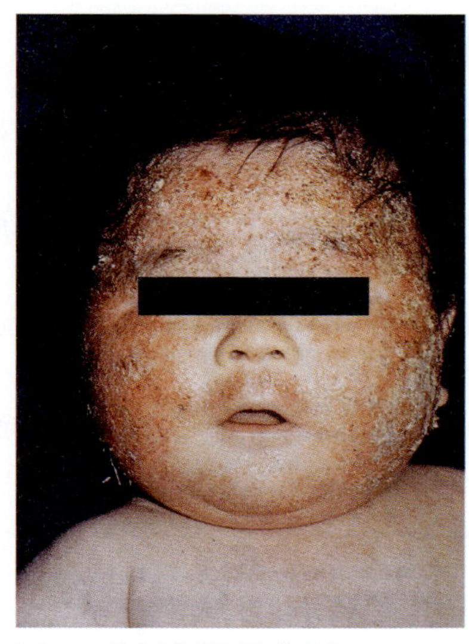

図 12　乳児型脂漏性皮膚炎

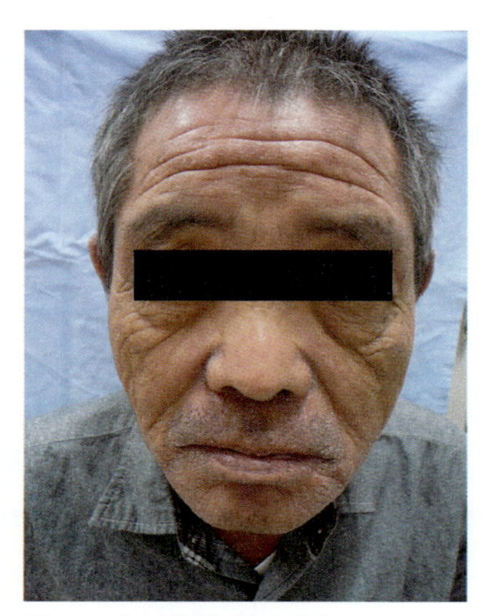

図 13　成人型脂漏性皮膚炎

とが多い.

マラセチアの関与を考え，外用抗真菌薬あるいは抗真菌薬含有シャンプーを併用する.

b. 合併症とその治療法

成人の場合，長期のステロイド外用剤使用による皮膚萎縮，毛細血管拡張，色素脱失などに気をつける．また，ステロイド薬連用によるざ瘡も生じうる．ステロイド外用剤を休薬し，保険適用外であるがタクロリムス外用剤などを試してみる．難治の場合，ざ瘡に準じた治療も必要となることもある.

c. 治療経過・期間の見通しと予後

乳児型は多くは1年ほどで軽快するが，成人型は慢性かつ再発性である.

B 看護の役割

a. 治療における看護

・十分な休養，睡眠をとり，ストレスを避ける.

・洗顔や洗髪の際，石鹸やシャンプーは低刺激性のものにする．乳児の場合，毎日の入浴で皮脂を落とすことが重要である.

・乳児の場合，肌は薄くデリケートであるため，強くこすらないようにする．頭皮や眉毛の中など，頑固な皮脂の塊がみられる場合は入浴前にベビーオイルやワセリン，オリーブオイルなどを塗布し，やわらかくなってから入浴する.

・成人型では，湿疹を掻いて皮膚を傷つけないよう，爪を短く切る．再発，再燃を繰り返すことが多く，根気強い治療を必要とする．適切な外用剤を手元にいつも置き，良い状態を維持していくような気持ちで治療していくことが重要であると指導する.

6）乾皮症，乾燥性皮膚炎

Minimum Essentials

❶ 皮膚の水分量が低下し，乾燥した状態が乾皮症である．かゆみなど炎症が加わった状態を乾燥性皮膚炎とよぶ.

❷ 皮膚は潤いを失い，粉をふいたような状態になる．さらに掻破により湿疹病変が形成される.

❸ 乾燥には保湿薬，掻破による湿疹病変には適切なステロイド外用剤を塗布する．抗ヒスタミン薬，抗アレルギー薬の内服も必要な場合がある.

❹ 年齢的な変化が大きいので，通年にわたり注意が必要である．入浴・シャワー中の洗い過ぎをやめることで，症状が軽快する場合がある.

I 乾皮症，乾燥性皮膚炎とは

A 定義・概念

皮膚の水分量が低下し，皮膚が乾燥した状態が乾皮症である．乾燥肌は過敏な状態になっているのでかゆみが生じやすく，それを掻破することにより乾燥性皮膚炎が生じる．

B 原因・病態

中高齢者では，年齢的に皮膚の脂が少なくなりカサカサの肌になる．冬季は季節的に皮膚の乾燥が強くなり，さらに暖房がそれに拍車をかける．洗い過ぎなどの入浴習慣も皮膚を乾燥させる．

II 診断へのアプローチ

A 臨床症状・臨床所見

皮膚は乾燥し，粉をふいたような状態（落屑（らくせつ））が目立つ．掻破行為により，傷ついた部位に湿疹病変が生じる．下腿伸側や背中にしばしばみられる（**図 14，15**）．冬になると増悪しやすい．体がほてるような状況（過度の暖房，長湯など）ではかゆみがさらに増強する．

B 検査

全身疾患に伴ってかゆみを生じる場合もあるため，それらを除外するための検査は必要である．

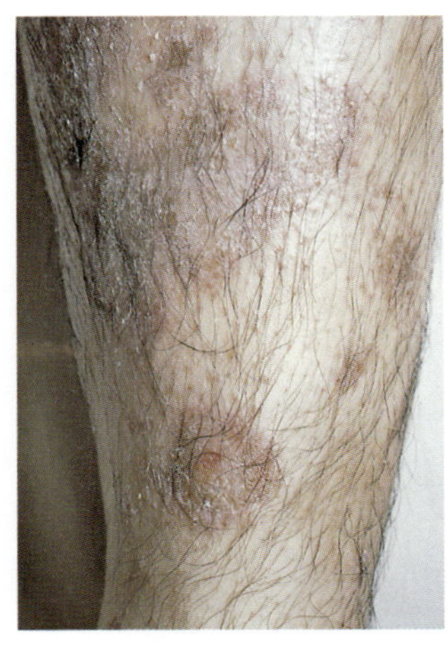
図 14　乾燥性皮膚炎（下腿部）

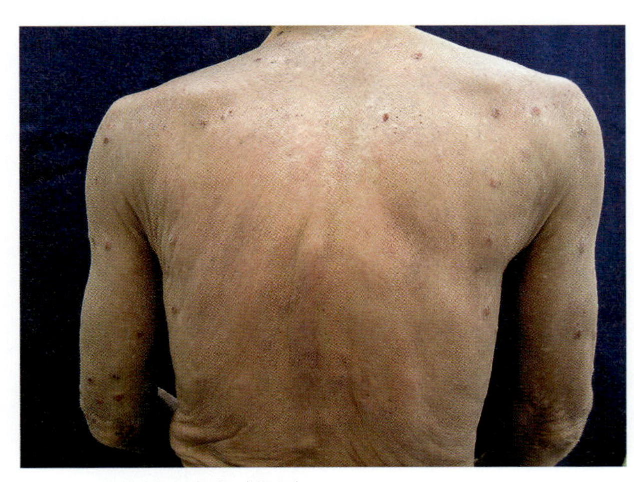
図 15　乾燥性皮膚炎（背部）

Ⅲ 治療ならびに看護の役割

A 治療

a. おもな治療法

かゆみや炎症を伴う乾燥性皮膚炎では，乾燥に対しては保湿薬，皮膚炎の病変部には適切なステロイド外用剤を塗布する．かゆみの強い場合には抗ヒスタミン薬，抗アレルギー薬の内服も併用する．乾燥を助長する生活環境の是正，生活習慣の検証が必要となる．また，入浴後には保湿薬を外用する．

b. 合併症とその治療法

加齢，掻破，ステロイド外用剤などの影響で皮膚が脆弱となる．老人性紫斑，些細な外傷による皮膚剝脱が生じた場合は皮膚の保護を行う必要がある．

c. 治療経過・期間の見通しと予後

加齢によるものでは，年齢とともに症状が強くなる．そのため，通年性にスキンケアが必要となる．

B 看護の役割

a. 治療における看護

- 年齢的な変化，生活習慣，季節的な影響が主たる原因であるため，よく理解できるまで説明する．
- 冬は乾燥するため，加湿器を使って室内の湿度を保つ．ぬるめのお湯に適度につかり，刺激の少ない石鹸でやさしく洗う．ナイロンたわしやブラシは使わない．硫黄の入った入浴剤は乾燥を悪化させるので使用しない．
- 高齢になればなるほど，合併症のためさまざまな内服薬を飲んでいる場合がある．皮膚のかゆみを内臓的な疾患や内服薬のせいだと思い込んでいることがあるので，それらの因果関係を医師とよく相談し，患者に説明する．場合によっては，家族の理解や協力も必要となる．

2 蕁麻疹

Minimum Essentials

❶ 病態・機序として，皮膚に生じたIgE依存性の即時型（I型）アレルギー反応と説明されるが，実際にアレルギーを誘発している抗原を同定できる機会は少ない．

❷ 症状・特徴は，膨疹とよばれる真皮の限局性の浮腫である．皮疹はかゆみを伴い，24時間以内に形を変え出現と消失を繰り返す．消失した部位には色素沈着を残さない．

❸ 治療法として，抗ヒスタミン薬（H_1 受容体拮抗薬）の内服が第一選択である．可能であれば鎮静作用の少ない薬剤が使用されるべきである．基本的に外用は無効．

❹ 急性蕁麻疹は，適切に治療すれば数日内に症状の寛解が期待される．6週間以上にわたり出現と消退を繰り返す慢性蕁麻疹においては，数年間内服の継続が必要となる場合もある．

I 蕁麻疹とは

A 定義・概念

膨疹とよばれる，紅斑を伴った一過性で限局性の浮腫が真皮に生じる病気であり，多くはかゆみを伴う（**図1**）．粘膜の深部に浮腫がみられる場合には，血管性浮腫とよばれる（**図2**）．

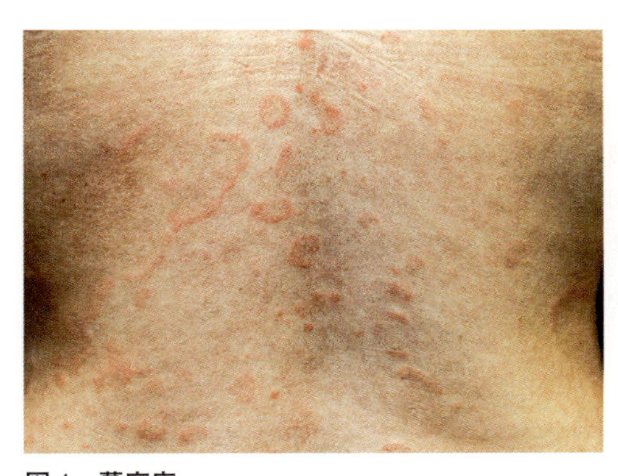

図1　蕁麻疹
背部にかゆみを伴った膨疹がみられる．同じ部位の皮疹は24時間以内に色素沈着を残さずに消失し，場合によっては再び現れる．

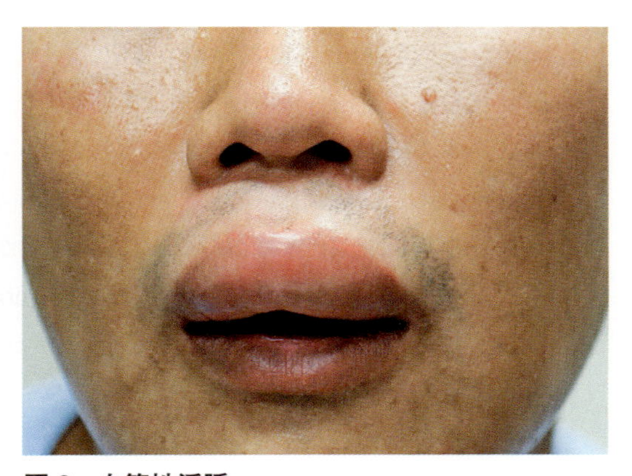

図2　血管性浮腫
上口唇全体の浮腫がみられる．必ずしもかゆみはなく，個々の皮疹は2，3日持続することが多い．

B 原因・病態

何らかの原因により皮膚に存在する肥満細胞（マスト細胞）が活性化し脱顆粒すると，ヒスタミンをはじめとする化学伝達物質が放出される．これらが血管に作用して血管拡張（紅斑）と血漿成分の血管漏出（限局性の浮腫）を，また神経に作用してかゆみを誘発する．これらは皮膚におけるIgE依存性の即時型（I型）アレルギー反応と説明されるが，実際にアレルギーを誘発している抗原を同定できる機会は少ない．

擦過や圧迫といった機械的刺激，寒冷や温熱などの物理的刺激，薬剤，運動，体温上昇などが誘因となって生じるものもあり，さらに症例によってはこれら複数の因子が関わる．

II 診断へのアプローチ

A 臨床症状・臨床所見

かゆみを伴う膨疹が，色素沈着を残すことなく24時間以内に移動または消退しては再び出現するという症状を繰り返せば，蕁麻疹と診断できる．しかし，その病型は**表1**[1)]に示すように多岐にわたる．

医療機関を受診する蕁麻疹の多くは特発性の蕁麻疹であり，治療を行わなければほぼ毎日のように出現する．発症から6週間以内のものを急性蕁麻疹と定義し，小児では上気道感染などに伴うことが多い．発症から6週間以上経過したものが慢性蕁麻疹であり，皮疹を誘発している因子を同定できる例は少ないが，薬物療法によって症状はほぼコントロールできる．

一部の症例では特定の刺激や負荷によって皮疹を誘発することができ，刺激誘発型の蕁麻疹と分類される．このうち，実際にアレルギー性の蕁麻疹として抗原を同定できる症例は全体の7%程度にとどまるが，これらの症例の多くでは皮疹は毎日のようには出現せず，特定のエピソードがあるときに誘発される（たとえばエビが原因の蕁麻疹であれば，エビを摂取したときにだけ症状が出現する）ことから，原因抗原の同定には問診の聴取が重要となる．

アレルギー性の蕁麻疹の特殊型として，食物依存性運動誘発アナフィラキシー（food-dependent exercise-induced anaphylaxis：FDEIA）を忘れてはならない．これは，特定の食物を摂取後2～3時間以内に運動負荷が加わることによって生じるアナフィラキシー症状である．時に非ステロイド抗炎症薬（non-steroid anti-inflammatory drugs：NSAIDs）と原因食物の同時摂取によって誘発されることもある．FDEIAの原因食物としては，本邦では小麦が多い．

刺激誘発型の蕁麻疹のうち，皮膚表面への機械的な擦過，寒冷曝露，日光照射，温熱負荷，圧迫，水との接触，振動のいずれかによって誘発される蕁麻疹を物理性蕁麻疹とよんでいる．このうち遅延性圧蕁麻疹の皮疹は一度出現すると数時間から2日程度持続するが，それ以外の物理性蕁麻疹は，基本的には数分から2時間以内に消退する．また機械性

表1　蕁麻疹の主たる病型

Ⅰ．特発性の蕁麻疹 ・急性蕁麻疹 ・慢性蕁麻疹 **Ⅱ．刺激誘発型の蕁麻疹（特定刺激ないし負荷により皮疹を誘発することができる蕁麻疹）** ・アレルギー性の蕁麻疹 ・食物依存性運動誘発アナフィラキシー ・非アレルギー性の蕁麻疹 ・アスピリン蕁麻疹（不耐症による蕁麻疹） ・物理性蕁麻疹〔機械性蕁麻疹，寒冷蕁麻疹，日光蕁麻疹，温熱蕁麻疹，遅延性圧蕁麻疹，水蕁麻疹，振動蕁麻疹（振動血管性浮腫）〕 ・コリン性蕁麻疹 ・接触蕁麻疹 **Ⅲ．血管性浮腫** ・特発性の血管性浮腫 ・外来物質起因性の血管性浮腫 ・C1 エステラーゼ阻害因子の低下による血管性浮腫（遺伝性血管性浮腫，自己免疫性血管性浮腫など）

〔日本皮膚科学会：蕁麻疹診療ガイドライン．日皮会誌 **121**：1339–1388，2011 より許諾を得て改変し転載〕

蕁麻疹は，特発性の蕁麻疹に高率に合併する．

入浴や運動，精神的緊張などのように発汗を促す刺激が加わった際に，比較的小型で互いに癒合傾向のない，ピリピリとした痛みを伴うと表現される特殊なタイプの蕁麻疹が誘発されることがあり，コリン性蕁麻疹とよばれる．

皮膚や粘膜などの比較的深い部位に浮腫が生じた場合には，血管性浮腫とよばれる．突然出現しては消退するという経過は真皮の表在性浮腫である蕁麻疹と同様であるが，かゆみは必ずしも伴わない．また，症状の持続時間は2～3日間と蕁麻疹よりも長い．顔面，とくに口唇や眼瞼に好発し，強い気道浮腫を生じると窒息の危険性がある．多くは蕁麻疹同様に特発性に分類され，原因同定は困難な症例が多いが，NSAIDsなどの薬剤が誘発となるもの，また海外では降圧薬であるアンジオテンシン変換酵素（ACE）阻害薬によって誘発されるものが報告されている．また，補体系に関わるC1エステラーゼ阻害因子（C1-INH）の先天的な欠損あるいは機能不全によって発症するタイプがあり，歯科治療や外傷，感染や疲労などが発症の誘因となる．

B 検査

一般に，特発性の蕁麻疹の診断に有用な検査はない．特異的IgEを網羅的に検索しても原因同定にはほぼ至らないことから，詳細に問診を聴取して，刺激誘発型の蕁麻疹の原因として疑われるものがあった場合に限り確認検査を行う．

小麦によるFDEIAが疑われる場合には，特異IgEはコムギやグルテンよりもω5グリアジニンが陽性となる．遺伝性血管性浮腫では，補体C3値正常，C4値低値となる．

III 治療ならびに看護の役割

A 治療

a. おもな治療法

特発性の蕁麻疹においては抗ヒスタミン薬の内服が第一選択であり，多くの症例で奏効する．基本的には，鎮静作用の少ない第二世代とよばれる薬剤が使用される．

外用は一般的に無効であり，また安易なステロイド薬の内服は避けるべきである．なおセレスタミン®錠がいまだに用いられることがあるが，これは鎮静作用の強い第一世代の抗ヒスタミン薬と半減期の長いステロイド薬との合剤であることから，用いるべきではない．

刺激誘発型の蕁麻疹に対しては，原因・悪化因子の除去と回避が治療の主体となる．

b. 合併症とその治療法

感染症に伴って生じたと考えられる急性蕁麻疹では，抗菌加療の有効性が報告されている．

アナフィラキシーや血管性浮腫による気道閉塞が疑われる場合には，速やかにそれらの症状を改善させる処置が必要となる．

c. 治療経過・期間の見通しと予後

急性蕁麻疹は，抗ヒスタミン薬の内服による速やかな症状軽快が期待されるが，症状が改善しても内服を継続し，皮疹が全く出ない状態を数日間維持したあとに中止する．

慢性蕁麻疹に対しても基本的には同じ対応となるが，場合によっては年余にわたっての継続内服が必要となる場合も多い．

B 看護の役割

a. 治療における看護

特発性の蕁麻疹においては，薬物治療が治療の基本となる．皮疹が出現したときだけの内服ではなく，定期的な内服を心がける．また皮疹が改善したあとも，数日間皮疹が出現しない状況を確認したあとに内服を中止させることが大切である．

一方，刺激誘発型の蕁麻疹に対しては，原因・悪化因子の除去と回避が治療の主体となることから，何が原因・悪化因子となっているかを問診で聞き出し，それを避ける指導が必要となる．

血管性浮腫など症状が気道に及ぶ場合には，最悪の場合，気道閉塞による窒息の危険性もあることに注意が必要である．

引用文献

1）日本皮膚科学会：蕁麻疹診療ガイドライン．日皮会誌 **121**：1339-1388，2011
https://www.dermatol.or.jp/uploads/uploads/files/guideline/1372913324_1.pdf（2018年3月26日参照）

3 痒疹

Minimum Essentials

❶ 湿疹病変が難治化した最終形の１つ．強いかゆみを引き起こすさまざまな疾患が，本症の基礎疾患となりうる．
❷ 強いかゆみを伴う，癒合傾向のない充実性のかたい丘疹あるいは小結節．高齢者に多い．
❸ かゆみの原因となる基礎疾患に対応するとともに，病変局所にはステロイド外用を徹底する．
❹ 治療に難渋することが多く，長期間の治療継続が必要となることも多い．

I 痒疹とは

A 定義・概念

強いかゆみを伴う，孤立性（1つ1つが独立して癒合傾向のない），充実性のかたい丘疹あるいは小結節であり，掻破により頂点にびらんを伴うこともある（**図 1**）．痒疹はこのような見た目をもった皮膚の症状名としても使用されるが，この痒疹がみられる状態としての病名としても用いられる．

罹病期間にかかわらず，ジクジクとした浸出液を伴うものは急性痒疹，表面の皮膚がゴワゴワとかたくなったものは慢性痒疹とよばれ，両者の中間の性質をもったものは亜急性痒疹とよばれる．

難治性で，数ヵ月にわたり皮疹が続くとともに，治癒後も瘢痕や色素沈着を残す．な

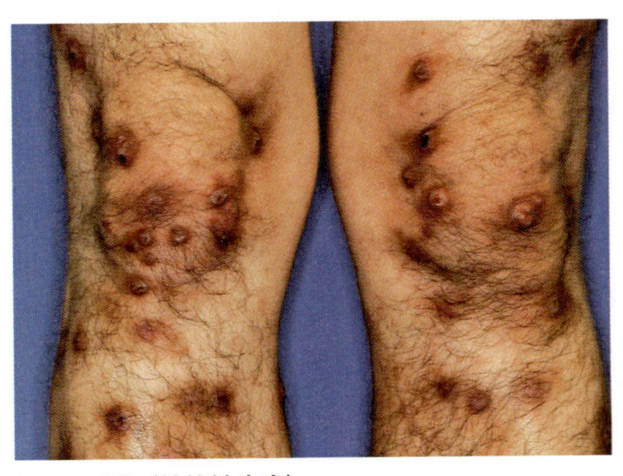

図 1　痒疹（結節性痒疹）

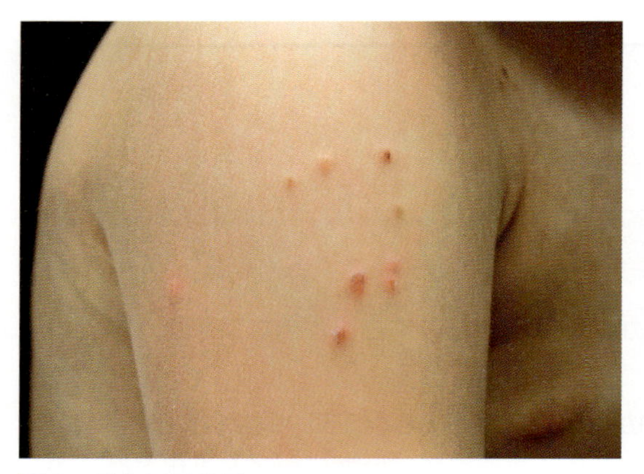
図2　ストロフルス

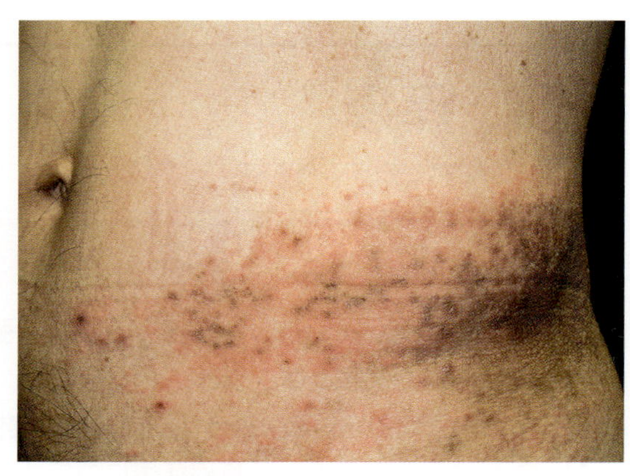
図3　多形慢性痒疹

お，小児に生じたものはストロフルスとよばれ，適切な治療により比較的速やかに軽快し，最終的に色素沈着を残さずに治癒することがある（図2）．

B 原因・病態

詳細は不明である．ブヨや蚊などの虫刺されや，その他の湿疹の掻破が主体となり，ストレスやアトピー素因，アレルギーや感染症，あるいはかゆみの背景となる肝腎障害や悪性腫瘍の存在，心身症などにより修飾され皮疹が難治化したものと考えられている．

Ⅱ 診断へのアプローチ

A 臨床症状・臨床所見

a. 結節性痒疹

かたいドーム状の痒疹結節が，四肢伸側を主体にそれぞれが癒合することなく生じる（図1）．中年以降に発症しやすく，女性に多いとされる．

b. 多形慢性痒疹

高齢者の腰部，側腹部などに比較的集簇して認められる（図3）．

B 検査

一般臨床検査では異常はみられない．難治性の湿疹病変であることを反映して，好酸球数が上昇することがある．

Ⅲ　治療ならびに看護の役割

A 治療

a. おもな治療法

難治化した湿疹病変の最終形の１つであることから，局所の病変に対しては湿疹治療を徹底する必要がある．ステロイド外用剤は，皮膚が厚い部分からの吸収が悪い．したがって，期待したような治療効果が上がらない場合には，テープ剤の使用やステロイド薬を外用した上から亜鉛華軟膏などを用いた重層療法〔密閉包帯法（occlusive dressing technique：ODT）〕も選択肢となる．

かゆみの訴えが強い疾患であるが，抗ヒスタミン薬の内服のみでかゆみをコントロールすることはできない．

b. 合併症とその治療法

強いかゆみを引き起こすさまざまな疾患が，本症の基礎疾患となりうる．内分泌疾患，糖尿病などの代謝異常症，腎障害，肝・胆道系疾患，血液疾患，内臓悪性腫瘍などの全身疾患を想定して詳細な問診を行い，必要に応じてこれら基礎疾患を念頭に置いた検査を行う．

c. 治療経過・期間の見通しと予後

治療に難渋する疾患である．長期間の経過によって現在の形になっていることを考慮すると，治療にもある程度の期間，場合によっては年余を要すると予想される．

B 看護の役割

a. 治療における看護

外用治療が治療の基本となるが，途中で投げ出すことなく，病変部位への外用を気長に継続できるようサポートすることが求められる．

その一方で，漫然と同じ外用剤を使用し続けることなく，場合によっては感染症や皮膚萎縮の有無などを定期的に確認し，皮膚の症状に合った治療を継続してもらう必要がある．

そもそもなぜその部位に湿疹病変が生じたのかを考え，皮膚の清潔や保湿，また刺激を避けるなどの生活指導も必要となる．

4 皮膚瘙痒症

Minimum Essentials

❶ かゆみの発症機序はいまだ十分には解明されていない.
❷ 明らかな発疹を認めないにもかかわらず，かゆみを訴える状態である.
❸ かゆみの原因となっている基礎疾患がある場合には，その治療を行う．抗ヒスタミン薬が奏効する症例は一部にすぎない．保湿薬による乾燥の改善や予防は，ある程度有用である．ステロイド薬の外用は湿疹性変化が認められる症例に限られるべきである.
❹ 現在のところ効果的な治療法は存在せず，スキンケアや皮膚刺激の回避を気長に続けていくことが求められる.

I 皮膚瘙痒症とは

A 定義・概念

明らかな発疹を認めないにもかかわらずかゆみを訴える疾患である．ただし，かゆみに対して皮膚を搔破した結果として，湿疹性変化や搔破痕，色素沈着などがみられることがある.

B 原因・病態

かゆみの原因を同定できない場合が多く，また発症機序もいまだ十分には解明されていない.

II 診断へのアプローチ

A 臨床症状・臨床所見

長期にわたる強いかゆみによる患者の精神的苦痛は大きく，日常生活やQOLを大いに妨げるものの，皮膚の症状は他覚的にはほとんど認められない.

全身にかゆみを生じる汎発性皮膚瘙痒症は，腎不全，肝障害，血液疾患をはじめとするさまざまな基礎疾患に伴い認められる.

表1　汎発性皮膚瘙痒症でのスキンケアの例

1．皮膚の清潔～毎日の入浴，シャワー ・汗や汚れは速やかに落とす．しかし，強くこすらない ・石鹸・シャンプーを使用するときは洗浄力の強いものは避ける ・石鹸・シャンプーは残らないように十分にすすぐ ・かゆみを生じるほどの熱い湯は避ける ・入浴後のほてりを感じさせる沐浴剤・入浴剤は避ける **2．皮膚の保湿・保護～保湿・保護を目的とする外用剤** ・保湿・保護を目的とする外用剤は皮膚の乾燥防止に有用である ・入浴・シャワー後には必要に応じて保湿・保護を目的とする外用剤を選択する ・使用感の良い保湿・保護を目的とする外用剤を選択する **3．その他** ・室内を清潔にし，適温・適湿を保つ ・新しい肌着は使用前に水洗いする ・洗剤はできれば界面活性剤の含有量の少ないものを使用する ・爪を短く切り，なるべく搔かないようにする ・手袋や包帯による保護が有用なことがある

（日本皮膚科学会：汎発性皮膚瘙痒症ガイドライン．日皮会誌 122：267-280，2012より許諾を得て転載）

B 検査

かゆみの原因となる基礎疾患の有無を確認するための検査を行う．血液検査などでとくに異常が見つからず，原因が不明でかつ頑固なかゆみが長期間にわたって続く場合には，内臓悪性腫瘍の合併を念頭に置くべきとされる．

Ⅲ 治療ならびに看護の役割

A 治療

a. おもな治療法

かゆみの原因となっていると考えられる基礎疾患がある場合には，まずはその治療が第一選択となる．基礎疾患の治療にもかかわらずかゆみのコントロールが不良の場合には，精神的なものが原因と考えられる場合は抗不安薬を，基礎疾患に腎不全や肝障害が存在する場合は選択的オピオイドκ受容体作動薬であるナルフラフィンを投与する．これらの投薬によっても十分な効果があげられない場合，あるいはかゆみの原因となる明らかな基礎疾患がない場合には，スキンケアや皮膚刺激の回避（**表1**）[1]を指導する．

かゆみそのものへの薬物治療としては抗ヒスタミン薬（H_1受容体拮抗薬）が試みられるが，抗ヒスタミン薬が奏効する症例は汎発性皮膚瘙痒症の一部にすぎない．

保湿薬によって皮膚の乾燥を改善あるいは予防することは，ある程度のかゆみの抑制に有用である．ステロイド薬の外用は，搔破による二次的な湿疹性変化が認められる症例に限られるべきであり，また，長期連用により皮膚萎縮をきたすため，漫然と継続されるべきではない．

そのほかの治療法として，中波長紫外線照射や免疫抑制薬内服などが経験的に行われている．

b. 合併症とその治療法

かゆみの原因となっている各基礎疾患による．

c. 治療経過・期間の見通しと予後

残念ながら，現状では本症に対する効果的な治療法は存在せず，スキンケアや皮膚刺激の回避を気長に続けていくことが求められる．

B 看護の役割

a. 治療における看護

スキンケアや皮膚刺激の回避（**表1**）[1]が治療の主体とならざるをえないことから，これらの指導が肝要である．

引用文献

1）日本皮膚科学会：汎発性皮膚瘙痒症ガイドライン．日皮会誌 **122**：267-280，2012

5 ウイルス感染症

1）単純疱疹

Minimum Essentials

❶ 単純ヘルペスウイルス（HSV）の初感染もしくは再活性化による皮膚疾患である．
❷ HSV-1 は主として口唇ヘルペス，HSV-2 は主として性器ヘルペスを引き起こす．それぞれ初発型と再発型がある．アトピー性皮膚炎など皮膚の基礎疾患をもつ患者に播種性に HSV が感染した病態をカポジ（Kaposi）水痘様発疹症とよび，全身症状を伴い重症化することがある．
❸ 治療は抗ヘルペスウイルス薬の投与である．病態に合わせて点滴，内服，外用を選択する．
❹ 初発型や重症例では 1～2 週間，再発型では数日で治癒する．再発を頻回に繰り返す症例が存在する．

I 単純疱疹とは

A 定義・概念

単純疱疹は，単純ヘルペスウイルス（herpes simplex virus：HSV）の皮膚への感染により発症する皮膚疾患である．

B 原因・病態

HSV には 1 型と 2 型があり，1 型は主として口唇ヘルペスを，2 型は主として性器ヘルペスを発症させる．口唇，性器部分に有痛性の小水疱の集簇（しゅうぞく）をみる．HSV は初感染後に三叉神経や仙髄神経節に潜伏感染し，感冒や疲労，精神的ストレスなどで再活性化すると初感染部位に再発病変を形成する．一般的に再発病変は初発病変よりも軽症である．アトピー性皮膚炎など皮膚の基礎疾患がある患者の顔面，頸部などに播種状に HSV が感染した病態をカポジ水痘様発疹症とよび，発熱，倦怠感などの全身症状や眼科的合併症を伴い重症化することもある．

Ⅱ　診断へのアプローチ

A 臨床症状・臨床所見

口唇あるいは性器に小水疱が集簇し，びらん化，痂皮化していく．口唇ヘルペス初発例では口内炎や歯肉炎を伴い，摂食困難となる場合がある（ヘルペス性歯肉口内炎）（**図 1**）．口唇ヘルペス再発例は**図 2** に示した．性器ヘルペス初発例では疼痛が強く，鼠径リンパ節腫脹や排尿障害を伴うこともある（**図 3**）．カポジ水痘様発疹症では，細菌の二次感染を合併することもある（**図 4**）．

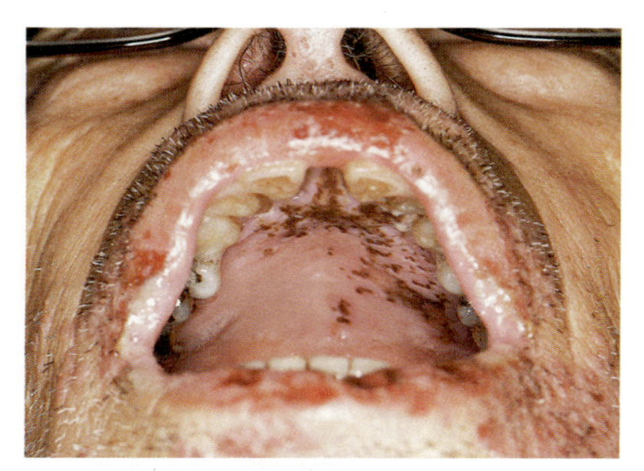

図 1　ヘルペス性歯肉口内炎

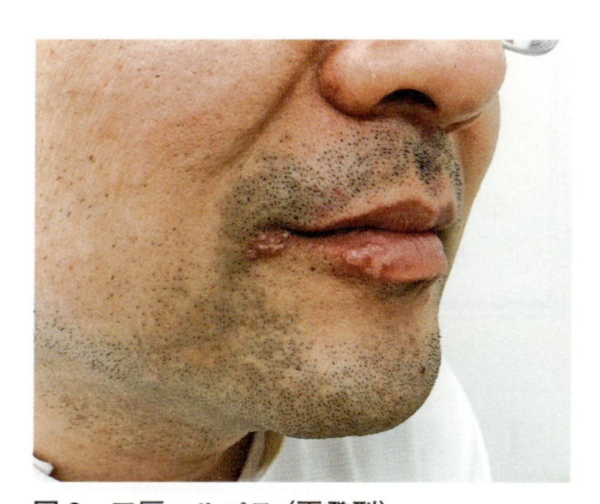

図 2　口唇ヘルペス（再発型）

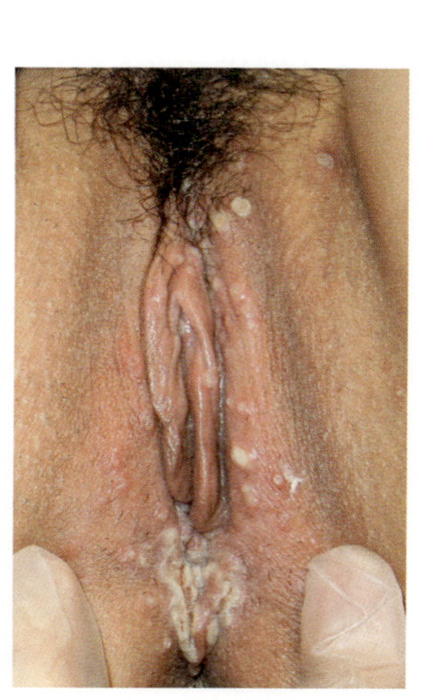

図 3　性器ヘルペス（初発型）

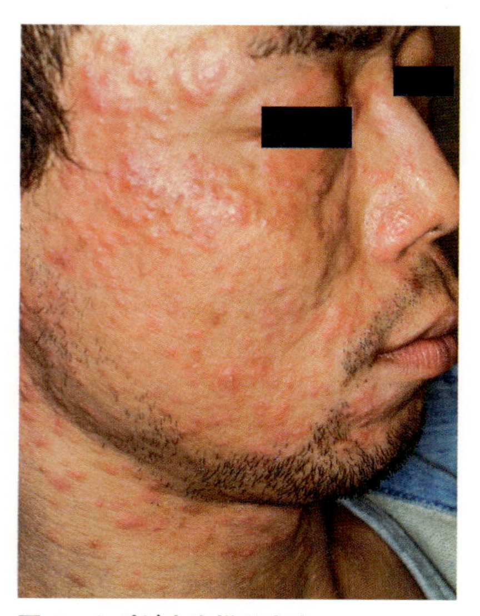

図 4　カポジ水痘様発疹症

B 検査

多くの場合は臨床的診断が可能である．水疱部位のウイルス感染細胞をギムザ (Giemsa) 染色で観察する〔ツァンク (Tzanck) 試験〕．また，性器ヘルペスではイムノクロマト法を用いた抗原検査が保険適用となっている．

Ⅲ 治療ならびに看護の役割

A 治療

a. おもな治療法

基本は抗ヘルペスウイルス薬の投与である．軽症の再発性口唇ヘルペスでは外用薬を用いる．性器ヘルペスは外陰部以外にも病変が存在する可能性があるため，外用薬単独では治療せず内服薬を用いる．初発例やカポジ水痘様発疹症などの重症例では，入院したうえで抗ヘルペスウイルス薬の点滴を行う場合もある．

頻回に再発を繰り返す性器ヘルペス症例では，抗ウイルス薬を連日内服する再発抑制療法を選択する場合もある．

b. 合併症とその治療法

眼周囲の病変で，角膜炎などの眼病変が疑われる場合は眼科にコンサルトし，点眼薬を併用する．

カポジ水痘様発疹症で細菌の二次感染が合併している場合は抗菌薬の併用を，発熱などがある場合は解熱鎮痛薬の併用を行う．

c. 治療経過・期間の見通しと予後

初発例や重症例では1～2週間で，再発の軽症例では数日で皮疹は痂皮化し治癒する．なお，頻回に再発を繰り返す口唇ヘルペス，性器ヘルペス症例が存在する．

B 看護の役割

a. 治療における看護

再発は肉体的，精神的ストレスがかかったときに起きやすいので，普段からストレスのかからない生活をするよう指導する．

HSVは接触感染するので，口唇ヘルペスが出ているときはマスクの装着を，また性器ヘルペスが出ているときは性行為を行わないよう指導する．

患者のケアを行うときは，手袋を装着する．医療従事者に口唇ヘルペスが出ているときにも，患者に感染させないようマスクを必ず装着する．

b. フォローアップ

皮疹がすべて痂皮化すれば感染力はなくなるため，通常の日常生活を送ることが可能である．

再発性性器ヘルペス患者の女性例で妊娠が判明した場合，出産時に児が新生児ヘルペスを発症する可能性もあるため，出産前に産婦人科医と相談するよう指導する．

カポジ水痘様発疹症は，基礎疾患として多いアトピー性皮膚炎のコントロールが悪いときに出現しやすいため，普段からスキンケアを含む外用療法をきちんと行い，良好な皮膚状態を維持していくことが重要であると指導する．

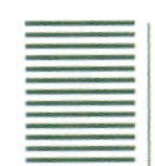

2）水痘（みずぼうそう）

Minimum Essentials

❶ 水痘は水痘・帯状疱疹ウイルスの初感染により発症する皮膚疾患である．
❷ 皮疹は紅斑から始まり，丘疹，水疱，膿疱を経過して痂皮化する．新旧の皮疹が混在するのが特徴である．
❸ 抗ヘルペスウイルス薬の全身投与が基本の治療である．ワクチンによる予防が可能であり，現在は定期接種化されている．
❹ 1 週間〜10 日程度で皮疹はすべて痂皮化し治癒する．一般的に予後は良好だが，成人例で時に重症化する場合がある．

I 水痘（みずぼうそう）とは

A 定義・概念

水痘・帯状疱疹ウイルス（varicella zoster virus：VZV）の初感染により発症する皮膚疾患である．小児に多いが成人発症例もある．

B 原因・病態

空気感染，飛沫感染および接触感染により広がり，潜伏期間は 10〜21 日である．皮疹は紅斑から始まり，丘疹，水疱，膿疱を経過して痂皮化する．典型的な症例では 1 週間〜10 日程度で皮疹がすべて痂皮化し治癒するが，重症例では肺炎，肝炎，中枢神経合併症などを発症し死亡する例もある．一般に小児では軽症のことが多いが，成人発症の場合は重症化しやすい．水痘は TORCH 症候群の 1 つであり，妊婦が感染すると，妊娠初期では流産の，妊娠中期以降では四肢低形成，瘢痕性皮膚炎，眼球異常，精神発達遅滞など新生児に重篤な後遺症を起こす先天性水痘症候群（congenital varicella syndrome：CVS）の危険性が高まる．また出産 40 日前〜出産 2 日後に妊婦が水痘を発症した場合，新生児は生後 5〜10 日頃に水痘を発症し，抗ウイルス薬による治療が行われない場合約 30％が死亡する．

memo　TORCH 症候群

妊婦が感染すると，胎児に重い症状や障害を起こすことのある感染症の総称で，T：トキソプラズマ症，O：その他（梅毒，水痘，コクサッキー，B 型肝炎など），R：風疹（先天性風疹症候群），C：サイトメガロウイルス感染症，H：単純ヘルペス（性器ヘルペス）の頭文字をとったものである，多くの場合，妊娠中，分娩前の初感染が問題となる.

Ⅱ　診断へのアプローチ

A 臨床症状・臨床所見

皮疹出現 1～2 日前に発熱や全身倦怠感を伴うこともあるが，小児では発疹から始まることもある．発疹は通常は最初に頭皮，次いで体幹，四肢に出現するが，体幹にもっとも多く生じる．新旧の皮疹が混在するのが特徴である（**図 5**）.

B 検査

特徴的な臨床症状，水痘患者との接触歴，ワクチン接種歴などから診断は容易である．水疱部位のウイルス感染細胞をギムザ染色で観察可能である（ツァンク試験）.

Ⅲ　治療ならびに看護の役割

A 治療

a. おもな治療法

基本は抗ヘルペスウイルス薬の全身投与である．重症例では，入院したうえで抗ヘルペ

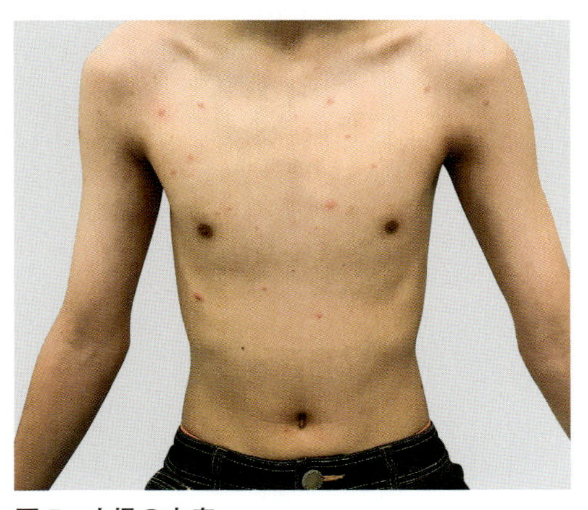

図 5　小児の水痘

スウイルス薬の点滴を行う場合もある．抗ヘルペスウイルス薬を発症後早期から全身投与することにより，症状の軽減や治癒までの期間の短縮が図れるため，積極的に使用する．

発熱に対しては，ライ（Reye）症候群発症の可能性が指摘されているアスピリンなどサリチル酸系薬ではなく，比較的安全性の高いアセトアミノフェンを使用する．

かゆみが強い場合には抗ヒスタミン薬の内服を用いる．また，発疹による瘙痒感の軽減のため，フェノール・亜鉛華リニメント（カチリ®）を外用することもある．

生ワクチンによる予防が可能であり，現在定期接種化されている．

memo　ライ症候群

インフルエンザや水痘などの感染後，とくにアスピリンを服用している小児に，急性脳症や肝臓の脂肪浸潤を引き起こし，死亡や神経学的後遺症をきたす疾患である．原因不明．

b. 合併症とその治療法

合併症として皮膚の二次性細菌感染，脱水，肺炎，肝機能障害や脳炎などを発症する場合がある．必要に応じ抗菌薬の全身投与，補液などを行っていく．

前述のように急性期に小児にアスピリンを用いると，ライ症候群を発症する場合があるため注意が必要である．

c. 治療経過・期間の見通しと予後

おおよそ1週間〜10日ほどですべての皮疹が痂皮化すれば治癒とみなす．基本的には予後良好の疾患である．

B 看護の役割

a. 治療における看護

入院，自宅安静いずれも十分な休養，睡眠をとることが必要である．入院の場合，個室管理（空気感染予防策）を行い，医療従事者や清掃員などは水痘既感染者を当てる．水痘未感染者が水痘患者と接触した場合，72 時間以内であればワクチン接種による発症阻止が可能である．

b. フォローアップ（退院指導，日常生活指導を含む）

水痘は学校保健安全法による第二種学校感染症に分類されており，すべての発疹が痂皮化するまで出席停止とする．外出も控えるほうが望ましい．

3）帯状疱疹

Minimum Essentials

❶ 水痘・帯状疱疹ウイルス（VZV）の再活性化によって起こる皮膚疾患である．
❷ 身体の片側の支配神経領域に，痛みを伴う浮腫性の紅斑，水疱が出現する．
❸ 治療は抗ヘルペスウイルス薬の全身投与が基本である．急性，慢性の痛みに対しては種々の疼痛治療薬を用いる．
❹ 皮膚症状は 1～2 週間で痂皮化し治癒する．疼痛も 1 ヵ月以内で消失することが多いが，一部の症例では長期にわたり痛みが持続する（帯状疱疹後神経痛）．

I 帯状疱疹とは

A 定義・概念

帯状疱疹は，水痘・帯状疱疹ウイルス（VZV）の再活性化により生じる，痛みを伴う皮膚疾患である．

B 原因・病態

VZV は初感染で水痘を発症させる．その後，知覚神経節やその周囲に潜伏感染していた VZV が，老化やストレス，免疫力低下などの原因により再活性化すると，ウイルスは知覚神経を末梢に向かって移動し，神経炎症とともに皮膚病変を発症させる．50 歳以上になると帯状疱疹の発症率は上昇する．

II 診断へのアプローチ

A 臨床症状・臨床所見

発疹の出る数日～1 週間前より体の片側に疼痛や知覚異常が生じ，やがて同部位に浮腫性紅斑，水疱が出現する．水疱の大きさは粟粒大から小豆大で，中心臍窩を有する（図 6, 7）．水疱はやがて膿疱となったあと，1～2 週間で痂皮化し治癒する．重症の場合，びらんや潰瘍を形成する．

B 検査

特徴的な臨床症状，経過から典型例では臨床診断可能である．水疱部位のウイルス感染

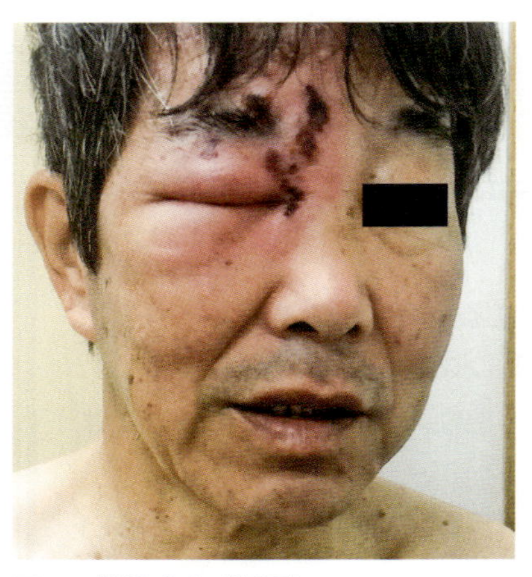

図 6　帯状疱疹（顔面）

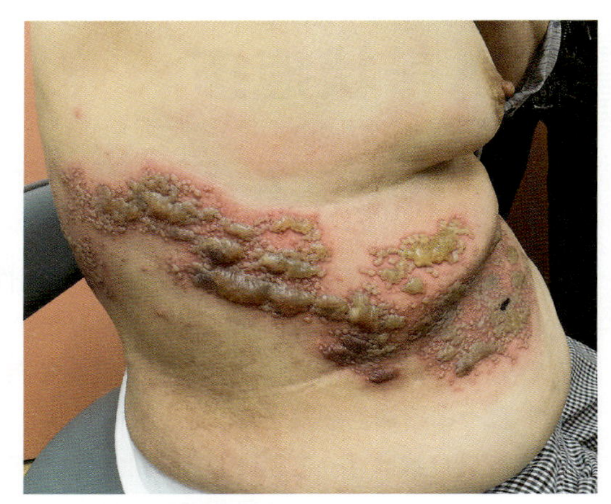

図 7　帯状疱疹（体幹部）

細胞をギムザ染色で観察（ツァンク試験）もしくは抗 VZV 抗体を用いた蛍光抗体法を用いて単純ヘルペスウイルス（HSV）感染症との鑑別をする．

Ⅲ　治療ならびに看護の役割

A　治療

a．おもな治療法

治療の基本は，抗ヘルペスウイルス薬の早期全身投与である．重症例では，入院したうえで抗ヘルペスウイルス薬の点滴を行う．抗ヘルペスウイルス薬を発症後早期（皮疹出現後 72 時間以内）から投与することにより，疼痛の軽減や治癒までの期間の短縮が図れる．

急性期の疼痛に関しては，非オピオイド系の鎮痛薬を使用する．高齢者では非ステロイド抗炎症薬（NSAIDs）ではなく，アセトアミノフェンが推奨される．

50 歳以上の免疫能正常者に対して，帯状疱疹発症予防の目的で水痘ワクチンの接種が任意で認められている．

b．合併症とその治療法

頭頸部の帯状疱疹では，眼科的，耳鼻科的合併症〔ハント（Hunt）症候群〕や脳炎を合併することがあるため，早めに徴候を見つけて各科と協力のうえ治療する．

抗ヘルペスウイルス薬は腎排泄型の薬剤であり，過量投与により急性腎不全，またせん妄や失見当識といった中枢神経の副作用をきたすことがあるため，高齢者や腎機能障害患者，透析患者では腎機能に応じて適切な減量を行う．

皮疹出現後 3 ヵ月以上経過しても痛みが残る状態を，帯状疱疹後神経痛（postherpetic neuralgia：PHN）という．PHN に対しては鎮痛補助薬やオピオイドなどを使用する．一般に高齢者では疼痛が強く，PHN を発症しやすい．

memo　ハント症候群

水痘・帯状疱疹ウイルスの再活性化による耳介周囲の帯状疱疹，顔面神経麻痺，耳鳴・難聴・めまいなどの第８脳神経症状を３主徴とする疾患である．

c. 治療経過・期間の見通しと予後

1～2 週間で皮疹は痂皮化し治癒する．疼痛は 1 ヵ月以内で治まることが多いが，PHN を発症すると年余にわたり痛みが持続し，患者の QOL を障害する．

B 看護の役割

a. 治療における看護

高齢者の体力低下時に発症することが多いため，安静を指導する．

汎発疹（帯状の皮疹部位以外にも水疱が多発している状態）がある場合は，水痘と同様にウイルス血症を起こしており，空気感染で他者へ感染させる可能性があるため個室管理（空気感染予防策）が必要となる．

水疱が破れたびらん面から細菌感染を起こさないよう，患部には抗菌薬の外用を 1 日 1 回行い，清潔にする必要がある．

発疹が出ている時期に水痘未感染者やワクチン未接種児と接触すると，水痘を発症させてしまう危険性があるので，接触を避けるよう指導する．

b. フォローアップ

疼痛に対しては，冷却するよりも温めたほうが軽減するため，入浴やカイロの使用を勧める．PHN になってしまった場合は，疼痛が長期間にわたるため，心理的なケアも重要となる．

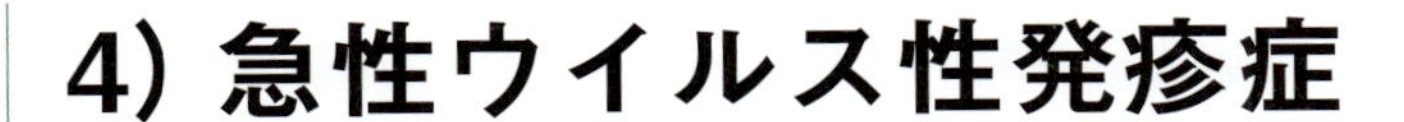

4）急性ウイルス性発疹症

Minimum Essentials

❶ 麻疹，風疹などに代表される，ウイルス感染に伴い発疹が出現する疾患の総称．

❷ 紅色丘疹，紅斑，時に紫斑，小水疱が混じ，これらが局在性もしくはほぼ全身に分布する．臨床像は，感染するウイルスの種類によっては特異的であるが，多くは非特異的であり，発疹型だけでは診断がつけにくい．

❸ 対症療法で安静，保温，水分，栄養の補給に努める．

❹ 2～4 週間で全身症状の改善とともにおおむね皮膚症状も軽快する．

I　急性ウイルス性発疹症とは

A　定義・概念

ウイルス感染に伴い紅色丘疹，紅斑，小水疱，時に紫斑が混じた形で，局在性もしくは全身性に皮疹が出現する疾患の総称．日常臨床で遭遇する頻度が高く，認知しておくべき疾患として麻疹，風疹，伝染性紅斑，手足口病などがある．本稿では，これら4疾患について概説する．

B　原因・病態

a. 麻疹

麻疹ウイルスは，パラミクソウイルス科モルビリウイルス属に属するRNAウイルスである．感染力が非常に強い．通常，前駆期，発疹期，回復期と経過する．

b. 風疹

風疹ウイルスは，トガウイルス科ルビウイルス属に属するRNAウイルスである．春から夏に流行し，発疹は3〜4日で消退することから「3日ばしか」ともよばれる．

c. 伝染性紅斑

ヒトパルボウイルスB19（PVB19）による感染症．いわゆる「りんご病」といわれる．春から夏にかけて流行する．

d. 手足口病

エンテロウイルス（entero virus：EV）感染症である．ヒトエンテロウイルスはピコナウイルス科エンテロウイルス属に分類されるRNAウイルスで，起因ウイルスとしてコクサッキー（coxsackie virus：CV）A16，A10，EV71がよく知られる．

II　診断へのアプローチ

A　臨床症状・臨床所見・検査

a. 麻疹（図8，9）

8〜12日の潜伏期のあとに高熱，鼻汁，咳，眼結膜充血などの症状が出現する前駆期を経て発疹期に移行する．この前駆期〜発疹期へ移行する時期には，口腔内にコプリック（Koplik）斑とよばれる白色粘膜疹がみられる．発疹は，一般的に顔面より始まりほぼ全身に広がる．性状は，浮腫性紅斑〜紫紅色斑で，徐々に拡大・癒合して不正形〜網目状となる．その後，回復期になると全身症状，皮疹は消退するが，しばらく色素沈着が残る．検査は，血算（白血球数，血小板数の減少，異型リンパ球の出現），血液生化学（肝酵素の上昇）などに加えてウイルス抗体価の上昇，麻疹特異的IgM抗体などを行う．

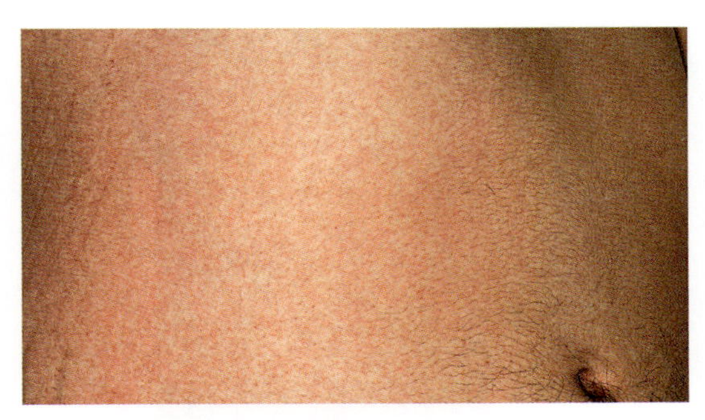
図 8　麻疹（成人例，体幹）

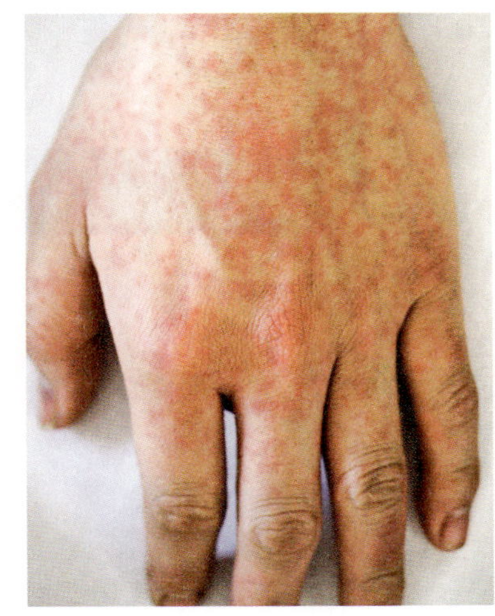
図 9　麻疹（成人例，手背）

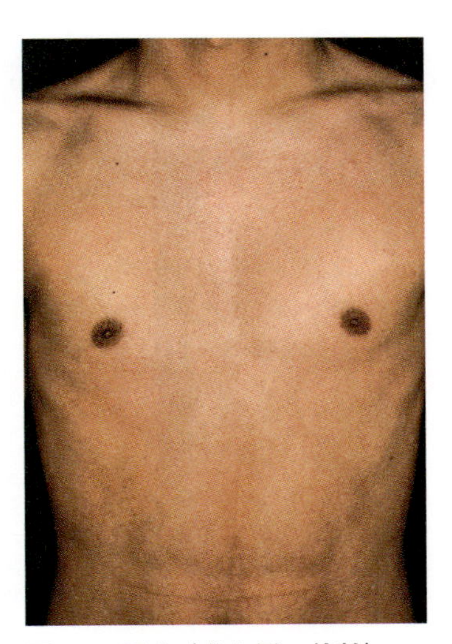
図 10　風疹（成人例，体幹）

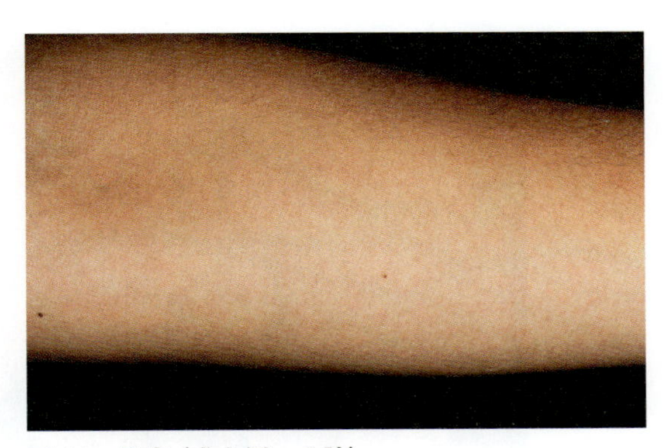
図 11　風疹（成人例，上腕）

b. 風疹（図 10，11）

16〜18 日の潜伏期のあとに発熱，リンパ節腫脹（耳介後部）とともに皮疹が出現する．顔面から始まり，頭部，躯幹，四肢へと拡大し，淡紅色の粟粒大の点状皮疹が無数にみられ，徐々にびまん性となる．検査は，麻疹と同様に血算，血液生化学，HI 抗体の上昇や EIA 法で風疹 IgG，IgM 抗体価を見る．

c. 伝染性紅斑（図 12，13）

約 2 週間の潜伏期のあとに，顔面の両頬部に平手打ち様と称される紅斑が出現し，その後，四肢伸側にレース状紅斑となって拡大する．ただし成人例では，顔面の皮疹がはっきりしない場合もある．また，成人例では前駆症状として関節痛，筋肉痛，発熱などの症状

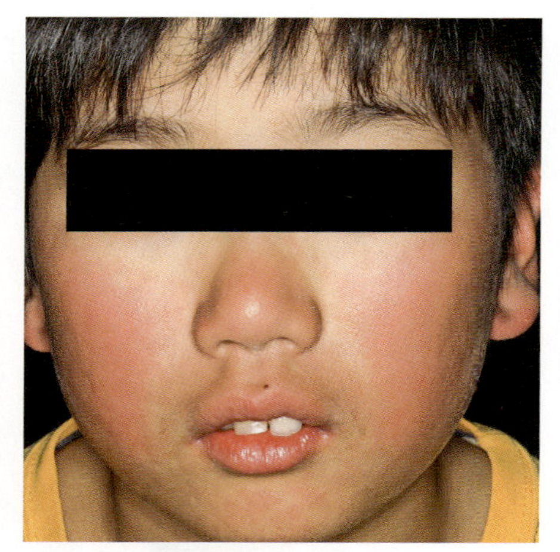

図 12　伝染性紅斑（小児例，顔面）

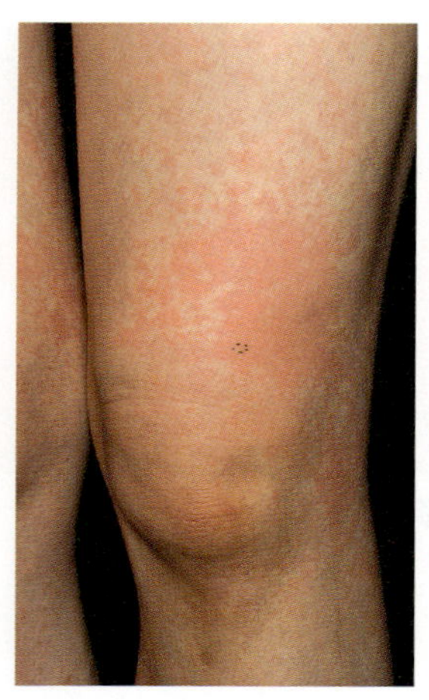

図 13　伝染性紅斑（成人例，下肢）

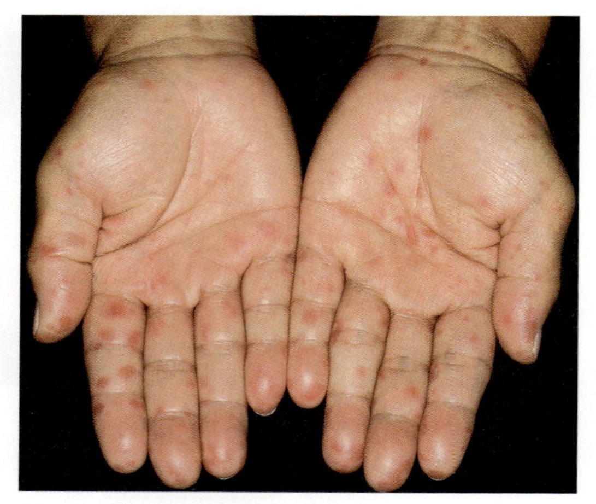

図 14　手足口病（成人例，手掌）

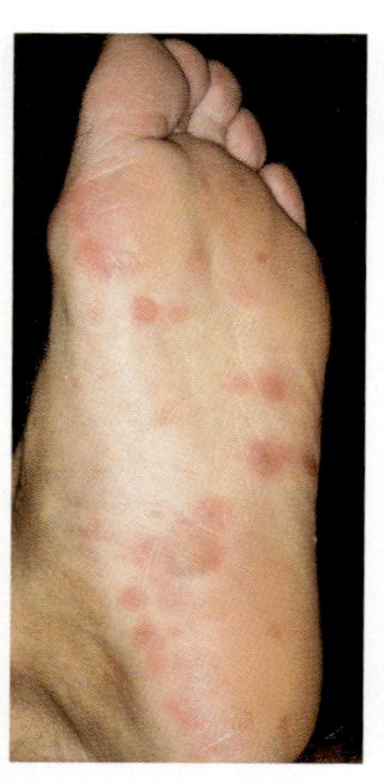

図 15　手足口病（成人例，足底）

が顕著である．検査は，典型例では皮疹の性状と分布で視診のみで可能であるが，非典型例では血清の PVB19 特異的 IgM 抗体の上昇を確認することが有用である．

d. 手足口病（図 14，15）

3〜5 日間の潜伏期を経て，約半数に 37〜38℃の発熱，倦怠感，感冒症状がみられ，1〜2 日間経過後に特徴的な皮疹，粘膜疹が出現する．下痢や嘔吐などの消化器症状を伴う場合もある．その名の示すとおり，おもに手，足および口唇，口腔粘膜に皮疹，粘膜疹を形成する．個疹は数 mm の紅暈（こううん）を伴う紅色丘疹として出現し，すみやかに丘疹は水疱へと変化し，その後癒合していく．躯幹に生じた場合，紅斑や紫斑が主となった症例も報告される．掌蹠（しょうせき）に生じた場合，皮膚紋理（皮膚の皮溝，皮丘の形成する割線方向）に長軸をとった楕円形の皮疹を呈することが多く，診断に有用な所見である．また罹患後，1～3ヵ月で爪甲の横線（Beau線），陥没，脱落が生じることも知られる．検査は，伝染性紅斑同様に典型例は視診のみで可能であり不要である．非典型例については，ウイルス抗体価の上昇を確認することが診断に有用であるが，手足口病の原因ウイルスは多種であり，同定できない場合も少なくない．

Ⅲ 治療ならびに看護の役割

A 治療

a. おもな治療法，合併症

治療は原則として安静，保温，水分・栄養の補給に努めることである．

おもな合併症を以下に列挙する．

①麻疹：肺炎，中耳炎，脳炎，亜急性硬化性全脳炎（SSPE）が知られている．

②風疹：抗体のない妊婦が妊娠前半期に感染すると，白内障や先天性心疾患，難聴などの先天異常をもつ子供が生まれる可能性がある（先天性風疹症候群，CPS）．

③伝染性紅斑：妊娠初期の感染で胎児水腫を合併することが知られている．またPVB19は，papular-purpuric gloves-and-socks syndrome（PPGSS）や赤芽球癆（せきがきゅうろう）の原因ウイルスでもある．

④手足口病：口腔内の粘膜疹は強い疼痛を示すことがあり，重症例では摂食困難を訴える場合もある．まれに髄膜炎，脳炎などの中枢神経系合併症のほか，心筋炎，続発するネフローゼ症候群などの報告もある．

memo　papular-purpuric “gloves-and-socks” syndrome：PPGSS

PVB19感染症に関連する症候群で，瘙痒感や疼痛を伴う紅斑と浮腫が手関節および足関節より遠位側の手足に生じ，紅斑は徐々に丘疹，紫斑へと進行する．しばしば口腔粘膜疹，リンパ節腫脹を伴う．紫斑は，免疫複合体が血管に沈着し物理刺激により形成されるといわれている．

b. 治療期間・期間の見通しと予後

上述する各疾患により若干異なるが，およそ2～3週間で全身症状は軽快する．

B 看護の役割

a. 治療における看護

本稿で述べたすべてのウイルス性発疹症に共通するが，治療の基本は安静，保温，水分・栄養補給であり，ほとんどの例が軽快することを説明する．自宅で十分に安静にできない，口腔内病変，悪心・嘔吐などにより水分・食事の摂取が困難な場合には，入院のうえ個室隔離し補液を行う．また，肺炎や脳炎の合併（高熱，頭痛など）が疑われる場合も入院にて慎重に経過観察とする．入院させる際には，マスク着用などを指導し，感染が拡大しないように院内マニュアルに沿った対応を心がける．

b. 登校，登園について

①麻疹：解熱後3日間．

②風疹：発疹が消失するまで．

③伝染性紅斑：解熱し全身状態が改善するまで．

④手足口病：びらんがなくなり，全身状態が改善するまで．ただしウイルスの排出期間が長いので，とくに排便後の手洗いは登園，登校後も徹底する．

5) 疣贅（ゆうぜい）（いぼ）

Minimum Essentials

❶ ヒトパピローマウイルス（ヒト乳頭腫ウイルス）の感染によって生じる，皮膚および粘膜の良性腫瘍．いわゆる「いぼ」．

❷ 尋常性疣贅は表面がざらざらした灰白色の丘疹で，足底では盛り上がらず魚の目状になる．扁平疣贅は顔面，手背に多発する扁平な丘疹である．尖圭（せんけい）コンジローマは性感染症で，陰部に単～多発する白色～褐色調のカリフラワー状の丘疹．

❸ 治療としては液体窒素圧抵（あってい）がもっともよく行われる．尖圭コンジローマではイミキモド外用も併用する．

❹ 数回の治療で消失することが多く，予後は良い．

I 疣贅（いぼ）とは

A 定義・概念

ヒトパピローマウイルスの感染によって生じる，皮膚および粘膜の良性腫瘍である．接触感染でヒトからヒトへとうつる．ウイルスを構成するDNAの違いにより210種類以上の型が確認されているが，型の違いにより，尋常性疣贅，扁平疣贅，尖圭コンジローマなどのさまざまな臨床形をとる．

B 原因・病態

ヒトパピローマウイルスが，外傷を受けやすい露出部，とくに手指，足底，膝，顔面の皮膚から侵入し，角化細胞中で増殖することにより生じる腫瘍である．尋常性疣贅は，小学校低学年までの小児に多くみられる．足の裏の魚の目を訴えて受診する子供では，ほとんどがこのタイプのいぼである．扁平疣贅は20歳代の若い人に多くみられる．尖圭コンジローマは性感染症で，性活動の活発な青壮年に生じる．

Ⅱ 診断へのアプローチ

A 臨床症状・臨床所見

通常，痛くもかゆくもない．臨床症状から診断は容易である．

a. 尋常性疣贅

四肢末端，頭部，顔面にしばしばみられる．手，足では半球状に隆起した灰白色の丘疹（**図 16**）で，サイズは 1 cm ぐらいまでである．表面はざらざらしており，小さい黒点（疣贅内の毛細血管に生じた血栓）が点々とみられる．顔面，首では先端が尖った細長い突起になることもある．足底では体重で押されるため隆起することはなく，魚の目状または多発して敷石状の角化性病変になる．うおのめとの鑑別を**表 1** に示す．なお，たこは皮膚全体が厚くかたく盛り上がり，痛みはない．

b. 扁平疣贅

顔面，手背に多発する径 1～3 mm 大の円形～楕円形の扁平な丘疹である（**図 17**）．表面は平滑で，肌色～褐色調である．いぼ全部が急にかゆく赤くなり，2～3 ヵ月で消失することがある（自然消退現象）．

c. 尖圭コンジローマ

青壮年の外陰，膣・子宮頸部の皮膚および粘膜や肛囲に多発する白色～褐色調の乳頭状，カリフラワー状の丘疹（**図 18**）で，性感染症として発症する．

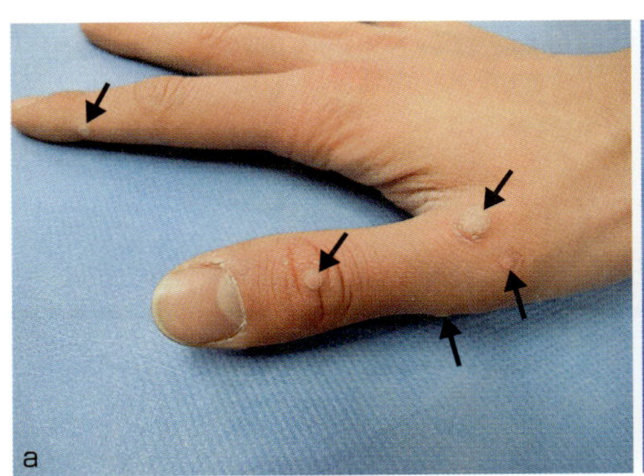

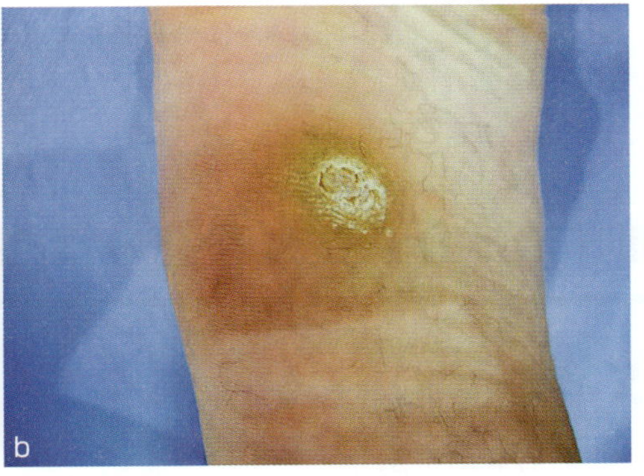

図 16　尋常性疣贅
a：手のいぼ（→）．
b：足の裏のいぼ．

表 1　足底のいぼとうおのめ（鶏眼）の違い

	痛み	表面性状
いぼ	ない	黒い点が点々とみられる
うおのめ	ある	「魚の目」状の丸くかたい芯が中央に見える

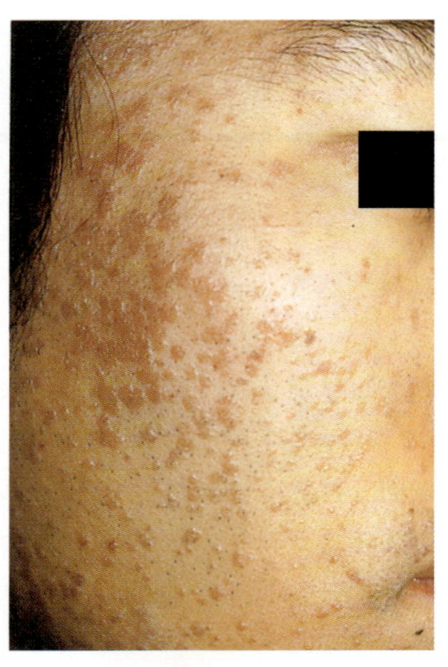

図 17　扁平疣贅
扁平な小丘疹が多発，一部では融合して認められる．
（遠州病院皮膚科 浦野聖子先生のご厚意による）

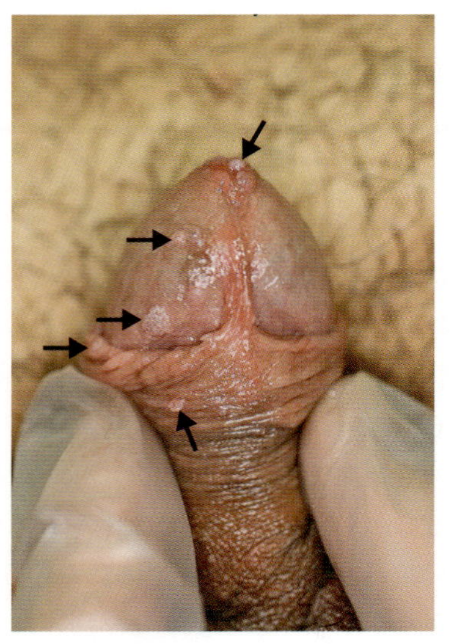

図 18　尖圭コンジローマ（→）
ほかに小さな病変が多数みられる．

B 検査

診断は容易であり，特別な検査は必要としない．確定診断が困難な場合には，組織所見や組織内のウイルス抗原あるいはウイルス DNA の存在により確認する．尖圭コンジローマが広範囲にみられる場合は梅毒または HIV 感染症を疑い，患者の同意のもとスクリーニング検査を行う．

Ⅲ 治療ならびに看護の役割

A 治療

a. おもな治療法

臨床病型，病変の部位，痛みを伴う治療に耐えられるかなどを考慮し，選択する．

(1) 全身療法

扁平疣贅の場合，ヨクイニンが処方される．当薬が有効であるというエビデンスはないが，プラセボ効果によりウイルスに対する免疫を高め自然消退現象を引き起こすと考えられている．

(2) 局所療法

① 液体窒素療法

綿棒に液体窒素を含ませ，疣贅病巣の凍結融解を 3〜4 回繰り返す．1〜2 週間に 1 回程度，疣贅が消失するまで行う．痛みを伴うので，小児の場合は加減しながら治療する．

② 電気焼灼法

局所麻酔をしたうえで電気メスを用い，疣贅を焼いて削り取る．

③ イミキモド外用

尖圭コンジローマに対してのみ行われる．週に3回（毎日ではなく，たとえば1日おき），就寝前に患部に塗布し，翌朝洗い流す．これを原則として16週間続ける．塗布により発赤やびらん，痛みやかゆみなどの皮膚反応が起きることをあらかじめ患者に知らせておく．

b. 合併症とその治療法

尖圭コンジローマは性感染症であり，広範囲にみられる場合は梅毒，HIV感染の合併を疑いスクリーニング検査を行う．

c. 治療経過・期間の見通しと予後

液体窒素療法を1〜2週に1回行う．多くは数回の通院で消失する．イミキモド外用だけで消失しないときは，液体窒素療法と併用する．

B 看護の役割

治療に痛みを伴うことが多い．難治性，再発性の場合は，治療の目的を明確にし，定期的に治療を続けるよう指導し励ます．

尋常性疣贅を自己判断で削ったり，スピール膏を貼って剝がしたりすると，大きくなることがあるので，小児例では保護者を通じてこの点を注意する．

幼小児の尋常性疣贅や扁平疣贅では，免疫反応による自然治癒が期待できるため，常に治癒への希望をもたせることが大切である．

尖圭コンジローマでは，イミキモドを塗布した状態での性行為は避ける．パートナーへの薬剤付着により，皮膚障害を生じる可能性がある．

6) 伝染性軟属腫（みずいぼ）

Minimum Essentials

❶ 伝染性軟属腫ウイルスによる皮膚感染症である．いわゆる「みずいぼ」．

❷ 幼小児の体幹，臀部，外陰部に多発する中心がへこんだ丘疹で，大きさは5 mmまでである．圧迫すると白色の粥状物の排出をみる．

❸ 摘除が簡単で確実な治療法である．

❹ 時にいぼがかゆくなり，自然消退することもある．

❺ アトピー性皮膚炎患児に好発し，併せて湿疹の治療もする．

I 伝染性軟属腫（みずいぼ）とは

A 定義・概念

伝染性軟属腫ウイルス感染による，角化細胞の腫瘍性増殖である．毛包の細胞に感染すると考えられており，毛のない手掌・足底にはできない．

B 原因・病態

感染経路はヒトからヒトへの直接的な接触がもっとも多く，保育園，幼稚園で集団発症することがある．また，プールでのタオルやビート板などを介した間接的な接触でも感染する．

アトピー性皮膚炎患児で好発するが，湿疹部や掻き傷からウイルスが侵入するためと考えられる．性感染症として発症する場合は，陰部に出現する．後天性免疫不全症候群（acquired immune deficiency syndrome：AIDS）などの免疫不全患者では顔面に多発する．

II 診断へのアプローチ

A 臨床症状・臨床所見

表面がつるつるした，白色あるいは真珠様の色調の小さな丘疹（直径 5 mm まで）で，中央が少しへこんでいる（**図 19**）．いぼ自体にはかゆみも痛みもない．体幹，臀部，外陰部に好発する．丘疹を周囲から圧迫すると中心部分のへこみから白色の粥状物（軟属腫小体）が排出される．

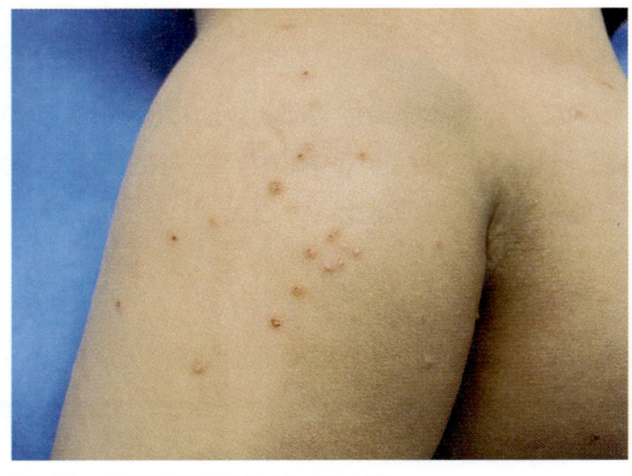

図 19　伝染性軟属腫（みずいぼ）

好発年齢は幼小児であり成人発症はまれであるが，時にアトピー性皮膚炎患者，AIDS患者にみられる．

B 検査

とくにない．

Ⅲ 治療ならびに看護の役割

A 治療

自然消退が期待できるが，消退までの期間は6ヵ月〜2年と長い．その間に全身に広がり，他人への感染源となる可能性もある．したがって，保育園，幼稚園や学校で団体生活を送っている児童に関しては治療が必要である．

a. 摘除

トラコーマ鑷子などで丘疹の基部を挟み，圧迫しつつ上方に持ち上げると，白色粥状物（軟属腫小体）が排出される．あるいは，丘疹の頂上をつまみ，引っ張って傷つけるだけでも良い．治癒過程で，軟属腫小体が排出される．摘除した日は，抗菌薬軟膏を外用し，入浴は原則禁止する．摘除にあたっては，痛み緩和のため，1時間前にリドカインテープ（ペンレス®）をいぼの部分に貼付しておく．

b. その他の対策

患児が摘除を怖がる場合は，自然消退を期待し経過観察する．消退する場合は，いぼ全部が赤くかゆくなることが多く，その後消失してゆく．全経過はおおよそ2〜3ヵ月である．

c. 治療の経過・期間の見通しと予後

観察をこまめに行い，個疹の数が少ない時期に治療する．アトピー性皮膚炎の児は，湿疹を掻破することにより自家感染すると考えられるので，スキンケア，湿疹の治療を適切に行う．

B 看護の役割

・個疹の数が少ない時期から摘除する．個数が多い場合は，治療回数を分ける．痛み緩和のためにリドカインテープを貼る．
・周囲の小児に感染することを考慮して，いぼの部分をガーゼなどで覆うように指導する．園や学校を休む必要はない．
・水からは感染しないので，プールに入っても良い．ただし，タオル，浮輪，ビート板などを介して感染することがあるので，これらを共用することは避ける．プールのあとはシャワーで肌をきれいに洗う．
・アトピー性皮膚炎の児は罹患しやすいので，スキンケア，湿疹の治療など，かゆみを止めることの重要性を認識させる．

6 | HIV 感染症

Minimum Essentials

❶ ヒト免疫不全ウイルス（HIV）による感染症で，感染初期（急性期），無症候期，そして後天性免疫不全症候群発症期（AIDS）へと至る．
❷ HIV 感染にみられる皮膚疾患は，感染症，新生物，炎症状態，その他に分類される．
❸ 治療は抗 HIV 薬および日和見感染症に対する抗菌薬投与である．
❹ 抗 HIV 薬の服薬遵守により，免疫力を落とすことなく通常の生活を送ることが可能である．

I HIV 感染症とは

A 定義・概念

ヒト免疫不全ウイルス（human immunodeficiency virus：HIV）による感染症である．

B 原因・病態

HIV 感染者の自然経過は，感染初期（急性期），無症候期，そして後天性免疫不全症候群（acquired immune deficiency syndrome：AIDS）発症期の 3 期に分けられる．未治療感染者では，経時的に免疫システムの破壊が進行し免疫不全状態へと至り，重篤な日和見感染症や悪性腫瘍を引き起こす．

II 診断へのアプローチ

A 臨床症状・臨床所見

HIV 感染者において皮膚疾患はよくみられ，HIV 感染者の約 90％が何らかのタイプの皮膚疾患を発症している．一般的なものとして，乾皮症，真菌感染，脂漏性皮膚炎，湿疹などがある．

HIV 感染者にみられる皮膚疾患は，感染症，新生物，炎症状態，その他に分類される（**表 1**）．

無症候期ではまだ HIV 感染症に特徴的な症状はほとんどないが，ほかの性感染症や肝炎，繰り返す帯状疱疹，ヘルペス，結核や口腔カンジダ，赤痢アメーバなどがきっかけ

表 1　HIV 感染における皮膚疾患

感染症	皮膚真菌（カンジダ，白癬），細菌感染（ブドウ球菌など），梅毒感染，全身性真菌感染（クリプトコッカス症など），単純ヘルペスウイルス（HSV）および水痘・帯状疱疹ウイルス（VZV）感染，ヒトパピローマウイルス感染，伝染性軟属腫，疥癬
新生物	カポジ肉腫，基底細胞癌，扁平上皮癌，メルケル細胞癌，黒色腫
炎症状態	脂漏性皮膚炎，瘙痒症，好酸球性毛包炎，瘙痒性丘疹発疹
その他	薬疹，角化症，リポアトロフィ（脂肪萎縮），光線過敏症，乾癬，炎症後色素沈着過剰症，免疫再構築症候群（皮膚疾患または感染症の再燃）

表 2　HIV を考慮すべき臨床状況（皮膚科領域疾患）

- 帯状疱疹
- 繰り返すヘルペス感染症
- 難治性の皮膚真菌症
- 難治性湿疹
- 好酸球性毛包炎
- カポジ肉腫
- 梅毒
- 尖圭コンジローマ

となって HIV 感染が判明することも少なくない（**表 2**）.

AIDS 期の HIV 患者では，重篤な乾癬（通常は体の 50%以上に影響を与える），重篤な光線皮膚炎，結節性痒疹，伝染性軟属腫，および再発性薬物反応などが一般的となってくる．また比較的まれではあるが，とくに AIDS 期段階でみられる好酸球性毛包炎，細菌性血管症，口腔毛状白斑（舌側縁の白いプラーク）などは，HIV 感染に特有の皮膚疾患である．

a. カポジ（Kaposi）肉腫（図 1）[1)]

HIV 関連のカポジ肉腫は，おもに男性同性愛者の疾患である．典型的には無症状の赤紫～褐色の丘疹，斑または腫瘍を示し，頭頸部（とくに鼻の先端，口蓋，頸部），上半身，生殖器，下肢，足裏に好発する．

b. 細菌性血管腫症

血管増殖性疾患であり，バルトネラ菌感染によって引き起こされる．感染リスクにはネコによる引っ掻き傷や噛み傷が含まれる．皮膚病変は褐色～赤色の丘疹および小結節であり，触れると容易に出血する．

c. 好酸球性毛包炎

とくに AIDS 後期段階において，HIV 感染者に関連する皮膚疾患である．おもに顔面，頸部，上腕に出現する瘙痒性の発疹で，毛孔一致性の丘疹や小膿疱が特徴的である．血清 IgE 値，好酸球数の増加を示す．

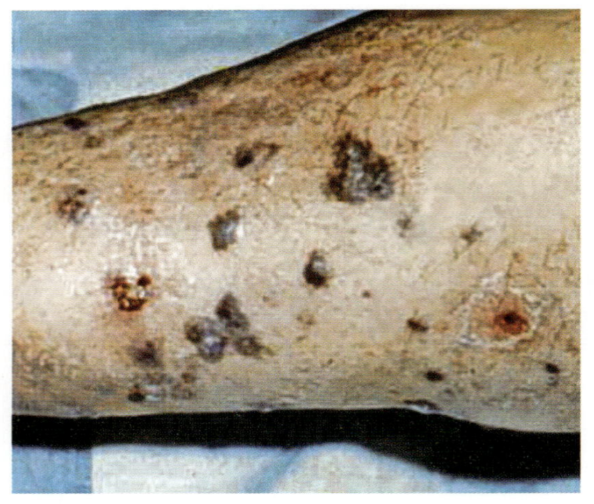

図1　カポジ肉腫
(Antman K et al：Kaposi's sarcoma. N Engl J Med **342**：1027-1038, 2000より許諾を得て転載. Copyright © 2000 Massachusetts Medical Society. All rights reserved.)

B 検査

HIV抗体検査，HIV-RNA定量検査などでHIV感染状態を，リンパ球数やCD4＋T細胞数などで免疫力を評価する．また，AIDS指標疾患のリストを参考に，何らかの日和見感染症や疾患をきたしていないか全身検索を行う．

HIV未検査，未診断の人に口腔毛状白斑症，帯状疱疹，口腔カンジダ症，好酸球性毛包炎などの疾患を見たときは，根底にHIV疾患が存在する可能性を考慮する必要がある．

Ⅲ　治療ならびに看護の役割

A 治療

a. おもな治療法

抗HIV薬の多剤併用によるART（antiretrovial therapy）療法が行われる．国内外で治療に関するガイドラインが出ているが，代表的なものとして『抗HIV治療ガイドライン』が毎年更新されており，ウェブで閲覧することができる[2)]．

なお，各皮膚科疾患の治療についてはそれぞれの項を参照されたい．

b. 合併症とその治療法

抗HIV薬（例：抗レトロウイルス薬ネビラピンなど），また日和見感染症の予防や治療に用いる抗菌薬（例：ST合剤スルファメトキサゾール/トリメトプリムなど）にて薬物反応を起こすことがある．時にスティーヴンス・ジョンソン（Stevens-Johnson）症候群のような重篤反応も引き起こす．

抗HIV薬による治療開始後に免疫再構築症候群を引き起こすことがあり，皮膚疾患ではざ瘡，ブドウ球菌感染および結節性紅斑がより頻繁にみられている．

> **memo　免疫再構築症候群**
> 免疫再構築症候群とは，AIDS などの免疫不全患者への抗 HIV 治療後，免疫機能が回復した際に，すでに体内に潜伏していた病原体に対する免疫応答が一時的に増強し，感染症の症状が顕在化した状態のことである．

c. 治療経過・期間の見通しと予後

抗 HIV 薬の開発や治療方法の進歩により，服薬遵守すれば免疫力を落とすことなく，通常の生活を送ることが可能となってきている．

B 看護の役割

a. 治療における看護とフォローアップ

HIV 治療薬の服用遵守が大切であり，服用時間や食事なども指示どおりにする．飲み忘れがないようにアラームを使ったり，服用記録を残す．免疫能が回復しても定期的な通院とチェックを受ける．性感染症への注意，安全な性行為，感冒などの予防，歯の健康を維持するなど，日常生活の注意を指導する．

瘙痒症は HIV 患者に比較的多い訴えであり，かゆみや皮膚乾燥へのケアと指導を行う．

引用文献

1）Antman K et al：Kaposi's sarcoma. N Engl J Med **342**：1027-1038, 2000
2）H28 年度厚生労働行政推進調査事業費補助金エイズ対策政策研究事業 HIV 感染症及びその合併症の課題を克服する研究班：抗 HIV 治療ガイドライン，2017
http://www.haart-support.jp/pdf/guideline2017.pdf（2018 年 3 月 26 日参照）

7 細菌感染症

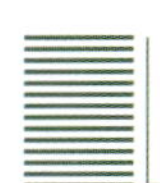

1）伝染性膿痂疹（とびひ）

Minimum Essentials

❶ 皮膚の浅在性細菌感染症の代表的なものであり，黄色ブドウ球菌や連鎖球菌により生じる．
❷ おもに夏場に幼小児に好発する水疱性膿痂疹と，季節を問わず，大人にも生じ，厚い痂皮を伴う痂皮性膿痂疹に分けられる．
❸ 病変部を洗浄し，抗菌薬の外用，内服を行う．
❹ 水疱性膿痂疹では適切な治療をすれば 3～4 日で乾燥し，1 週間ほどで治癒する．痂皮性膿痂疹ではやや長引く．

I 伝染性膿痂疹（とびひ）とは

A 定義・概念

おもに幼小児に夏季に好発する水疱性膿痂疹と，大人にも季節を問わず出現する痂皮性膿痂疹に分けられる[1)]．いずれも感染力が強く，接触感染により伝染する．水疱性膿痂疹はアトピー性皮膚炎や虫刺症などの際，掻破により二次的に発症することも多く，その場合は膿痂疹性湿疹とよばれる．

B 原因・病態

水疱性膿痂疹のおもな病原菌は黄色ブドウ球菌である．細菌が産生する表皮剝脱毒素（exfoliative toxin：ET）により表皮細胞のデスモグレインが分解されて，表皮細胞の結合がバラバラになり，水疱が生じる．近年，市中感染型メチシリン耐性黄色ブドウ球菌（MRSA）が増加している．痂皮性膿痂疹のおもな原因菌は化膿性連鎖球菌であり，皮膚表面に感染し，痂皮を伴う炎症の強い病変を形成する．

Ⅱ 診断へのアプローチ

A 臨床症状・臨床所見

水疱性膿痂疹では水疱→びらん→痂皮を形成する（**図 1**）．痂皮性膿痂疹では厚い痂皮で覆われた赤みの強い丘疹を生じる（**図 2**）[2]．

B 検査

病変部から細菌培養を行い，原因菌の同定および感受性検査を行う．

Ⅲ 治療ならびに看護の役割

A 治療

a. おもな治療法

セフェム系やペニシリン系の抗菌薬内服を行う．軽症であればテトラサイクリン系，ニューキノロン系やフシジン酸の外用剤塗布でも治療可能である[3]．

b. 合併症とその治療法

湿疹続発性の場合は，ステロイド外用剤の併用が必要となる．

c. 治療経過・期間の見通しと予後

適切な抗菌薬を投与すれば，1 週間足らずで瘢痕を残さず治癒する．

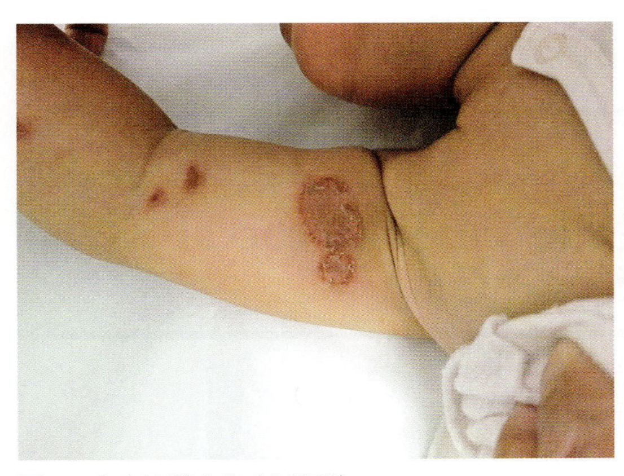

図 1　水疱性膿痂疹（上腕部）

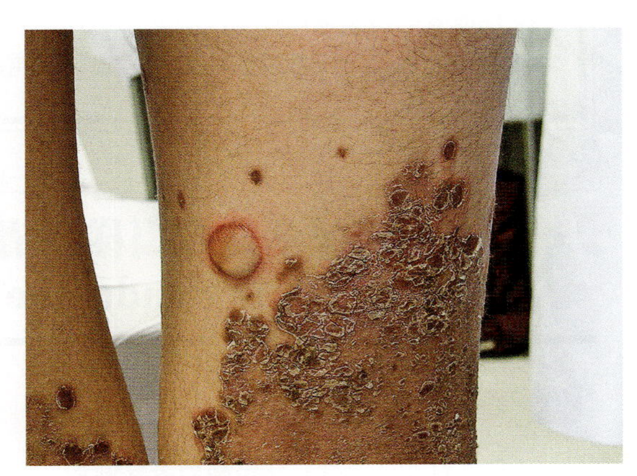

図 2　痂皮性膿痂疹

（池田政身：専門医にきく子どもの皮膚疾患 VI．感染性皮膚疾患 伝染性膿痂疹・ブドウ球菌性熱傷様皮膚症候群（SSSS）・丹毒・蜂窩織炎．小児科診療 **72**：2151–2156，2009 より許諾を得て転載）

B 看護の役割

a. 治療における看護

・石鹸などによる洗浄で皮膚の清潔を保ち，スキンケアと外用療法を行う．

・湿疹病変が合併する場合は，湿疹の治療をしっかり行う．また，引っ掻くと拡大するため，かゆくてもがまんするよう指導する．

・容易に他人に伝染するため，水泳などは禁止する．

・病変が狭い場合は外用剤を塗布し，包帯などで覆えば通園は可能であるが，病変が広範囲の場合は休園を指示する．

引用文献

1) 池田政身：伝染性膿痂疹．皮膚科の臨床 **57**：688-690，2015

2) 池田政身：専門医にきく子どもの皮膚疾患 Ⅵ．感染性皮膚疾患 伝染性膿痂疹・ブドウ球菌性熱傷様皮膚症候群（SSSS）・丹毒・蜂窩織炎．小児科診療 **72**：2151-2156，2009

3) 五十嵐敦之：伝染性膿痂疹．小児科臨床ピクシス 17 年代別子どもの皮膚疾患（五十嵐　隆ほか編），p.168-169，中山書店，東京，2010

2) ブドウ球菌性熱傷様皮膚症候群（SSSS）

Minimum Essentials

❶ 黄色ブドウ球菌の産生する表皮剝脱毒素（ET）により表皮剝離，びらんを生じる．近年は起炎菌としてメチシリン耐性黄色ブドウ球菌（MRSA）が増加している．

❷ 乳幼児に好発し，発熱および全身に熱傷様の表皮剝離，びらんが拡大する．

❸ 補液などの全身管理と，感受性のある抗菌薬の全身投与を行う．

❹ 1 週間程度で潮紅は退色し，大きな鱗屑となり軽快する．

I ブドウ球菌性熱傷様皮膚症候群（Staphylococcal scalded skin syndrome：SSSS）とは

A 定義・概念

発熱および全身に熱傷様の表皮剝離，びらんの拡大する疾患で，乳幼児に好発するが，時に高齢者でも発症する．

B 原因・病態

黄色ブドウ球菌が鼻咽頭などに感染し，ETを産出し，血中に入ったETが表皮細胞の結合（デスモゾーム）を切って表皮細胞がバラバラになり，水疱，びらんが生じる．

Ⅱ 診断へのアプローチ

A 臨床症状・臨床所見

発熱，全身倦怠感，食欲不振，不機嫌などの全身症状とともに，口囲，鼻孔周囲の潮紅と眼脂を生じる（**図3**）．さらに腋窩や頸部，外陰部などに接触痛を伴う潮紅を生じ，その後全身の皮膚が潮紅し，水疱，びらんを生じる[1]．

B 検査

血液検査で白血球数やCRP値の上昇がみられる．確定診断には鼻咽頭などからの黄色ブドウ球菌の培養を行う．

Ⅲ 治療ならびに看護の役割

A 治療

a. おもな治療法

輸液などの全身管理を行い，黄色ブドウ球菌に感受性のあるβ-ラクタム系薬の内服ないし点滴静注を行う[2]．びらんにはアズノール®軟膏や亜鉛華軟膏などを塗布する．

b. 合併症とその治療法

脱水症に対しては輸液管理を行う．高齢者では腎機能低下に注意する．

c. 治療経過・期間の見通しと予後

乳幼児では1週間ほどで解熱し，皮疹も軽快し予後は良好である．一方，高齢者では予後が悪い場合がある．

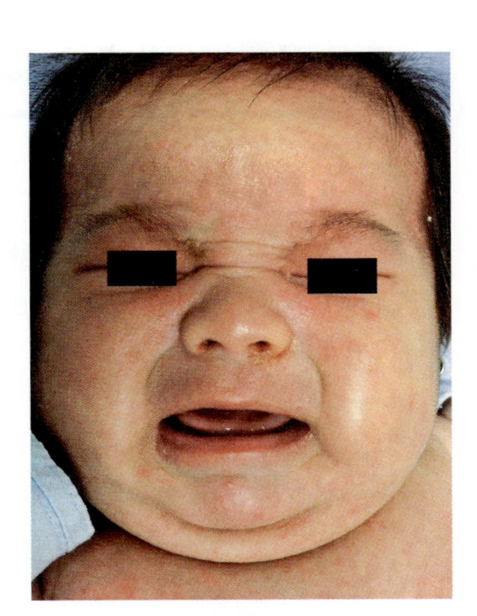

図3　SSSSの顔貌

B 看護の役割

a. 治療における看護

十分な栄養と睡眠をとるよう指導し，配慮する．

発熱時には解熱薬を投与し，脱水を起こさないよう十分に水分摂取を行うよう指導する．皮膚の状態を観察し，びらんなどのある場合は適切な外用療法を行う．

急性期は入浴やシャワーは禁止するが，回復期にはシャワーを浴び，皮膚の清潔を保つよう指導する．

b. フォローアップ

体力の回復を図り，食事や睡眠を十分とるよう指導する．

引用文献

1）池田政身：ブドウ球菌性熱傷様皮膚症候群（SSSS）．日本臨牀 別冊 感染症症候群（第2版）下，p.510-513，日本臨牀社，東京，2013

2）井上多恵：伝染性膿痂疹，ブドウ球菌性熱傷様皮膚症候群（SSSS）．逃げない！攻める！皮膚科救急テキスト（出光俊郎編），p.66-69，文光堂，東京，2017

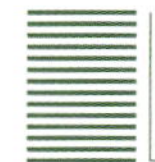

3）せつ，よう

Minimum Essentials

❶ 黄色ブドウ球菌が毛包に感染し，深在性感染症となったものがせつで，隣接する毛包に多発するとようとよばれる．

❷ 毛包に膿栓を形成し，有痛性の腫脹を伴い，次第に膿瘍となる．

❸ 切開・排膿を行い，原因菌に感受性のある抗菌薬の全身投与を行う．

❹ 治療後 1 週間ほどで排膿が止まり，腫脹も軽快する．

I せつ，ようとは

A 定義・概念

せつとは毛包に起炎菌が感染し，毛包周囲の結合組織や脂腺に化膿性炎症が波及したものである．いわゆる「おでき」のことであり，隣接する毛包に多発した場合，ようとよばれる[1]．

B 原因・病態

おもな起炎菌は黄色ブドウ球菌である．毛包の深いところまで炎症が広がり，膿瘍を形成し，毛包周囲にも発赤，腫脹が及ぶ．

Ⅱ　診断へのアプローチ

A 臨床症状・臨床所見

毛包一致性の膿栓，膿瘍を形成し，周囲に圧痛，発赤，腫脹を伴う（**図4**）．ようの場合，隣接する複数の毛包に同時に病変が形成され（**図5**），発熱や全身倦怠感などの全身症状を伴うことがある．

B 検査

膿汁からの細菌培養で黄色ブドウ球菌が検出される．ようでは白血球数増多やCRP値上昇がみられることがある．基礎疾患の検索のため，末梢血液像，肝機能，腎機能，血糖値，検尿などの検査を行う．

Ⅲ　治療ならびに看護の役割

A 治療

a. おもな治療法

膿瘍を形成している場合は切開排膿を行い，セフェム系，ペネム系，ニューキノロン系抗菌薬の内服を行うが，メチシリン耐性黄色ブドウ球菌（MRSA）の場合はホスホマイシンの併用や，バンコマイシンなどの抗MRSA薬の点滴を行う．

b. 合併症とその治療法

糖尿病やHIV感染症などの基礎疾患がある場合があり，合わせて十分な精査加療を行う．

c. 治療経過・期間の見通しと予後

1週間前後で軽快し，予後は良好であるが，MRSAが原因の場合は治療に難渋すること

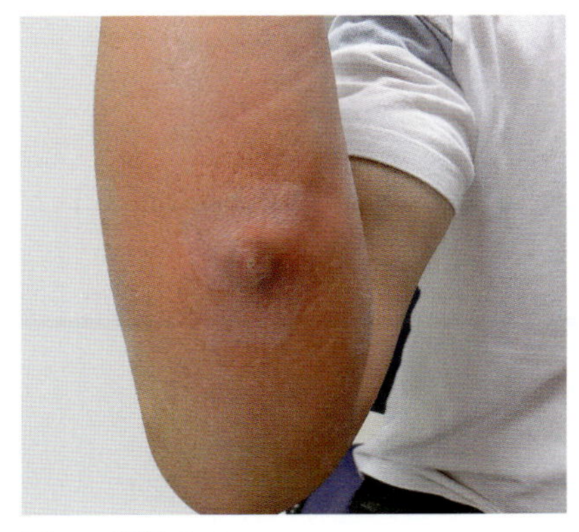

図4　前腕のせつ

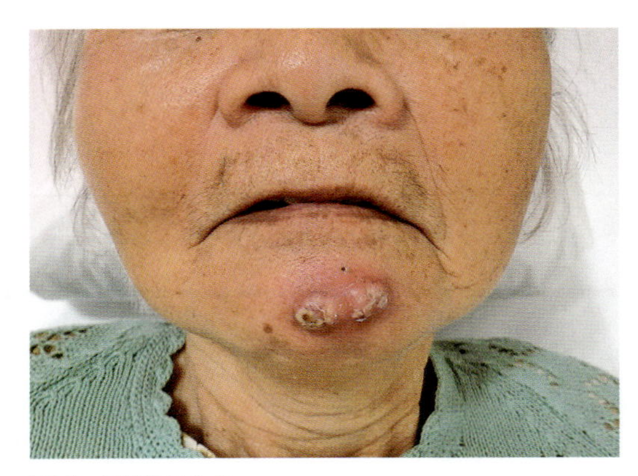

図5　下顎のよう

がある．

B 看護の役割

a. 治療における看護

患部の冷却を行うことで痛みが軽減するようにし，安静を保つ．排膿しているときは石鹸と流水を用いて洗浄し，ガーゼと包帯で被覆する．

引用文献

1）梅林芳弘：せつ，よう，炎症性粉瘤．逃げない！攻める！皮膚科救急テキスト（出光俊郎編），p.89-93，文光堂，東京，2017

4）丹毒

Minimum Essentials

❶ おもにβ溶血性連鎖球菌による，真皮浅層に限局した化膿性の炎症．
❷ 疼痛を伴う鮮紅色の浮腫性紅斑で，顔面に好発する．
❸ 治療はペニシリン系抗菌薬の全身投与を行う．
❹ 7～10日で軽快するが，糸球体腎炎や心内膜炎を合併することがある．

I 丹毒とは

A 定義・概念

真皮浅層に限局した化膿性の炎症．

B 原因・病態

おもな起炎菌はβ溶血性連鎖球菌であるが，黄色ブドウ球菌が原因のこともある[1]．皮膚の創傷を通して真皮浅層に感染し，炎症が及ぶ．

II 診断へのアプローチ

A 臨床症状・臨床所見

顔面に好発する疼痛を伴う境界明瞭な発赤，腫脹を認め，時に頭痛や発熱を伴う[2]（図6）．

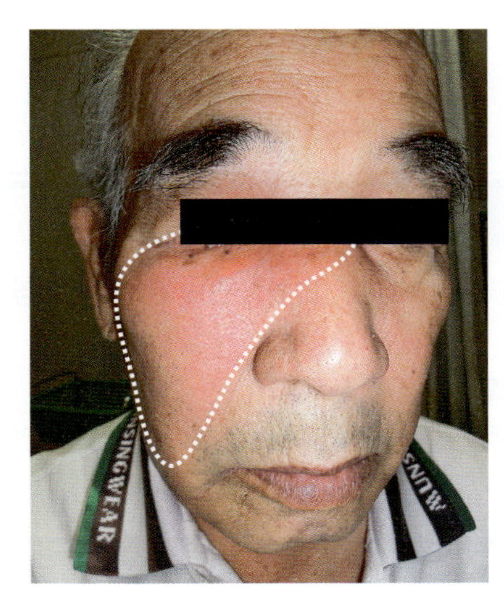

図 6　顔面の丹毒

B 検査

病変部からの細菌培養は困難である．末梢血液像，肝機能，腎機能，CRP，血糖値，検尿などの各種検査を行う．

Ⅲ 治療ならびに看護の役割

A 治療

a. おもな治療法

ペニシリン系抗菌薬の内服および点滴を行うが，効果に乏しい際はニューキノロン系抗菌薬や ST 合剤なども用いる．

b. 合併症とその治療法

糸球体腎炎の発症を予防するため，治癒後 10 日間は薬剤投与を継続する．

c. 治療経過・期間の見通しと予後

2〜3 日の治療で反応し 7 日ほどで軽快するが，効果に乏しい場合は薬剤を変更する．

B 看護の役割

a. 治療における看護

患部の冷却により疼痛のコントロールを行い，安静を保つ．発熱の有無や皮疹の推移を観察する．

引用文献

1）黒川一郎：蜂巣炎，丹毒．日本臨牀 別冊 感染症症候群（第 2 版）下，p.527-530，日本臨牀社，東京，2013
2）井上多恵：顔面の丹毒．逃げない！攻める！皮膚科救急テキスト（出光俊郎編），p.70-73，文光堂，東京，2017

5）蜂窩織炎

Minimum Essentials

❶ 黄色ブドウ球菌やβ溶血性連鎖球菌による，真皮から皮下脂肪織に至る化膿性の炎症である．
❷ 下肢に好発し，発赤，腫脹，熱感，疼痛がみられる．
❸ 治療は第一世代セフェム系抗菌薬やペニシリン系抗菌薬の全身投与を行う．
❹ 1～2 週間で軽快し，予後は良好なことが多いが，再発を繰り返すことがある．

Ⅰ 蜂窩織炎とは

A 定義・概念

真皮深層から皮下組織にかけての化膿性の炎症である．

B 原因・病態

おもな起炎菌は黄色ブドウ球菌やβ溶血性連鎖球菌であり，皮膚の創傷から侵入し，炎症は真皮深層から皮下組織に及ぶ．丹毒より深い部位に感染が生じる[1)]．

Ⅱ 診断へのアプローチ

A 臨床症状・臨床所見

下腿に好発し，圧痛を伴う境界やや不明瞭な発赤，腫脹を呈する（**図 7**）．重症例では発熱を伴うこともある．基礎疾患としてうっ滞性皮膚炎などの静脈うっ滞や糖尿病が存在することもあり，しばしば再発を繰り返す．

B 検査

病変部からの細菌培養は困難である．末梢血，スクリーニング検査，CRP，血糖値，検尿などの検査を行い，血液培養も行う．

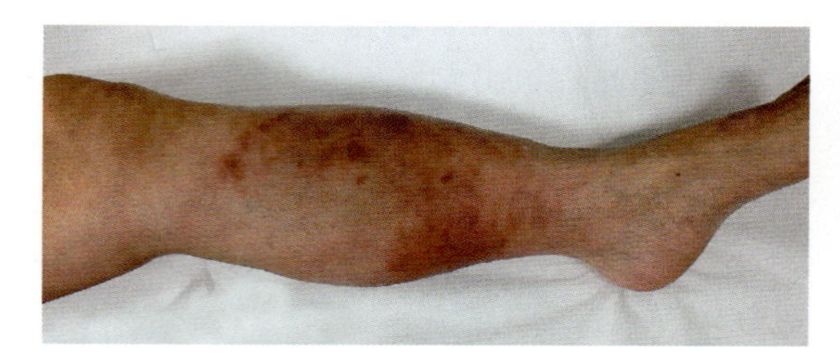

図 7　下腿の蜂窩織炎

Ⅲ 治療ならびに看護の役割

A 治療

a. おもな治療法

ペニシリン系やセフェム系の抗菌薬内服を行うが，重症例では入院のうえ点滴を行う．効果に乏しい際はニューキノロン系薬やST合剤なども用いる．安静下肢挙上を勧める．

b. 合併症とその治療法

重症例では壊死性筋膜炎などに移行することがあり，注意深く経過を観察する[2]．糖尿病や下腿浮腫を伴って生じることがあり，食事療法や下肢の安静，挙上を行う．

c. 治療経過・期間の見通しと予後

7～14日間で軽快するが，再発することがある．重症例では壊死性筋膜炎に至ることがある．

B 看護の役割

a. 治療における看護

できるだけ局所の安静を保てるように指導する．熱感が強い場合は，水を浸したタオルなどで冷却を行う．病変が下肢の場合は下肢を挙上させる．発熱の有無や皮疹の推移などを観察する．

b. フォローアップ

再発することが多いので，できるだけ安静を保ち，過激な運動は避けるよう指導する．発赤や痛みが再燃したときは，すみやかに再受診するよう指導する．

引用文献

1）盛山吉弘：蜂窩織炎，下肢の丹毒．逃げない！攻める！皮膚科救急テキスト（出光俊郎編），p.107-110，文光堂，東京，2017
2）黒川一郎：蜂巣炎，丹毒．日本臨牀 別冊 感染症症候群（第2版）下，p.527-530，日本臨牀社，東京，2013

6）壊死性筋膜炎

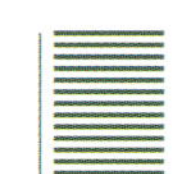

Minimum Essentials

❶ 筋膜上にさまざまな起炎菌による感染が生じ，急激に増悪し，水疱や皮膚壊死を生じる．
❷ 急激に進行する疼痛，発赤，腫脹，水疱，皮膚壊死，握雪感（圧すると新雪を握ったような感触）が特徴的である．
❸ 早期に切開，デブリードマンを行い，広域抗菌薬やクリンダマイシンの投与を行う．
❹ 植皮術などの再建術には数ヵ月を要し，適切な治療を行っても20～30%が死に至る．

Ⅰ 壊死性筋膜炎とは

A 定義・概念

皮下脂肪織深層から筋膜に沿って広がる重篤な細菌感染症である[1]．

B 原因・病態

原因菌は黄色ブドウ球菌，溶血性連鎖球菌，大腸菌，ビブリオ・バルニフィカス（*vibrio vulnificus*），嫌気性菌などさまざまである．原因菌の経口摂取や，何らかの外傷などから細菌が侵入して感染が成立する．

Ⅱ 診断へのアプローチ

A 臨床症状・臨床所見

激痛を伴う浮腫性腫脹，発赤腫脹，水疱，血疱，壊死，潰瘍などの症状（**図8**）が急速に出現，拡大し，発熱などの全身症状を呈する．ショック状態に陥るケースもある．時には筋肉にも感染が拡大し，壊死に陥る．敗血症を併発し，死に至ることも多い．病変部の皮膚を切開すると，筋膜組織が壊死に陥っているため（**図9**），筋膜に沿って容易に指を差し込むことができる．

B 検査

細菌培養，末梢血液像，電解質，肝機能，腎機能，CRP，凝固系検査，血糖値，検尿などの検査を行う．MRI や CT 画像検査にて，筋膜および筋肉の病変やガス像を検出する．

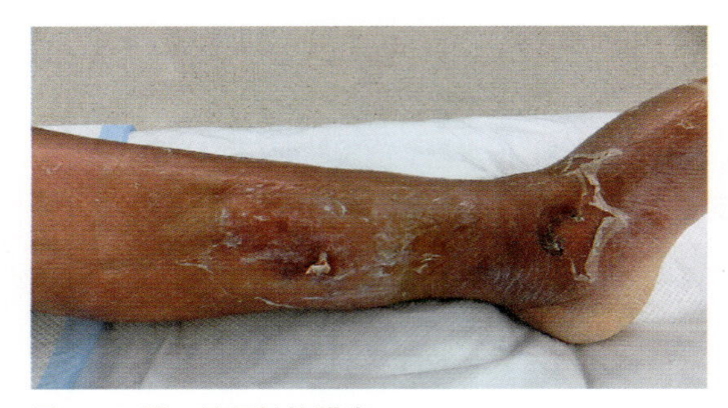

図8　下腿の壊死性筋膜炎

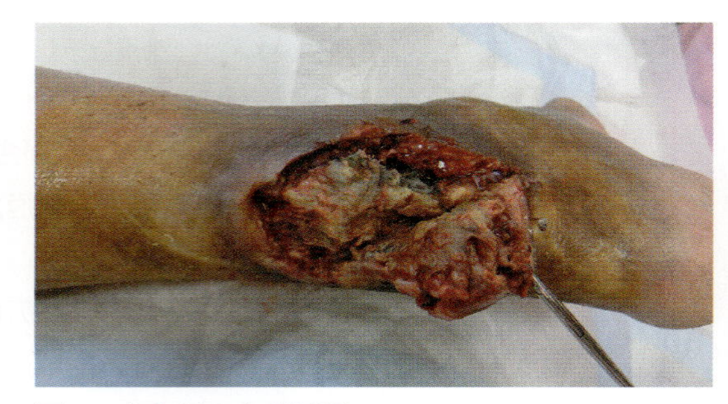

図9　病変部の皮膚切開
筋膜組織が壊死している．

III 治療ならびに看護の役割

A 治療

a. おもな治療法

早期に外科的デブリードマンを行う．抗菌薬を大量投与（原因菌が不明なときは広域抗菌薬を使用する．原因菌が判明すれば，それらに感受性のある適切な抗菌薬に絞り込む）し，輸液などの対症療法を行う．ショック症状があれば救急対応が求められる．急性期を乗り切れば，植皮などで創の閉鎖を図る[2)]．

b. 合併症とその治療法

基礎疾患として糖尿病などが存在することがあるため，その治療も併せて行う．敗血症やショック状態に陥ることがあり，十分な輸液や抗菌薬の大量投与を行う．多くはICUなどで全身管理が必要となる．

c. 治療経過・期間の見通しと予後

適切に治療されないと症状が急速に進行し，重篤な状態となり，数日で死に至る可能性が高い．急性期を乗り切れば1〜2ヵ月で症状が落ち着くため，創の閉鎖のための手術を行う．

B 看護の役割

a. 治療における看護

症状の推移が急速であるため，全身管理が必要である．発熱，尿量，呼吸状態，血圧の変動に注意する．皮疹も急速に増悪するため，経時的に皮疹の状態を観察する．

b. フォローアップ

救命できたとしても醜い瘢痕を残すことが多く，筋肉の壊死を伴う場合は著明な筋力低下などをきたすので，日常生活指導を行う．

引用文献

1）伊藤周作：壊死性筋膜炎・ガス壊疽．皮膚科研修ノート（佐藤伸一ほか編），p.400-402，診断と治療社，東京，2016
2）盛山吉弘：壊死性筋膜炎，劇症型溶血性レンサ球菌感染症．逃げない！攻める！皮膚科救急テキスト（出光俊郎編），p.111-116，文光堂，東京，2017

8 | 真菌症

1) 浅在性真菌症

Minimum Essentials

❶ カビ（真菌）が表皮角層，毛，爪や粘膜表層にとどまって寄生している感染症である.
❷ おもな疾患に白癬，カンジダ症，癜風（でんぷう）がある.
❸ 診断は真菌検査（とくにKOH法）で，病変部に病原真菌を検出して行う.
❹ 治療は抗真菌薬の外用であるが，内服が必要な病型もある.

I 浅在性真菌症とは

A 定義・概念

カビ（真菌）が皮膚の角層や毛，爪，あるいは口腔や外陰部・腟などの粘膜表層に限局して寄生する感染症．菌が生体内に深く侵入しないので，宿主からの抵抗（免疫反応，炎症反応）が起こりにくい.

B 原因・病態

a. 白癬

皮膚糸状菌との接触により感染する．表皮最外層のケラチンの塊である角層や爪，毛に，菌が外から入って寄生する.

MEMO　皮膚糸状菌症

白癬以外の疾患はまれなので，通常，白癬という．皮膚糸状菌にはトリコフィトン（*Trichophyton*）属，ミクロスポルム（*Microsporum*）属，エピデルモフィトン（*Epidermophyton*）属の3つのグループ（属）がある．動物や土壌の菌の感染では炎症が強い.

b. 皮膚・粘膜カンジダ症

ヒトの皮膚や粘膜には多種のカンジダが常在菌として住んでいる．カンジダ症は，局所や全身的な防御力（菌の増殖を抑える働き）が落ちたときに，その常在菌が病原菌となって起こる日和見感染症である．カンジダ・アルビカンス（*Candida albicans*）によるものがもっとも多い．外陰・腟カンジダ症は性感染症（STI）（p.155「2章-10 梅毒，性感染症（STI）」参照）として接触感染することもある.

c. 皮膚マラセチア感染症

マラセチアも皮膚常在菌であるが，脂質を好むため，脂漏部位（p.88「2 章 -1-5）脂漏性皮膚炎」参照）の毛包上部に胞子の形（酵母形）で豊富に存在する．高温多湿や皮脂など，菌発育に好条件になると異常増殖して病変ができる．胞子と菌糸が皮膚表面で増殖する癜風と，毛包内で胞子のみが増えるマラセチア毛包炎（p.27「1 章 -4-2）真菌検査」図 2d 参照）が代表疾患である．

Ⅱ 診断へのアプローチ

A 臨床症状・臨床所見

a. 白癬（図 1）

罹患部位により病名が異なる．無毛部の手掌・足底の白癬と爪白癬，短い毛のある皮膚

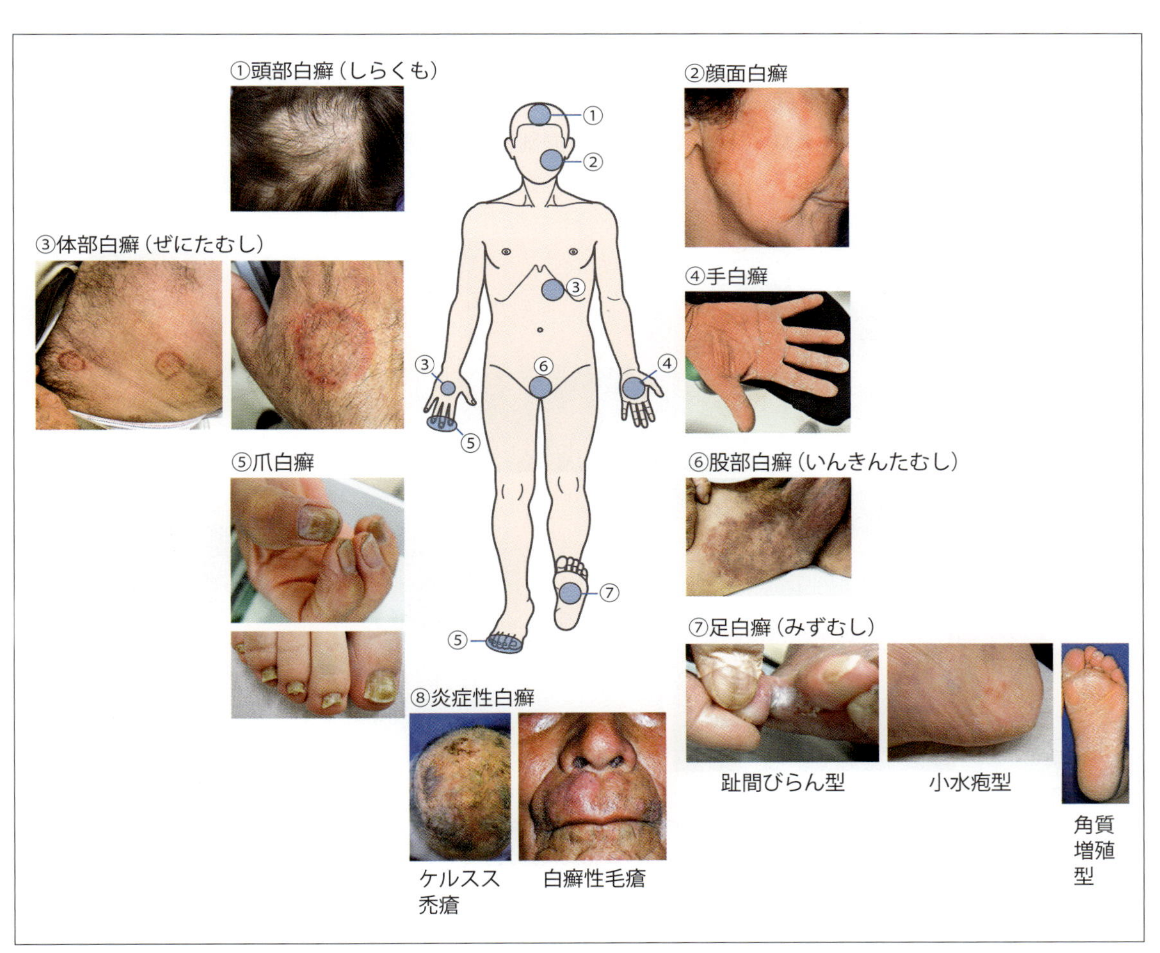

図 1　白癬の病型

の生毛部白癬（有毛部四肢を含む体部，顔面，股部），長い毛の生える頭部の白癬がある．

なかでも足白癬（みずむし）がもっとも多く，3つの型がある．趾間型，小水疱型は悪化時にかゆみを伴うことが多い．角化型は角層が厚くなり，落屑のみでかゆみは少なく，慢性化し難治である．爪白癬は，通常，手・足白癬の長期罹患後に爪にうつってできるので高齢者に多く，難治である．

体幹など短い毛のある皮膚（生毛部）において，辺縁が堤防状に赤く隆起し外側に輪になって広がる．それが明瞭な生毛部白癬を俗称“たむし”という．菌が角層内を遠心性に発育するために生じる．

頭部白癬では，菌は頭皮の角層から毛包に入り下降し，毛包内の毛に寄生する．感染した毛が増えて約3週間で脱毛病変ができる．紅斑や毛包炎をともなうこともある．毛表面のキューティクルが侵されると，毛のつやがなくなってもろく折れやすくなり，落屑・脱毛を伴う円形の病変（しらくも）になる．毛の中心部が侵されると，病毛は頭皮表面で折断して黒点となり，境界不明な脱毛斑となる．

まれではあるが，頭髪，顔面のヒゲ，すね毛のような太い毛に菌が寄生すると，真皮の毛包を中心に激しい炎症が起こり，膿瘍を伴う結節を形成することがある（炎症性白癬）．治ったあとに瘢痕・永久脱毛が残ることもある．頭部ではケルスス（Celsus）禿瘡，顔面では白癬性毛瘡という（図1-⑧）．

b. 皮膚・粘膜カンジダ症（図2）

局所の高温多湿，ステロイド薬などの免疫抑制薬や抗菌薬の使用，高齢，糖尿病・貧

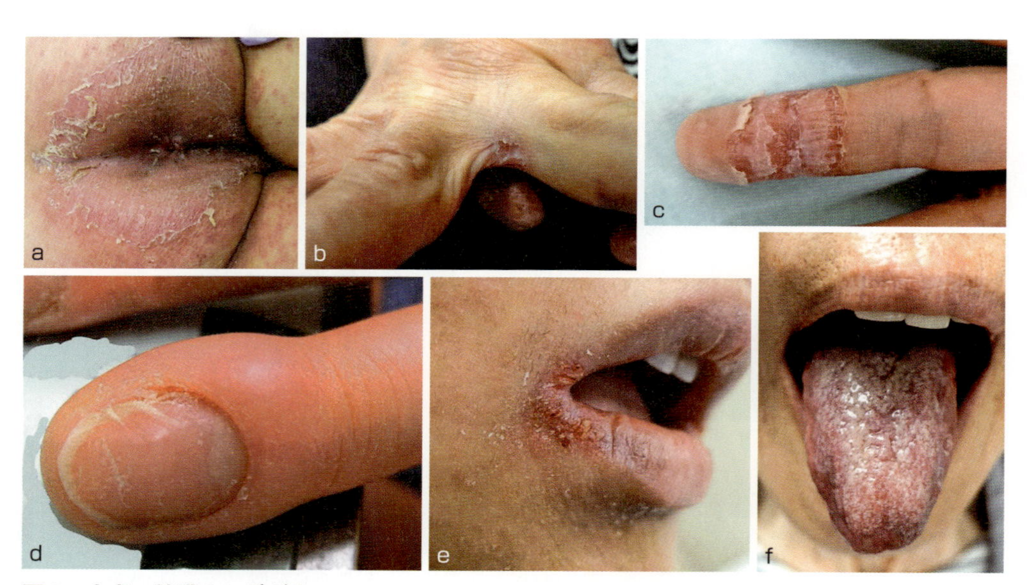

図2　皮膚・粘膜カンジダ症

a：カンジダ性間擦疹．抗菌薬使用による下痢が続き，臀裂部に発症．
b：カンジダ性指間びらん症．指を開きにくい第3指間に好発する．
c：切り傷に何日も絆創膏を巻いたまま水仕事をして発症．
d：カンジダ性爪囲炎．爪周囲が赤く腫れ甘皮がなくなり，爪に凹凸ができる．
e：口角びらん症．クローン病で免疫抑制薬使用中に発症．
f：舌カンジダ症（鵞口瘡）．舌表面が白苔で覆われている．天疱瘡でステロイド薬を内服中に発症．

血・AIDS・悪性腫瘍などの全身疾患が誘因となり発症することが多い.

皮膚カンジダ症は，陰股部，臀裂部，腋窩，乳房下など皮膚が重なりこすれあう部分（間擦部）に好発し，カンジダ性間擦疹という．紅斑に薄い鱗屑や小膿疱，びらんを伴う．指（趾）間ではカンジダ性指（趾）間びらん症という．おむつや絆創膏などで皮膚がむれてできることも多い．乳児のおむつ部では乳児寄生菌性紅斑とよぶ．カンジダ性爪囲炎でも，ゴム手袋や絆創膏などによる爪周囲のむれが誘因となる．爪の中まで菌が増殖すると爪カンジダ症になる.

粘膜カンジダ症は，口腔や外陰部・腟など肉眼で見える範囲の粘膜表層の感染である．口角部は上下口唇が重なり，唾液で常に湿っているため好発部位となる（口角びらん症）．口腔カンジダ症は鵞口瘡ともよばれ，粘膜表面に白苔ができる．外陰部では，女性は腟とその周囲，男性は亀頭・包皮に好発する.

c. 皮膚マラセチア感染症（図 3）

癜風は，酵母形で皮膚に常在するマラセチア・グロボーサ（*Malassezia globosa*）が，角層で増殖して菌糸になり発症する．メラノサイトやメラノソームに影響を及ぼし，褐色斑（黒色癜風）や白色斑（白色癜風）を生じるため，皮膚色の異常が患者の主訴となる．原因菌が好脂性のため，皮脂分泌の盛んな思春期以降の青壮年に多い．高温多湿の環境，多汗が悪化因子で，好発部位は胸背部，頸部，上腕，腋窩である.

マラセチア毛包炎では，毛包内のマラセチアが酵母形のまま増殖する．好発部位や条件は癜風と同じだが，ステロイド薬の外用や全身投与が誘因となることがある.

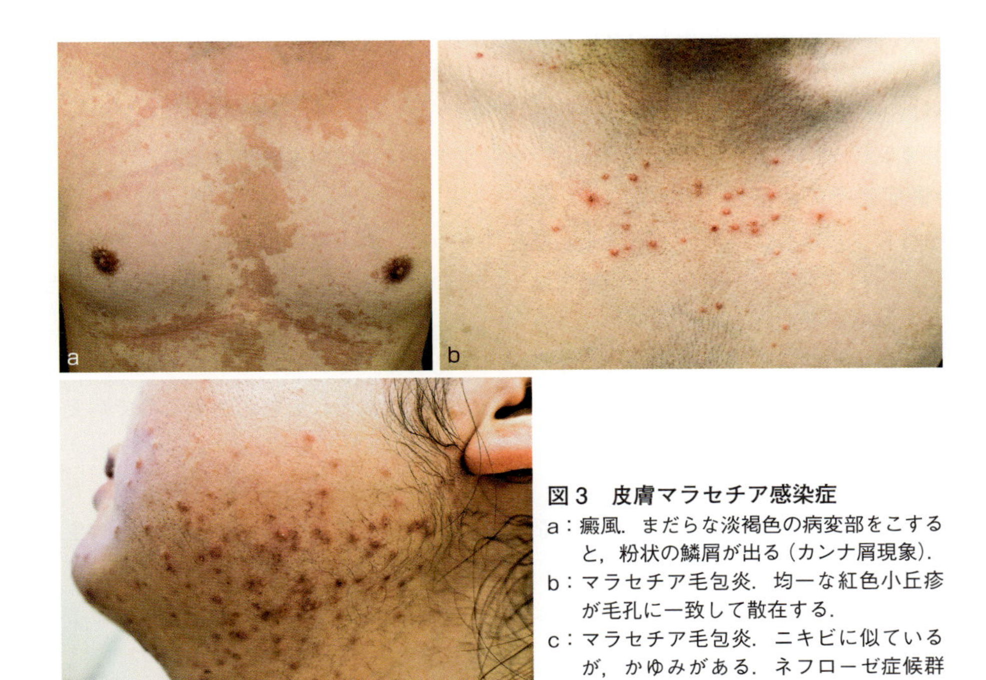

図 3　皮膚マラセチア感染症

a：癜風．まだらな淡褐色の病変部をこすると，粉状の鱗屑が出る（カンナ屑現象）.
b：マラセチア毛包炎．均一な紅色小丘疹が毛孔に一致して散在する.
c：マラセチア毛包炎．ニキビに似ているが，かゆみがある．ネフローゼ症候群でステロイド薬を内服中に発症.

B 真菌検査（p.24「1 章 -4-2) 真菌検査」参照）

浅在性真菌症では臨床所見とともに，直接検鏡で病変部に病原菌を確認して診断する．

a. 白癬

皮膚糸状菌は常在菌ではないので，KOH 法，真菌培養のいずれでも病変部に菌が検出されれば診断できる．真菌培養で原因菌の種類がわかれば，ヒト・動物・土壌などの感染源が推測でき，再感染・流行の予防に有用である．

b. 皮膚・粘膜カンジダ症

カンジダ・アルビカンスのような常在菌では，検鏡で病変部にカンジダ特有の胞子と菌糸の増殖を確認して診断する．培養陽性だけでは診断できない．爪カンジダ症は KOH 法と培養結果を併用して爪白癬と鑑別する．

c. 皮膚マラセチア感染症

癜風では検鏡で，多数の太い菌糸と円形の胞子の混在（“スパゲッティとミートボール”とよばれる）がみられる（p.27「1 章 -4-2) 真菌検査」図 2c 参照）．マラセチア毛包炎では，正常に比べ胞子が異常増殖している．

Ⅲ 治療ならびに看護の役割

A 治療

a. おもな治療法

いずれも基本的には抗真菌薬の外用で治療する．

毛包や爪の病変，角化型足白癬，炎症性白癬では抗真菌薬内服で治療する．病変が広範囲で外用困難な場合にも内服治療を行う．

口腔カンジダ症では口腔内用製剤を，膣カンジダ症では膣錠を使用する．

b. 合併症とその治療法（図 4）

足白癬ではしばしばびらん・亀裂や水疱を伴うので，外用薬による接触皮膚炎や細菌の二次感染を起こすことがある．その場合に先にその治療を行い，抗真菌薬は内服で投与するなどの対応が必要となる．

カンジダ症では局所および全身的な発症誘因を見つけ，その改善や治療を行う．

癜風では治癒後に色素脱失を残すことが多く，日焼けはそれを増悪させるので病変部は遮光する．

c. 治療経過・期間の見通しと予後

白癬では，症状が治っても菌はかかとなどの厚い角層や爪，毛の中に生き残り，生活環境中にこぼれ落ちた鱗屑中にも生息する．皮膚症状が消えても，再発防止のためさらに数ヵ月外用を続ける．爪白癬の内服治療は数ヵ月で終わるが，爪が正常になるまで 1 年以上かけて経過を見る．

カンジダ症は発症誘因が改善できないと難治となり再発する．

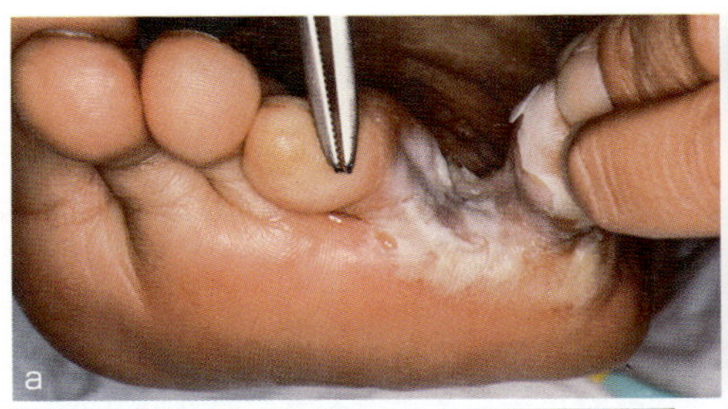

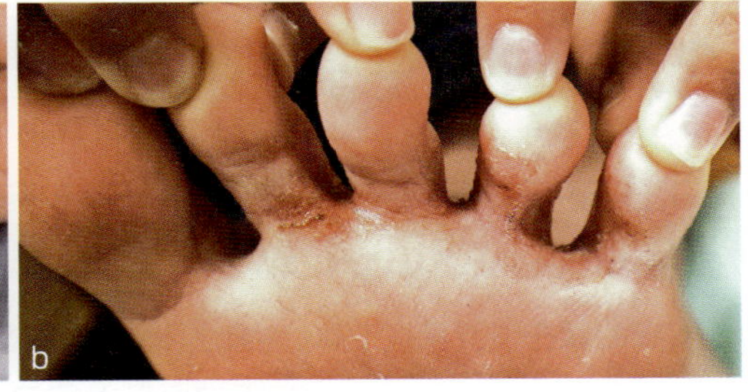

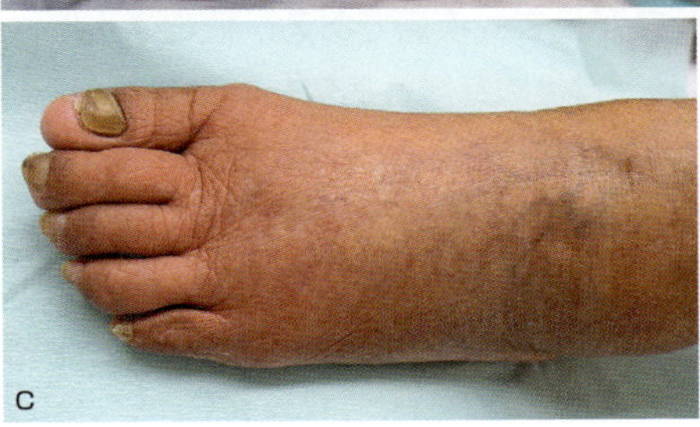

図4　足白癬の合併症

a：趾間型足白癬が悪化して水疱・びらんになった．抗真菌薬をびらんに外用すると刺激になるので，内服治療する．

b：足がかゆくなり，市販の水虫薬を外用したところ接触皮膚炎を起こした．まず皮膚炎を治療してから足白癬の治療を始める．

c：趾間型足白癬に細菌感染を起こし蜂窩織炎を合併した．全趾に爪白癬も伴った．

癜風では，鱗屑が消失し検鏡で菌が陰性化すれば治療終了となるが，皮膚色の正常化には数ヵ月以上かかる．マラセチアは皮膚常在菌であるため，薬で菌を一掃することは不可能で再発しやすい（2年間で約80%）．

B 看護の役割

患者には病変の範囲を正確に示し，外用薬はそれより広めに塗るよう指示する．

患部の清潔と乾燥を保ち，高温多湿の環境を避ける．衣類や履物，ゴム手袋や靴下，おむつ・絆創膏などの被覆材，水仕事などで局所がむれないように気をつける．

白癬では感染源の排除に努める．家族やスポーツチーム内の人間や，犬猫などのペットに白癬があれば同時に治療する．ヘアブラシ，爪切り，タオル，履物，足拭きマットなどは洗浄乾燥し共用しないようにする．柔道など格闘技チームで流行するトリコフィトン・トンスランス（*Trichophyton tonsurans*）感染者は，治癒するまで競技に参加しないようチームの責任者にも働きかける．

カンジダ症では発症誘因を見つけて改善する．間擦疹では皮膚が重なる部分にガーゼをはさむなど，乾燥させる工夫をする．

癜風では，治療が終わっても皮膚の色が治るまで時間がかかること，常在菌が原因で再発しやすく予防が必要なことを患者に理解させる．発汗後は早めにシャワー浴し，乾燥させる．硝酸ミコナゾール配合のシャンプー・液体石鹸の使用も有用とされる．

2）深在性真菌症

Minimum Essentials

❶ 皮膚の深在性真菌症では，カビ（真菌）が真皮・皮下組織内に寄生・増殖する．
❷ スポロトリコーシスとクロモブラストミコーシスが代表的疾患である．植物や土壌などに生息する菌が小外傷から皮膚の深部に侵入し，慢性肉芽腫性病変を形成する．
❸ 病理組織検査で生体組織内の菌を確認し，真菌培養により原因菌を同定して診断する．
❹ 治療は抗真菌薬の全身投与だが，温熱療法も併用する．スポロトリコーシスではヨードカリ内服，クロモブラストミコーシスでは外科的切除が第一選択になる．

I 深在性真菌症とは

A 定義・概念

内臓，中枢神経系，骨，関節，筋肉，皮下組織など身体内部の真菌感染症．皮膚では病原真菌が真皮・皮下組織内に寄生し増殖する．

B 原因・病態

皮膚での代表的疾患であるスポロトリコーシスとクロモブラストミコーシスでは，自然界の植物や土壌などに生息する原因真菌が小さな傷口から皮膚深部に侵入して感染する．1〜2週から数ヵ月の潜伏期間を経て，増殖して表皮にまで及ぶと病変が明瞭になる．原因真菌はスポロトリコーシスではスポロトリックス・シェンキイ（*Sporothrix schenckii*）であり（図5），クロモブラストミコーシスでは黒色真菌，なかでもフォンセカエア（*Fonsecaea*）属が多い（図6）．

II 診断へのアプローチ

A 臨床症状・臨床所見

a. スポロトリコーシス（図7）

紅色丘疹が次第に結節，潰瘍病変となり，慢性に経過する．病変が菌の侵入部位にとどまる固定型と，リンパ管に沿って数が増えるリンパ管型の病型がある．土に接する機会の多い農業従事者の上肢や，小児の顔面に好発する．

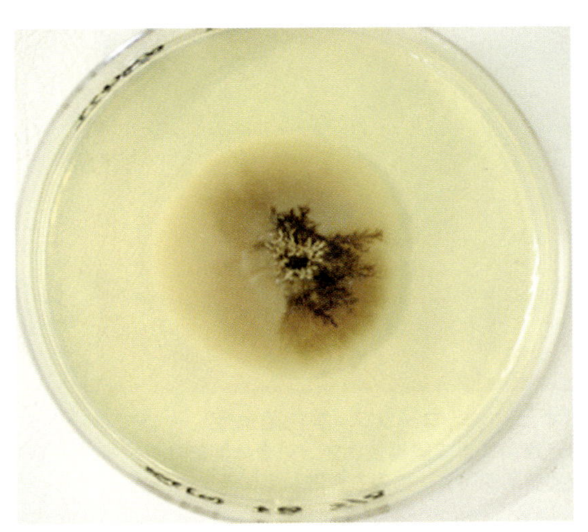

図5　スポロトリコーシスの原因菌
膿汁の真菌培養で分離されたスポロトリックス・シェンキイ.

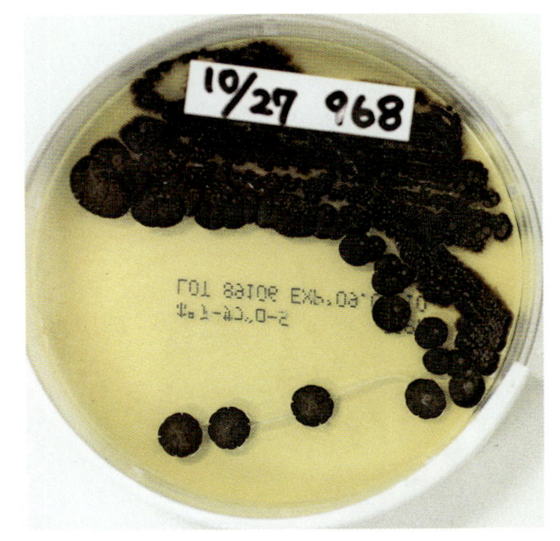

図6　クロモブラストミコーシスの原因菌
痂皮の真菌培養で分離された黒色真菌フォンセカエア・モノフォラ.

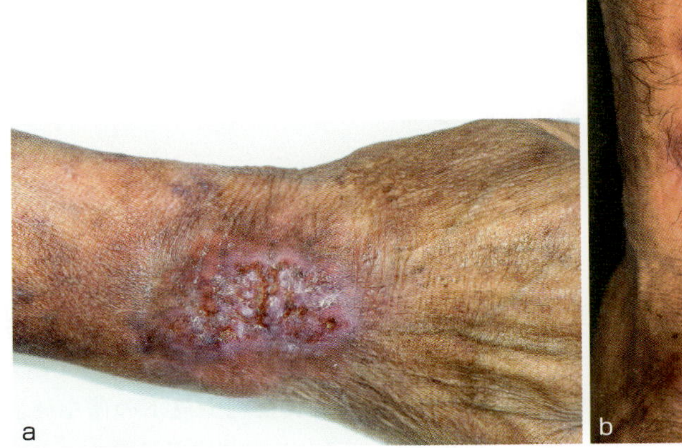

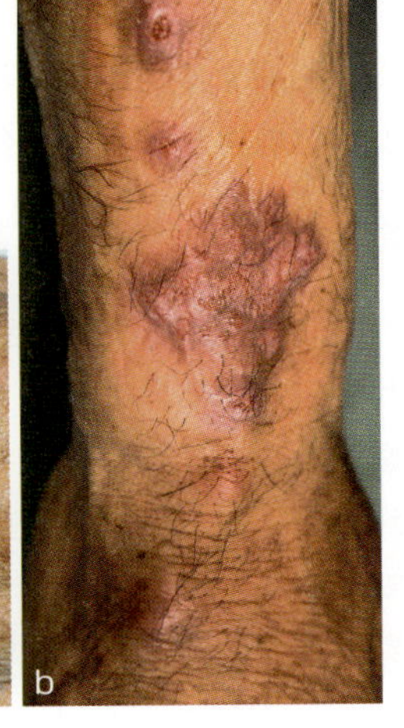

図7　スポロトリコーシス
a：固定型．抗菌薬が効かない，痛みのない慢性の潰瘍．
b：リンパ管型．リンパ管に沿って飛び石状に結節が増える．

b. クロモブラストミコーシス（図8）

いぼ状の結節性病変や，辺縁が堤防状に隆起した平らな病変が，長い年月をかけてゆっくりと拡大する．落屑痂皮を伴うが，自覚症状はほとんどない．外傷を受けやすい四肢・顔面に多いが，臀部など体幹にも生じる．

c. ヘオヒフォミコーシス（黒色菌糸症）（図9）

黒色真菌感染症のなかには，リンパ腫など血液疾患や免疫抑制薬の使用により免疫能が低下している患者の皮膚に，浴室・台所などの水回りや古い木材などについている黒カビ

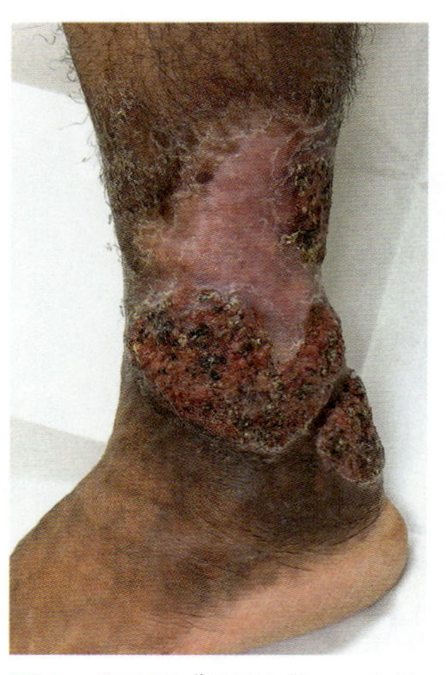

図8　クロモブラストミコーシス
発症から35年の長期経過病変．中心部は瘢痕化し，外側に向かって環状に拡大している．

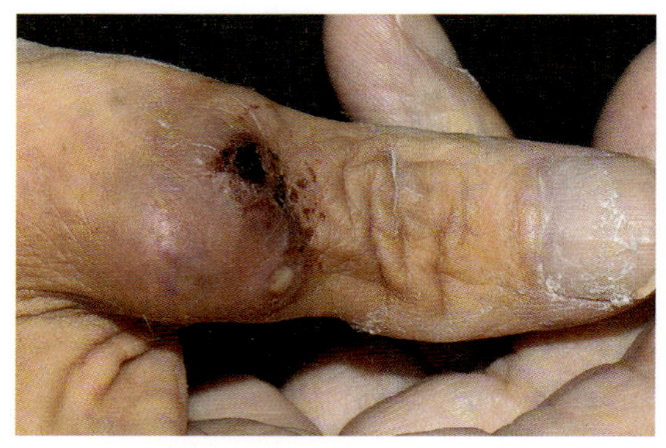

図9　ヘオヒフォミコーシス（黒色菌糸症）
拇指の黒色真菌による膿瘍性病変．患者は関節リウマチにて免疫抑制薬使用し，肺癌も合併している．

が入り込んで発症する病型がある．皮下の膿瘍や嚢腫として発症することが多い．近年，免疫抑制患者の増加とともに多くみられるようになった．

B 真菌検査 （p.24「1章-4-2）真菌検査」参照）

真皮内の菌は皮膚表面に排出され，鱗屑痂皮や滲出液の中にも含まれているので，直接検鏡でそれを確認する．スポロトリコーシスでは菌が小さくてKOH法では見えないが，滲出液や膿汁をPAS染色すると小さな胞子が見つかる．クロモブラストミコーシスでは，KOH法で褐色大型の特徴的な胞子（スクレロティックセル，sclerotic cell）が見つかればそれだけで診断できる．

深在性真菌症では通常生検を行い，病理組織検査で真皮内や皮下の菌を確認する．また，鱗屑や生検組織などを真菌培養し，原因菌種の同定と薬剤感受性検査を行う．

Ⅲ 治療ならびに看護の役割

A 治療

a. おもな治療法

スポロトリコーシスではヨウ化カリウム（KI）が第一選択薬であり，抗真菌薬内服も選択される．局所温熱療法を併用する．クロモブラストミコーシスでは可能なら外科的切除が第一選択で，抗真菌薬内服を併用する．局所温熱療法や凍結療法も補助的に用いる．重症，難治の場合は，注射薬も含め複数の薬剤を組み合わせるなどの工夫が必要となる．ヘオヒフォミコーシスでは，原疾患の治療や免疫抑制薬の減量などの対応が可能であれば排膿だけで治癒することも多いが，対応不可能な場合は致死性となりうる．

b. 合併症とその治療法

クロモブラストミコーシスは，ゆっくりと進行し自覚症状もほとんどないため，長年放置され，著明な瘢痕や変形拘縮をきたす例もある．その場合は抗真菌薬による治療や病変の切除とともに，形成外科，整形外科的治療が必要となる．

c. 治療経過・期間の見通しと予後

スポロトリコーシスは，免疫不全などがなければ予後は良い．病巣瘢痕化後，さらに1ヵ月治療を継続し，その後1年間経過観察する．クロモブラストミコーシスは切除できないと難治で再発が多く，慢性に経過する．10年以上の経過をとる例も珍しくない．

B 看護の役割

- 治療と経過観察が長期になることを説明する．
- 局所温熱療法は使い捨てカイロで1日合計2時間以上，断続的に患部を温めるなど，低温熱傷を起こさないように具体的方法を説明する．毎日の施行時間も確認する．

9 抗酸菌症

抗酸菌（マイコバクテリウム属，*Mycobacterium*）とは，酸に抵抗性のある細菌のグループで，塗抹標本や病理標本を抗酸菌染色すると赤染される桿菌である．培養には小川培地や液体培地などを用いる．ほかの細菌とは感染様式，治療薬などが異なる．抗酸菌は，結核菌，らい菌，非結核性抗酸菌（多菌種あり）に分類される（**表1**）．

皮膚に病変がある場合は，接触感染の可能性が高いため，その点を考慮してケアを進める必要がある．とくに膿汁や滲出液，血液などは感染機会を増加させるので，患者教育や医療者の感染防御技術の向上が望まれる．

1）皮膚結核

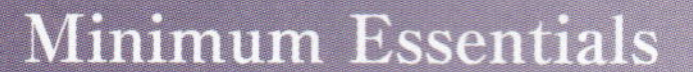

❶ 結核菌を証明できる真性結核と，証明できない結核疹に分類する．
❷ 皮膚に結節や潰瘍をつくり慢性化する．自覚症状に乏しい．
❸ 治療は複数の抗結核薬を 6～9 ヵ月程度内服する．
❹ 治癒のスピードは緩徐である．

I 皮膚結核とは

A 定義・概念

結核菌による皮膚感染症である．

B 原因・病態

皮膚結核の多くは，原発となる結核病巣を内臓に認め，その病巣から菌が皮膚に侵入して生じる．一方，結核菌が皮膚に直接外部から接種されて生じることもある．これらを真性結核といい，皮膚病変部から結核菌を証明できる．一方，皮膚病変から結核菌を証明できない結核菌に対する皮膚アレルギー反応を結核疹という．わが国における皮膚結核は年間約 80 例報告されている．適切な治療をすれば治癒する．

表 1　皮膚抗酸菌感染症

菌	病名	菌の証明（スメア検査，PCR 検査，DNA 診断など）	培養（小川培地など）	ほかの検査	診断
結核菌	真性結核	可能（陽性）	可能	ツベルクリン反応	菌の証明
	結核疹	不可能（陰性）	不可能	ツベルクリン反応	臨床所見，皮膚病理検査
らい菌	ハンセン病（少菌型）	不可能（陰性）	不可能	痛覚・温冷覚の検査	臨床所見，末梢神経障害（知覚，運動），皮膚病理検査
	ハンセン病（多菌型）	可能（陽性）	不可能	痛覚・温冷覚の検査	菌の証明
非結核性抗酸菌	マイコバクテリウム・マリヌム感染症，ブルーリ潰瘍など	可能（陽性）	不可能		菌の証明

II　診断へのアプローチ

A 臨床症状・臨床所見

真性結核および結核疹の皮膚病変は，紅斑，丘疹，結節，びらん，膿瘍など多彩である（**図 1**）．内臓に原発結核病巣があり，難治性皮膚病変のある場合には診断は容易であるが，皮疹のみから診断することは困難である．

B 検査

ツベルクリン反応を行う．真性結核では皮疹部の膿汁のスメア標本，生検で得た皮膚組織の抗酸菌染色などで結核菌を検出する．同時に培養（小川培地，液体培地など）や薬剤感受性試験も行う．皮膚病変部の DNA 診断は，迅速で高感度である．胸部単純 X 線などによる内臓病変の検索も必要である．結核菌の検出が不可能な結核疹は，臨床・検査などから総合的に診断する．血液検査が皮膚結核の「感染」を判定できるかは，いまだ検討中である．

III　治療ならびに看護の役割

A 治療

a. おもな治療法

臓器結核と同様に抗結核薬治療が基本であり，外来治療する．単剤治療は行わない．不定期な内服は耐性菌を生じやすいので，継続治療を指導する．

b. 合併症とその治療法

局所では膿瘍・瘻孔の除去を行い，びらん面はポビドンヨードなどで消毒する．皮膚結核病変からの結核菌の散布はまれであり，ほかの内臓結核について検査をする．

c. 治療経過・期間の見通しと予後

化学療法が主体で，6～9ヵ月程度の治療になる．

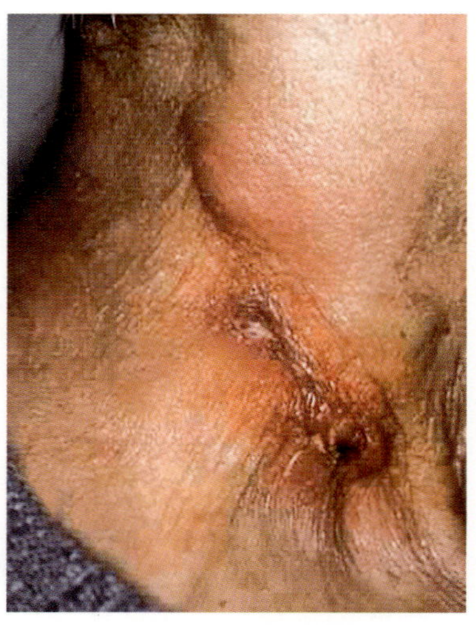

図1　皮膚腺病（皮膚真性結核）
頸部に発症することが多い．

B 看護の役割

a. 治療における看護

・皮疹が改善しても，自己判断で内服中断しないよう服薬の確認をする．
・多剤耐性化を防ぎ，確実な初回完治の援助をする．

b. フォローアップ（退院指導，日常生活指導を含む）

・この疾患での入院は必要ない．
・肺結核などの合併も危惧されるため，内臓結核が否定されるまでは換気に注意する．
・生活では過労を避け，バランスの良い食事と栄養をとる．
・結核と診断した場合にはただちに最寄りの保健所に届出し（医師），患者に公費負担申請の説明をする．また，家族などの接触者健診を勧める．

2）ハンセン（Hansen）病

Minimum Essentials

❶ らい菌による，皮膚と末梢神経を主病変とする慢性感染症である．
❷ 痛覚，温度覚などの低下した皮疹である．
❸ 抗ハンセン病薬を用いた多剤併用療法（MDT）を行う．
❹ 6ヵ月～数年間の内服治療を行い，後遺症を残さないようにする．

I ハンセン病とは

A 定義・概念

ハンセン病はらい菌によって発症し，末梢神経を障害する．治療薬がなかった時代には，目に見える後遺症を残すことがあり，天刑病，業病などとよばれ，患者は偏見と差別にさらされてきた．

日本では「らい予防法」のもと，患者は収容・隔離され，家族や友人からも引き離された．病名や実名を伏せる者も多く，帰る家のない者も多かった．人権に配慮しない「らい予防法」は1996（平成8）年に廃止されたが，彼らの故郷は療養所にしかなかった．

医療関係者は，一般市民への啓発活動，偏見・差別の解消と病気の理解に努めることが求められる．国立ハンセン病資料館（東京都東村山市）で歴史を学ぶこともできるので，訪れてみてほしい．

B 原因・病態

らい菌が皮膚と末梢神経に浸潤し，皮疹や知覚障害，運動障害を起こす．らい菌の感染力はきわめて弱いため，乳幼児期の長期にわたる呼吸器感染以外はほとんど発病の可能性はない．

II 診断へのアプローチ

A 臨床症状・臨床所見

皮疹は紅斑，白斑，丘疹，結節，環状の紅斑など多彩である（**図2**）．かゆみはなく，知覚の低下などを認め，気付かないうちに外傷や熱傷などを負ってしまうこともある．

B 検査

かゆみのない皮疹部の神経学的検査（触覚，痛覚，温冷覚，神経肥厚など）や，運動障害の検査を行う．次に皮疹部から皮膚スメア検査を実施する．皮膚や神経の病理組織学的検査（抗酸菌染色を含む）も行う．らい菌は現在まで培養に成功していない．臨床，神経学的所見，皮膚スメア所見，病理組織学的所見などを総合して診断する．

ハンセン病は，多菌型（らい菌が多く，皮疹が多い）と，少菌型（らい菌が少なく，皮疹が少ない）に分類する．

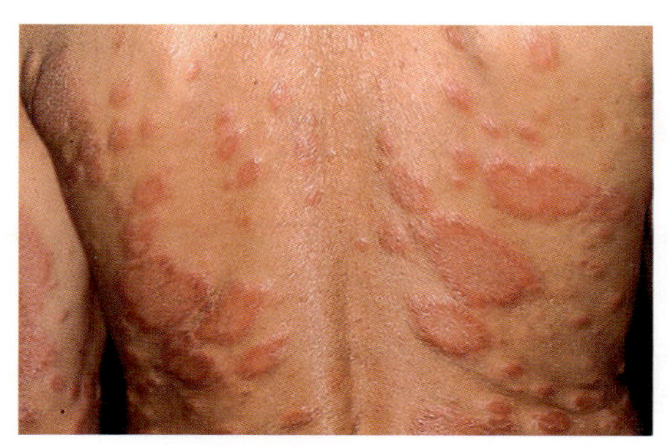

図2　ハンセン病（多菌型）
中央治癒傾向のある皮疹で，皮疹部の痛覚温度覚は低下している．

III 治療ならびに看護の役割

A 治療

a. おもな治療法

外来にて WHO の推奨する多剤併用療法（multidrug therapy：MDT）を行う．なお，外来での感染対策は標準予防策で良い．

b. 合併症とその治療法

治療の前～後のいずれの時期においても，急性の反応が出現する場合がある（らい反応）．皮疹の増悪とともに，神経痛や発熱などが出現する．後遺症を残すことがあるので，すみやかに医療機関に連絡するよう指導する．

c. 治療経過・期間の見通しと予後

診断や治療が遅れると手・足などに変形・後遺症を残すので，早期診断，早期治療を心がける．

治療薬の内服は 6 ヵ月間（少菌型）から 1～2 年間（多菌型）行う．治療開始すると急速に菌が減少し，多菌型患者でも感染力はなくなる．

B 看護の役割

a. 治療における看護

ハンセン病は，いまだ偏見・差別される場合がある．看護師はその点に配慮し，精神的なケアとプライバシーの保護をする．

年間数名の新患発生であるが，外国人患者もいるので，疾患の特徴（世界的に偏見・差別されている）や動向などを把握し，患者へ熱傷やケガの予防などの指導をすることで相互の信頼関係を築き上げる．

b. フォローアップ

ハンセン病は治癒する病気であるが，治癒後も皮疹の再燃，らい反応，神経障害などのフォローのため定期的（数ヵ月ごと）に通院するよう指導する．

3）非結核性抗酸菌症

Minimum Essentials

❶ らい菌，結核菌以外の抗酸菌で起こる皮膚病である．
❷ 結節や潰瘍が手足や顔面などにみられる．
❸ 複数の抗菌薬内服を行う．
❹ 数ヵ月で皮疹が改善し治癒する．

I　非結核性抗酸菌症とは

A 定義・概念

らい菌，結核菌以外による皮膚抗酸菌症の総称である．

B 原因・病態

原因となる抗酸菌は水中，土中など広く自然界に存在し，外傷部位などに菌が付着することで病変を形成する．滅菌不十分な手術器具などに菌が付着していることもある．皮疹は手足，顔などの露出部に多発する．抗菌薬に対する感受性は比較的低い．

II　診断へのアプローチ

A 臨床症状・臨床所見

多くは外傷後になかなか治癒しない皮疹として気づかれ，膿疱や痂皮，丘疹，結節，潰瘍など種々の病変を呈する（**図 3**）．とくにマイコバクテリウム・マリヌム感染症は水族館職員，熱帯魚愛好家など，水槽に入った魚に接する機会の多い人に発症しやすい．マイコバクテリウム・ウルセランス（*Mycobacterium ulcerans*）への感染によって起こるブルーリ潰瘍は，無痛性の潰瘍病変である．

B 検査

皮疹部からの塗抹検査と PCR 検査がある．抗酸菌用培地（小川培地）を用い，37℃と25℃（室温）での培養を行う．感染源の同定が必要である．

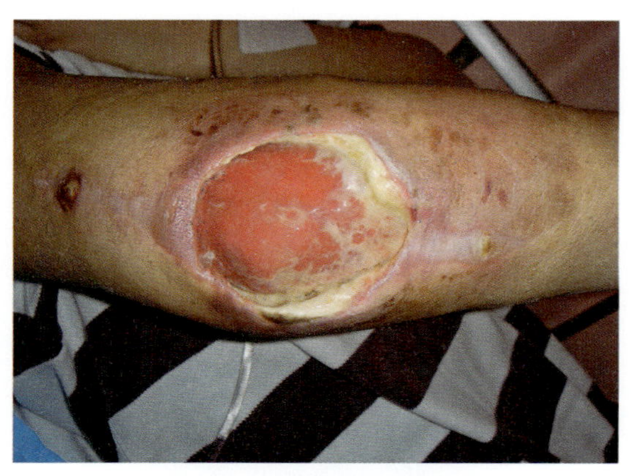

図 3　ブルーリ潰瘍（非結核性抗酸菌症）
無痛性の潰瘍が特徴である．

Ⅲ 治療ならびに看護の役割

A 治療

a. おもな治療法

複数の抗菌薬内服で外来治療を行う．難治例や小病変の場合は，外科的切除も行われる．

マイコバクテリウム・マリヌム感染症では菌が高温感受性であるため，使い捨てカイロも使用される．

外来での感染対策は標準予防策で良い．局所はポビドンヨード消毒を用いる．

b. 合併症とその治療法

改善傾向がない場合は，薬剤感受性試験や複数の治療法併用を考慮する．

c. 治療経過・期間の見通しと予後

数ヵ月間の治療が一般的である．

B 看護の役割

a. 治療における看護

抗菌薬の内服治療は数ヵ月間にわたるため，耐性菌出現予防のためにも中断や飲み忘れのないようにする．

b. フォローアップ

水槽の魚や24時間風呂などと関連して発症することがあるため，患者の職業や娯楽・趣味など日常生活の情報を収集し，感染源を発見するとともに，感染防止のための指導をする．

10 梅毒，性感染症（STI）

1）梅毒

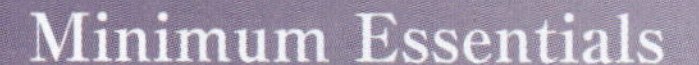

Minimum Essentials

❶ 性感染症（sexually transmitted infections：STI）には梅毒，性器ヘルペス，コンジローマなどがあり，最近ではHIV感染を伴っていることも多い．
❷ 梅毒は梅毒トレポネーマによって引き起こされ，それぞれの病期に特徴的な皮膚症状を呈するが，無症状で経過する潜伏梅毒もある．
❸ 治療の第一選択はペニシリンである．
❹ 治療効果は脂質抗原法（STS法）の抗体価と相関するため，定期的にチェックをして治療効果を評価する．

I 梅毒とは

A 定義・概念

梅毒トレポネーマ（*Treponema pallidum*：TP）による感染症で，おもに性交渉を介して感染する．感染症法では5類感染症に指定されており，診断から7日以内に全例届け出ることが義務づけられている．

B 原因・病態

梅毒は後天梅毒と先天梅毒に分けられる．後天梅毒は，皮膚や粘膜の微細な傷からTPが侵入して感染することで生じる．胎盤を経由して感染すると先天梅毒となる．

II 診断へのアプローチ

A 臨床症状・臨床所見

a．第一期梅毒

潜伏期間は約3週間とされる．性交渉によりTPが局所から侵入したあと接種部位にかたい丘疹（初期硬結）が出現し，間もなくびらんまたは浅い潰瘍（硬性下疳）を形成する

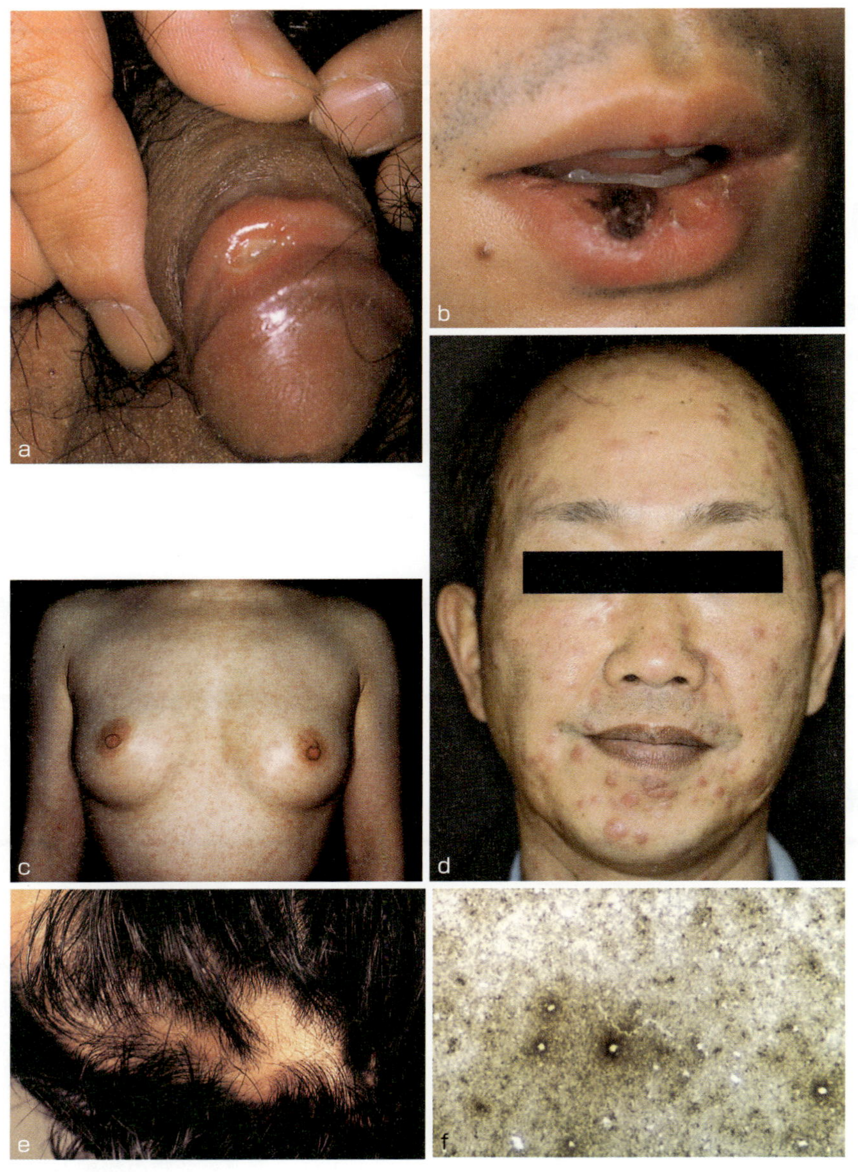

図 1　梅毒

a：包皮の硬性下疳.
b：陰部外下疳（口唇部）.
c：梅毒性バラ疹.
d：丘疹性梅毒疹.
e：梅毒性脱毛.
f：墨汁法でみられたトレポネーマ.

（**図 1a**）下疳は外陰部に認めることが多いが，肛門や口唇，舌にも認めることがある（**図 1b**）．多くの場合，痛みやかゆみなどの自覚症状はなく，接種部位の所属リンパ節が腫脹（無痛性横痃）する．初期硬結は放置しても数週間ほどで消退し，第二期へと移行していく．

b. 第二期梅毒

全身にトレポネーマが播種している時期である．症状は硬性下疳出現後 4〜10 週で進行し，第二期の症状を呈する．第一期梅毒は無症状で本人が気付いていない場合があり，硬性下疳の訴えがなくとも第二期梅毒を認めることがあるため注意が必要である．全身のリンパ節が無痛性に腫脹し，微熱，倦怠感などがみられ，やがて皮膚，粘膜に症状が出現する．腎炎や虹彩炎，ぶどう膜炎，中枢神経の症状を呈することもある．皮膚症状には以下のようなものがある．

(1) 梅毒性バラ疹（斑状梅毒疹）

二期疹のなかではもっとも早期にみられる．直径 2 cm ぐらいまでの円形または楕円形の淡紅色〜暗紅色の紅斑で，主として体幹を中心に，左右対称性に多発する（**図 1c**）．放置しても数週で消失する．

(2) 丘疹性梅毒疹

小豆大〜指頭第の，鮮紅色〜紅褐色の丘疹が顔面，体幹，四肢に出現する（**図 1d**）．角層の厚い手掌，足底に生じると乾癬類似の外観を呈し，乾癬性梅毒とよばれる，梅毒を疑わせる特徴的な皮疹である．

これらの皮疹には自覚症状はないか，あっても軽度のかゆみ程度である．

(3) 扁平コンジローマ

肛囲，会陰部，腋窩などの間擦部で丘疹が集簇して扁平に隆起する局面を形成し，表面はびらんとなり湿潤する．多量の TP が存在し，強力な感染源となる．

(4) 梅毒性脱毛

びまん性脱毛と小斑状脱毛があり，小斑状脱毛では後頭部から側頭部にかけて境界不明瞭な不完全脱毛が特徴である（**図 1e**）

そのほか，膿疱性梅毒疹，梅毒性アンギーナ（扁桃から軟口蓋にみられる発赤，びらん，潰瘍）などがある．

c. 第三期梅毒

まれではあるが，感染後無治療のまま，あるいは再発，感染を繰り返しながら数年を経ると，第三期，第四期梅毒へと移行することもある．第三期では結節性梅毒疹，ゴム腫を生じ，さらに感染後 10 年経過すると大動脈瘤や脊髄癆（ろう），進行麻痺などをきたす第四期へと進行する．最近では，第三期，第四期梅毒を見ることはほとんどない．

B 検査

a. 塗抹標本による TP の検出

初期硬結や扁平コンジローマの表面から得られた滲出液をスライドガラスに付着させ，パーカーインキ法や墨汁法を用いて直接検鏡する．パーカーインキ法では TP は青黒くらせん状に染まり，墨汁法では白く抜けたらせん状構造物としてみられる（**図 1f**）．

b. 血清学的検査法

梅毒の診断にもっとも有用な検査である．血清検査には脂質抗原を用いた非特異的反応である脂質抗原法（serological test for syphilis：STS 法）と TP を抗原とした特異反応を検出する TP 抗原法があり，両者を同時に測定し感染の有無や病勢を判断する．いずれか

表1　血清反応結果の判断

STS 法	TP 抗原法	結果の判断
−	−	非梅毒 梅毒感染初期
＋	−	生物学的偽陽性 梅毒感染初期（4〜6 週間）
＋	＋	梅毒 梅毒治療後
−	＋	梅毒治療後

が陽性であった場合は定量検査を施行する．

(1) STS 法

STS は，TP 感染による細胞破壊に伴い自己抗原が認識されて産生された自己抗体である．RPR（rapid plasma reagin）カードテスト法やガラス板法〔VDRL（venereal disease research laboratory）法〕などがあるが，最近では自動分析器による自動測定が可能なラテックス凝集法（RPR 自動化法）が普及しており一般的となっている．RPR 定量法は従来の倍数希釈法では「倍」で表記されていたが，ラテックス凝集法では測定値で R.U（RPR Unit）と表記されることが多い．おおむね「測定値＝倍」と考えて良い．STS は感染後 3〜4 週で陽性となり，梅毒の治療効果を反映するため，治療後の経過観察に用いられる．ただし，感染初期，第三期梅毒では偽陰性，感染症や自己免疫性疾患，妊娠などでは偽陽性となることがあるため注意を要する（**表 1**）．感染症法における梅毒発生届出基準は，RPR 法検査で 16 倍以上もしくはそれに相当する抗体価（自動化法では 16.0 R.U. 16.0U. など）となっている．

(2) TP 抗原法

TP に特異的な抗体を測定する検査である．TP 抗原法には TPHA 法，FTA-ABS 試験の 2 つがあるが，TP 抗原法は治癒後であっても陽性が続くため，治療効果や治癒の判定には適さない．TPHA 法は STS 法より 2〜3 週遅れて陽性化する．

Ⅲ　治療ならびに看護の役割

A　治療

a. おもな治療法

第一選択薬はペニシリンである．ペニシリンアレルギーの場合はドキシサイクリンまたはテトラサイクリン系抗菌薬，マクロライド系抗菌薬を選択する．投与期間は第一期は 2〜4 週，第二期は 4〜8 週，第三期以降は 8〜12 週である．

b. 治療経過・期間の見通し

治療効果判定のためSTS法による定期的検査を行い，治癒を確認することが重要で，投与終了後3，6，12ヵ月後の経過を追う．治療効果は倍希釈法4倍以上の低下が認められれば治療は奏効したと判断し，最終的に陰性以下もしくは安定することを確認する．自動化法においても抗体価の4分の1の低下を目安に利用できるとされている．

c. 合併症

抗菌薬投与開始後，数時間で発熱や倦怠感などの一過性の感冒症状や皮疹の増悪を認めることがある．これはヤーリッシュ・ヘルクスハイマー（Jarisch-Herxheimer）反応とよばれ，抗菌薬によるTP破壊に伴う反応で，薬疹や梅毒の増悪ではない．この反応は通常1日で軽快する．

合併症として，梅毒患者では高頻度にHIV感染もみられるため，採血でのスクリーニングが勧められる．

B 看護の役割

a. 治療における看護

パートナーへの検査・治療などの介入も行う．パートナー間の再感染，他者への感染拡大防止に努めることも重要である．

梅毒血清反応陽性であることは，必ずしも治療を要する梅毒患者であることを意味していない．血清反応が陽性であることに不安，悩みをもっている人も多く，このような人たちへの対応には慎重を要する．

2）その他の性感染症

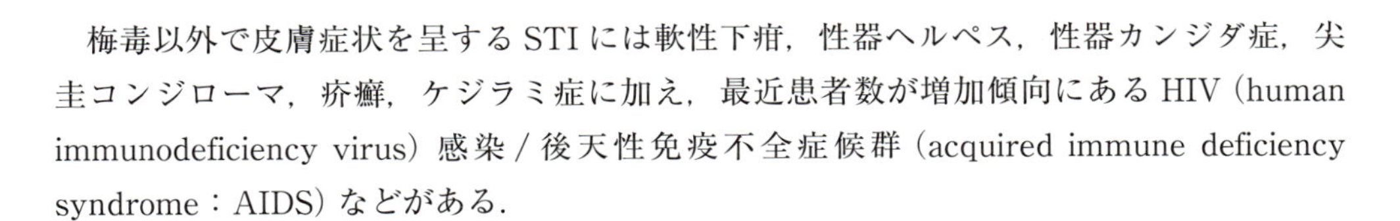

梅毒以外で皮膚症状を呈するSTIには軟性下疳，性器ヘルペス，性器カンジダ症，尖圭コンジローマ，疥癬，ケジラミ症に加え，最近患者数が増加傾向にあるHIV（human immunodeficiency virus）感染／後天性免疫不全症候群（acquired immune deficiency syndrome：AIDS）などがある．

memo　STDとSTI

性感染症は，明らかな病変（disease）がなくても病原体に感染（infect）していれば伝播する．そのため，近年ではSTD（sexually transmitted diseases）という用語はSTI（sexually transmitted infections）に取って代わられつつある．

I　HIV感染/AIDS

HIV-1による感染症で，CD4リンパ球に感染し，その数を減らすことにより細胞性免疫不全を引き起こし，AIDSとなる．

皮膚所見として，AIDS指標疾患であるカポジ（Kaposi）肉腫（頭頸部，体幹，四肢に暗紫褐色斑，紫斑および血管腫様丘疹が多発し，急速に拡大し硬結節化する）のほか，帯状疱疹などのウイルス感染症，梅毒などの細菌感染症，口腔内カンジダなど多数の皮膚粘膜感染症を合併する．

STI を診断した場合は，HIV スクリーニング検査の保険適用が認められており，現在は HIV-1 抗原と HIV1/2 抗体の同時測定キット（第四世代）の使用が推奨されている．スクリーニング法で陽性もしくは保留であった場合は，HIV 抗体のウエスタンブロット法と HIV-1 核酸増幅検査を行う．

Ⅱ 軟性下疳

軟性下疳は，グラム陰性桿菌である軟性下疳菌（*Haemophilus ducreyi*）によって引き起こされる STI であるが，まれである．陰部に潰瘍を認め，潜伏期間は 3〜7 日である．好発部位は亀頭，包皮，陰茎，小陰唇，腟，陰核，肛門周囲で，多発性であることが多い．潰瘍は化膿性で，激しい痛みを伴う．鼠径リンパ節の腫脹は約半数程度に認める．

培養などでの同定が困難なことから，臨床的特徴により診断を行うことが多い．治療はマクロライド系，フルオロキノロン系，アミノグリコシド系抗菌薬が奏効し，症状は通常 1 週間以内に消失する．

11 動物寄生性疾患

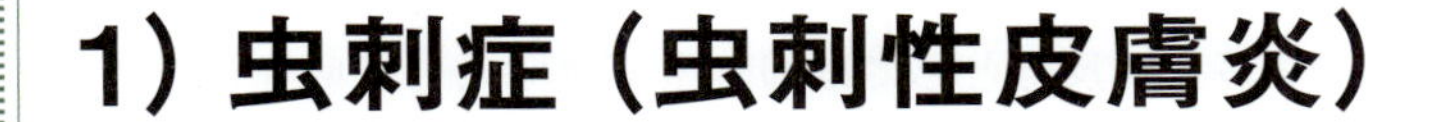

1）虫刺症（虫刺性皮膚炎）

Minimum Essentials

1. 虫刺症は吸血性，刺咬性，接触性の有害節足動物に起因する皮膚炎の総称である．
2. 虫刺症における炎症は，虫由来の唾液腺物質や有毒物質に対する刺激反応およびアレルギー反応である．
3. 治療はステロイド外用剤の塗布が主体となる．
4. 多くは予後良好であるが，アナフィラキシー症状の出現に注意が必要である．

I 虫刺症（虫刺性皮膚炎）とは

A 定義・概念

虫刺症（あるいは虫刺性皮膚炎）とはカ，ブユ，ノミ，ダニなどによる吸血，ハチ，ムカデ，クモなどによる刺咬，有毒毛をもつガの幼虫（毛虫）との接触など，有害節足動物の吸血・刺咬・接触によって生じる皮膚炎を包括した概念である．

B 原因・病態

吸血性節足動物であるカ，ブユ，アブ，ノミ，トコジラミ，ダニ（室内ではイエダニ類，野外ではマダニ類）や刺咬性節足動物であるハチ（スズメバチ類，アシナガバチ類，ミツバチ類など），アリ，カメムシ（サシガメ類），ムカデ，クモ，そして接触性節足動物であるガ（ドクガ類，カレハガ類，イラガ類など）がおもな原因となる．

病態としては，吸血性節足動物が皮膚に注入する唾液腺物質に対するアレルギー反応，刺咬性節足動物や接触性節足動物が皮膚に注入する有毒物質による刺激，あるいはアレルギー反応によって生じる非感染性の炎症反応が基本となる．

Ⅱ 診断へのアプローチ

A 臨床症状・臨床所見

カやブユなどの吸血によるアレルギー反応としては即時型（Ⅰ型）として吸血直後に瘙痒感を伴う紅斑，膨疹（**図 1**）が，遅延型（Ⅳ型）として吸血の 1〜2 日後に瘙痒を伴う紅斑や丘疹，水疱など（**図 2**）が出現する．ハチやムカデなどの刺咬による刺激症状としては，まず疼痛を生じる．過去に刺咬を受けて有毒物質に対する感作が成立していると，アレルギー症状が出現する．とくに刺咬直後に生じるアナフィラキシー症状（全身の蕁麻疹や悪心，腹痛，呼吸困難，意識障害など）には注意を要する．アレルギー反応の場合，個々の感作状態が異なるため現れる臨床症状には個人差が大きい．原因となった虫が明らかでない場合は，患者の病歴や臨床所見から原因を推定する．

B 検査

虫刺症の診断に役立つ検査はないが，ハチ毒に対するアレルギー検査としてハチ毒特異的 IgE 抗体価を測定し，次回のハチ刺症での即時型（Ⅰ型）アレルギー症状の出現を推定する．

Ⅲ 治療ならびに看護の役割

A 治療

a. おもな治療法

個々の皮疹に対してはステロイド外用剤で対応する．炎症症状が強い場合は，抗ヒスタミン薬やステロイド薬の内服を併用する．刺激による疼痛に対しては保冷剤などによる局

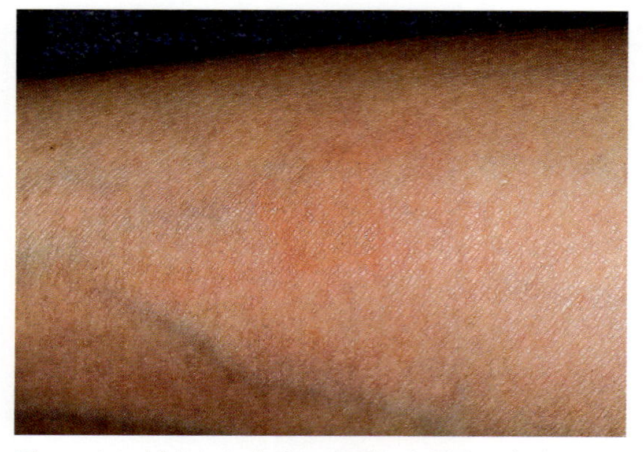

図 1　カに刺された直後に出現した膨疹，紅斑

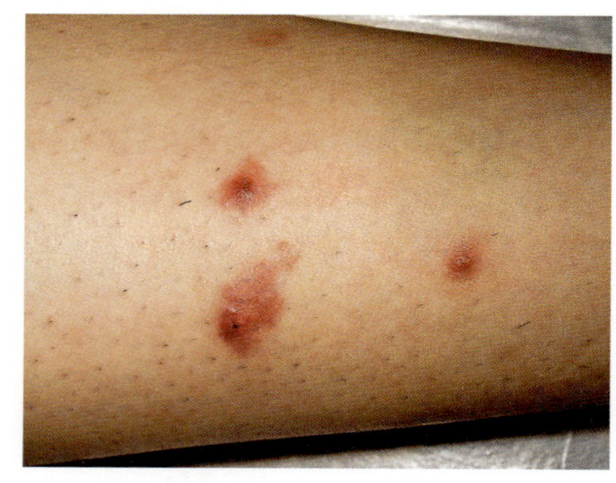

図 2　ブユに刺されて 3 日後の紅斑，丘疹

所冷却で経過観察する．

b. 合併症とその治療法

掻破に伴う二次感染に対して抗菌薬を用いる．アナフィラキシー症状に対しては，ただちにアドレナリンの筋肉注射や全身管理を要する．

c. 治療経過・期間の見通しと予後

虫刺症のほとんどは1～2週間以内に軽快し，予後良好である．

B 看護の役割

a. 治療における看護

瘙痒性皮疹に対しては，外用処置の補助や掻破を防ぐための局所保護の指導を行う．疼痛に対しては保冷剤を用意する．アナフィラキシー症状では呼吸・循環動態をモニタリングする．

b. フォローアップ

アナフィラキシー症状は通常，数時間以内に軽快するが，時に数時間以降に症状が再燃する症例（二相性アナフィラキシー反応）があるため，少なくとも24時間の経過観察が必要である．

2）マダニ刺症

Minimum Essentials

❶ マダニは野生動物に寄生するが，ヒトからも吸血する．
❷ マダニの皮膚咬着を認める．
❸ 局所麻酔下で皮膚ごとマダニを切除するのが確実な除去方法である．
❹ マダニ媒介性感染症に注意が必要である．

I マダニ刺症とは

A 定義・概念

マダニはイノシシ，シカなどの野生動物から吸血して生活する一時寄生性のダニ類で，成虫の体長は2～8 mm程度である．マダニの幼虫，若虫，成虫は雑木林の下草やササ類などの葉で待機し，動物が通ると素早く乗り移って体表面を徘徊し，皮膚に口器を刺入して吸血する．野外活動の際にヒトにも寄生する．皮膚に咬着したまま3～10日間にわたり吸血を続け，腹部が膨大して5～20 mm程度になり，飽血状態になると自然に脱落する．ヒトがマダニの咬着を受けた状態をマダニ刺症とよぶ．

B 原因・病態

地域によって生息するマダニ種が異なるが，東日本ではシュルツェマダニやヤマトマダニ，西日本ではタカサゴキララマダニやフタトゲチマダニなどによる被害が多い．マダニは吸血の際に唾液腺物質を注入するが，その中にリケッチアやウイルスなどの病原体を保有する場合がある．おもに西日本ではリケッチア感染症である日本紅斑熱やウイルス感染症である重症熱性血小板減少症候群，北海道や本州中部山岳地帯ではボレリア感染症であるライム病を媒介する可能性があるので注意が必要である．

Ⅱ 診断へのアプローチ

A 臨床症状・臨床所見

マダニの発育段階や吸血後の日数によるが，1～20 mm 大のマダニ虫体が皮膚に咬着している（**図 3**）．自覚症状を認めないことから，咬着に気づかない症例が多い．時には咬着した虫体の周囲に紅斑を認める場合があり，瘙痒感を伴うこともある．ほとんどのマダニは病原体を保有しないので，感染症のリスクはきわめて低い．しかし，マダニ刺症のあとに発熱，全身倦怠感，嘔吐，下痢，咬着部周囲の大きな紅斑，全身の発疹などを生じた場合は，マダニ媒介性感染症の可能性を念頭に置く必要がある．これらの感染症では，明らかなマダニ咬着の既往がない場合も少なくない．

B 検査

咬着した虫体が小さい場合，ダーモスコープなどの拡大鏡でマダニを確認する．発熱や皮疹を認めない場合は原則として臨床検査は不要であるが，何らかの症状を伴う場合は一般検血，血液生化学検査，炎症反応などをチェックする．マダニ媒介性感染症が疑われる

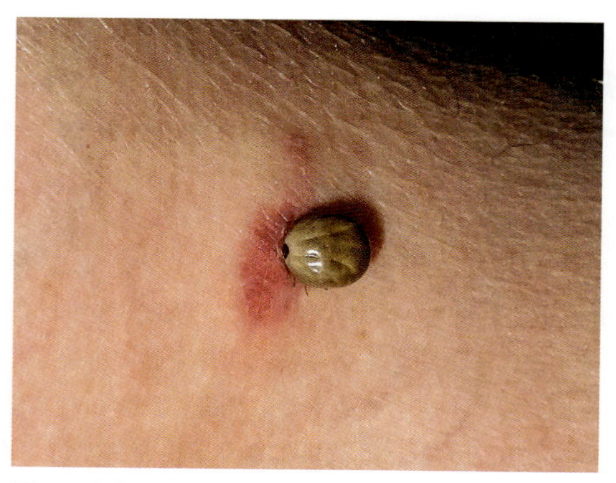

図 3　皮膚に咬着したマダニ

場合は，保健所を通じて行政検査を依頼する必要がある．

memo　行政検査

法律に基づいて自治体などの公的機関が実施する検査で，感染症検査，食中毒検査，食品検査，環境検査などがある．感染症の場合は，医療機関からの依頼を受け，所轄保健所を通じて，衛生研究所や感染症研究所で患者検体からの病原体検出や血清抗体価測定などが実施される．

Ⅲ 治療ならびに看護の役割

A 治療

a. おもな治療法

マダニの咬着を認めた場合，ピンセットやマダニ除去用の器具などを用いて慎重に除去する．除去が困難な場合は，局所麻酔下で咬着したマダニを皮膚ごと切除する必要がある．

b. 合併症とその治療法

感染症を発症した場合，リケッチア感染症ではテトラサイクリン系，ボレリア感染症ではペニシリン系の抗菌薬が第一選択薬となる．ウイルス感染症では全身管理下で病態に合わせた対症療法を適宜行う．

c. 治療経過・期間の見通しと予後

虫体が完全に除去できれば通常は速やかに改善するが，口器が残存すると異物肉芽腫を生じて硬結が半年以上残ることがある．

B 看護の役割

a. 治療における看護

マダニ刺症のみの場合，特別な看護ケアは必要としない．しかし，マダニ媒介性感染症に対しては個々の疾患に合わせて体温や臨床検査値の推移のモニタリング，全身管理など急変時に対応できる看護ケアを必要とする．

b. フォローアップ

マダニ刺症のあとに発熱や発疹，消化器症状などが出現しないか，患者に対する注意喚起を行う．

3）疥癬

Minimum Essentials

❶ 疥癬は，ヒトヒゼンダニが皮膚に寄生して生じる感染性皮膚疾患である．
❷ 症状は夜間の激しいかゆみである．体幹，四肢には，掻破痕が多数生じる．手には疥癬トンネル，男性陰部には結節を生じる．
❸ 治療は駆虫薬の投与である．内服薬としてイベルメクチン錠，外用剤としてフェノトリンローションがある．
❹ 内服・外用剤ともに1週間間隔で2回使用する．おおよそ1ヵ月ほどで治癒する．

I 疥癬とは

A 定義・概念

ヒトヒゼンダニが皮膚角質層の中に寄生することで発症する．症状としては夜間の激しいかゆみで，全身に掻破痕が多数生じる．

B 原因・病態

原因はヒトヒゼンダニで，人から人へと感染する．

軽症の通常疥癬と重症の角化型疥癬（ノルウェー疥癬）の2つに大別される．角化型疥癬は感染力が極めて強いため，集団発生に注意が必要である．

II 診断へのアプローチ

A 臨床症状・臨床所見

特徴的なのは疥癬トンネルである（**図4**）．トンネルに沿って手や足に長さ5mm前後の線状皮疹が生じ，疥癬トンネルの先端にヒゼンダニが住む．男性の場合，陰部に結節（しこり）が好発する．角化型疥癬では，垢がこびりついたような外観を呈する（**図5**）．

B 検査

ダーモスコピーで疥癬トンネルを検査すると，疥癬トンネルの先端に，虫体が微細な黒点として認められる．角化型疥癬の場合，角化部位の落屑を採取し顕微鏡検査を行うと虫体を多数認める．

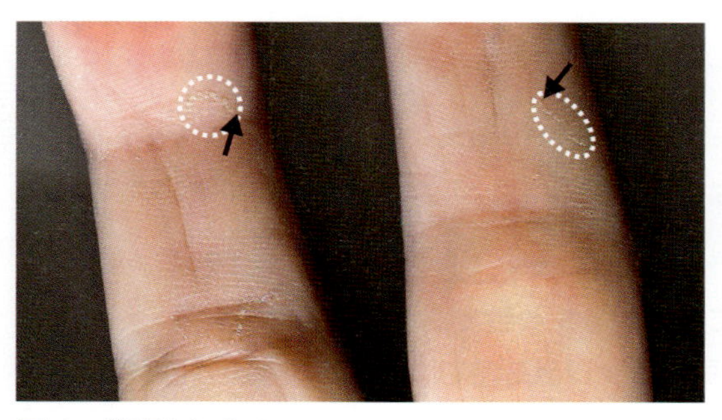

図4　疥癬トンネル
手指に線状の皮疹を認める（◌）．先端の黒点がヒゼンダニ虫体である（→）．

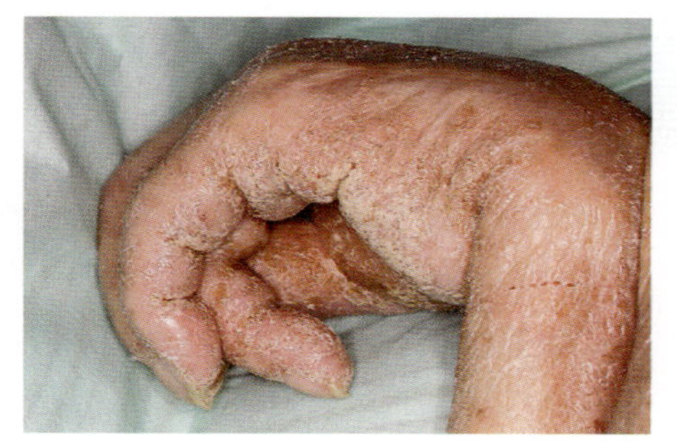

図5　角化型疥癬（ノルウェー疥癬）
手掌全体に垢がこびりついたように見える．垢のような角化部位に虫体を多数認める．

Ⅲ　治療ならびに看護の役割

A 治療

a. おもな治療法

スミスリン® ローションを首から下の全身に塗布し，1週間後に同様に塗布する．塗り残しがあると再発の恐れがあるので，すみずみまで塗布する．

イベルメクチン錠を空腹時に内服し，1週間後にもう一度内服する．

b. 合併症とその治療法

合併症として，疥癬後瘙痒症や小児肢端膿疱症がある．これらにはステロイド外用剤が有効であるが，ヒゼンダニがいないかどうかの見極めが必要となる．

c. 治療経過・期間の見通しと予後

通常疥癬の場合，おおよそ1ヵ月で軽快する．角化型疥癬の場合は，それ以上にかかる可能性がある．免疫不全状態など基礎疾患がなければ，通常，予後は良好である．

B 看護の役割

a. 治療における看護

角化型疥癬患者では，感染拡大に注意し，手袋，ガウンを着用しケアにあたる．落屑が足に落ちるとそこから感染するため，入室時には長靴に履き替える．通常疥癬の場合には，ガウンテクニックまでは不要であるが，患者と直接触れるときは手袋を着用する．

治療としてスミスリン® を塗布する．首から下の全身に塗布する必要があり，背中など自分では塗りにくい場所は塗り残しのないように注意する．

b. フォローアップ

2回の治療をすると，2週間程度で虫体は死滅する．しかし，虫体がいなくなってもかゆみや湿疹病変が残ることがある．また，まれに2回の治療後数ヵ月経って再発する場合もあるため，最低3ヵ月は経過をフォローする．

4) 虱(しらみ)症

Minimum Essentials

❶ 虱症は，吸血性昆虫であるシラミがヒトに寄生する感染性皮膚疾患である．

❷ 症状はかゆみである．アタマジラミ症では頭に，ケジラミ症では陰部にかゆみが生じる．

❸ 治療は，駆虫薬スミスリン® である．パウダーとシャンプーがあり，いずれを用いても良い．

❹ 治療をすれば 2〜3 週間で治癒する．薬剤抵抗性の場合，専用の梳(す)き櫛での丹念な治療が必要となる．

I 虱症とは

A 定義・概念

シラミがヒトに寄生して生じる．頭髪に寄生するアタマジラミ，陰毛・腋毛に寄生するケジラミの２種類に大別される．

B 原因・病態

原因は，吸血性昆虫のシラミである．頭や陰部など長い毛のあるところを住処とし，吸血し，毛に卵を産む．人から人へと感染する．

なお，コロモジラミという衣類につくシラミもあるが，現在ではホームレスを除き日本ではまれである．

II 診断へのアプローチ

A 臨床症状・臨床所見

臨床症状は，かゆみである．臨床所見として，アタマジラミでは頭髪に虫卵を認める（**図 6**）．ケジラミでは陰毛に虫卵，陰毛基部に虫体が張り付いているのを認める（**図 7**）．

B 検査

アタマジラミ，ケジラミともに毛についた虫卵を探す．虫卵は，引っ張っても移動しない（移動する場合，フケの可能性が高い）．ケジラミでは虫体を探しても良いが，アタマジラミの虫体はすばしっこく，見つけることは難しい．

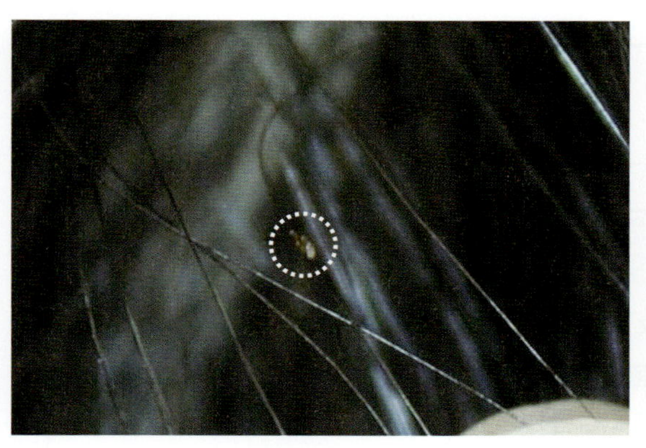

図６　アタマジラミの虫卵（◌）

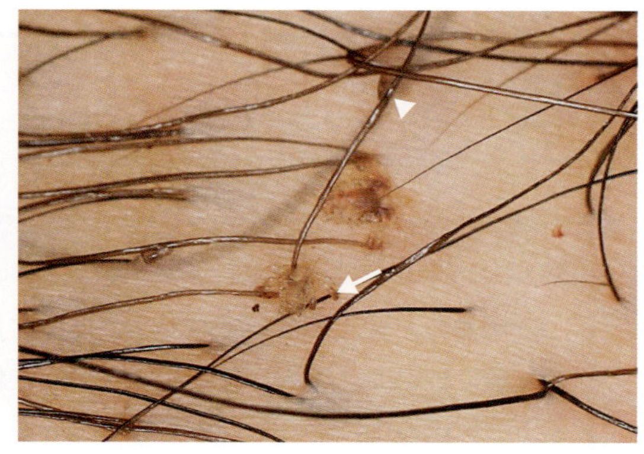

図７　ケジラミの虫体（→）と虫卵（▶）
ケジラミの虫体は陰毛の基部に張り付いている．

Ⅲ　治療ならびに看護の役割

A　治療

a. おもな治療法

フェノトリン（スミスリン® パウダーあるいはスミスリン® シャンプー）を使用する．虫卵には効きが悪いため，2〜3 日おきに使用する．

b. 合併症とその治療法

合併症は，掻破痕に伴う二次感染である．もし伝染性膿痂疹を併発すれば，抗菌薬を併用する．

c. 治療経過・期間の見通しと予後

おおよそ 2 週間で治癒し，予後は良好である．近年，フェノトリン耐性のアタマジラミ症が問題となっている．フェノトリン耐性の場合，投薬しても無効のため，梳き櫛を使用する．

B　看護の役割

a. 治療における看護

アタマジラミは幼小児に好発する．不潔が原因で生じるわけではないことを患児に説明する．フェノトリン耐性の場合，梳き櫛で丁寧に虫卵を梳いていく．誰でもなりうるため，いじめの対象にならないよう配慮する．

b. フォローアップ

治療後もなお虫体が見つかるようなら再診を勧める．抜け殻は治療後も残るため，治っていないと判断を誤らないようにする．

12 薬疹，中毒疹

Minimum Essentials

❶ 中毒疹とは，薬剤や細菌あるいはウイルス感染によって生じたと思われる散布性の皮疹について，原因が特定できないとき便宜的に用いる用語である．中毒疹のうち感染症によるものは，溶連菌やマイコプラズマ，各種ウイルスによって生じる．確実に薬剤によって起こった皮疹は薬疹とよばれ，原因としては抗菌薬，消炎鎮痛薬，抗痙攣薬，痛風治療薬などが多い．

❷ 皮疹はほぼ左右対称性であり，紅斑，丘疹，紫斑，水疱などが種々の程度に混じる．手足の末端に優位な皮疹は感染症によるものが多く，体幹から始まるものは薬疹が多い傾向がある．

❸ ステロイド外用療法および抗ヒスタミン薬内服などによる対症療法に加えて，薬疹の可能性がある場合は被疑薬の中止が原則である．薬疹のなかには生命を脅かしたり，後遺症を残したりする重症型がある．

❹ 薬疹は原因薬剤の中止によりすみやかに改善することが多い．感染症による中毒疹も，ほとんどが感染症の軽快とともに治癒する．重症型薬疹の場合は，原因薬剤中止に加えて積極的治療が必要である．約10～20%程度の死亡率であり，種々の後遺症を残すことがある．

I 薬疹，中毒疹とは

A 定義・概念

突然発症し全身に散布性に広がる皮疹で，原因がはっきりしないものを便宜的に中毒疹とよぶ．中毒疹は，薬剤によって引き起こされる薬疹と細菌感染やウイルス感染時に出現する皮疹とを含んでおり，原因が薬剤であるとはっきりした場合は薬疹とよぶ．しかし，両者が区別できないことも少なくないため，中毒疹という病名は便利な呼び名である．

B 原因・病態

中毒疹の原因は多岐にわたり，検査所見によって迅速に確定しうる感染症は少ない．細菌感染では，迅速抗体検査が可能である溶血性連鎖球菌（溶連菌）感染やマイコプラズマ感染によるもの，皮疹を伴いやすいウイルス感染として有名なEBウイルスやパルボB19ウイルス，コクサッキーウイルスなど積極的に精査されるものは確定されやすい．薬疹は否定されても，何らかの感染症が関連した中毒疹と診断せざるをえない場合が多い．細菌やウイルス感染が，なぜ特定のヒトに皮疹を生じさせるのかはほとんどわかっていない．溶連菌感染症における皮疹のメカニズムの1つとして，菌膜蛋白に皮膚由来蛋白との相同性が見出されており，抗原交差反応によるものであるという考えがある．

薬疹は高頻度にみられ，用量依存性に出現するもの（タイプA）と，ごく限られた患者に突発的に出現し原因の明らかでないもの（タイプB）とに分けることができる．タイプAは薬剤の薬理作用に関連して出現し，そのメカニズムが理解しやすく，減量や短期間の中止で改善する．最近の抗がん薬などの分子生物学的薬剤による薬疹はこのタイプが多く，用量依存性であり一時的中止や減量によって症状が緩和されるため，必ずしも薬剤の永続的中止は必要でない（p.176「2章-13 化学療法に伴う皮膚障害」参照）．一方，タイプBは軽症から重症まで種々の程度が存在し，皮疹も多彩である．アレルギー機序を介するものが多いと考えられているが，いまだ不明な点が多く，予知は難しい．

一般に薬疹というとタイプBを指すため，本項ではこれについて解説する．このなかには中毒疹に含まれるような臨床症状を呈する軽症のものや，重症薬疹として重要であるスティーヴンス・ジョンソン（Stevens-Johnson）症候群，中毒性表皮壊死症（toxic epidermal necrolysis：TEN），薬剤性過敏症症候群（drug-induced hypersensitivity syndrome：DIHS）の3疾患が含まれる．また，薬疹のその他の臨床型として蕁麻疹・アナフィラキシー型，固定薬疹，扁平苔癬型薬疹，光線過敏型薬疹などがある．

Ⅱ 診断へのアプローチ

A 臨床症状・臨床所見

中毒疹は基本的に，紅斑，丘疹，水疱，紫斑などが突然左右対称性に出現するものを指す．性状はさまざまで，はっきりとした特徴をもたないが，末梢優位（手足に出現する傾向）であれば感染症（**図1～3**）を，体幹優位（体幹部に出現する傾向）であれば薬疹（**図4**）をまず第一に考える．融合傾向があるのか否か，紫斑を混じているのか，かゆみはあるのかなどといった個疹の特徴を把握し，時間経過によってどのように変化していくかを注意深く観察する．重症型では，顔面の腫脹が強く，眼瞼結膜充血や口腔内や口唇のびらん・出血などを伴う．

重症薬疹は生命を脅かすため，臨床的に重要である．スティーヴンス・ジョンソン症候群では，薬剤投与を契機に表皮細胞をターゲットとしたアレルギー反応によってリンパ球を主体とした炎症が生じ，表皮の壊死が起こる（**図5**）（p.210「2章-18-2）スティーヴンス・ジョンソン（Stevens-Johnson）症候群」参照）．スティーヴンス・ジョンソン症候群と同一スペクトラムの疾患であるが，表皮壊死の面積が10%を超えるものをTENとする（**図6**）．薬剤性過敏症症候群では，原因薬の内服後数週～数ヵ月後に，発熱，顔面腫脹，全身の丘疹および紅斑，リンパ節腫脹が突然出現する（**図7**）．経過中における潜伏ウイルス（ヒトヘルペスウイルス6型やサイトメガロウイルス，EBウイルスなど）の再活性化が予後と相関し，それに関連して重篤な肝障害，消化管潰瘍，心筋障害，脳炎，内分泌疾

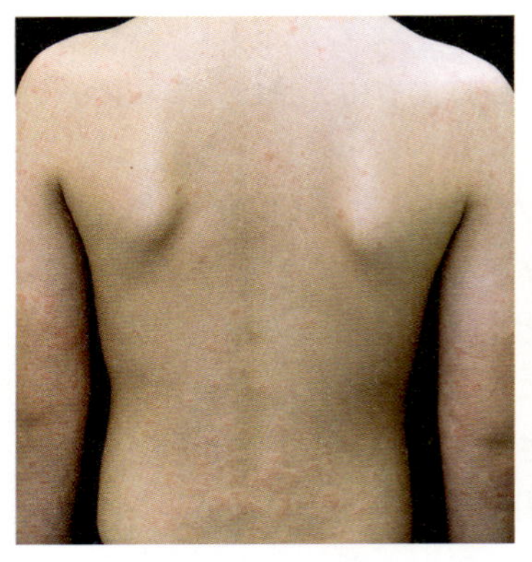

図 1　中毒疹（マイコプラズマ感染症による）

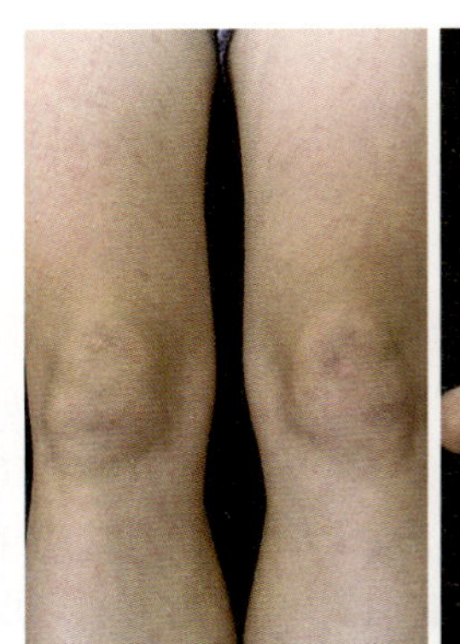

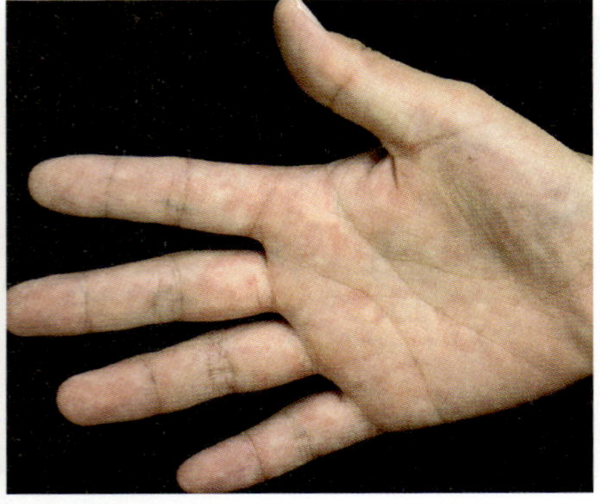

図 2　中毒疹（溶連菌感染症による）
手掌・足蹠に優位な紅斑を認める.

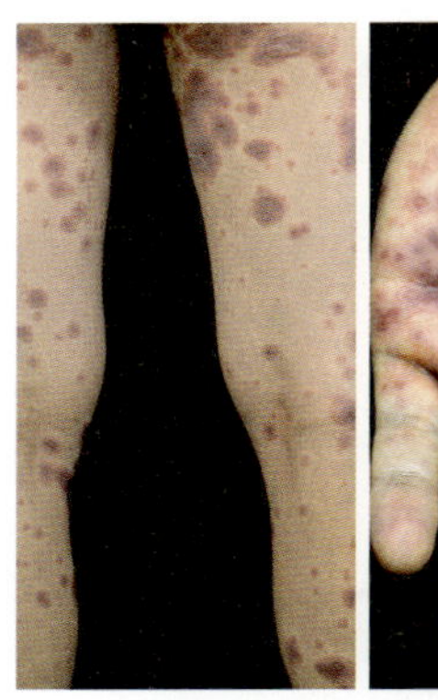

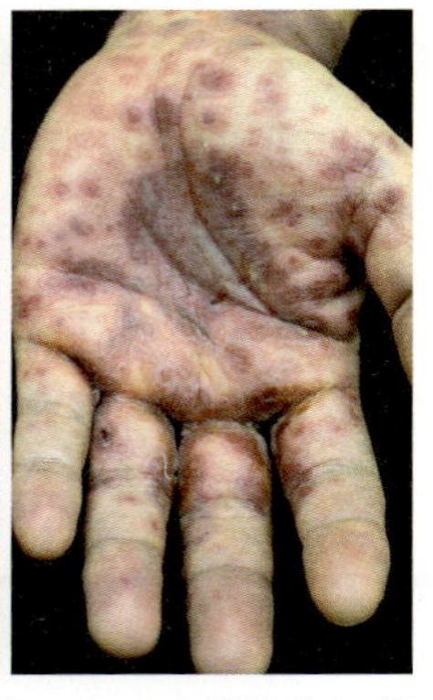

図 3　中毒疹（単純ヘルペス感染症に伴う多形滲出性紅斑）
中央に水疱を伴う標的状病変が特徴的である.

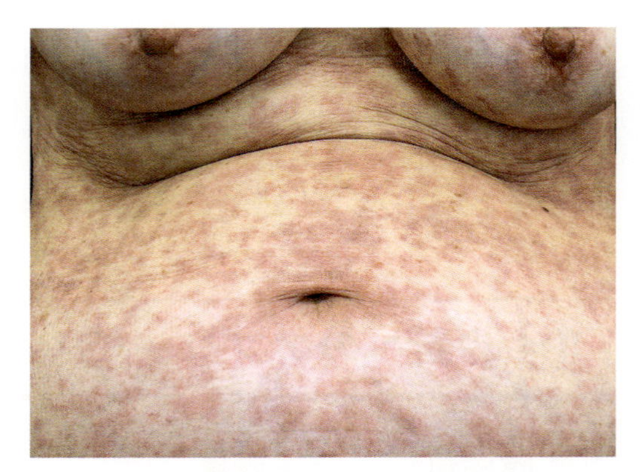

図 4　薬疹（抗菌薬による播種状紅斑丘疹型）
融合傾向がみられる.

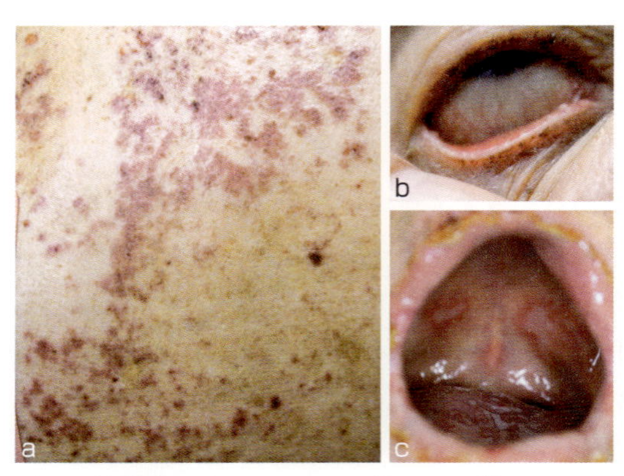

図 5　抗菌薬によるスティーヴンス・ジョンソン症候群
体幹の紅斑・びらん（a）に加え，眼結膜の充血（b），口唇および口腔粘膜のびらん・潰瘍（c）を認める.

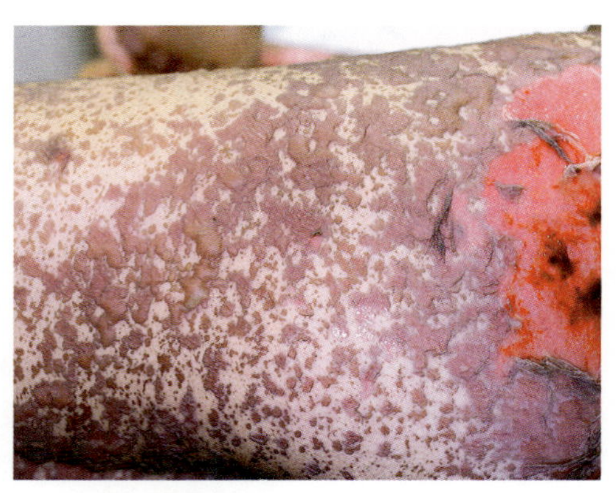

図 6　消炎鎮痛薬による中毒性表皮壊死症（TEN）
左大腿部の病変・広範な表皮壊死を呈する.

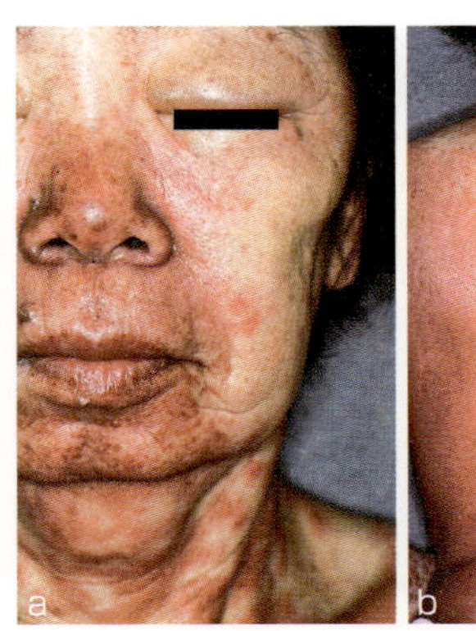

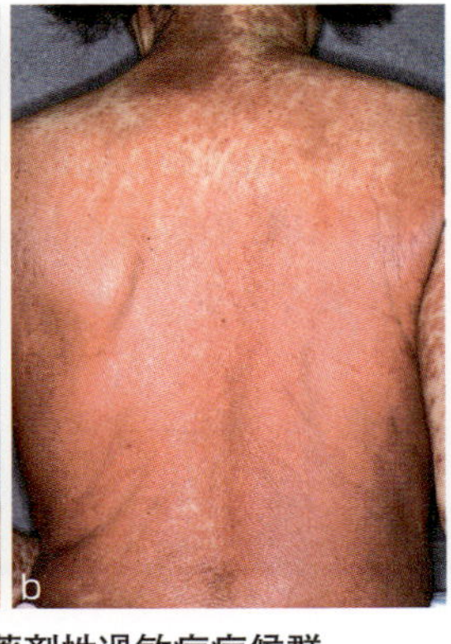

図7　抗痙攣薬による薬剤性過敏症症候群
著明な顔面浮腫（a）と融合傾向を示す紅皮症様の紅斑（b）を認める．

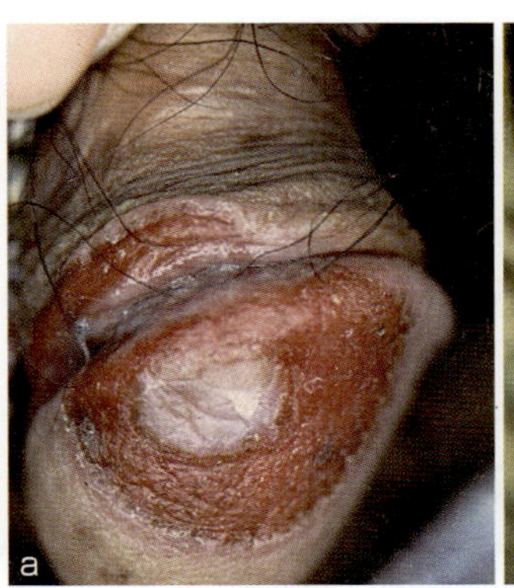

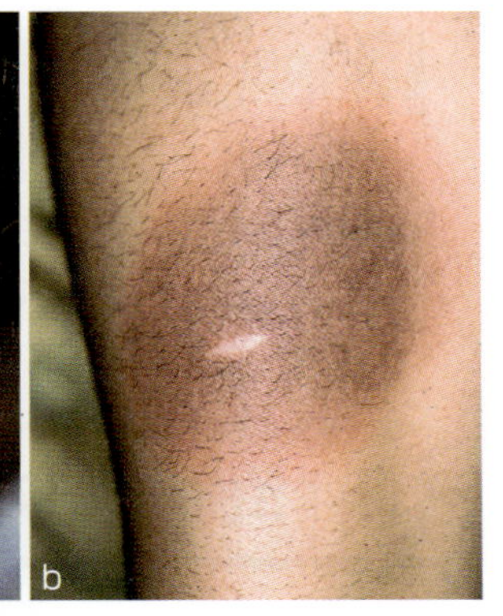

図8　消炎鎮痛薬による固定薬疹
a：陰茎に生じた固定薬疹．
b：大腿部の治癒後色素沈着．

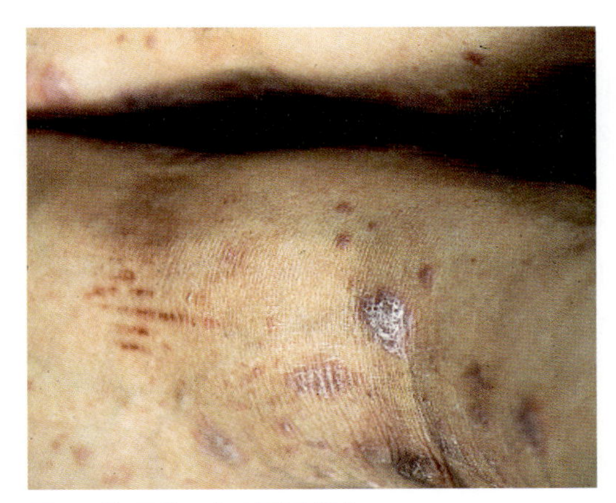

図9　降圧薬による扁平苔癬

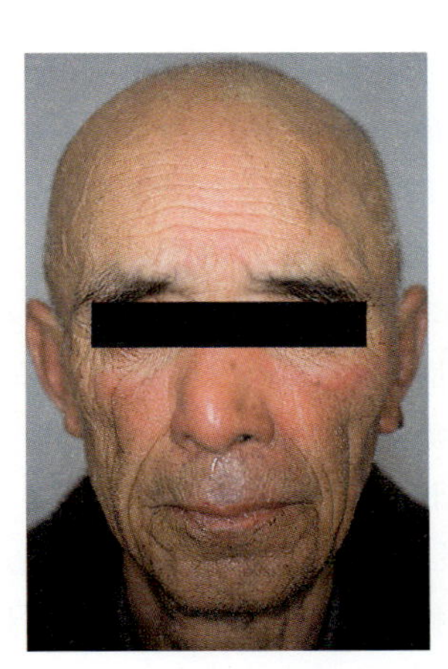

図10　降圧薬による光線過敏症型薬疹

患など種々の内臓疾患が前触れもなく発症する．

なお，特殊な薬疹の臨床型として蕁麻疹・アナフィラキシー型，固定薬疹，扁平苔癬型薬疹，光線過敏症型薬疹などがある．固定薬疹では，原因薬を内服すると数時間～数日以内に固定した場所に紅斑が出現し，薬剤中止にて色素沈着を残して治癒する（**図8**）．同一部位に繰り返し炎症を起こすため，シミのような色素沈着が持続的に残る．扁平苔癬では，原因薬投与後，数週～数ヵ月を経て扁平な丘疹が出現する（**図9**）．口腔内に網目状の白色調粘膜疹を伴うことがある．光線過敏症型薬疹では，露光部に強い日焼け様の紅斑が出現し，時に水疱形成を伴う（**図10**）．抗菌薬や高脂血症改善薬，降圧薬などによって起こりやすい．

B 検査

一般血液検査に加え，ASO 値や抗マイコプラズマ抗体，臨床から疑われる抗ウイルス抗体などを検索する．薬剤性過敏症症候群では，血清 TARC 値が高くなることも診断の一助となりうる．重症薬疹の場合は皮膚生検が診断に重要である．

Ⅲ 治療ならびに看護の役割

A 治療

a. おもな治療法

患者の問診が重要である．詳しい問診により，皮疹が薬剤によるものであるのか，感染症が関与している可能性があるのかを推測する．薬剤の可能性がある場合（薬疹），薬剤の中止が原則である．細菌感染症によるものが疑われる場合は，効果的な抗菌薬の投与が治療経過を短縮させる．ウイルス感染症による場合は経過観察で良い．軽症例ではステロイド外用療法と抗ヒスタミン薬内服などの対症療法のみで様子を見る．

b. 重症薬疹の治療法

スティーヴンス・ジョンソン症候群，TEN，薬剤性過敏症症候群などの重症薬疹は専門医による治療が必要となる．ステロイドパルス療法，大量ステロイド内服療法，血漿交換療法，免疫グロブリン大量療法などの治療がそれぞれの重症度や患者特性によって選択される．

c. 治療経過・期間の見通しと予後

軽症薬疹や中毒疹の多くは，1～2 週間で治癒することが多い．なかには急に重症化する例があることを知っておくべきである．

重症薬疹には生命を脅かすものがあり，スティーヴンス・ジョンソン症候群および TEN の致命率は 5～20％程度，薬剤性過敏症症候群は 10％程度といわれている．前者は眼粘膜への侵襲が高頻度に起こり，重篤な視力障害を残すことがあるため，早期からの眼科医の治療介入が必須である．なお薬剤性過敏症症候群は，皮膚症状が治まってから突然Ⅰ型糖尿病や甲状腺機能障害などの内分泌異常や，全身性エリテマトーデスなどの免疫疾患が出現することがある．

B 看護の役割

a. 治療における看護

突然出現する全身に及ぶ皮疹は，患者自身のボディイメージを著しく損なう点から，軽症であっても想像以上に精神的ダメージが大きいことを意識する．共感的な立場で接し，今後の見通しや予後について，理解しやすい言葉で説明し，必要以上に恐怖心を抱かないように精神的に支えることが必要である．

重症薬疹ではステロイド全身投与が治療の基本となる．投与量や漸減が正確に指示どおり行われているか注意する．ステロイドによる多様な副作用を熟知すべきであり，副作用防止のためにあらかじめ患者に詳しい説明を行っておく．粘膜疹や皮膚びらんが広範囲に及ぶスティーヴンス・ジョンソン症候群やTENは局所処置に激しい疼痛を伴うため，疼痛対策を行い，愛護的に行うよう努める．皮疹が改善しても，視力障害，爪の脱落や皮膚硬化，色素沈着，陰部の瘢痕癒着，口腔や鼻孔の乾燥症状など，高率に後遺症を合併する．一方，薬剤性過敏症症候群は，経過中に突然内臓病変が出現する可能性があるため，皮疹が軽快していても一般的な異常を見逃さない看護が必要である．

b. フォローアップ

原因が特定できなかった中毒疹は，感染症のほか，意識せずに内服していた薬による薬疹の可能性もある．何回かの発症後に薬疹であったと判明することがあるため，全身の皮疹を生じた際には，軽微であっても病院に受診すること，内服薬はしっかり管理することを指導する．

薬疹と診断された場合は，可能な限り原因薬剤の確認試験である薬剤パッチテストや薬剤添加リンパ球刺激試験（DLST）などで確定し，薬剤アレルギーカードを発行して今後同薬や類薬を内服しないように指導する．

重症薬疹患者は薬物療法に過剰の恐怖心をいだき，それが治療の足枷となることも少なくない．改善してからも看護師は医師のサポーターとして，精神的フォローに配慮することが必要である．

13 化学療法に伴う皮膚障害

Minimum Essentials

❶ 医学の分子生物学的解析の進歩により開発された奏効率の高い新規がん治療薬（分子標的薬）による，従来とは異なる皮膚障害が出現しており，新たな対応が必要とされる．
❷ 分子標的薬による皮膚障害は，投与後 2～4 週間後に出現することが多い．
❸ 分子標的薬による皮膚障害の多くは薬理作用により出現する頻度が高く，用量依存性であることが多い（タイプ A）．可能な限り一時的中止や減量によって対応する．前項で述べた重症薬疹（タイプ B）の場合は，薬剤中止と同時に通常薬疹と同様に対応する．

I 化学療法に伴う皮膚障害とは

A 定義・概念

現在，癌治療を目的とした新規化学療法がつぎつぎと生み出されている．癌の増殖や転移の分子生物学的メカニズムが詳しく解明されたことから，新しい抗がん薬は従来のものよりも効果的で，末期癌患者の延命効果を著しく高めている．その多くは，分子標的薬とよばれる上皮成長因子受容体チロシンキナーゼ阻害薬（EGFR-TKI）受容体阻害薬，マルチキナーゼ阻害薬などである（**表 1**）[1]．これら新規がん治療薬は，皮膚などの生理的に増殖を繰り返す臓器には高率に副作用をもたらすだけでなく，皮膚障害の程度が強いほど延命効果が高いという不思議な現象がみられることがわかっている．そのため，生命を脅かすような重症薬疹を除き，本薬による皮膚障害はできるだけコントロールされるべきで，Grade2 までのものであれば安易に中止すべきでないことが提唱されている（**表 2**）．

B 原因・病態

分子標的薬には，血液脳関門を通過し細胞内に取り込まれる低分子薬と，細胞表面分子に結合する高分子薬（抗体医薬品）とがあるが，それぞれ機能的分子に作用することにより腫瘍増殖や転移を抑える．したがって，表皮細胞や粘膜上皮などの分裂増殖が起こる場所に作用し，皮膚障害としてさまざまな症状が現れる．薬剤投与後 2～4 週後に出現することが多い．

表 1　分子標的薬の分類

1）細胞表面抗原
（ア）抗 CD20 抗体：イブリツモマブ，リツキシマブ
（イ）ペプチド抗原
2）増殖因子・受容体，シグナル伝達系
（ア）抗 EGFR 抗体：セツキシマブ，パニツムマブ
（イ）抗 HER2 抗体：トラスツズマブ
（ウ）EGFR チロシンキナーゼ阻害薬（EGFR-TKI）：ゲフィチニブ，エルロチニブ
（エ）c-kit 受容体チロシンキナーゼ阻害薬：イマチニブ，ニロチニブ
（オ）bcr-abl チロシンキナーゼ阻害薬：イマチニブ，ニロチニブ
（カ）ファルネシルトランスフェラーゼ阻害薬：スニチニブ
（キ）プロテインキナーゼ阻害薬
（ク）m-TOR 阻害薬：エベロリムス，テムシロリムス
（ケ）プロテアソーム阻害薬：ボルテゾミブ
（コ）PARP 阻害薬
3）細胞周期
（ア）サイクリン依存性キナーゼ 4/6 阻害薬
4）アポトーシス誘導薬
5）転移・血管新生
（ア）抗 VEGF 抗体：ベバシズマブ
（イ）VEGF 阻害薬
（ウ）MMP 阻害薬
（エ）サリドマイド
（オ）アンジオスタチン，エンドスタチン
6）多標的分子標的治療薬：ダサチニブ，ソラフェニブ

EGFR：epidermal growth factor receptor，HER：human epidermal growth factor receptor，VEGF：vascular endothelial growth factor，MMP：matrix metalloproteinase

〔西條長宏：がん化学療法・分子標的治療 update 2009，中外医学社，東京，p.10（表 1），2009 より許諾を得て改変し転載〕

表 2　有害事象共通用語規準 4.0 日本語訳 JCOG 版（CTCAE ver4.0-JCOG）

Grade 1	軽症；症状がない，または軽度の症状がある； 臨床所見または検査所見のみ；治療を要さない
Grade 2	中等症；最小限 / 局所的 / 非侵襲的治療を要する； 年齢相応の身の回り以外の日常生活動作の制限
Grade 3	重要または医学的に重大であるが，ただちに生命を脅かすものではない；入院または入院生活の延長を要する； 活動不能 / 動作不能；身の回りの日常生活動作の制限
Grade 4	生命を脅かす；緊急処置を要する
Grade 5	有害事象による死亡

説明文中の；は「または」を意味する.

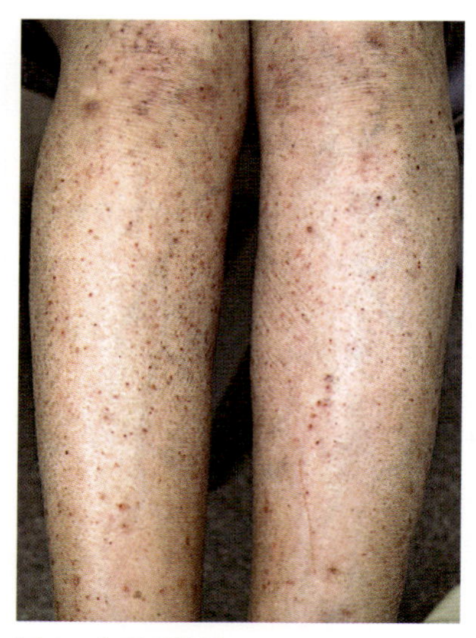

図1　皮膚の乾燥

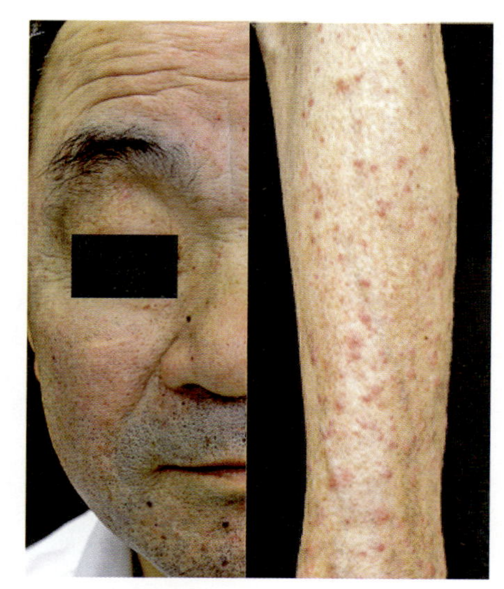

図2　ざ瘡様皮疹

Ⅱ　診断へのアプローチ

A 臨床症状・臨床所見

a. 皮膚の乾燥

四肢を中心に，皮膚の乾燥と亀裂などが出現する（**図1**）.

b. ざ瘡様皮疹

顔面，体幹に出現し，瘙痒感を伴うことがある．通常では起こらない被髪部にも生じ，脱毛を伴う場合もある（**図2**）.

c. 脂漏性皮膚炎様皮疹

顔面皮膚の乾燥とともに，鼻唇溝や耳前触など脂漏部位に紅斑が出現する（**図3**）.

d. 爪囲炎・肉芽腫

爪周囲の乾燥と亀裂に伴い，軽微な外傷に続発して起こる（**図4**）．強い疼痛を伴う．爪周囲には小さな傷ができやすいが，創傷治癒機転の際の表皮細胞や間質の増殖を分子標的薬が阻害し，細菌感染を繰り返す．これにより不良肉芽が増殖し，難治な爪囲炎をおこす．その際に出現する血管拡張性肉芽腫を簡単に肉芽腫とよんでいるが，結核やサルコイドーシスの肉芽腫とは基本的に異なる性質のものである．

e. 手足症候群

従来からフルオロウラシル系抗がん薬によって生じることが知られているが，それに比して明らかに重症な皮膚障害が，マルチキナーゼ阻害薬（スニチニブ，ソラフェニブなど）によって起こる．投与3～4週後に突然，圧迫を受けやすい部位に紅斑・水疱が出現し，その疼痛のため日常生活が障害されることが多い（**図5**）.

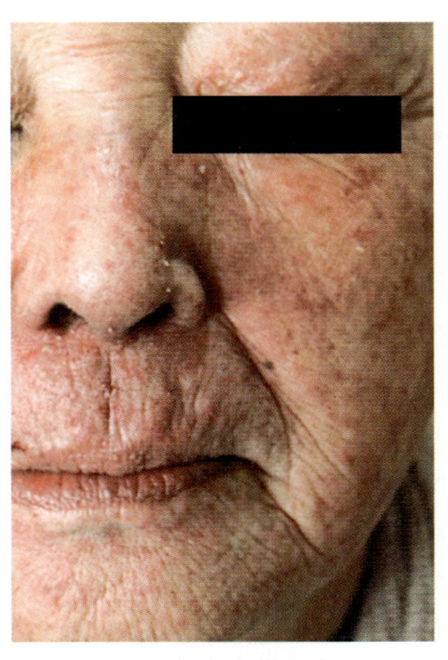
図 3　脂漏性皮膚炎様皮疹

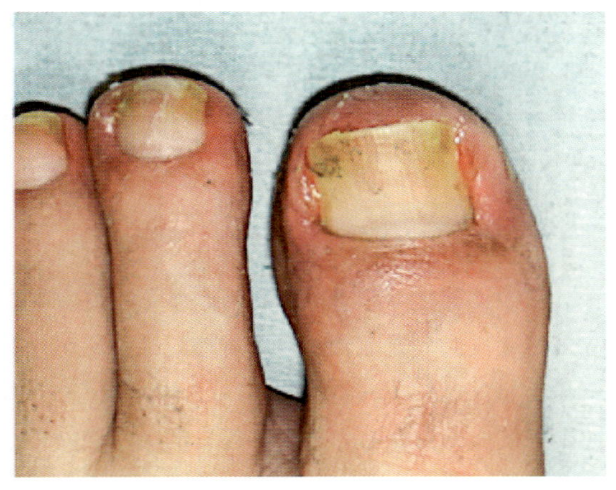
図 4　爪囲炎・肉芽腫

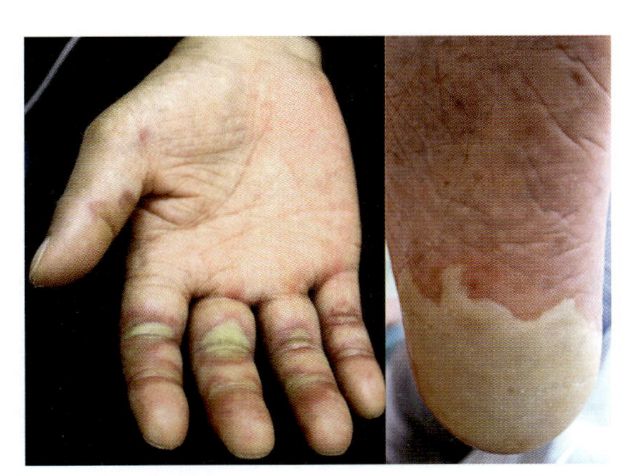
図 5　手足症候群

B 検査

視診および触診にて，診断は容易である．他疾患との鑑別を要するときは皮膚生検が必要な場合がある．ざ瘡様皮疹は膿疱を伴うことが多く，膿汁の培養検査では黄色ブドウ球菌が検出されやすい．抗菌薬感受性検査が有用な場合がある．

Ⅲ 治療法および看護の役割

A 治療

a. スキンケア

抗がん薬投与患者は高齢者が多く，皮膚の生理的機能が低下していることから，投与前でさえ皮脂欠乏症による皮膚の乾燥状態がみられることが多い．さらに分子標的薬のほとんどは，常にターンオーバーを繰り返している表皮細胞の生理的機能を傷害する．したがって，あらかじめ皮膚の恒常的生理機能をある程度正常化させておくことは，皮膚障害を予防，すみやかに改善するためには重要なことである．基本的には，入浴時に皮膚を愛護的に洗浄してから，すみやかに保湿薬を外用することがスキンケアの要点である．洗浄剤は弱酸性のものを用い，タオルやブラシでの激しい洗浄はやめる．入浴後は10分以内に保湿薬を外用する．塗布量は1FTU（フィンガーティップユニット：人指し指の先端から第一関節までチューブから絞り出した量）を手掌2枚分の面積（体表面積の2%）に塗布するのが適量である．

b. ざ瘡様皮疹

スキンケアのあと，抗菌薬含有軟膏やざ瘡治療外用薬〔過酸化ベンゾイル（BPO）含有外用薬やアダパレンゲルなど〕を塗布する．程度がひどいときはミノサイクリン内服治療を付加する．ステロイド外用剤は細菌感染を悪化させる恐れがあるため，当初から用いないほうが良いが，症状が激烈な場合，短期の使用は症状を緩和させる．

c. 脂漏性皮膚炎様皮疹

スキンケアのあと，弱い（weak）ステロイド外用剤にて皮疹をコントロールする．マクロライド系抗菌薬の内服も奏効することがある．基本的に長期のステロイド外用剤使用は酒さを誘発させるため，最小限の使用にとどめる．

d. 爪囲炎・肉芽腫

正常な創傷治癒機転が起こらないため，通常の爪囲炎・肉芽腫より難治であることが多い．当初から予防のための爪切り指導（角を切り込まない，深爪をしない）をする．液体窒素療法を行って肉芽腫を小さくしたり，テープ固定してできるだけ爪が皮膚に食い込まないように指導する．

e. 手足症候群

圧迫刺激の強いところに紅斑と水疱が出現する．したがって，本症の出現しやすいマルチキナーゼ阻害薬などの投与時には，皮疹はおよそ投与後1ヵ月以降に出現することを説明し，あらかじめ強い力のかかるような作業や労働は避けるように指導しておく．紅斑が出現したら，強め（strong以上）のステロイド外用剤塗布，水疱形成やびらんを生じたら抗菌薬含有軟膏塗布後，ガーゼ保護する．疼痛が強く，著しく日常生活を障害する場合は，投薬の中止を考慮する．

B 看護の役割

a. 治療における看護

化学療法を受けている患者はすでにがん宣告を受け，不安や焦燥感など精神的に不安定であるため，訴えに対して共感をもって聞く姿勢が重要である．近年上梓されている分子標的薬の延命効果は高いことから，本薬剤の減量や中止は，すなわち命の短縮につながる．また，皮膚障害が強いほど抗腫瘍効果が高いというデータがあることから，できるだけ皮膚障害は生活指導や対症療法でコントロールする必要がある．その意味で，化学療法に伴う皮膚障害の治療における看護師の役割は医師以上に大きい．

b. フォローアップ

上記の皮膚障害は薬疹の分類ではタイプ A に属するものであり，薬剤そのものの薬理作用によって生じるもので，ほとんど必発であるといっても過言ではない．重要なのは，治療の項に述べたスキンケアによって皮膚の過度の乾燥や小さな外傷，細菌感染を防ぎ，できるだけ皮膚障害を軽減させることである．化学療法が始まったら退院時および通院時にも，スキンケアとともに皮膚に対する愛護的な洗浄，爪の切り方などを指導する．

引用文献

1） 西條長宏：がん化学療法・分子標的治療 update 2009，中外医学社，東京，p.10（表 1），2009

14 光線性皮膚症

Minimum Essentials

❶ 地表には太陽からUVB，UVA，可視光線，赤外線が届いており，それぞれ生物学的作用が異なる．太陽光による皮膚障害は，光線量が増加し，屋外活動が多くなる春先より急増する．
❷ 日光曝露後に特徴的な分布の皮疹が生じる．
❸ 治療は皮疹に対する対症療法が主体となる．
❹ 皮膚症状を引き起こす原因光線（作用波長）から防御するための遮光指導が必要である．遺伝性のものは合併症により予後は不良である．

I 光線性皮膚症とは

A 定義・概念

紫外線（あるいは可視光線）の作用により皮膚に異常が出現する疾病である．太陽光線のスペクトラムと，おのおのの作用を**図1**に示す．地表に到達する中波長紫外線UVB（290〜320 nm），長波長紫外線UVA（320 nm〜400 nm），可視光線（400〜780 nm），赤外線（760 nm〜）の太陽光線に占める割合はそれぞれ0.5%，5.6%，51.8%，42.1%である（短波長紫外線UVCはオゾン層により遮断されるため0%）．

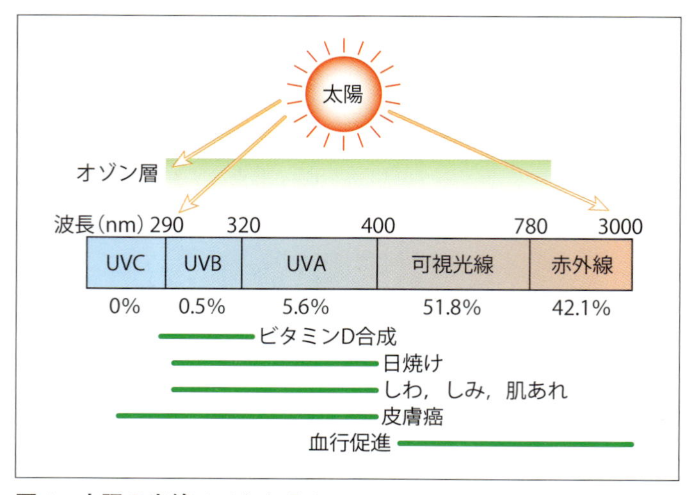

図1　太陽の光線スペクトラム

B 原因・病態（表 1）

代表的なものの臨床的特徴を示す．

a. 日光皮膚炎

いわゆる「日焼け」．日光による皮膚の生理的反応の強いもので，海水浴やスキーなどによる過度の日光曝露後の皮膚の急性炎症である（**図 2**）．スキンタイプにより反応には個人差がある（**表 2**）．おもな原因光線は UVB である．

b. 光線過敏症

(1) 光接触皮膚炎

外因性の光毒性物質や光感作物質が皮膚に接触し，さらに日光に曝露され生じる．

光毒性のものはすべての人に生じうる刺激反応であり，植物由来のソラレン（レモンなど），フェオフォーバイド（アワビ，クロレラなど）によるものが代表的である．症状は浮腫性紅斑，水疱など重症の日焼けに類似する．UVA，可視光線が原因光線である．

光アレルギー性のもの（**図 3**）は遅延型アレルギーを機序として発症し，外用剤（非ステロイド抗炎症薬，紫外線吸収薬など），香料（ムスクなど）などで生じる．症状は，皮疹の分布を除けば通常の接触皮膚炎と類似する．作用波長は UVA である．

表 1　光線性皮膚症の分類

非遺伝性	光接触皮膚炎	光毒性 光アレルギー性
	特発性	多形日光疹 種痘様水疱症 日光蕁麻疹 慢性光線性皮膚炎
	ポルフィリン症	晩発性皮膚ポルフィリン症
	薬剤性光線過敏症	光毒性 光アレルギー性
	ペラグラ	
遺伝性	DNA 修復異常	色素性乾皮症 コケイン（Cockayne）症候群 ブルーム（Bloom）症候群
	DNA 修復正常	先天性ポルフィリン症
光線により増悪する疾患	アトピー性皮膚炎 単純性疱疹 雀卵斑 全身性エリテマトーデス 汗孔角化症 肝斑	

表2　スキンタイプと日光への皮膚反応

I	日焼けですぐ赤くなり，あまり黒くならない
II	IとIIの中間で，そこそこ赤くもなり，黒くもなる
III	あまり赤くならず，色が黒くなりやすい

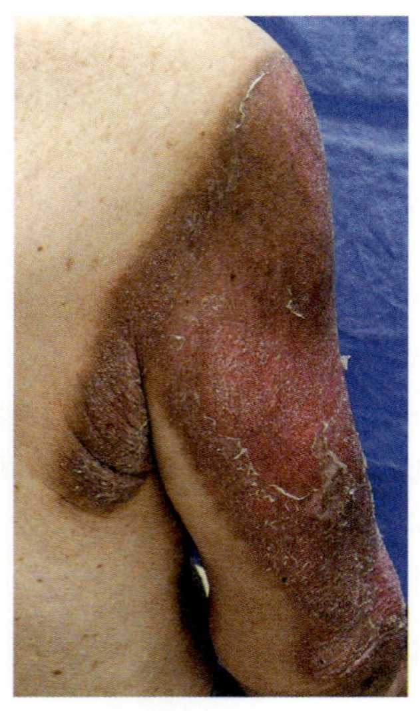

図2　日光皮膚炎（スキンタイプI症例）

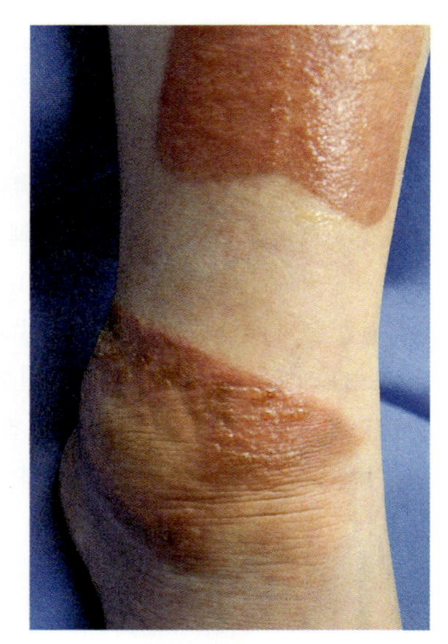

図3　光接触皮膚炎（ケトプロフェンテープによる）

(2) 多形日光疹

日光曝露数時間～数日後にかゆみ，時に灼熱感を伴う紅斑，丘疹，局面が生じる．春～初夏に多く発症し，盛夏になるにつれ次第に皮疹の発生が抑制される（日光への耐性獲得：hardening 現象）．原因波長はUVAあるいはUVBである．

(3) 種痘様水疱症（図4）

小児にみられる原因不明の光線過敏症．日光を浴びたあと，皮膚に紅斑，丘疹，小水疱を生じ，瘢痕を残して治癒する．多くは5歳までに発症し，20歳までに自然寛解する．作用波長はUVAである．

(4) 日光蕁麻疹

日光曝露後1時間以内に，かゆみを伴う膨疹が出現し数時間以内に消退する．ほとんどの症例で可視光線が原因波長である．

(5) 慢性光線性皮膚炎

中高年男性に好発し，露光部皮膚の浸潤を伴う紅斑，苔癬化局面が何年にもわたり持続する（**図5**）．かゆみが強い．作用波長はUVBから可視光線まで広範囲に及ぶ例が多い．

(6) ポルフィリン症

ポルフィリンの代謝経路に関与する酵素の異常により発症する．光力学作用をもつポル

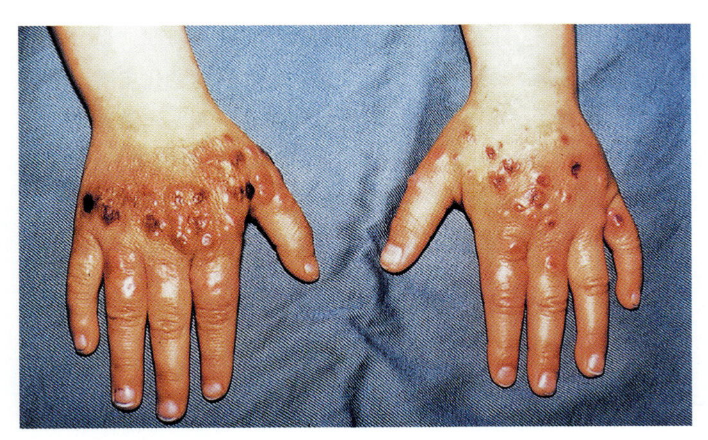

図 4　種痘様水疱症
手背の小水疱，瘢痕．

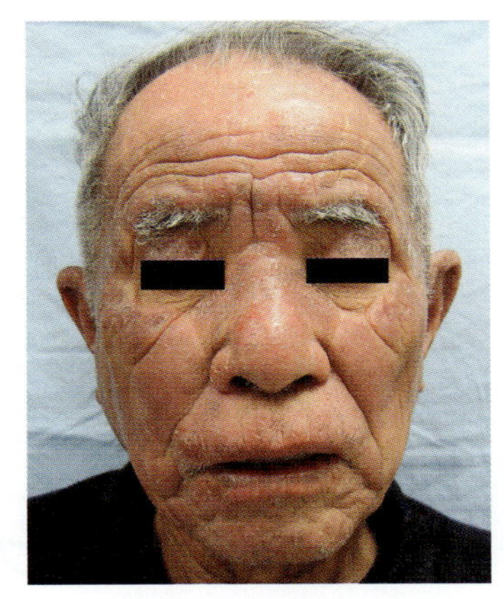

図 5　慢性光線性皮膚炎（顔面の紅斑，苔癬化）

表 3　薬剤性光線過敏症の原因薬剤

降圧薬，利尿薬	ARB- ヒドロクロロチアジド合剤，フロセミド
糖尿病治療薬	スルホニル尿素類
抗精神病薬	クロルプロマジン，レボメプロマジン
制吐薬	ペルフェナジン，プロクロルペラジン
筋弛緩薬	アフロクアロン
ビタミン B_6 薬	ピリドキシン
抗ヒスタミン薬	プロメタジン，ジフェンヒドラミン，メキタジン
抗炎症薬	ピロキシカム，ケトプロフェン
抗真菌薬	ボリコナゾール
抗菌薬	テトラサイクリン，ロメフロキサシン，シプロフロキサシン
抗がん薬	テガフール，フルオロウラシル（5-FU），ダカルバジン，エルロチニブ
肺線維化抑制薬	ピルフェニドン

フィリン体あるいはその前駆物質が蓄積するために，日光曝露により浮腫，紅斑，水疱，潰瘍，瘢痕などが出現する．400 nm の光線曝露で皮膚症状が増悪する．確定診断は尿・便・赤血球の各種ポルフィリン体の定量による．瀉血（しゃけつ），β カロチン内服の有効例がある．

(7) 薬剤性光線過敏症

全身投与された薬剤による光毒性あるいは光アレルギー性反応により発症する（**表 3**）（p.170「2 章 -12 薬疹，中毒疹」参照）．症状は日焼け様紅斑，多形紅斑，湿疹，扁平苔癬，水疱，色素沈着，白斑黒皮症など多彩である．

(8) 色素性乾皮症（図 6）

常染色体劣性遺伝性疾患．DNA の修復過程に異常があるため，皮膚細胞に紫外線によるDNA損傷（ピリミジン二量体）が多く残留し，日光にきわめて敏感となる．初期には露光部に紅斑反応が頻発し，その後雀卵斑，萎縮，粗造化（ざらざら）などの光老化皮膚が早期よりみられる．長年にわたり日光照射を受けると，皮膚癌を好発する．30％に進行性の神経症状（難聴，知能低下，歩行障害など）が現れる．遺伝的に異なる8つの病型（A～G群，バリアント型）があり，わが国ではもっとも重篤なA群が多い．各群で重症度が異なるため，その確定は患者のケアや予後の判定に重要である．UVBにきわめて過敏であり，遮光は終生にわたり必要となる．

Ⅱ 診断へのアプローチ

A 臨床症状・臨床所見

a. 特徴的な皮疹の分布（図7）[1)]

顔面・耳介・項部・手背・前胸部といった露光部位に皮疹が出現する．指間，下顎下面，上肢屈側の皮膚は通常侵されない．皮疹は多彩である．

b. 詳しい問診

日光による増悪（季節的消長），職業，使用化粧品・薬剤服用と皮膚症状との関連，生活習慣（スポーツ，旅行，日焼けサロン，アルコール），家族歴，自覚症状（かゆみ，ピリピリ感，疼痛），理学所見（神経症状，眼症状，腹部症状）について詳細に問診する．

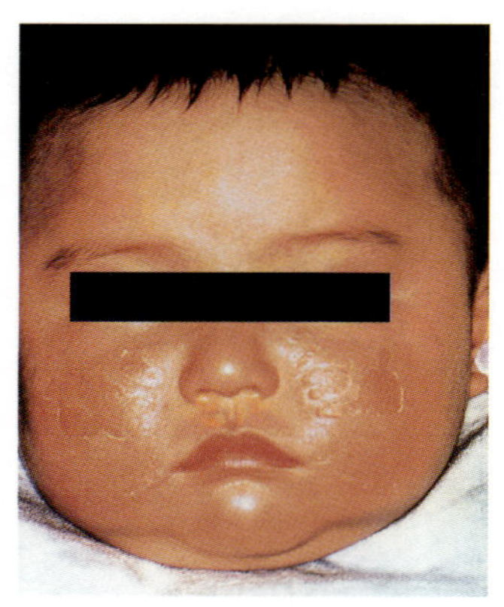

図6　色素性乾皮症A群
顔面の紅斑，痂皮．

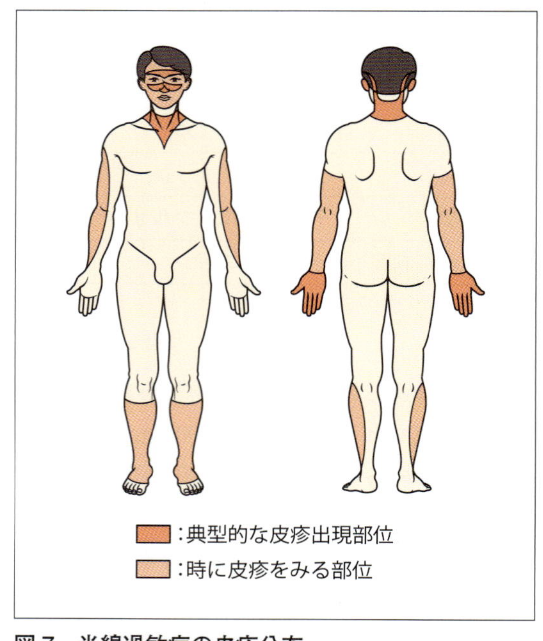

図7　光線過敏症の皮疹分布
〔野中薫雄，大神太郎：各論A-2 皮疹の観察，光線過敏症（佐藤吉昭編），第2版，p.74，金原出版，東京，1991より許諾を得て転載〕

B 検査

・光照射テスト（UVA，UVB，可視光線）（p.29「1 章 -4-3）パッチテスト，光テスト，光パッチテスト」参照）
・光パッチテスト（光接触皮膚炎，薬剤性光線過敏症）（p.29「1 章 -4-3）パッチテスト，光テスト，光パッチテスト」参照）
・光線照射による定型的皮疹の誘発テスト（多形日光疹，日光蕁麻疹，種痘様水疱症）
・血液・尿・便検査（ポルフィリン症，全身性エリテマトーデス）
・皮膚生検（慢性光線性皮膚炎，ポルフィリン症）
・DNA 修復試験，遺伝子検査（色素性乾皮症）

Ⅲ 治療ならびに看護の役割

A 治療

a. おもな治療法

(1) 遮光対策

①紫外線量は 4～8 月に多く，もっとも少ない 12 月の 2～5 倍となる．1 日のなかでは 10～14 時が紫外線の強い時間帯である．これらに留意して，とくに春先から夏にかけての昼前後は皮疹の再発防止を心がける．

②服装は「ゴルフのキャディーさんスタイル」が理想である（とくに原因波長が広範囲に及ぶ重症例）．

③適時日焼け止めを使用する（**表 4**）．日焼け止めは紫外線吸収剤ではなく，紫外線散乱剤（チタン，鉄，亜鉛など）を使用しているもののほうが皮膚にやさしく，長期使用に適している．UVB に対する防御能を示す SPF（sun protection factor）値は 20 以上，UVA 遮断効果を示す PA は（＋＋）以上が推奨される．ガラス（部屋や車の窓）は 320 nm 以下の紫外線（UVB）を遮断するが，UVA は透過するので注意が必要である．重症例では屋外活動を制限し，不要な外出は避けるよう指導する．

④検査により原因・作用波長を発見し，光アレルゲン（薬剤，食品）や原因光線（光源）を排除することも重要である．

(2) 皮膚症状への対応

①局所を冷却し，炎症所見が強ければステロイド薬を外用，時に内服，静注を行う．

②かゆみが強ければ抗ヒスタミン薬，疼痛があるときは非ステロイド抗炎症薬を内服する．

b. 合併症とその治療法

色素性乾皮症では脳神経障害，遺伝性ポルフィリン症では肝障害，消化器症状の合併に留意する．いずれも遺伝性疾患のため根治的な治療法はなく，患者ケアは対症療法が主体となる．

表4　おもな遮光対策

日焼け止め	・外出30分前に露光部（顔面，頸部，項部，手背，上胸部，口唇）に使用し，以後2〜3時間ごと（汗をかいたあと，水泳後は必ず）に塗り直す ・ウォータープルーフのものを選ぶ ・かぶれ，ニキビに注意
衣服	・長袖，長ズボン，つばの広い帽子 ・重ね着をする ・目のつまった布＞目の粗い布（透けているものは避ける） ・色の濃いもの＞色の薄いもの
その他	眼鏡，サングラス，リップクリーム，日傘，手袋，マフラー，バンダナ，スカーフ

c. 治療経過・期間の見通しと予後

外因が明らかなものは，それを避ければ対症療法のみで完治する．慢性光線性皮膚炎はしばしば難治，色素性乾皮症の重症型（A群）は予後がきわめて不良である．

B 看護の役割

a. 治療における看護

・患者にとって，長期にわたる屋外活動の制限や日焼け止めの使用は大変なストレスであることをわきまえ，良き理解者になるよう心がける．
・患者本人から（小児の場合，両親や担任教師からも）遮光に関する日常生活（家庭，学校，職場など）上のアドバイスを求められることが多いので，疾患の病因をよく理解して，主治医の指示を詳しく説明できるようにしておく．
・外来診療の場では窓を閉める，カーテンをひくなどして，患者にとって悪い領域（波長）の光線が診察室に入らないように工夫する．検査あるいは治療で入院中の患者の場合も同様である（処置室，診察室，病室など）．
・長期にわたり皮疹の増悪を繰り返す場合，患者・家族に日光曝露で発症していることをよく説明し，遮光の重要性を理解させる．

引用文献
1）野中薫雄，大神太郎：各論 A-2 皮疹の観察，光線過敏症（佐藤吉昭編），第2版，p.74，金原出版，東京，1991

15 | 放射線による皮膚障害

Minimum Essentials

❶ 放射能汚染事故による大量被曝あるいは癌に対する放射線照射により起こる急性皮膚炎と，過去の少量長期反復被曝（誤った放射線治療あるいは放射線従事者）のあとに生じる慢性障害とに分けられる．

❷ 急性皮膚炎では紅斑，浮腫，水疱，びらんが出現する．初期にはステロイド外用剤で治療可能であるが，重症例では熱傷治療に準じて，感染症，全身症状に留意しながら外用・治療を行う．

❸ 慢性障害は出現する症状により萎縮期，角化期，潰瘍期，腫瘍期に分けられ，前二者は，外的刺激を避けるなど局所の保護に心がけながら，難治性潰瘍や皮膚癌の発生に注意する．

I 放射線皮膚障害とは

A 定義・概念

X線，粒子線，放射性物質による皮膚障害．大量被曝直後に生じる急性反応と，少量長期反復被曝後に生じる晩発障害（慢性障害）に分類される．障害の程度は線質，線量，照射法により異なる．一般に，被曝線量が大きくなるほど重症となる．

a. 急性放射線皮膚炎

事故などによる1回大量被曝，あるいは医療用で連続照射した場合に，数時間～数日後に紅斑，浮腫，水疱，びらんが出現し（**図1**），落屑，痂皮，色素沈着を残して治癒する．経過中，灼熱痛，疼痛がある．線量が50 Gy/月を超えると毛細血管拡張，萎縮，脱毛を残しやすく，1回線量が大きい（10 Gy以上）と潰瘍は難治性になりやすいといわれている．

b. 慢性放射線障害（図2）

少量長期反復被曝による組織傷害の集積により発症する．少量被曝で，被曝後十分な組織回復の時間があれば生じにくいといわれる．皮膚障害の程度は**表1**のように分類されるが，早いものでは被曝1年以内に皮膚に変化が生じ始める．被髪部では脱毛，指趾末端では爪の脱落もみられる．

B 原因・病態

放射線が細胞のDNAを傷害して皮膚の新陳代謝を妨げ，炎症が引き起こされる．皮膚細胞DNAに突然変異が蓄積すれば，徐々に皮膚癌リスクが高まっていく．

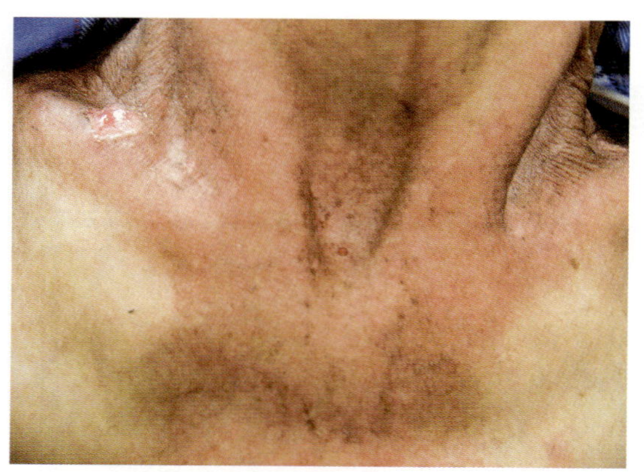

図 1　急性放射線皮膚炎
咽頭癌に対する放射線療法施行中に生じた.

表 1　皮膚障害の程度

萎縮期	皮膚の乾燥，色素沈着・脱失，萎縮，毛細血管拡張
角化期	皮膚の硬化，角化性局面形成
潰瘍期（図 2a）	外傷によって容易にびらん，潰瘍化，時に細菌感染を合併
腫瘍期（図 2b）	不正な局面，結節，腫瘤形成，悪臭

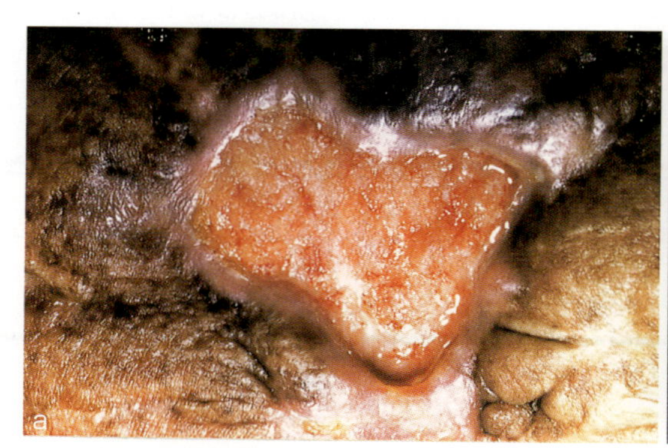

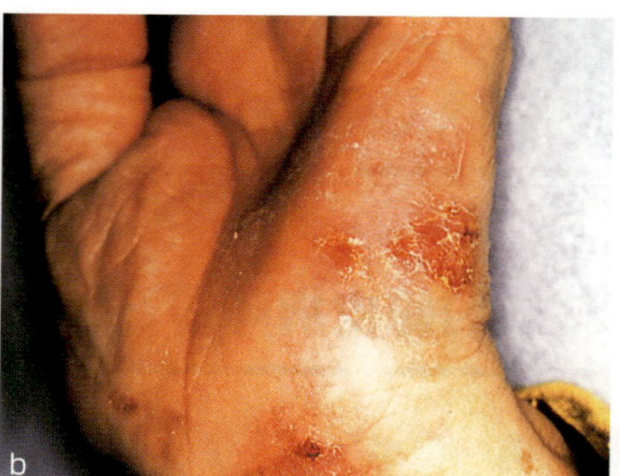

図 2　慢性放射線障害
a：婦人科領域の癌に対して放射線療法を施行された患者に生じた難治性皮膚潰瘍（腹部）.
b：年余にわたり限界線照射された手背皮膚に生じたボーエン（Bowen）癌.

Ⅱ　診断へのアプローチ

A　臨床症状・臨床所見

放射線曝露の既往があり，同部位に前述の臨床所見がみられれば明らかである．したがって，詳しい問診が重要となる．時に患者が放射線被曝を自覚していないことがあるので，かぶれのようなの症状を示す症例では，化学熱傷とともに放射線皮膚炎を鑑別疾患に加える必要がある.

B　検査

皮膚潰瘍が難治化した場合，腫瘍形成がみられた場合には皮膚生検を実施して病理組織学的に検討する.

Ⅲ 治療ならびに看護の役割

A 治療

a. おもな治療法

(1) 急性期

放射線照射後の初期炎症には，クーリングと抗菌薬含有のステロイド外用剤塗布を行う．水疱，びらんがひどければ感染症に留意し，熱傷に準じた局所療法とケアを行う．一見健康と思われる皮膚にも慢性障害が出現する可能性があるので，注意して経過を見る．事故などで大量被曝した場合は全身熱傷に準じ，全身管理が必要である．二次被曝の危険があれば然るべき施設に搬送する．

(2) 慢性期

外的刺激からの保護（ガーゼ，ワセリンなどの油性軟膏）により，局所の乾燥や外傷を予防する．整容的・機能的な障害や難治性潰瘍が生じれば植皮術を考慮する．癌が発生すれば可及的に切除し，場合によっては抗がん薬治療を行う．

B 看護の役割

a. 治療における看護

・癌などへの放射線療法中に出現する急性障害に対しては局所対症療法を行うが，原疾患の関係上照射を途中で中止できない場合も多いので，その際の対応（疼痛，脱毛など整容的異常に対して）や精神的サポートが重要となる．

・全身の放射線被曝の場合は，皮膚のみならず全身状態にも留意する．

・慢性障害で照射部位に生じた潰瘍は，周辺皮膚の線維化と血行障害があるため上皮化が遅く，難治化しやすい．また，感染を伴い膿瘍形成することもある．その場合は治療が長期化することに理解を求め，同時に精神的ケアも行う．

・過去に放射線療法が行われた患者には，同部位の皮膚の変化に常に注意する．

16 付属器疾患

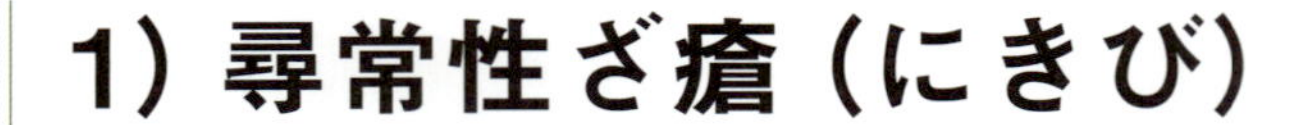

1）尋常性ざ瘡（にきび）

Minimum Essentials

❶ 毛包口の皮脂や角質による閉塞および皮脂の貯留，アクネ桿菌（ニキビ菌）の増殖，それに続く毛包脂腺の慢性炎症である．いわゆる「にきび」．
❷ 思春期にみられる，顔面の面皰（コメド），赤い丘疹，膿疱が特徴である．
❸ アダパレン・抗菌薬・過酸化ベンゾイル外用および抗菌薬内服を組み合わせて治療する．
❹ 慢性に経過するが，治療を継続することにより軽快する．不規則な生活やストレスなどの悪化因子を避ける．

I 尋常性ざ瘡（にきび）とは

A 定義・概念

顔面，前胸部，背部に存在する大きな脂腺をもつ，脂腺性毛包の慢性炎症である．軽症を含めると 90％以上の思春期男女が経験し，通常は 20 歳代後半から消退する．

B 原因・病態

思春期には男女とも男性ホルモンの分泌が増加し，脂腺性毛包が活発化する．その結果，①毛包口が角質，皮脂により閉塞し，毛包内に皮脂が貯留すること，②皮脂を好み酸素を嫌うアクネ桿菌が増殖すること，の 2 因子が関与し，毛包を中心に炎症反応が生じる．

II 診断へのアプローチ

A 臨床症状・臨床所見

初発症状は面皰で，毛包口が皮脂，角質で閉塞し，かたくなった状態である．毛孔が閉鎖した閉鎖面皰（白ニキビ）と毛孔が開大した開放面皰（黒ニキビ：閉塞物がメラニンや皮脂の過酸化により黒く見える）がある．炎症が起きると赤色丘疹（赤ニキビ），膿疱（膿ニキビ）と進行していく．炎症が強い場合は，治癒後に瘢痕を残す（**図 1**）．

皮疹は額や頬中心に生じる．時に前胸部，背部にも出現するが，マラセチア毛包炎との鑑別が必要である．

memo　一般的ではないざ瘡

特殊なざ瘡として，集簇性ざ瘡，嚢腫性ざ瘡がある．これらのざ瘡は皮疹の炎症が強く，皮下に有痛性の硬結，嚢腫が連なって生じ，瘢痕を残す．青壮年男子に多く，難治である．
また，ざ瘡様の発疹を呈するものとしてステロイド薬外用に伴うステロイドざ瘡，イレッサ®などの分子標的薬による発疹がある．

B 検査

とくにない．

Ⅲ 治療ならびに看護の役割

A 治療

a. おもな治療

治療の基本は，毛孔の閉塞を除くこと，アクネ桿菌の増殖を抑制することである．外用治療として，アダパレン・過酸化ベンゾイル（13歳以上），抗菌薬（ナジルロキサシン，クリンダマイシン）を組み合わせる．

毛孔口の皮脂・角質や汚れを取り除く目的で，アダパレンや過酸化ベンゾイル外用，面皰圧出，ケミカルピーリング（保険適用ではない）が行われる．アダパレン，過酸化ベンゾイルの副作用として，ヒリヒリ感，つっぱり感，かゆみ，発赤，乾燥感がみられる．最初はざ瘡ができている部分の一部分にのみ外用し，慣れてきたら徐々に外用部位を広げていく．これらの副作用は，外用を継続していくうちに消失することが多い．

アクネ桿菌の静菌および抗炎症を目的に，過酸化ベンゾイルや抗菌薬を外用する．炎症が強い場合は，抗菌薬（ロキシスロマイシン，ミノサイクリン，ドキシサイクリン）を内服する．

b. スキンケアでの注意点

①洗顔でメイクや肌の汚れを落とし，その後に適度な保湿をすることが大切である．洗顔料は泡立てネットなどを用いてよく泡立て，皮膚をこすらないようにする．これに加えぬるま湯で1日2回洗顔する．すすぎは丁寧に行い，洗い残しのないようにする．気になっても膿疱はつぶさないこと．

②化粧を控える：口紅・アイシャドウでのポイントメイクにとどめ，ファンデーションは極力使わないようにする．とくにざ瘡ができる部分へのリキッドファンデーションの使用は厳禁である．

③髪型：毛先が当たり，ざ瘡が悪化している場合が多

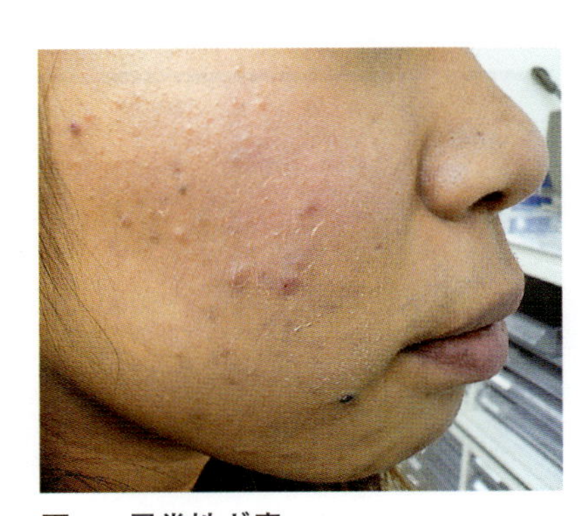

図1　尋常性ざ瘡

い．ヘアピンなどを用いて前額や耳前部は露出させる．

c. 治療経過・期間の見通しと予後

慢性に経過するが，治療を継続することにより軽快する．不規則な生活やストレスが悪化因子なので，これらを避ける．

B 看護の役割

a. 治療における看護

・思春期のホルモン分泌の変化に伴い生じている皮膚病変のため，必ず改善すること，良い肌状態を維持していくような気持ちで治療していくことを伝える．
・間違った洗顔法や化粧法などを行っていないか確認する．
・生活改善を指導し，改善できているか経過を確認する．
・ざ瘡そのものが強い精神的ストレスになっていることもあるので，少しでもストレスを減らせるように根気よく指導する．

2）酒さ

Minimum Essentials

❶ 中高年の顔面に生じる，紅斑を主徴とする慢性炎症性疾患．原因不明である．
❷ 鼻部を中心とした顔面のほてり感・灼熱感を伴う紅斑で，毛細血管拡張，丘疹，膿疱を併発することもある．
❸ 環境温度の急激な変化や精神的ストレスなどの悪化因子を避ける．薬物療法は抗菌薬の内服・外用などが中心となる．
❹ 難治で慢性に経過するため，継続加療が必要である．鼻瘤（びりゅう）は中年以降の男性に多く，女性にはまれである．

I 酒さとは

A 定義・概念

顔面の紅斑・ほてり・灼熱感を主症状とする慢性炎症性の皮膚反応．中年以降の女性に多く，紅斑以外に毛細血管拡張，丘疹，膿疱などの多彩な皮膚病変がみられる．

B 原因・病態

原因は明らかではない．増悪因子として寒冷・温熱刺激，ストレス，紫外線，飲酒，香辛料の摂取などがある．

Ⅱ 診断へのアプローチ

A 臨床症状・臨床所見

30歳代以降に発症し，顔面に繰り返し生じる一過性の紅斑，ほてり感，灼熱感が初発症状である（いわゆる赤ら顔）．次第に持続性の紅斑となり，毛細血管拡張もみられるようになる（Ⅰ度酒さ）．さらに進行すると，毛包に一致した丘疹・膿疱が加わる（Ⅱ度酒さ）（**図2**）．鼻尖部の皮膚が厚く肥厚し盛り上がり，鼻瘤（Ⅲ度酒さ）に進行することもある．日本人では，Ⅲ度酒さはまれである．

B 検査

接触皮膚炎，花粉皮膚炎，アトピー性皮膚炎など，顔面が赤くなる疾患と鑑別するための検査を行う．

Ⅲ 治療ならびに看護の役割

A 治療

a. おもな治療法

増悪因子を避ける．Ⅰ，Ⅱ度酒さにはテトラサイクリン系あるいはマクロライド系抗菌薬の内服・外用，ナジフロキサシン外用などの尋常性ざ瘡に準じた治療を行う．時にタクロリムス軟膏やメトロニダゾール外用・内服（保険適用外）も試みる．毛細血管拡張に対しレーザー治療が行われることもある．鼻瘤は外科的切除の対象になる．

b. 合併症とその治療法

約20％の患者で結膜炎，角膜炎，眼瞼炎，角膜潰瘍などを合併する．眼科と連携して加療する．酒さとの鑑別を要するものに，ステロイド外用剤の長期連用によって生じる酒さ様皮膚炎がある．中年期女性に多く，主として口囲に紅斑・丘疹が現れる．ステロイド外用剤を中止し，酒さに準じた治療を行う．

c. 治療経過・期間の見通しと予後

治療を行っても慢性に経過する．また，患者の皮膚は種々の化学物質に対し過敏になっており，化粧品や石鹸などの軽い刺激でもひりひりしたり，灼熱感が生じることがある．日焼け止め，外用薬による接触皮膚炎にも注意する．

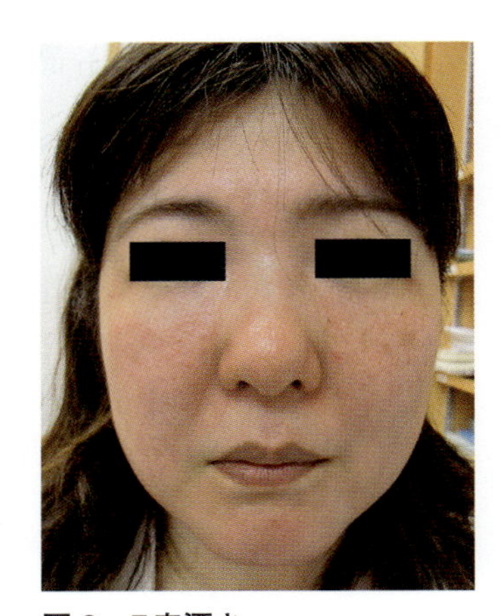

図2　Ⅱ度酒さ

B 看護の役割

a. 治療における看護

慢性に経過するため，スキンケア，日常生活指導が大切である．

・低刺激性の石鹸・洗顔料で洗顔し，可能な限り化粧を控える．
・増悪因子をチェックし，それを避ける．
・症状が長期に続き，患者にとってはかなりの精神的苦痛となるので，精神的サポートが重要である．

3) 汗疹（あせも）

Minimum Essentials

❶ 大量に発汗したあと，エクリン汗腺が閉塞し，貯留した汗が汗管周囲組織に漏出して生じる．いわゆる「あせも」．
❷ もっとも多いのは，夏期に小児，肥満者にみられる紅色汗疹である．頸部・腋窩・肘膝関節屈側・鼠蹊（そけい）部など「むれる」部位に好発し，かゆみを伴う．掻破により湿疹になり，時に細菌感染を合併し膿疱化する．
❸ 涼しい環境や清拭を心がけ，湿疹化していればステロイド外用剤を塗布する．瘙痒感が強い場合は抗アレルギー薬を内服する．

I 汗疹（あせも）とは

A 定義・概念

汗管が閉塞し，貯留した汗が汗管周囲組織に漏出して生じる病変．

B 成因・病態

汗管が閉塞する機序は明らかではないが，大量の発汗後に発症する．夏期，高温多湿の環境でみられる．汗管の閉塞する部位によって水晶様汗疹，紅色汗疹，深在性汗疹の3つに分けられる（図3）．

もっともよくみられるあせもは紅色汗疹と水晶様汗疹である．深在性汗疹は熱帯地方にみられ，日本ではまれである．

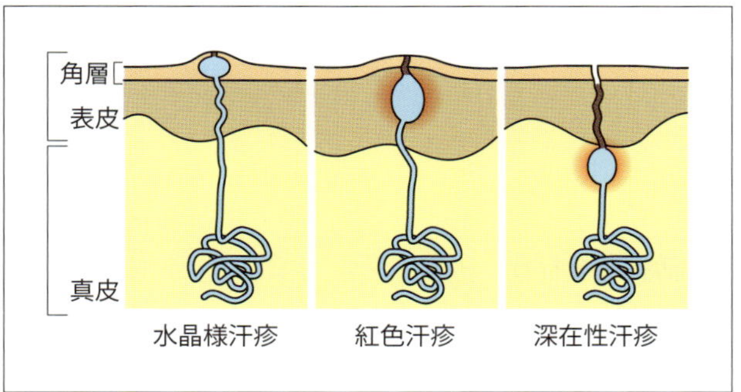

図 3　汗腺の閉塞部位（茶色）
水晶様汗疹では角層，紅色汗疹では表皮有棘層，深在性汗疹では表皮・真皮内が閉塞する．

II　診断へのアプローチ

A 臨床症状・臨床所見

紅色汗疹では紅色の小丘疹が多発する．かゆみを伴い，しばしば掻破により湿疹化する．小児や肥満者の頸部，腋窩，肘膝関節屈側，鼠蹊部などの「むれる」部位に生じやすい．時に細菌感染を併発し，膿疱が生じる．感染が拡大すると，痛みを伴う膿瘍（あせものより）が出現することがある．また，伝染性膿痂疹（とびひ）を併発することもある．

水晶様汗疹では紅斑を伴わない 1〜3 mm の小水疱が多発し，かゆみや痛みはない．1〜2 日で細かい鱗屑となり軽快する．汗をかきやすい幼児，発汗しても管理がうまくできない長期臥床の高齢者にみられる．

B 検査

腋窩，鼠蹊部では，カンジダ症と鑑別するため鏡検により真菌を検索する．

III　治療ならびに看護の役割

A 治療

a. おもな治療

スキンケアが大切である．汗をよく拭き，涼しい環境に身を置く．発汗後はシャワーや清拭で体を清潔に保つ．入浴する場合は，汗を石鹸で洗い流す．夏季には吸湿性の高い木綿や，速乾機能のある素材を使った衣類を着る．そのうえで，紅色汗疹ではステロイド外用剤を塗布する．水晶様汗疹では薬剤治療は必要ない．

b. 合併症とその治療法

掻破による湿疹が重篤な場合は，ステロイド薬内服を考慮する．また，膿疱や膿瘍が出現した場合，抗菌薬の外用さらには内服を行う．

c. 治療経過・期間の見通しと予後

予後は良く，治療に良く反応する．

B 看護の役割

a. 治療における看護

繰り返しやすいため，以下の日常生活指導を行う．

・エアコンを活用し，涼しい環境をつくる．
・こまめな清拭，シャワーなどで皮膚の清潔を図る．
・通気性の良い服を着用する．
・アトピー性皮膚炎患者では容易に湿疹化しやすく，また細菌感染を伴いやすいため多汗を避ける．

4）脱毛症（円形脱毛症，トリコチロマニア）

Minimum Essentials

❶ 円形脱毛症は毛包組織への自己免疫反応による．トリコチロマニアは精神疾患の 1 つで，小児に多くみられる．
❷ 円形脱毛症には単発型，多発型，全頭型，汎発型，蛇行型，急性びまん性全頭型がある．
❸ 円形脱毛症にはステロイド薬外用や局所注射，局所免疫療法が有効である．
❹ 円形脱毛症は範囲が広いと治療に 1～2 年を要し，再発も多い．トリコチロマニアの治療には数年かかる．

I 円形脱毛症，トリコチロマニアとは

A 定義・概念

円形脱毛症は，頭部を中心とする，体毛も含めた成長期毛に対する自己免疫反応が引き起こす脱毛症状である．

一方，トリコチロマニア（抜毛症）は，「髪を抜きたい」という抵抗し難い強迫的な思考により抜毛行為が反復的に行われる「衝動制御の障害」である．

B 原因・病態

円形脱毛症は，遺伝的な背景に何らかの環境要因が加わることを契機に，毛包の自己抗原に対する細胞傷害性T細胞による自己免疫反応が誘導されて発症する．もっとも有力な自己抗原は，成長期毛におけるメラニン合成に関わる酵素（チロシナーゼ，チロシナーゼ関連蛋白など）である．誘引は精神的なストレスの場合もあるが，ウイルス感染症や疲労，出産，外傷，不眠などさまざまである．

トリコチロマニアでは，何らかの誘引に対して「髪を抜きたい」という抵抗し難い強迫的な思考が起き，毛を抜くことで緊張感が低下し快感が生まれるが，その衝動が落ち着くと後悔の念にさいなまれ自己嫌悪に陥る．

II 診断へのアプローチ

A 臨床症状・臨床所見

円形脱毛症は脱毛症状の範囲により単発型，多発型（図4），全頭型（図5），汎発型，蛇行型，急性びまん性全頭性（acute diffuse and total alopecia）に分類される．脱毛部位をダーモスコピー観察すると，急性期には根元に向かって細くなっている毛（漸減毛）（図6）や棍棒状の切れ毛（感嘆符毛）などがみられ，慢性期には黄色くなった毛孔（黄色点）がおもにみられる．脱毛部位には紅斑や若干の瘙痒，違和感などを自覚することもある．爪甲の陥没，粗造化を伴う症例もある．甲状腺疾患，炎症性腸疾患，I型糖尿病など，ほかの自己免疫疾患を合併することがある．

トリコチロマニアは，脱毛病変の形が人工的である場合（図7）に積極的に疑うが，抜毛行為を患者自身が認めることは少ない．診断にはダーモスコピー観察が有用であり，縦

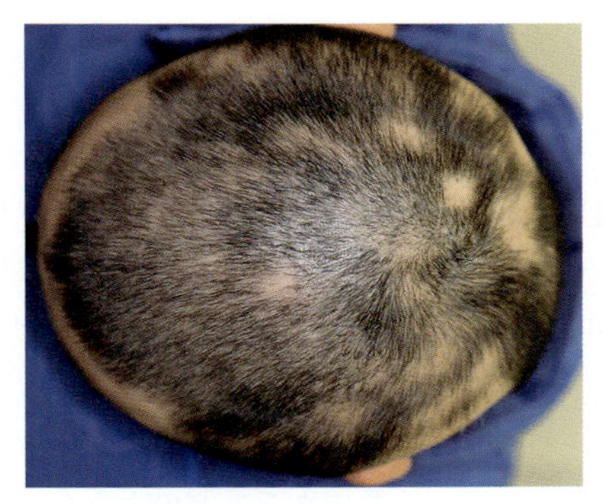

図4 円形脱毛症（多発性）

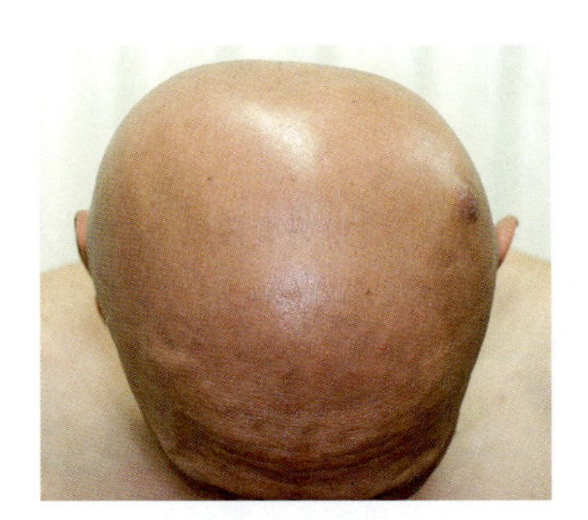

図5 円形脱毛症（全頭型）

memo 急性びまん性全頭型脱毛症

急性に発症し，組織学的に好酸球が浸潤する．全頭性のタイプで，多くが予後良好である．

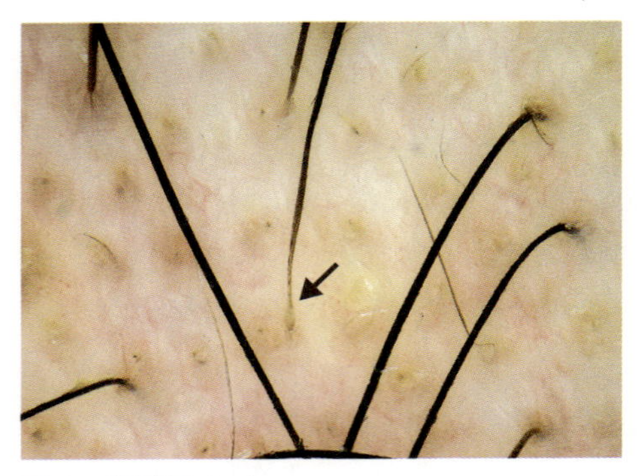
図6　漸減毛（→）

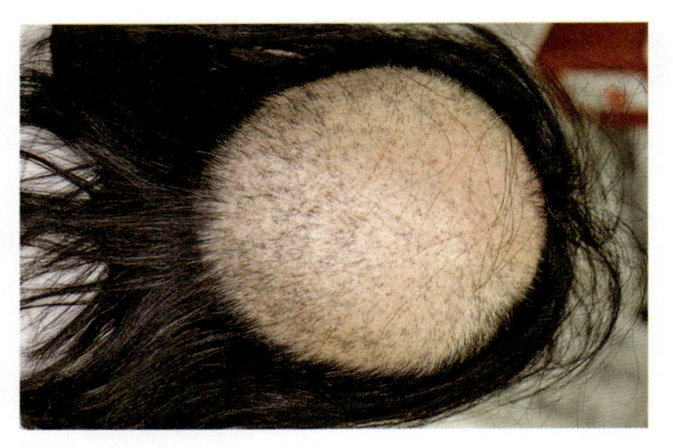
図7　トリコチロマニア

に裂けたりコイル状になって切れている毛髪を認める．4歳までに発症し自然治癒する経過良好なタイプと，思春期以降に発症して難治性となるタイプがある．発症の平均年齢は11歳であり，女性が男性の10倍程度多い．頭髪がほとんどであるが，眉毛や睫毛などを抜くこともある．

B 検査

円形脱毛症では，おもに合併症の検索のため甲状腺自己抗体，甲状腺ホルモン，血糖値，HbA1c，抗核抗体，抗DNA抗体などを検査する．ダーモスコピーでは，急性期では漸減毛や感嘆符毛，慢性期では毛孔が黄色状となった黄色点が観察される．

トリコチロマニアでは，ダーモスコピーで切れ毛の先端のささくれ状態や，微小出血を伴う毛孔を認めたりする．

Ⅲ 治療ならびに看護の役割

A 治療

a. おもな治療

円形脱毛症では局所免疫療法（人為的に接触皮膚炎を誘導する治療法），ステロイド局所注射（**図8**）がもっとも有効である．そのほか，ステロイド外用剤やカルプロニウム外用液の塗布，セファランチンやグリチルリチン酸内服，紫外線照射，液体窒素療法などが施行される．

トリコチロマニアの治療では，複数回の診察を経て徐々に患者と主治医，看護サイドの信頼関係を構築する必要がある．保護者を抜きにした診療も重要である．どのような状況で抜毛したくなるか患者に自覚させ，そうした環境になった際に，その欲求を別のことに転嫁させる訓練を行う．精神科との連携も大切である．

b. 合併症とその治療

円形脱毛症の合併症は，アトピー性皮膚炎や甲状腺疾患が多い．とくにアトピー性皮膚

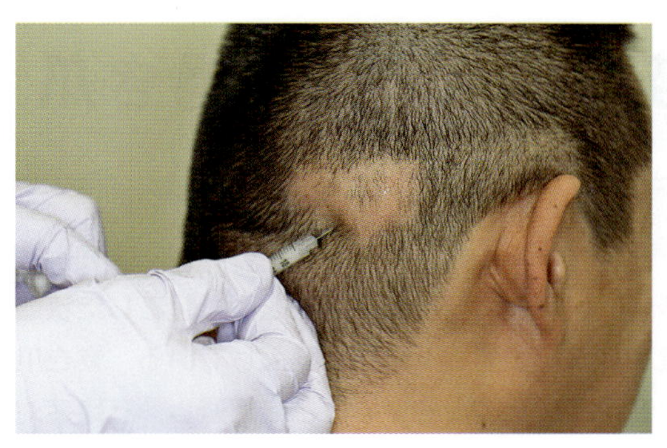

図8　ステロイド局所注射

炎を合併している場合は難治性であり，併せて診療を行う．甲状腺疾患が疑われる場合には，内分泌内科へ紹介する．トリコチロマニアの患者においても，一部に円形脱毛症を合併している者も存在する．

c. 治療経過・期間の見通しと予後

円形脱毛症は軽快と増悪を繰り返しやすい．多発型や全頭型円形脱毛症の治療には，少なくとも1年程度はかかる．トリコチロマニアは急には良くならない．

B 看護の役割

a. 治療における看護

脱毛症診療はおもに外来で行われる．患者は脱毛症状を他人になるべく見られたくないため，最小限の医療スタッフのみで診療を行う，カーテンをひくなどの配慮が必要である．脱毛症の苦しみは，なったことがない者にとっては想像できないくらい辛いものがある．また，脱毛症の治療には通常，経過が良くても1年以上を要する．その間はかつらなどを必要とすることが多いため，対応について看護の面からも知っておく必要がある．ステロイド局所注射は，複数の脱毛斑に対して多数行うことがある．注射後の圧迫止血を医師の処置に伴って行う．外来での局所免疫療法やステロイド局所注射では，脱毛周囲の毛髪の押さえなど処置介助をする必要がある．

トリコチロマニアの患者には若年者が多い．看護側から温かい気持ちで患者との意思疎通を図ることで，徐々に心の奥にある問題点を解決してあげられると良い．解決を急がず，信頼関係を構築し，親子間では解決しにくい問題点を患者と共有することが必要である．

b. フォローアップ（退院時指導，日常生活）

急性全頭型の円形脱毛症に対するステロイドパルス療法で短期入院した場合には，点滴後にすぐに退院することが多い．退院後1～2日間は人ごみを避けるなど感染症対策について指導する．日常生活では，疲労や睡眠不足，ウイルス感染症などを避けるよう指導する．

5）爪の疾患（陥入爪，巻き爪，爪囲炎）

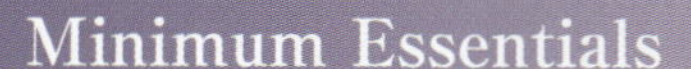

❶ 爪周囲の皮膚組織に爪が陥入し，炎症，疼痛を引き起こした状態である．
❷ 爪周囲の皮膚組織が発赤，腫脹し爪組織が陥入している．巻き爪を伴うことも多い．
❸ 治療として爪と皮膚組織が直接接触することを回避し，感染症対策を行う．
❹ 疼痛や発赤は 2～3 週間程度で軽快するが，爪の変形の改善には時間がかかる．

I 陥入爪，巻き爪とは

A 定義・概念

陥入爪とは，爪甲（そうこう）の辺縁が周囲の皮膚組織に持続的に陥入し，炎症をきたした状態である．

B 原因・病態

爪が周囲皮膚に陥入する原因の１つは，巻き爪である．その原因として，爪白癬，窮屈な靴，外反母趾などがある．また巻き爪がなくても，深爪や外傷による爪の伸長障害，肥満などによって食い込むことがある．また近年，肺癌，膵癌，直腸癌に対する EGFR チロシンキナーゼ阻害薬（ゲフィチニブ，エルロチニブ）や抗 EGFR 抗体（セツキシマブ）の使用中，爪周囲に肉芽腫が形成されることによる陥入爪の症例がみられる（p.176「2 章 -13 化学療法に伴う皮膚障害」参照）．糖尿病患者では蜂窩織炎を続発し致命的になる場合があり，積極的な介入が必要である．

II 診断へのアプローチ

A 臨床症状・臨床所見

爪周囲の皮膚組織が発赤，腫脹し疼痛を伴っている．慢性的な刺激により肉芽組織の形成をきたしたり，細菌感染や爪囲炎を伴ったりする．巻き爪では，爪が弯曲し周囲の腫脹した肉芽に食い込んだ状態となる．

B 検査

感染を伴っていると考えられる場合には細菌培養検査を行い，適切な抗菌薬を選択投与する．

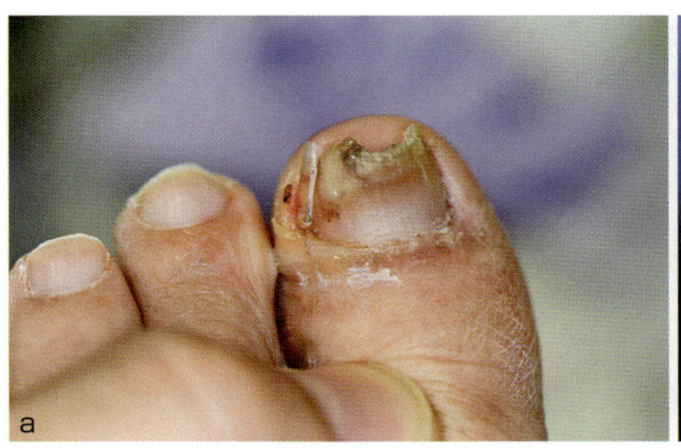

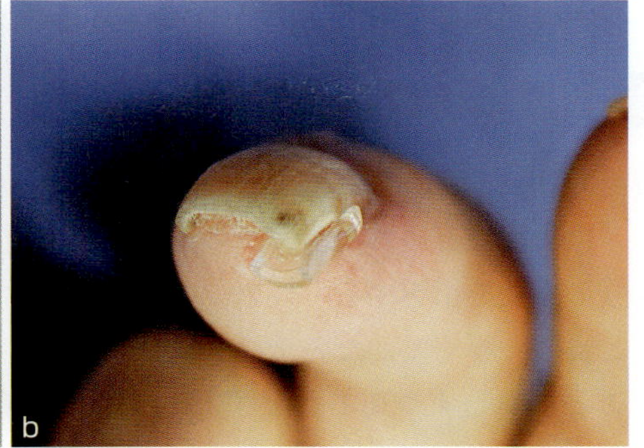

図9　ガター法を施行した陥入爪症例

Ⅲ　治療ならびに看護の役割

A　治療

a. おもな治療法

外科的な方法と保存的な方法がある．

外科的な方法としては，フェノール法がある[1)]．伝達麻酔後，爪の側縁を縦に2〜3 mmの幅で剝離し引き抜いたあと，液状フェノールを爪母，爪床に外用して爪の再生を阻害しておく方法である．

保存的な方法としてはガター法がある[2)]．爪が皮膚に当たらないようチューブを被せる方法で，適応は炎症を伴うすべての症例である．局所麻酔は痛みの程度に応じて適宜行う．介助についた看護師が，陥入した爪の爪外側縁をモスキート鉗子などで持ち上げておき，縦切した細めの吸引カテーテルなどを医師が爪の長さに合わせて挿入し，医療用アロンアルファ®で接着・固定するとスムーズに処置が行える（**図9**）．チューブは1〜2週間ごとに適宜交換する．アクリル人工爪を併用する方法もある．

コットンパッキン法も良い．この場合，吸引カテーテルの代わりに生理食塩水を含んだ綿球をさばいて細長くし，爪外側縁に挿入する．巻き爪の巻きが高度の場合は，ワイヤーを用いて爪を伸ばすようにする．爪の先端に形状記憶性のワイヤーを通したり，クリップをかけたりする方法がある．

b. 合併症とその治療

陥入爪の合併症には感染症が多い．糖尿病などを合併していると，蜂窩織炎など重度の感染症を引き起こすこともある．また，陥入爪の原因としての爪白癬もあげられる．陥入爪の処置とともに爪白癬の治療を併せて行う必要がある．

c. 治療経過・期間の見通しと予後

①患部への加重が続くと長期化する．

②症状に合わせて治療法は変更される．

③爪白癬や窮屈な靴を履くなどの原因が続けば再発しやすい．

④経過良好でも，完治に1〜2ヵ月は必要とする．

B 看護の役割

a. 治療における看護

糖尿病などのフットケアの１つとして重要なケア対象である．患者に対して適切な爪切りの方法を指導する．外来での爪処置では，足浴後の爪がやわらかくなっている間に行うと良い．厚くてかたい爪は，やすりで薄く削ってから切ったり，一度に切ろうとせず外来ごとに少しずつ切るなどする．また，処置をしながら患者に正しい爪の切り方を説明する．爪の先端の白い部分が1mmほど残る程度に，まっすぐに切ることが大切である．

b. フォローアップ（退院時指導，日常生活）

患者に対して，足や爪を日常から観察するよう促す必要がある．糖尿病患者で視力や感覚が低下している場合には，家人に見てもらうように指導する．外来ごとに看護サイドからもフットケアを行い，適切に爪が処置されているか，巻き爪になっていないか，爪白癬や足白癬がないかなど観察を行う．

引用文献

1）高山かおる：陥入爪，爪の変形．MB Derma **188**：33-40，2012
2）田村敦志：陥入爪に対するフェノール法を中心とした観血的治療法の意義．MB Derma **184**：100-107，2011

17 紅皮症

Minimum Essentials

❶ 全身の皮膚の 90%以上に紅斑や潮紅がみられる状態を示し，原因となる疾患は湿疹・皮膚炎から悪性腫瘍など多岐にわたる．
❷ 皮膚症状として広範囲に紅斑や落屑，瘙痒感が，全身症状として発熱，リンパ節腫脹，脱水，低蛋白血症などがみられる．
❸ 原疾患を特定するために精査を進め，それに準じた治療を行う．皮疹に対して抗ヒスタミン薬やステロイド外用剤が使用される．
❹ 慢性に経過することが多く，原疾患により予後は異なる．

I 紅皮症とは

A 定義・概念

全身の皮膚の 90%以上に紅斑や潮紅がみられる状態である．なお，紅皮症とは原疾患により生じた症候の名称であり，診断名ではない．

B 原因・病態

紅皮症の原因は以下に大きく分けられる．

①既存の皮膚疾患に続発する紅皮症：湿疹・皮膚炎，乾癬，水疱症，角化症など．
②薬剤性紅皮症：抗痙攣薬，抗菌薬，降圧薬，サルファ剤，アロプリノールなど．
③悪性腫瘍に伴う紅皮症：菌状息肉症，セザリー（Sézary）症候群，白血病，悪性リンパ腫，内臓悪性腫瘍など．
④原因不明

紅皮症のなかでは湿疹皮膚炎群に続発するものの頻度がもっとも高く，薬剤性紅皮症，乾癬性紅皮症がこれに次ぐ．

II　診断へのアプローチ

A 臨床症状・臨床所見

全身に紅斑，潮紅がみられ，落屑を伴う（**図1**）．かゆみを伴うことが多い．全身症状として発熱，悪寒，全身倦怠感，表在リンパ節の腫脹，浮腫などがみられる．脱水，低蛋白血症，頻脈などの全身管理を要する症状を伴うことも少なくない．慢性化すると皮膚の光沢や色素沈着がみられるようになり，脱毛や爪の変形脱落，掌蹠の過角化，亀裂をきたす．

B 検査

紅皮症の原因となる疾患を見つけるべく検査を進める．詳細な問診や視診は，原疾患の推測につながる場合があるため重要である．皮膚生検や採血は初回だけでは診断に至らないこともあり，必要に応じて繰り返し行う．血液疾患や内臓悪性腫瘍を疑う場合は，骨髄検査，CT，MRI，PET，消化管内視鏡検査などの全身精査を行う．

III　治療ならびに看護の役割

A 治療

a. おもな治療法

原疾患が特定された症例では，それに準じた治療を行う．

湿疹・皮膚炎に続発する紅皮症には，ステロイド薬の外用と抗ヒスタミン薬の内服が有

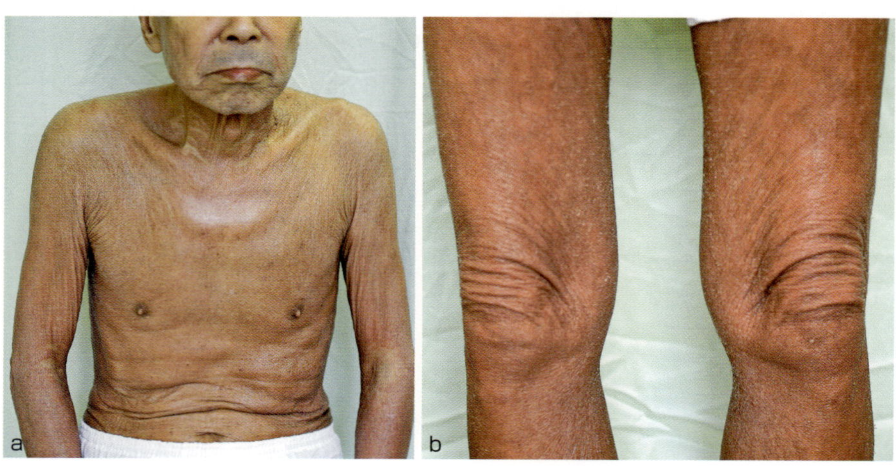

図1　紅皮症
a：体幹．
b：下肢．

効である．乾癬に続発する紅皮症には，ビタミンD_3含有軟膏やステロイド剤の外用，紫外線照射，エトレチナートの内服，シクロスポリンの内服，生物学的製剤の投与などが行われる．薬剤性紅皮症では原因薬剤を中止し，ステロイド剤の外用，時に内服が行われる．

b. 合併症とその治療法

皮膚バリア機能の障害，落屑による蛋白喪失などにより，脱水や低蛋白血症を生じやすい．その場合は水分や電解質，蛋白の補正といった全身管理が必要になる．

c. 治療経過・期間の見通しと予後

慢性に経過することが多い．悪性腫瘍に続発する場合は，原疾患の予後に左右される．

B 看護の役割

a. 治療における看護

保清，保湿といったスキンケアは基本となる．皮膚が脆弱化していることが多いため，ケアの際には強い摩擦を避けるようにする．また，体温調節機能が低下することもあるため，室温や寝具の調整に気を配る．

18 紅斑症

1）多形滲出性紅斑

Minimum Essentials

❶ 薬剤アレルギーや感染症などをきっかけに，全身に特徴的な皮疹が出現する.
❷ 典型的には，標的状または虹彩状とよばれる辺縁と中心部の色調が濃い環状の紅斑が，四肢から躯幹にかけて出現する.
❸ 治療としてステロイド外用，抗アレルギー薬内服，重症の場合はステロイド全身投与を行う.
❹ 原因が除かれていれば 2～3 週間で自然治癒する.

I 多形滲出性紅斑とは

A 定義・概念

薬剤や感染に対するアレルギーまたは免疫過敏反応と考えられている．四肢を中心に特徴的な皮疹がみられる，一過性の炎症性疾患である．

B 原因・病態

薬剤投与または感染症がきっかけとなる．感染症としてはヘルペスウイルス感染症，マイコプラズマ感染症，溶連菌による上気道炎が多い．薬剤が原因の場合には，皮疹が出現する1週間前ごろから投与開始した薬剤が原因のことが多い．しかし，はっきりとした原因が特定できないこともある．感染やアレルギーなどの免疫変調に伴って皮疹が出現すると理解されている．

II 診断へのアプローチ

A 臨床症状・臨床所見

病名のとおり，多形で紅色の丘疹や，腫れぼったく赤みの強い浮腫性紅斑，典型的な標的状または虹彩状の滲出性紅斑（実際に水疱化したり，今にも滲出液がにじみ出たりしそ

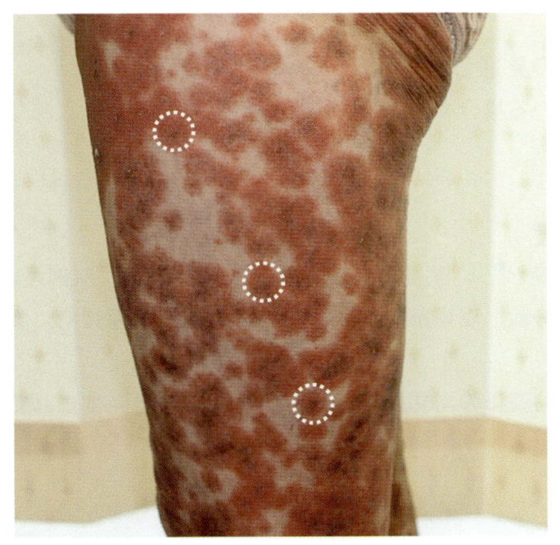

図 1　多形紅斑
中央部が暗色調の紅斑で，標的状（◌）ともいわれる．

うな紅斑）が混在する「多形」な皮疹が混在している（**図 1**）．全身症状は通常ないが，発熱や全身倦怠感などを伴うこともある．粘膜にも強い病変がある場合には，後述のスティーヴンス・ジョンソン（Stevens-Johnson）症候群との鑑別が重要である．

B 検査

特徴的な皮疹と皮膚生検で診断を確定する．全身状態の把握や原因検索のためには血液検査を行う．血液検査では特異的な所見はないが，CRP 値上昇や血沈亢進，アレルギー機序の場合には好酸球数増多，マイコプラズマ感染症の場合には抗マイコプラズマ IgM 抗体の上昇やペア血清での抗体価上昇がみられる．薬剤性の場合には，薬剤リンパ球刺激試験（DLST）が陽性になることがある．

Ⅲ 治療ならびに看護の役割

A 治療

a. おもな治療法

治療は対症療法的に皮疹にステロイド薬を外用したり，抗アレルギー薬を内服したりするが，水疱形成の激しい例や粘膜疹のある例，全身症状を伴う例では，ステロイド薬を全身投与することもある．

b. 合併症とその治療法

感染症を伴っている場合にはその治療を，薬剤アレルギーがある場合には原因薬剤を中止する．

c. 治療経過・期間の見通しと予後

全身症状を伴っている場合や，皮疹や粘膜疹が高度な場合は入院して経過を観察する．

B 看護の役割

a. 治療における看護

皮膚症状出現前に疑わしいきっかけがなかったかどうか，原因検索に協力してもらう．皮膚・粘膜の保護に努め，皮疹部は症状に応じて外用薬を愛護的に塗布する．

b. フォローアップ

入院中は，発熱や粘膜疹の増悪に注意する．退院後の再発はまれであるが，薬剤性の場合には再投与を禁止する．

2）スティーヴンス・ジョンソン（Stevens-Johnson）症候群

Minimum Essentials

❶ 多くの場合，薬剤に対するアレルギー反応によって，発熱などの全身症状と皮膚・粘膜症状が出現する．

❷ 粘膜のびらんおよび全身の皮膚の水疱，びらん，多形紅斑が急激に出現し，発熱などの全身症状も伴う．

❸ 中等量～高用量のステロイド薬全身投与を行う．全身の皮膚のびらん，水疱に対しては対症療法を行う．

❹ 治療開始後，ステロイド薬投与に順調に反応した場合には皮疹の新生が止まり，数週間で投与中止できる．

I スティーヴンス・ジョンソン症候群とは

A 定義・概念

多形紅斑が全身広範囲に出現し，眼，口唇，口腔，生殖器，肛門などの粘膜病変と全身症状を伴う．多くは薬剤が原因である．なお，水疱，びらんの面積が体表面積の10％未満のものをスティーヴンス・ジョンソン症候群とよび，それ以上（海外では30％以上）のものを中毒性表皮壊死症（toxic epidermal necrolysis：TEN）とよぶ．

B 原因・病態

多くは薬剤に対するアレルギーが原因で発症するが，ヘルペスウイルスやマイコプラズマ感染症を契機に発症することもある．活性化したリンパ球や単球の働きにより表皮が壊死し，水疱，びらんを形成する．

II 診断へのアプローチ

A 臨床症状・臨床所見

皮疹は顔面や体幹部に多くみられる多形紅斑で，手足にも症状がみられることがある．皮疹の一部は水疱を形成し，びらん化する．眼や口腔などの粘膜にも，しばしばびらんを認める（**図2**）．びらんは，進行すると出血し血痂を伴ったり，偽膜を形成したりする．眼粘膜症状は後遺症を残すこともあり，注意が必要である．皮膚・粘膜症状に加えて高熱や全身倦怠感，関節痛，消化器症状などの全身症状もほぼ同時に出現する．びらん部位は疼痛が激しい．失明や死に至る例もあり注意が必要である．

B 検査

皮膚生検による病理学的な表皮の壊死性変化が診断基準に含まれている．本症に特異的な血液検査所見はないが，CRP 高値，血沈亢進などの炎症所見がみられる．薬剤性の場合には，発症早期より薬剤リンパ球刺激試験（DLST）が陽性になることがある．

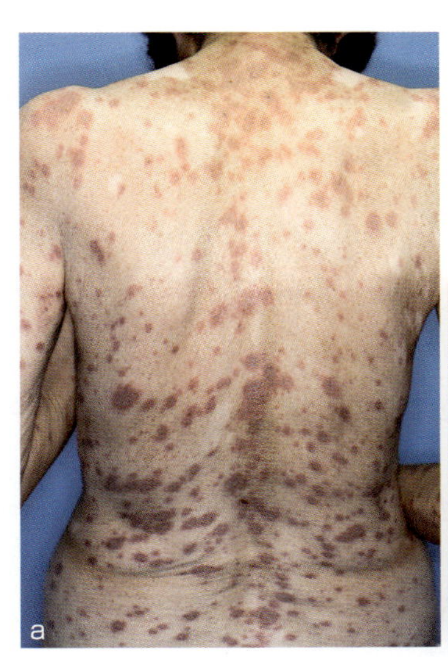

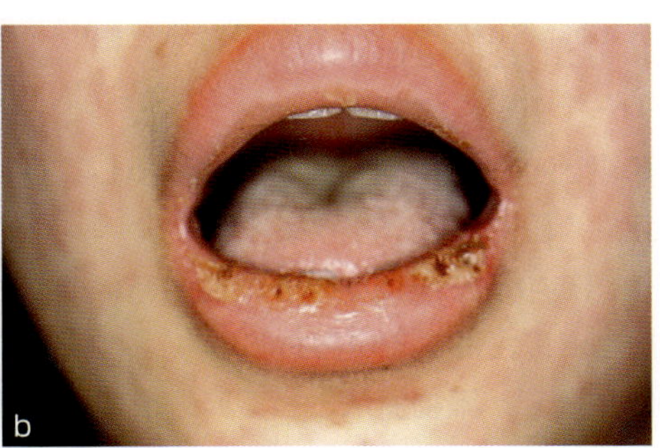

図2　スティーヴンス・ジョンソン症候群
皮疹は通常やや非典型的な標的状の多形紅斑を呈し（a），口唇粘膜や口腔粘膜の水疱，びらんを伴う（b）．

III 治療ならびに看護の役割

A 治療

a. おもな治療法

比較的高用量のステロイド薬を全身投与する．効果が不十分な場合にはγグロブリン大量投与や，血漿交換療法，ステロイドパルス療法を考慮する．全身療法に加えて，皮膚および粘膜のびらんに対して対症療法的に局所療法も行う．

b. 合併症とその治療法

感染症を伴っている場合はその治療を，薬剤アレルギーがある場合は原因薬剤を中止する．

c. 治療経過・期間の見通しと予後

治療に反応すれば，数週間でステロイド薬を減量・中止可能である．皮疹や粘膜疹の予後は，その程度によるが，通常は週単位の経過で上皮化する．

B 看護の役割

a. 治療における看護

口腔内粘膜疹が高度な場合には食事摂取にも強い疼痛があり，中心静脈栄養管理や食事内容の検討が必要なことが多い．全身の皮膚のびらんは，熱傷に準じた洗浄・保護の処置を行う．包帯交換の際は強い疼痛を伴うことが多いが，刺激の少ない温めた生理食塩水を使用したり，鎮痛薬を併用したりして清潔を維持し，感染予防に努める必要がある．

b. フォローアップ

薬剤性の場合には，原因薬剤を明確にし，患者にも覚えておいてもらい，生涯にわたって絶対に再服用しないように指導する．皮疹が高度であった場合には，瘢痕化や眼病変の後遺症に注意する．

3）結節性紅斑

Minimum Essentials

❶ 種々の誘因や基礎疾患に伴って生じるしこりを触れる紅斑で，皮下脂肪織を中心とした炎症性疾患である．

❷ 下腿伸側を中心に圧痛を伴う紅色の結節または硬結が出現する．上気道感染や炎症性腸疾患などに合併する場合もある．

❸ 安静が重要で，薬物療法として非ステロイド抗炎症薬（NSAIDs），ヨウ化カリウムの内服が行われる．難治の場合にはステロイド薬内服も行われる．

❹ 治療開始後，安静が維持できれば2週間ほどで軽快することが多い．

I 結節性紅斑とは

A 定義・概念

下腿伸側を中心に有痛性の紅色結節または硬結を触れる紅斑が出現し，病理組織学的には，皮下脂肪組織の隔壁を中心とした脂肪織炎を特徴とする疾患である．種々の誘因や基礎疾患を伴っていることが多い．

B 原因・病態

溶連菌，結核菌，真菌，ウイルスなどの感染に続発する場合や，炎症性腸疾患〔潰瘍性大腸炎，クローン（Crohn）病〕，サルコイドーシス，ベーチェット（Behçet）病などの基礎疾患を背景として発症する場合がある．

II 診断へのアプローチ

A 臨床症状・臨床所見

圧痛を伴った鮮紅色の結節状の紅斑や浸潤を触れる紅斑が，下腿前面を中心に多発する（**図3**）．皮疹の境界はやや不明瞭で局所の熱感がある．

B 検査

皮膚生検にて隔壁性脂肪織炎の所見を確認する．血液検査では本症に特異的な所見はない．白血球増多，CRP値上昇，血沈亢進などの炎症所見がみられる．溶連菌感染に続発するものではASOが高値となる．結核の鑑別として，T-スポット®.TB（T Spot）やクォンティフェロン® TBゴールド（QFT-3G）を行うこともある．炎症性腸疾患などの基礎疾患の存在が疑われる場合にはその検査を行う．

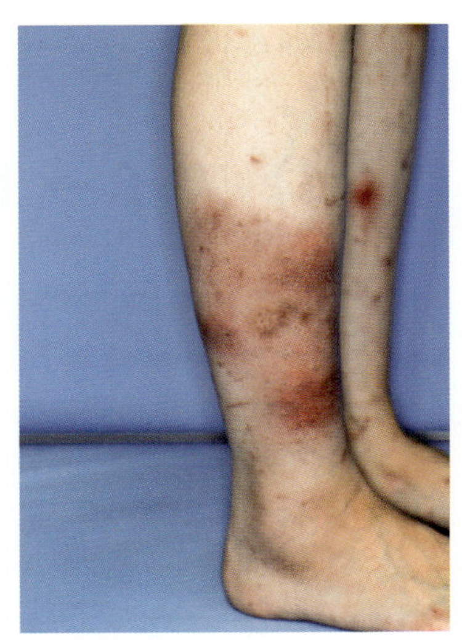

図3　結節性紅斑
下腿の大小の圧痛を伴った紅斑・硬結.

Ⅲ 治療ならびに看護の役割

A 治療

a. おもな治療法

安静と下肢の挙上が重要である．薬物療法としてNSAIDs，ヨウ化カリウムの内服が行われる．重症例では，ステロイド薬の全身投与を行うこともある．

b. 合併症とその治療法

感染症を併発している場合には抗菌薬を併用する．炎症性腸疾患や他の基礎疾患が認められた場合には，その治療を行う．

c. 治療経過・期間の見通しと予後

安静が維持できれば，薬物療法で2週間ほどで軽快することが多い．基礎疾患がある場合や，十分な安静が維持できない場合などでは再発することもある．

B 看護の役割

a. 治療における看護

入院加療の重要な目的の1つは安静の保持である．入院中は可能な限り下肢を挙上して，ベッド上安静とする．誘因や基礎疾患が特定できない場合もあるので，患者の細かい訴えを傾聴する．

b. フォローアップ

通常，各皮疹は数週間以内に軽度の色素沈着を残して消退する．しかし再発することもあり，長時間の立ち仕事などは再発リスクとなるので，避けるように指導する．上気道感染後に悪化することもあるので，感染予防に努めてもらう．

4）スイート（Sweet）病

Minimum Essentials

❶ 好中球の機能が亢進し，全身の炎症と皮疹が出現する疾患．さまざまな疾患に合併する．
❷ 急性に発症する．発熱，好中球増多，痛みのある浮腫性紅斑を特徴とする．
❸ ステロイド薬内服，またはヨウ化カリウム内服を行う．
❹ 治療開始後，合併症がなければ治療への反応性は比較的良い．

I　スイート病とは

A 定義・概念

発熱，好中球増多とともに有痛性浮腫性紅斑がみられる，急性の全身炎症性疾患で，種々の基礎疾患を合併する.

B 原因・病態

原因は不明だが，先行する感染症や膠原病などの炎症性疾患，悪性腫瘍，造血器疾患などに合併することが多い．これらの基礎疾患により，好中球の増殖や浸潤を促すようなサイトカインが産生されて発症する機序が考えられている.

II　診断へのアプローチ

A 臨床症状・臨床所見

通常は高度の発熱が先行し，その後に境界明瞭で軽度隆起した淡紅色または暗紅色の瑞々しい浮腫性紅斑が出現する（**図 4**）．圧痛を伴う皮疹の好発部位は，顔面，頸部，上肢，上背部である．結節性紅斑の皮疹と類似するが，結節性紅斑は下肢に多いことで鑑別する．このほか，関節症状や神経症状なども出現することがある.

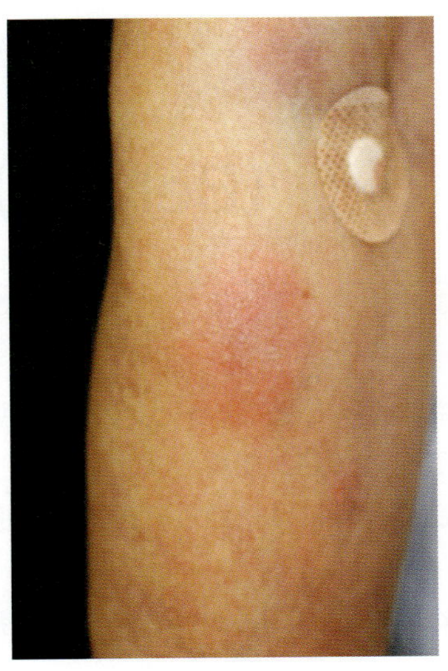

図 4　スイート病
上肢出現した瑞々しい紅斑．全身に紅斑が多発し，発熱を伴う.

B 検査

本症に特異的な血液検査所見はなく，好中球優位の白血球増多，CRP高値，血沈亢進などの炎症所見がみられる．骨髄異形成症候群や関節リウマチ，シェーグレン（Sjögren）症候群，潰瘍性大腸炎などの合併頻度が高いため，これらのスクリーニングを行う．

Ⅲ 治療ならびに看護の役割

A 治療

a. おもな治療法

合併症の有無や症状に応じて，ヨウ化カリウムまたは中等量のステロイド薬内服を行う．

b. 合併症とその治療法

先述のように，造血器疾患，膠原病，炎症性腸疾患などさまざまな基礎疾患を背景に発症することが多いため，基礎疾患の診断とその治療も行う．

c. 治療経過・期間の見通しと予後

基礎疾患がなければ，治療に比較的良好に反応し，一過性の経過で予後良好であることが多い．

B 看護の役割

a. 治療における看護

種々の合併症が隠れていることがあるため，患者の訴えを聴く．

b. フォローアップ

基礎疾患を合併する例などでは再発することもあり，基礎疾患の精査や加療が重要である．

5）ベーチェット（Behçet）病

Minimum Essentials

❶ 遺伝的要因を背景に，好中球機能亢進により種々の症状が出現すると考えられている．
❷ 慢性に経過する口腔内アフタ性潰瘍，皮膚症状，眼症状，外陰部潰瘍を特徴とする全身性炎症性疾患である．皮膚症状には結節性紅斑，ざ瘡様皮疹，外陰部潰瘍，血栓性静脈炎などがみられる．
❸ ステロイド薬外用，NSAIDs内服，コルヒチン内服，免疫抑制薬内服，抗TNF-α抗体などが用いられる．
❹ 治療開始後，それぞれの症状は治療に反応するが，慢性再発性の経過をとる．

I ベーチェット病とは

A 定義・概念

①口腔内アフタ性潰瘍，②眼症状，③外陰部潰瘍，④皮膚症状を 4 主徴とする疾患で，慢性再発性の全身炎症性疾患である．

B 原因・病態

遺伝的要因（HLA-B51）や連鎖球菌感染などの環境因子を背景に，好中球の機能亢進が起こり，血管炎や脂肪織炎などをきたし，種々の症状が現れると考えられている．

II 診断へのアプローチ

A 臨床症状・臨床所見

主症状として①口腔内アフタ性潰瘍（**図 5**），②眼症状，③外陰部潰瘍（外陰部の境界明瞭な深くえぐれたような潰瘍），④皮膚症状が，副症状として①変形や硬直を伴わない関節炎，②副睾丸炎，③回盲腸部潰瘍に代表される消化器病変，④血管病変，⑤中等度以上の中枢神経病変があげられる．主症状がすべて揃ったものを完全型，経過中に 3 主症状あるいは 2 主症状と 2 副症状が出現したものなどを不完全型とよんでいる．皮膚症状としては，外陰部の境界明瞭な深くえぐれたような潰瘍，下肢などに好発する 1～2 cm 大の圧痛を伴う結節性紅斑様の皮疹，さまざまな部位に出現するざ瘡様の皮疹，採血や点滴の針を刺したところに 24～48 時間後に発赤や膿疱が出現する針反応陽性，四肢の有痛性の索状硬結として触れる血栓性静脈炎などがみられる．

B 検査

本症に特異的な血液検査所見はないが，好中球優位の白血球数増多，CRP 陽性，血沈亢進などがみられる．50～60％の患者が HLA-B51 を保有している．皮膚生検では，好中球性の脂肪織炎や血栓性静脈炎の像がみられる．

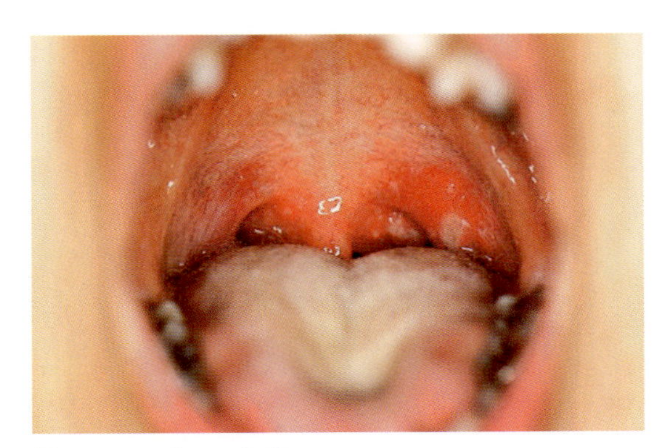

図 5　ベーチェット病
難治性口内炎．

Ⅲ 治療ならびに看護の役割

A 治療

a. おもな治療法

各症状に対する対症療法が基本になるが，安静が重要である．薬物療法としてはNSAIDs，コルヒチン，免疫抑制薬内服，抗 TNF-α 抗体投与が行われる．ステロイド薬全身投与は減量中に眼症状を悪化させることがあるため注意を要する．

b. 合併症とその治療法

病巣感染がある場合は抗菌薬の投与を行う．血栓性静脈炎を合併している場合には抗血栓・抗凝固療法を行う．

c. 治療経過・期間の見通しと予後

慢性再発性に経過するため，各症状のコントロールが重要である．

B 看護の役割

a. 治療における看護

口内炎の疼痛により，食事が十分にとれないことがあるので，患者の訴えを聴き食事内容を検討する．注射部位に皮疹を生じることがあり，注意を要する．

b. フォローアップ

退院後も再燃のリスクがあるため，過度なストレスを避け，定期的に通院するよう指導する．

19 膠原病

膠原病の原因は不明であり，全身の結合組織や血管系が系統的に侵される．病理組織像でフィブリノイド変性がみられる．古典的膠原病では，全身性エリテマトーデス（systemic lupus erythematosus：SLE），全身性強皮症（systemic sclerosis：SSc），多発性筋炎（polymyositis：PM）/ 皮膚筋炎（dermatomyositis：DM），関節リウマチ（rheumatoid arthritis：RA）などが代表的である．大半は皮膚症状を伴い，全身多臓器に多彩な症状が現れ，難治性，持続性，進行性である．免疫異常所見が特徴的で，多種の自己抗体が出現する．

看護の役割としては，以下を患者に説明して理解を得る．

1. 慢性疾患であるため，長期間の診療を必要とする．
2. 病変は多彩である．
3. 重症度を正確に把握するため，生検も含め種々の検査を行う．
4. 悪化因子を避け，規則正しい生活，十分な休養，安静を心がける．
5. 根本的な治療法はないが，ステロイド薬をはじめとする対症療法薬により，疾患のコントロールは可能である．
6. ステロイド療法は長期間にわたるため，薬の副作用を知っておく．

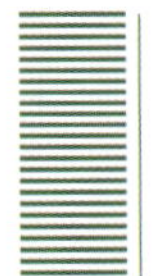

1）全身性エリテマトーデス，慢性円板状エリテマトーデス

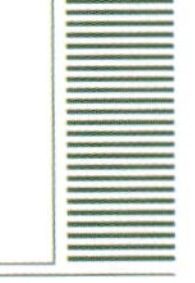

Minimum Essentials

❶ 全身性エリテマトーデス（SLE）は，多彩な自己抗体が出現し，皮膚および全身多臓器に種々の病変を引き起こす．

❷ 出産可能な年齢の女性に多く，日光曝露，寒冷，感染，過労などが増悪因子となる．

❸ 慢性円板状エリテマトーデス（DLE）では，患者の多くは若い女性で，特徴的な円板状皮疹が顔面に出現する．

❹ 皮疹は露出部位に現れることが多く，患者の精神的ストレスは大きい．前向きに療養に取り組めるように，医療者と患者や家族との信頼関係をつくり，精神的なサポートをすることが重要である．

I 全身性エリテマトーデス，慢性円板状エリテマトーデスとは

A 定義・概念

エリテマトーデス（紅斑性狼瘡（ろうそう））は，全身多臓器を侵す全身型と皮膚限局型とに分けられる．全身性エリテマトーデス（SLE）は多彩な自己抗体が現れ，全身多臓器に種々の病変を発症する．慢性円板状エリテマトーデス（discoid lupus erythematosus：DLE）は皮膚限局型の1つで，特徴的な円板状皮疹が露光部の顔面に好発する．これらはともに疾患名であるが，近年では，皮疹の症状に基づきSLEを急性皮膚ループスエリテマトーデス，DLEを慢性皮膚ループスエリテマトーデスとよぶ場合もあり，2012年のSLEの分類基準（診断基準）はこの性状名を使っている（**表1**）[1]．

B 原因・病態

SLEは多臓器を標的とし，一方DLEは皮膚を主要な標的とする．

SLEは出産可能な年齢の女性に多く，寛解と再燃を繰り返す．遺伝的素因，免疫異常，

表1　全身性エリテマトーデスの分類基準（米国リウマチ学会，2012）

〈臨床11項目〉
1. 急性皮膚ループスエリテマトーデス，亜急性皮膚ループスエリテマトーデス
2. 慢性皮膚ループスエリテマトーデス
3. 口腔潰瘍
4. 非瘢痕性脱毛
5. 滑膜炎
6. 漿膜炎
7. 腎症
8. 神経症状
9. 溶血性貧血
10. 白血球減少，リンパ球減少
11. 血小板減少
〈免疫6項目〉
1. 抗核抗体
2. 抗ds-DNA抗体
3. 抗Sm抗体
4. 抗リン脂質抗体
5. 低補体
6. 溶血性貧血がない場合の直接クームステスト陽性

*臨床11項目と免疫6項目から，それぞれ1項目以上合計4項目を認めればSLEと分類する．
*項目が同時に出現する必要はない．
*腎生検でSLEに合致した腎症があり，抗核抗体か抗ds-DNA抗体が陽性であればSLEと分類する．

(Petri M et al：Derivation and validation of the Systemic Lupus International Collaborating Clinics classification criteria for systemic lupus erythematosus. Arthritis Rheum **64**：2677-2686, 2012より引用)

外的因子，年齢，性ホルモンなどが複雑に作用し，抗核抗体などの自己抗体が産生されることにより発症する．

DLE の男女比は約 1：3 で女性に多く，発症年齢は 30～50 歳代である．ほとんどは皮膚病変のみにとどまるが，皮疹が広範囲に多発する汎発型では，SLE に移行することがある．

Ⅱ 診断へのアプローチ

A 臨床症状・臨床所見

a. SLE

全身の多臓器が侵されるため，皮膚粘膜病変を含め，臨床症状は多彩である．

(1) 全身症状

発熱，全身倦怠感，体重減少などを認める．

(2) 皮膚症状

蝶形紅斑は，SLE に代表的な皮疹である．鼻背を中心とする両頬部に左右対称性に，蝶が羽を広げたような形の紅斑が出現する（蝶形紅斑，**図 1**）．そのほか，顔面，口唇，耳介など露光部に出現する円板状皮疹や非瘢痕性脱毛（治療すれば毛は生えてくる），凍瘡（しもやけ）様紅斑（**図 2**），口腔潰瘍，光線過敏症などと多彩である．また，レイノー現象を認める．

(3) 関節症状

多発性関節炎，関節痛などが出現する．

(4) 腎症状

ループス腎炎とよばれ，進行するとネフローゼ症候群，腎不全に移行あるいは進展する．

(5) 精神神経症状

痙攣，脳血管障害，視力障害などの神経症状や，失見当識，記憶障害，せん妄，痴呆，うつ状態などの精神症状を認める．

(6) 心症状

心嚢炎，心筋炎などを生ずる．

(7) 肺症状

胸膜炎，間質性肺炎などを認める．

b. DLE

境界明瞭な，著明な落屑（らくせつ）を伴う角化性紅斑局面が，顔面，耳介などの露光部に好発する（**図 3**）．慢性化した皮疹では，色素脱失や瘢痕を残したり，有棘（ゆうきょく）細胞癌が発生することがある．頭部では毛包が破壊され，永久脱毛を生じる．まれに，発熱，関節炎，レイノー現象などの全身症状が出現し，SLE に移行することがある．

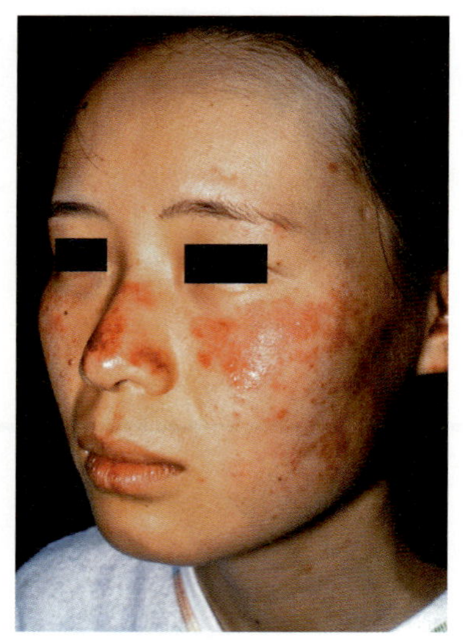

図 1　蝶形紅斑
鼻背を中心に，両頬部に左右対称性に，蝶が羽を広げたような形の紅斑を認める．

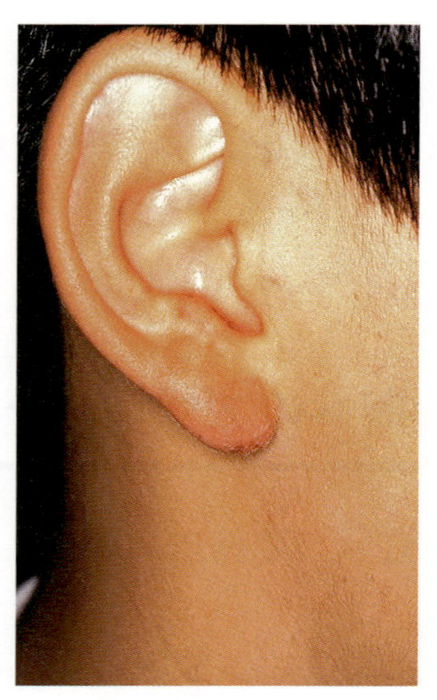

図 2　凍瘡様紅斑
温かくなっても消えないことで，疾患との関連が疑われることが多い．

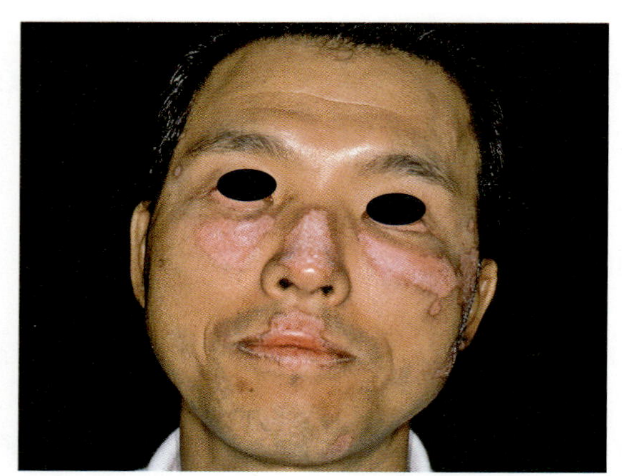

図 3　慢性円板状エリテマトーデス
境界明瞭な，著明な落屑を伴う角化性紅斑局面．

> **memo　レイノー現象**
> 寒冷にさらされると手指の毛細血管が収縮し，皮膚動脈血流量が減少して蒼白となり，しびれ感や痛みを生ずる現象．

B 検査

SLE では，溶血性貧血，白血球数減少，リンパ球数減少，血小板数減少，血沈亢進，免疫グロブリン上昇，血清補体値の低下，補体活性値の低下，梅毒血清反応疑陽性などを認める．種々の自己抗体が出現し，抗 ds（二本鎖）DNA 抗体，抗 Sm 抗体，抗リン脂質抗体（抗カルジオリピン抗体，ループスアンチコアグラントなど）が含まれる．LE 細胞も出現する．

DLE は，一般的に検査上の異常を認めることが少ない．

Ⅲ 治療ならびに看護の役割

A 治療

a. おもな治療法

症状が軽い場合は，NSAIDs が投与される．活動期にはステロイド薬の全身投与が主となる．ステロイド薬への反応が悪い例では，免疫抑制薬の投与や血漿交換療法を併用することがある．皮疹にヒドロキシクロロキンの内服が有効なので，眼科のチェックを受けて内服する．

急性期や増悪期には安静が必要である．寛解期でも日光曝露，疲労，感染などの増悪因子は避けるようにする．妊娠，出産は増悪因子となりうるが，症状が安定していれば，妊娠，出産は可能である．

SLE は厚生労働省の指定難病であり，医療費の公費負担制度があるので，診断がついたら申請するよう指導する．

b. 合併症とその治療法

表 1 のように，合併症は全身臓器にみられる．主たる治療薬であるステロイド薬の副作用に留意する．重症なものは，易感染性，糖尿病，精神障害，骨粗鬆症（あるいは無菌性骨壊死），消化性胃潰瘍などである．

c. 治療経過・期間の見通しと予後

SLE は軽快と増悪を繰り返す．臓器障害の広がりや重さによって，病気の重症度が異なる．かつては発症して 5 年以上生存する人は約 50%とされていたが，現在では 95%以上にまで改善している．

B 看護の役割

a. 治療における看護

患者の多くは若い女性で，皮疹は他人に見られる部位に現れることが多い．長年にわたり再発と寛解を繰り返すので，社会的，精神的なダメージが大きい．前向きに療養に取り組めるように，医療者と患者や家族との信頼関係を構築し，精神的なサポートが重要である．また，家族の協力や支えが大切である．

b. フォローアップ

・定期的に医療機関を受診する必要がある．ステロイド薬や免疫抑制薬を内服している場合は，副作用のチェックが重要となる．
・SLE は症状が多彩なため，軽微な体調の変化も見逃さないようにする．

・増悪因子を避けることも重要である．日光曝露を避けるため，つばの広い帽子や長袖の衣服を着用したり，日焼け止めを使用するよう指導する．過労を避けるため，仕事量を減らしたり，家事を手伝ってもらうことも大切である．
・感染も増悪因子となるので，外出後のうがいや手洗いの励行，人混みを避けることなどが必要である．
・若い女性の発症が多いため，妊娠，出産が問題となる．妊娠は医師，家族とよく相談のうえ決定する．

引用文献

1) Petri M et al：Derivation and validation of the Systemic Lupus International Collaborating Clinics classification criteria for systemic lupus erythematosus. Arthritis Rheum **64**：2677-2686, 2012

2) 全身性強皮症，限局性強皮症

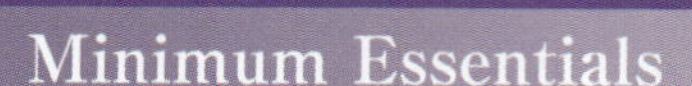

❶ 原因不明の皮膚硬化を主症状とし，全身多臓器に線維化をきたす全身性強皮症（通常，強皮症という）と，皮膚のみが硬化する限局性強皮症に分けられる．
❷ 消化器，肺，筋肉，心臓，腎臓などの病変がみられ，腎・肺病変を伴うときは予後が悪い．
❸ 血液検査で抗 Scl-70 抗体，抗セントロメア抗体が陽性になる．
❹ 決定的な治療法がないため，寒冷などの増悪因子を避ける．

I 全身性強皮症，限局性強皮症とは

A 定義・概念

全身性強皮症は，皮膚や全身の多臓器に線維化をきたす疾患である．免疫異常を認め，しばしば自己抗体が出現する．限局性強皮症は，皮膚病変が主で全身症状はないか，あっても軽度である．

B 原因・病態

原因は不明である．全身性強皮症は，30～50 歳代の女性に好発する．腎病変，肺病変が進行すると予後不良である．抗 Scl-70 抗体や抗セントロメア抗体などの抗核抗体が出現する．限局性強皮症は 20～50 歳代に多く，通常予後良好である．

Ⅱ 診断へのアプローチ

A 臨床症状・臨床所見

a. 全身性強皮症

レイノー現象が初発症状となることが多く，そのほか以下のような症状を呈する．

(1) 皮膚症状

顔面，手指の硬化が必発である（**図 4**）．顔面はしわが消失し，表情が乏しくなる（仮面様顔貌，**図 5**）．加えて鼻尖は尖り，開口が不自由になり，舌小帯が線維化のため短縮する．手指の変化は，早期は軽い腫脹と浮腫のみであるが（浮腫期），徐々に硬化し指先は細く尖る（硬化期）．さらに進むと末節骨が萎縮し，指が短くなり，手指拘縮が起こる（萎縮期）．難治性潰瘍が形成され，指全体が壊疽（えそ）することもある．硬化は手指から上肢に向かって進行する．皮膚の色素脱失や色素沈着，皮下の石灰沈着を認めることもある．

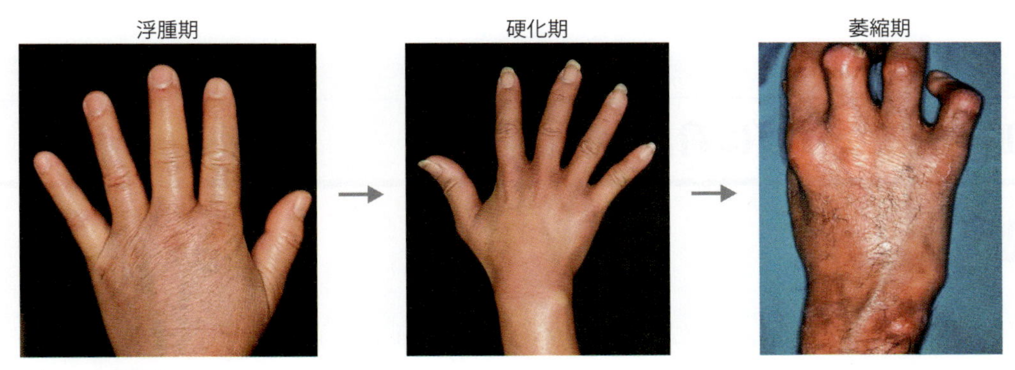

図 4　皮膚硬化
浮腫期，硬化期，萎縮期と進む．

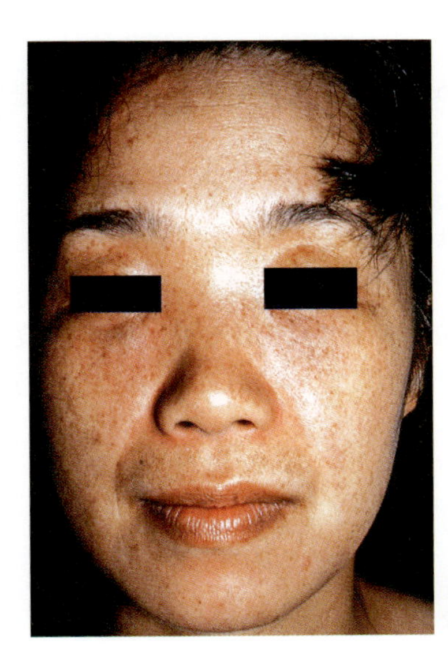

図 5　仮面様顔貌
顔面はしわが消失し，表情が乏しくなる．

(2) 多臓器病変

消化管，肺，腎臓，心臓，筋肉の病変が重要である．消化管病変では，食道の蠕動（ぜんどう）運動の低下による嚥下障害，食道炎を認める．肺の線維化は特徴的で，労作時に呼吸困難を認める．腎病変はまれだが，強皮症腎とよばれる悪性高血圧の所見を呈することがあり，予後不良である．心病変では心筋炎，心外膜炎などがみられる．筋肉では圧痛，硬化，萎縮などがみられ，筋力低下に至る．

b. 限局性強皮症

皮膚病変が主体で，全身症状はないか軽度のものが多い．皮膚の浮腫，硬化，萎縮，斑状，線状など限局的に分布する．

B 検査

全身性強皮症では，血沈亢進，免疫グロブリン上昇，血清 RA テスト陽性などを認め，抗 Scl-70 抗体，抗セントロメア抗体が出現する．また，指尖脈波，皮膚温の測定，食道や消化管の X 線検査，肺機能検査が必要である．

限局性強皮症では血中の抗 ss（一本鎖）DNA 抗体や抗ボレリア抗体が陽性のことがあるが，病因性はない．

Ⅲ 治療ならびに看護の役割

A 治療

a. おもな治療法

全身性強皮症では対症療法が主体である．安静，四肢の保温，マッサージ，末梢血管拡張薬投与などが試みられる．指趾潰瘍にはプロスタグランジン E_2 投与が効果的である．厚生労働省の指定難病であり，医療費の公費負担制度があるので，診断がついたら申請するよう指導する．

限局性強皮症で局所の萎縮，硬化を示すものは，ステロイド薬の外用あるいは局注が効果的である．

b. 合併症とその治療法

全身の臓器に病変がみられるが，基本的には対症療法である．

c. 治療経過・期間の見通しと予後

全身性強皮症のうち，全身の皮膚硬化が目立つ患者では発症 5〜6 年以内に皮膚硬化の進行および内臓病変が出現する．早期に治療を開始して，内臓病変の合併や進行をできるだけ抑えることがきわめて重要である．

B 看護の役割

a. 治療における看護

皮膚の硬化，萎縮によりボタンをとめられないなどの部分的なものから，歩行，移動が

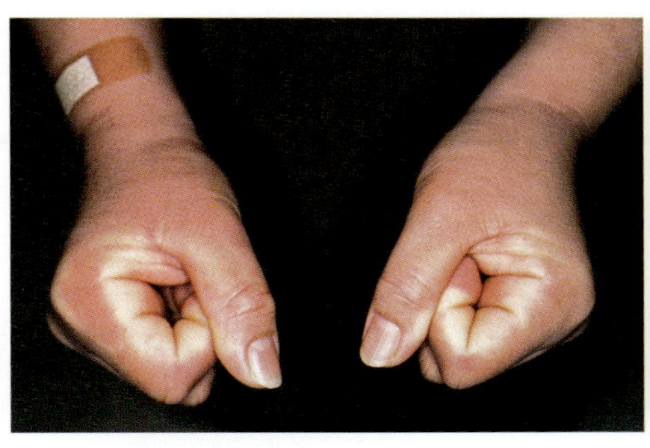
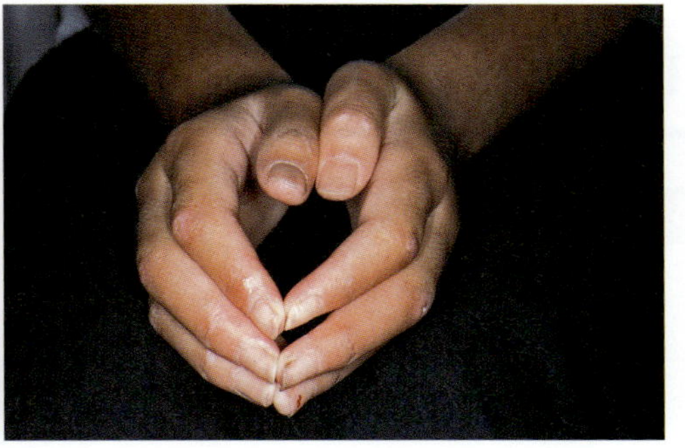

図6　手指の屈曲拘縮
指が閉じなくなることにより，結果的に機能拘縮が起こる．

困難などといった全身的なものまで，さまざまな機能障害が出現する．決定的な治療法がないため，増悪因子を避けるような生活管理が基本となる．

b. フォローアップ（退院指導，日常生活指導を含む）

全身性強皮症ではレイノー現象が起こることが多く，寒冷を避ける，暖かい衣服や手袋，靴下を着用するなどで保温に努める．禁煙やストレスを避けるよう心がけることなどを指導する．

軽微な外傷でも容易に潰瘍となるので，外傷を避けるようにする．指趾潰瘍がある場合は創部を保護し，感染しないような処置をする．

手指の屈曲拘縮による機能低下が起こるので（**図6**），マッサージ，屈曲・伸展運動など理学療法を積極的に行う．

嚥下障害，逆流性食道炎がある場合は，よく咀嚼し，食事中・食後は横にならないよう注意する．

咳や呼吸困難などの症状の有無についても留意する．

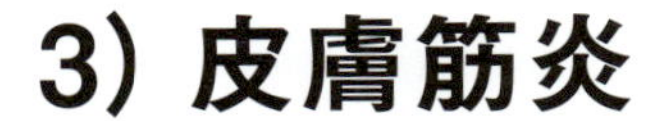

3）皮膚筋炎

Minimum Essentials

❶ 特徴的な皮疹と筋力低下，筋炎などの症状を呈する．
❷ 血中クレアチニンキナーゼ，アルドラーゼなどの筋原性酵素が上昇する．また，抗アミノアシル tRNA 合成酵素抗体陽性が特徴的である．
❸ 成人の症例では，間質性肺炎などの多臓器病変や，内臓悪性腫瘍を合併することがある．
❹ 筋力低下により日常生活動作が制限されるので，基本的な日常生活面のサポートが必要である．

I 皮膚筋炎とは

A 定義・概念

横紋筋の非化膿性慢性炎症による筋症状と，特徴的な皮膚症状を呈する．筋症状のみで皮膚症状を伴わないものを多発性筋炎という．逆に筋症状を伴わない皮膚筋炎もあり，一般に予後は良くない．

B 原因・病態

原因は不明である．50～60 歳代の女性に多いが，小児にも発生のピークがある．慢性の経過をたどるが，肺病変などを合併し，急速に進行して死に至るものもある．約 30％の成人で内臓悪性腫瘍を合併し，予後が悪い．小児の皮膚筋炎は，通常予後は良い．

II 診断へのアプローチ

A 臨床症状・臨床検査

a. 皮膚症状

上眼瞼に紫紅色の浮腫性紅斑（ヘリオトロープ疹）（**図 7**），体幹や四肢伸側に生じるびまん性紅斑，手指関節背面に境界明瞭な暗紫色扁平な皮疹〔ゴットロン（Gottron）徴候〕（**図 8**）あるいは丘疹（ゴットロン丘疹）がみられる（**図 9**）．皮疹は局面的に多彩で，ポイキロデルマとよばれる（**図 8**）．手指には「機械工の手」とよばれる，ざらざらした角化性の皮疹が現れることがある（**図 10**）．皮疹がかゆいのが皮膚筋炎の特徴である．

b. 筋症状

近位筋優位の筋力低下，筋痛などを認める．呼吸筋，嚥下筋も侵されることがあり，呼吸困難，嚥下困難の症状がみられる．

c. その他

発熱，全身倦怠感を認める．間質性肺炎や内臓悪性腫瘍を合併することがある．

B 検査

血液検査では，筋原性酵素であるクレアチニンキナーゼ，GOT，LDH，アルドラーゼが上昇する．抗アミノアシル tRNA 合成酵素抗体（抗 Jo-1 抗体を含む）は，間質性肺炎を合併する患者で陽性となることが多い．筋生検，筋電図，MRI で診断を確定する．

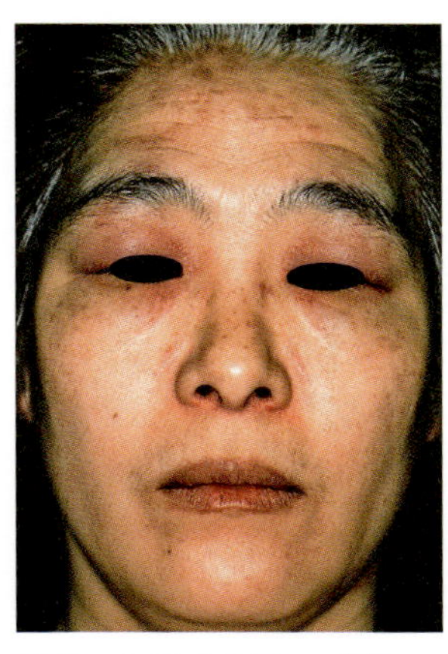

図7　ヘリオトロープ疹
上眼瞼に紫紅色の浮腫性紅斑を認める．

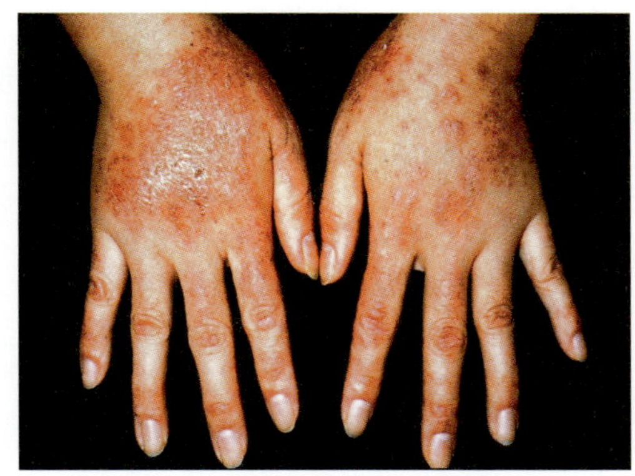

図8　ゴットロン徴候とポイキロデルマ
手指関節背面に現れた，境界明瞭で暗紫色扁平な皮疹（ゴットロン徴候）と，ポイキロデルマとよばれる局面的に多彩な皮疹（色素沈着，紅斑など混在）．

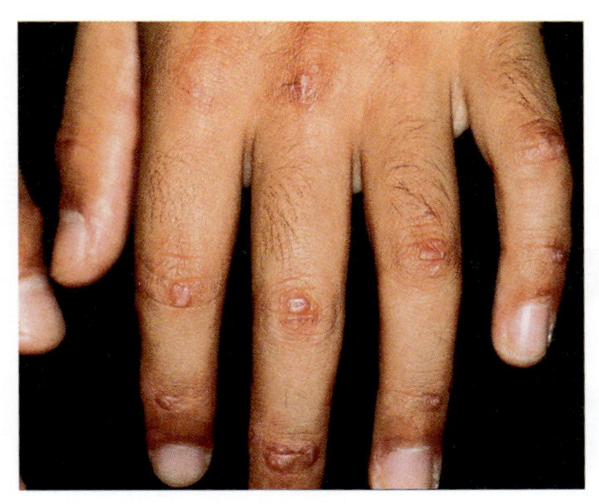

図9　ゴットロン丘疹

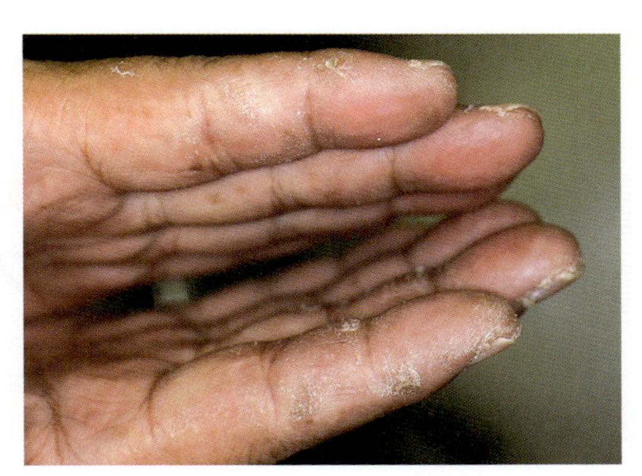

図10　機械工の手
ざらざらした角化性の皮疹が指に出現する．

Ⅲ　治療ならびに看護の役割

A 治療

a. おもな治療法

ステロイド薬，免疫抑制薬を投与する．活動期には安静，回復期にはリハビリを行う．厚生労働省の指定難病であり，医療費の公費負担制度があるので，診断がついたら申請するよう指導する．

b. 合併症とその治療法

間質性肺炎合併や悪性腫瘍を合併していれば，それらの治療を最優先する．

c. 治療経過・期間の見通しと予後

個別の患者の重症度や多臓器症状の程度による.

B 看護の役割

a. 治療における看護

筋力低下により日常動作が制限され，患者の精神的なストレスも大きくなる．患者にとって安全な行動の範囲と程度を把握し，日常生活をサポートする.

b. フォローアップ

・筋力低下を伴うため，トイレや階段など，生活環境の改善や種々の装具が必要となることがある．筋原性酵素の変動に注意しながら積極的に理学療法を行い，筋力の回復を図る.

・長期にわたりステロイド薬や免疫抑制薬を内服することが多いため，SLE と同様に副作用の発現に注意する.

・死因は呼吸不全，心不全，感染症が多く，これらの発症を予防し，早期発見を心がける.

4) 混合性結合組織病（MCTD），オーバーラップ症候群

Minimum Essentials

❶ 混合性結合組織病（MCTD）は SLE，全身性強皮症，皮膚筋炎の臨床症状のうち 2 つ以上を併せ持つまれな病態である.

❷ MCTD は，内臓病変として肺高血圧症の頻度が高い．抗 RNP 抗体陽性となる.

❸ オーバーラップ症候群は，同一患者に 2 種類以上の診断確実な膠原病の病像が，同時に，あるいは経過中にみられる．今日では MCTD はオーバーラップ症候群の一型と考えられている.

❹ 治療・予後は疾患別あるいは程度や侵された臓器によって異なる.

I 混合性結合組織病，オーバーラップ症候群とは

A 定義・概念

a. 混合性結合組織病（mixed connective tissue disease：MCTD）

SLE，全身性強皮症，皮膚筋炎の臨床症状のうち 2 つ以上を併せ持つ病態.

b. オーバーラップ症候群

同一患者に2種類以上の診断確実な膠原病の病像が，同時に，あるいは経過中にみられるものとされる．単独の膠原病に比べ重症である．

B 原因・病態

原因は不明であり，病態は多臓器に及ぶ可能性がある．

Ⅱ 診断へのアプローチ

A 臨床症状・臨床所見

MCTDではほとんどの症例でレイノー現象がみられ，手指のソーセージ様腫脹（**図11**）もよくみられ，足底には凍瘡様皮疹（**図12**）が出現する．内臓病変として，肺高血圧症の頻度が高い．

オーバーラップ症候群は，組み合わさった疾患の症状が出現する．

B 検査

MCTDでは抗RNP抗体が陽性となる．強皮症と多発筋炎が重複（オーバーラップ）した場合には，抗Ku抗体（抗核抗体の一種）が陽性となる．

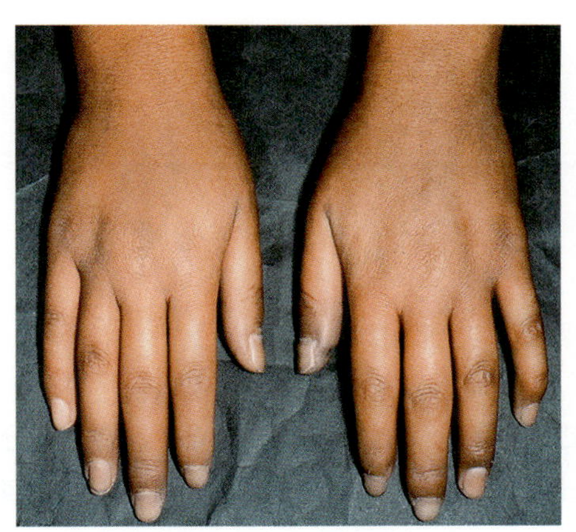

図11　手指のソーセージ様腫脹
指先の萎縮や指の硬化を認め，全身性強皮症に似る．

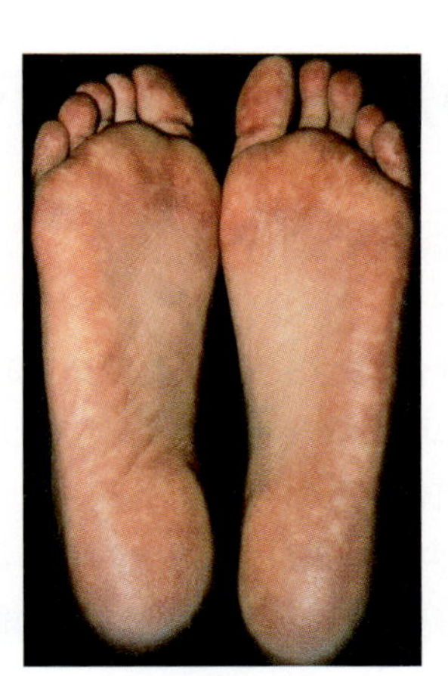

図12　凍瘡様皮疹
SLEにみられるしもやけに似た皮疹．

III 治療ならびに看護の役割

A 治療

a. おもな治療法

治療はもっとも顕著な症状や予後を左右する臓器症状に着目し，その重症度に応じ，個々の膠原病の一般的治療方針や看護方針に従って決定する．MCTD は厚生労働省の指定難病であり，医療費の公費負担制度があるので，診断がついたら申請するよう指導する．

b. 合併症とその治療法

侵襲されている臓器の状態により，さまざまな合併症がみられる．肺症状には格段の注意を払うことが大事である．

c. 治療経過・期間の見通しと予後

個別患者の疾患程度や，侵された臓器によって異なる．

B 看護の役割

a. 治療における看護

合併，オーバーラップしている疾患に対応する看護のポイントに注意しつつ，患者をサポートしていく．

5）関節リウマチ

Minimum Essentials

❶ 非化膿性の多発性関節炎である．
❷ 心臓や肺病変，皮下結節（リウマトイド結節）など関節外症状を伴う．
❸ 抗体療法の有効性が高い．
❹ 症状を和らげ進行を抑えることが大切であると理解させる．炎症に対しては十分に安静をとり，関節の変形や拘縮を予防し，関節機能を保つための適切な運動を指導する．

I 関節リウマチとは

A 定義・概念

多発性関節炎である．病変が進行すると，関節の変形，強直を生じる．皮膚，肺，心臓，眼，骨などに関節外症状を生じる．

B 病因・病態

病因は不明である．女性に多い．感染，ホルモンの異常，ストレスなどが誘因となると考えられている．自己抗体であるリウマトイド因子（RF）からなる免疫複合体が関節の滑液中や滑膜に沈着して炎症を生じる．関節外症状も同様である．

II 診断へのアプローチ

A 臨床症状・臨床所見

a. 関節症状

朝のこわばりや多発性，左右対称性，持続性の関節炎を認める．関節炎の好発部位は近位指節関節と中手指節関節で，次第に大関節も侵される．晩期にはボタン穴変形，スワンネック変形，尺側偏位，外反母趾などの関節の変形を認める（図 13）．

b. 関節外症状

約 25％に皮下結節（リウマトイド結節）が，機械的圧力のかかる部位（肘頭，前腕伸側，アキレス腱部，後頭部など）を中心にみられる．また，皮膚潰瘍や指趾梗塞，紫斑，リベド（網状皮斑）などを認める．全身の血管系に炎症を生じたときは，悪性関節リウマチとよばれ予後不良である．そのほか，胸膜炎，間質性肺炎，ぶどう膜炎，心嚢炎，末梢神経障害などを認める．全身症状として，疲れやすい，微熱，体重減少，食思不振などを認める．

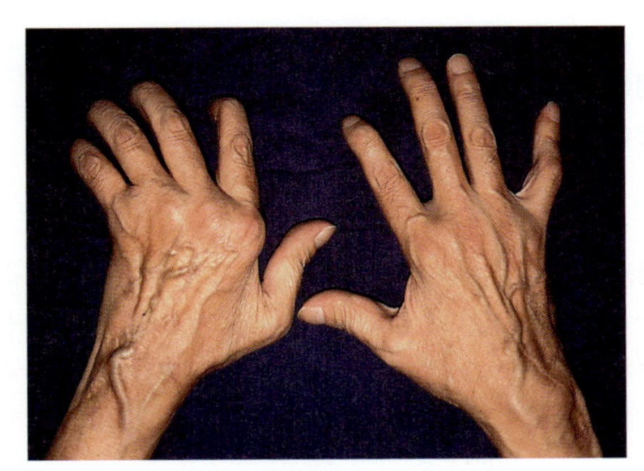

図 13　関節リウマチの症状
左右の手指，とくに指先から数えて２番目や３番目の関節が腫れ，変形や拘縮が現れる．

B 検査

CRP 陽性，血沈亢進，白血球増多を認める．患者の多くがRFで高値を示し，抗CCP抗体は必須のマーカーである．

memo　抗CCP抗体

抗シトルリン化ペプチド抗体．関節リウマチに特異的に検出される自己抗体で，早期診断の切り札となる．抗CCP抗体が高値の患者では，骨破壊が進行する危険性が高い．

III 治療ならびに看護の役割

A 治療

a. おもな治療法

①炎症所見の強いときは疼痛の管理，安静が必要である．疼痛軽減後は関節機能維持のため，積極的に運動療法を行う．

②活動性が強い，あるいは関節外症状を有する場合は，NSAIDs，ステロイド薬，免疫抑制薬などが投与される．TNFα，IL-6レセプターなどに対する抗体療法の有効性が高い．

③徐々に手指関節の変形，拘縮が進行するため，日常生活動作（activities of daily living：ADL）が著しく障害される．患者のADLの障害度を考慮した理学療法，作業療法，ADL訓練などのリハビリテーションが必要である．

b. 合併症とその治療法

関節症状や多臓器症状が出現し，また，全身症状として疲れやすさ，脱力感，体重減少，食欲低下がみられる．個々の症状に対応して治療を行う．

c. 治療経過・期間の見通しと予後

個別の患者の病態による．

B 看護の役割

a. 治療における看護

関節リウマチの治療は，薬を使い，症状を和らげ，進行を抑えることが大切であると理解させる．また，疼痛の訴えなどが多くなるが，患者の訴えを尊重するよう心がける．

炎症に対しては十分に安静をとり，関節の変形や拘縮を予防するため，適切な運動を行い関節機能を維持できるよう援助する．

b. フォローアップ

炎症に対しては十分な安静を保たせる．疼痛に対しては個々の患者で鎮痛効果をよく観察し，最適な薬を見つける．

疼痛が軽減すれば，機能障害の程度を把握し，機能再建のためのリハビリを行う．

20 血管病変

1）紫斑

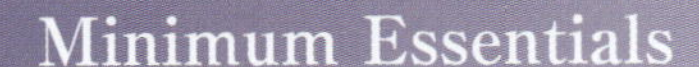

Minimum Essentials

❶ 紫斑とは，皮内や皮下における出血のことである．
❷ 一般に紫色であるが，発症時には紅色であり紅斑と鑑別を要する場合がある．
❸ 基礎疾患がある場合はそれに対応した治療を行う．患部に過剰な力がかかることを防ぎ，安静を保つ．

I 紫斑とは

A 定義・概念

紫斑とは，血管から赤血球が周囲組織に漏出して生じる発疹である．

B 病態・成因

紫斑の原因として，外傷など物理的な刺激により血管から赤血球が漏出し生じるものと，血管や周囲組織の異常や凝固異常により生じるものがある．

a. 血小板の異常による紫斑

(1) 特発性血小板減少性紫斑病

血小板の減少による．ウイルス感染を契機に小児に後発する急性型と，成人で緩徐に発症する慢性型がある．

(2) 続発性血小板減少症

薬剤，白血病，再生不良性貧血，感染症，全身性エリテマトーデス，血栓性血小板減少性紫斑病などに伴って起こる．

b. 凝固因子の異常による紫斑

(1) 凝固系の活性化による紫斑

①播種性血管内凝固症候群（disseminated intravascular coagulation：DIC）

外傷，手術後，敗血症，悪性腫瘍などの原因により凝固系が活性化されて血管内に血栓が多発し，血小板や凝固因子が大量に消費される．二次性に線溶系が亢進して，出血しやすい状態となる．

②カサバッハ・メリット（Kasabach-Merritt）症候群

新生児から乳児期に，四肢などに血管性腫瘍が好発し，局所で血小板や凝固因子が消費されるために全身的な出血傾向をきたす．DIC を合併しやすい．

(2) 凝固因子の欠如による紫斑

①血友病

先天的な凝固因子の欠損による．

(3) 血漿蛋白の異常による紫斑

高γグロブリン血症，マクログロブリン血症，クリオグロブリン血症などの病態に伴い紫斑が生ずる．

c. 支持組織の脆弱化による紫斑

(1) 老人性紫斑

加齢により血管支持組織が脆弱になり，軽度な刺激でも紫斑を形成する（**図 1**）．手背や前腕に多くみられる．さらにワルファリンなどの抗凝固薬を投与されている場合は，凝固が遷延しているために大きな紫斑や皮下出血をきたしやすい．

(2) ステロイド紫斑

ステロイド薬の長期的投与や外用により，支持組織が脆弱になり紫斑を生じる．

(3) ビタミン欠乏による紫斑

壊血病．ビタミン C 欠乏による．

d. 血管壁の炎症による紫斑

血管壁の炎症（血管炎）により血管外に赤血球が漏出する．

(1) アナフィラクトイド紫斑病

やや丘疹状の紫斑を生ずるのが特徴で，腹痛や関節痛，腎炎を伴う場合があるほか，結節性多発動脈炎，血栓性静脈炎などがある．

e. 原因不明なもの

(1) 単純性紫斑

女性の下腿に好発する．

(2) 慢性色素性紫斑

中年者の下腿に好発する．増悪と寛解を繰り返し慢性に経過する．時にかゆみや下肢静脈瘤を併発することがある．

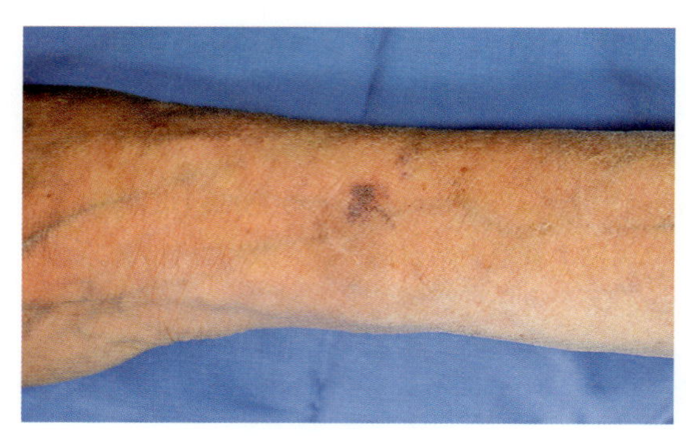

図 1　老人性紫斑
軽度の物理的刺激でも出血し，紫斑を形成する．

Ⅱ 診断へのアプローチ

A 臨床症状・臨床所見

紫斑は一般に紫色であるが，初期には紅色のために紅斑と鑑別を要する場合がある．色調はやがて暗赤色，紫色，黄色となり退色する．透明なガラスやプラスチック板で皮疹を圧迫すると，紅斑では色調は消退するが，紫斑では消退しないことで両者を鑑別する（**図2**）．基礎疾患や薬剤投与歴などの患者背景や，感冒症状などの前駆症状の有無，紫斑以外の症状（発熱，関節痛，腹痛）の有無が重要である．

B 検査

まず紅斑か紫斑かの鑑別を行うことが重要である．血液検査で血小板数，線溶・凝固系の異常を調べる．また，皮膚生検により血管炎の有無やその炎症の深さなどを把握する．

Ⅲ 治療ならびに看護の役割

A DIC

a. 治療

原疾患の治療を行うとともに，抗凝固薬（ヘパリンなど）や凝固系生成・活性阻害薬（トロンボモジュリンなど）を投与する．

b. 看護の役割

原疾患の重篤化に際し，紫斑出現の可能性を念頭に皮膚を観察することが，DICの早期発見にもつながり重要である．

B 老人性紫斑

a. 治療

紫斑が自然に消退するまで経過観察する以外に方法はない．

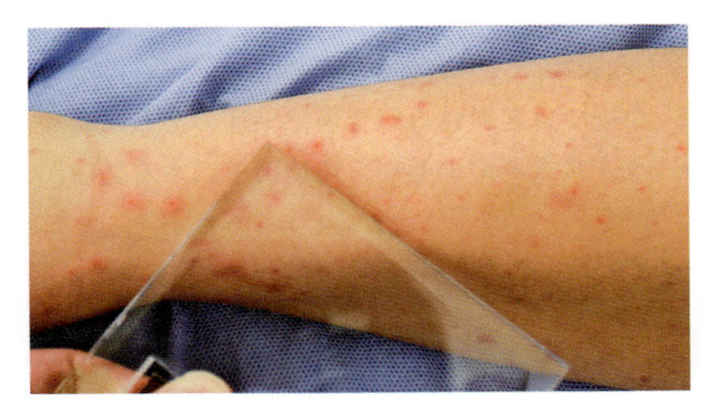

図2　硝子圧法
アクリル板で皮疹を圧しても皮疹は消退しない．

b. 看護の役割

もともと皮膚が菲薄化しているうえに，紫斑や皮下出血形成を伴うことで，軽度の刺激で容易に表皮の剝離（スキンテア）を起こすことがある．好発部位の前腕など紫斑をよく生じる場合は，外的刺激から守るために長袖の着用やゴム入り包帯などで保護する．

また，抗凝固薬であるワルファリン投与患者の場合には，時に投与量が過剰になり紫斑形成が大きくなるなど，紫斑の度合いからワルファリンの効き具合を逆に把握することができる場合がある．そのため，普段から紫斑の状態を把握しておくことも重要である．

c. アナフィラクトイド紫斑やその他の血管炎

後頁を参照のこと．

2）アナフィラクトイド紫斑

Minimum Essentials

❶ 下腿を中心に，やや膨らみをもった紫斑を生ずる．
❷ 全身症状として発熱，関節痛，腹痛，血尿，蛋白尿などを伴う場合がある．
❸ 治療は安静が第一．とくに消化管や腎障害を伴う場合，ステロイド薬の全身投与が行われる．
❹ 予後は腎障害の治療経過に左右される．治療後の再燃もみられる．

I アナフィラクトイド紫斑とは

A 概念・定義

とくに下腿などに，軽度の隆起を伴った紫斑が出現する（**図 3**）．IgA 血管炎ともよばれ，関節痛，腹痛や腎障害などの全身症状を伴うことがある．

B 原因・病態

紫斑の本態は真皮の小血管に生じた血管炎である．血管炎は IgA という抗体が関与して起こる．皮膚のほか消化管壁の血管炎による腹痛や下血，腎臓では IgA 腎症による腎障害を併発する場合がある．病因としては，小児では溶血性連鎖球菌感染症のあとに発症することがあるが，それ以外にも細菌感染，ウイルス感染や薬剤，環境因子による発症が推測されている．

Ⅱ 診断へのアプローチ

A 臨床症状・臨床所見

下腿などに点状～爪甲大までの紫斑が多発する．一部は丘疹状に隆起し，血疱を形成することがある（図4）．下腿以外に前腕や腹部にも生じることがある．全身症状として発熱，関節痛，腹痛，血尿，蛋白尿などを伴う場合がある．また，前駆症状として上気道感染，扁桃炎などの感染症が存在することがある．

B 検査

血液生化学検査により，血小板減少や凝固異常を伴う紫斑病を除外する．重症度の把握のために，尿検査を含む腎機能検査，第ⅩⅢ因子活性測定を行う．皮膚生検を行い，血管炎のレベル（深さ）や真皮血管への IgA 沈着の有無を見る．

Ⅲ 治療ならびに看護の役割

A 治療

a. おもな治療法

軽微な症例では，安静のみで治癒することがある．ジアフェニルスルホン（DDS）や止血薬，血管を補強するための内服薬のほか，全身症状を伴う場合には安静を保つためにま

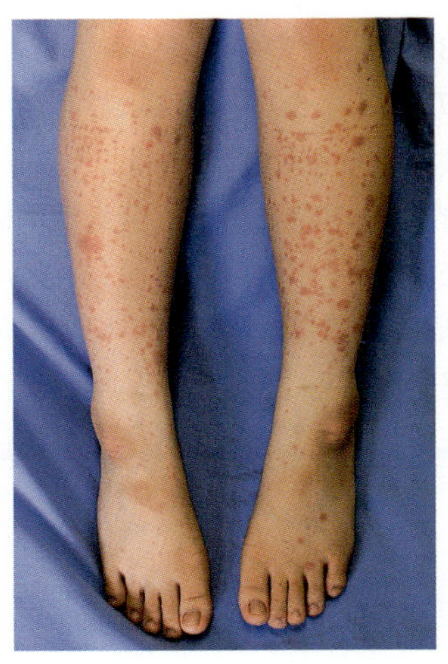

図3　アナフィラクトイド紫斑
下腿に出現することが多い．

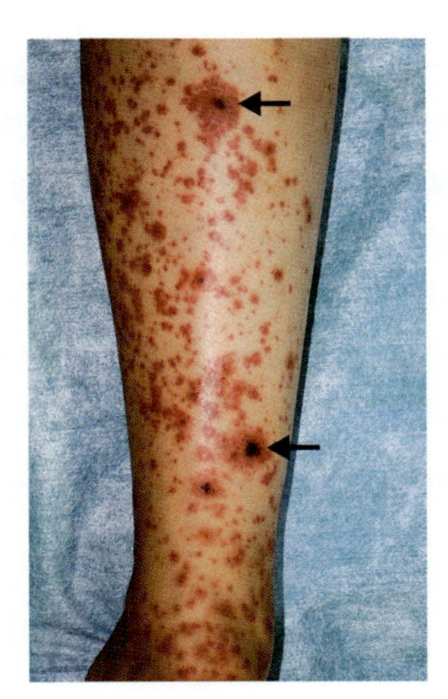

図4　重症例
紫斑は盛り上がりをもち，血疱（→）も認められる．

ず入院とし，ステロイド薬の投与を行う．

b. 合併症とその治療

血尿や蛋白尿が同時に出現するような腎障害では，大量のステロイド薬投与が必要となる．関節痛には消炎鎮痛薬で対応する．NSAIDs は腎障害を増悪する恐れがあるため，アセトアミノフェンの使用が望ましい．激しい腹痛や下血を伴う場合は消化器内科と併診する．

c. 治療経過・期間の見通しと予後

比較的軽症でステロイド薬の投与量も多くなければ，2 週間ほどで退院できる．しかし再燃することもあり，注意深く経過を見る必要がある．一般に予後は良好であるが，時に IgA 腎症などの腎障害や消化管穿孔，脳出血を併発する場合がある．

B 看護の役割

a. 治療における看護

入院中はトイレ・洗面以外はベッド上安静が望ましい．腎障害を伴う場合には飲水量の保持に，また，関節症状や腹部症状の出現にも留意する．

b. フォローアップ

入院するような症例においては，退院後に生活強度が増すにつれ症状が再燃する場合がある．退院してすぐは医師の指示があるまで安静を守り，それから徐々に普段の生活に慣れるようにしていく．再燃の徴候である紫斑の出現や関節痛，血尿の有無に留意する．

3）血管炎

Minimum Essentials

❶ 壊死性血管炎という特徴的病理組織像を本態とする疾患群で，皮膚限局型，全身性の血管炎として四肢末梢合併型，内臓合併型の 3 つのタイプがある．
❷ 皮膚症状は，罹患血管の大きさ，深さ，炎症の程度，その経過により多彩で，網状皮斑，浸潤を触れる紫斑，紅斑，水疱，潰瘍，壊疽などを形成する．
❸ 診断には皮膚生検が重要である．治療は局所的には下肢安静で，全身性の血管炎に対してはステロイド薬や免疫抑制薬の全身投与を行う．
❹ 経過は慢性で，ほとんど全身症状がない皮膚限局型血管炎は予後良好である．全身臓器に症状を伴う全身性の血管炎では，重篤な経過をとることもある．

I　血管炎とは

A 定義・概念

壊死性血管炎（血管壁のフィブリノイド変性，核塵(かくじん)を伴う好中球浸潤，赤血球漏出）という特徴的病理組織像を本態とする疾患群である．血管炎は全身の臓器に起こりうるが，もっとも発症頻度が高い臓器は皮膚である．皮膚にみられる血管炎には，皮膚限局型，四肢末梢合併型（末梢神経炎，関節痛，筋痛，四肢末端壊疽などを合併），内臓合併型（腎炎，肺浸潤，消化管出血，脳出血など）の3つのタイプがある．また，血管炎が生じている血管径の大きさ（大，中，小），自己抗体の抗好中球細胞質抗体（anti-neutrophil cytoplasmic antibody：ANCA）の有無，特徴的な各臓器の臨床症状などから分類されることもある．ANCA関連血管炎として，ウェゲナー（Wegener）肉芽腫症（多発血管炎性肉芽腫症ともよばれる，**図5**），チャーグ・ストラウス（Churg-Strauss）症候群（好酸球性多発血管炎性肉芽腫症ともよばれる，**図6**），顕微鏡的多発血管炎がある．それ以外に，アナフィラクトイド紫斑病〔ヘノッホ・シェーンライン（Henoch-Schönlein）紫斑病〕，クリオグロブリン血症性血管炎，皮膚白血球破砕性血管炎（**図7**），結節性多発性動脈炎，膠原病・悪性腫瘍・薬剤・感染症に続発する血管炎などがある．

B 原因・病態

原因不明なことが多く，病態も複雑である．ANCA関連血管炎では，ANCAにより好中球の脱顆粒や活性酸素の放出が促進され，血管壁に炎症が惹起される．また，免疫複合体が血管壁に沈着することで，炎症が惹起される血管炎もある．細菌やウイルス感染，薬剤，各種化学物質，膠原病や悪性腫瘍との関連が指摘される場合もある．

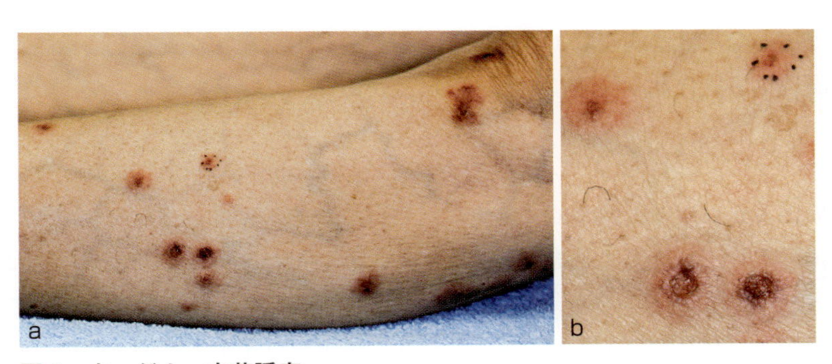

図5　ウェゲナー肉芽腫症
a：下腿に小潰瘍を伴う紅斑が多発．
b：aの拡大像．

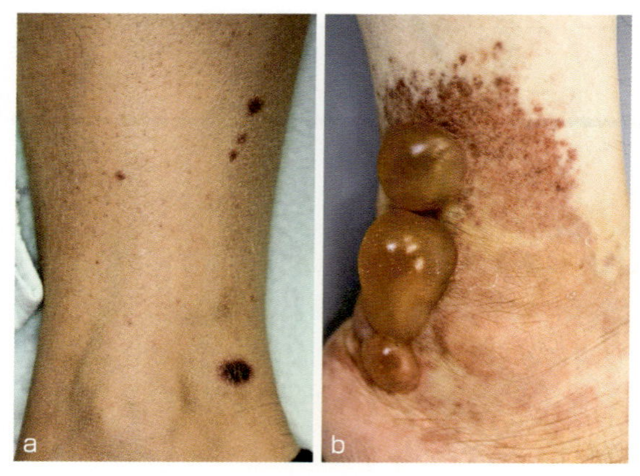

図6　チャーグ・ストラウス症候群
a：下腿に紫斑が散在（皮疹軽症例）.
b：下腿の紫斑上に一部水疱化病変がみられる（皮疹重症例）.

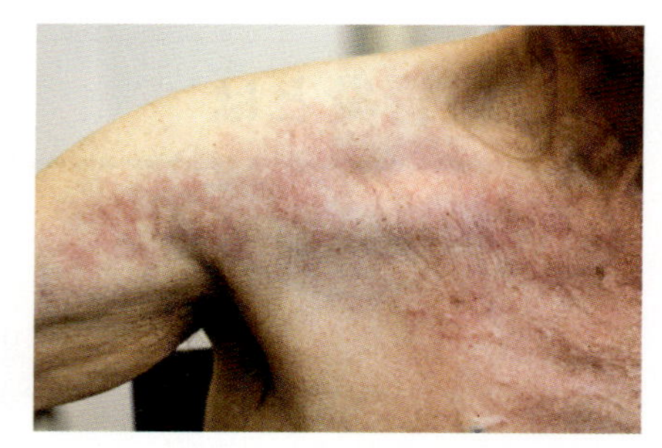

図7　皮膚筋炎に伴う白血球破砕性血管炎

Ⅱ　診断へのアプローチ

A 臨床症状・臨床所見

共通した皮膚症状として，おもに下腿から足にかけて左右対称性に多彩な皮疹が出現する．やや浸潤した紅斑，丘疹，紫斑で初発し，その後，表面が壊死した丘疹，水疱，血疱，小潰瘍，痂皮，色素沈着などを混じる多彩な病像を呈する．また，結節，皮下硬結，壊疽の病像も呈する．とくに下肢の網状（もうじょう）皮斑ならびに浸潤を触れる紫斑は，血管炎の存在を示唆するといわれている．

全身性の血管炎では，発熱，倦怠感，体重減少などの全身症状とともに筋痛，関節痛，末梢神経障害，腎炎，間質性肺炎，消化管出血，心不全，中枢神経障害，さらに鼻，耳，眼，気道などの全身臓器病変による症状がみられる．皮膚症状が先行し，その後に全身臓器症状が出現する場合と，同時に出現する場合がある．

B 検査

皮膚生検により，病理組織学的に確定診断が得られる．蛍光抗体直接法で，IgA，IgG，IgM，補体のC3の血管壁沈着を調べる．CRPや白血球上昇などの炎症所見がみられ，ANCAとクリオグロブリン測定は鑑別診断に役立つ．多彩な臓器症状に対しては，内科専門医に依頼し，全身的な血管炎の評価を行う．細菌やウイルス感染，薬剤，膠原病や悪性腫瘍に続発する場合もあり，その検査も必要になる．

Ⅲ 治療ならびに看護の役割

A 治療

a. おもな治療法

皮膚限局型血管炎に対しては，基本的には下肢安静と外用薬による局所療法が主体であり，皮膚潰瘍には潰瘍治療薬，感染がみられる場合には抗菌薬（外用薬）を使用する．全身療法としては，NSAIDs，DDS，血管強化薬，止血薬，時に少量のステロイド薬内服などを症状に応じて用いる．

全身性の血管炎に対しては，ステロイド薬や免疫抑制薬の全身投与が基本であり，内科専門医と相談のうえ疾患活動性と内臓病変の重症度に応じた治療方針を立てる．皮膚潰瘍に感染が合併すると，治療による易感染性に伴い敗血症などのリスクも高まるために，皮膚潰瘍の治療を並行して行う．

b. 合併症とその治療法

ステロイド薬や免疫抑制薬の全身投与により易感染状態になることもあり，二次感染の防止に努める．基礎疾患の違い，全身症状の程度の違いにより，筋萎縮，骨粗鬆症，圧迫骨折，糖代謝異常，血栓症などさまざまな合併症が起りうる．早期に気づき，早めの対応を行う．

c. 治療経過・期間の見通しと予後

皮膚限局型血管炎の生命予後は良いが，経過は慢性で，長年にわたり寛解・増悪を繰り返すことも多い．また，経過観察中に他臓器症状が出現し，全身性の血管炎と診断されることもあり，注意深い全身症状の観察が必要である．

全身性の血管炎は，疾患と重症度の違いによって予後も異なる．罹患臓器によっては生命予後不良のこともあり，急速に腎不全，心不全，中枢神経障害などを呈して死の転帰をたどるものから，慢性に経過して消耗していくものもある．

B 看護の役割

a. 治療における看護

局所的には，安静，患肢の挙上，保温などに留意して看護を行う．病棟内移動で下肢に負担をかけないようにする．皮膚潰瘍の二次感染の予防が必要である．全身的には，ステロイド薬や免疫抑制薬治療開始後にさまざまな臓器症状が出現することもあるため，早期発見に努める．また，罹患臓器に後遺症が残ることもある．寛解・増悪を繰り返し，治療が長期化して退職や異動を余儀なくされることもある．看護師は患者と良好なコミュニケーションをとり，患者の抱える問題を傾聴して精神的負担の軽減に努める．

b. フォローアップ

局所的には，長時間の立ち仕事や歩行によって増悪しやすいことをよく説明する．寒い時期には防寒を図り，血行障害の悪化条件を減じる．また，血行障害により外傷が回復しにくいため，けがをしないように指導する．全身的には罹患臓器の後遺症に対する指導，長期間内服せざるをえない薬剤の副作用についての説明が必要である．

21 | 皮膚潰瘍

Minimum Essentials

❶ 成因は多岐にわたり，臨床症状と基礎疾患などから原因を考えることが重要である．下腿に多くみられ，血流不全による場合が多い．

❷ 動脈性血行障害による場合は，四肢尖端に疼痛を伴って打ち抜き状（深掘れ潰瘍）に出現し，バージャー（Buerger）病や閉塞性動脈硬化症などで認められる．

❸ 静脈性血行障害による場合は，大半に静脈瘤によるうっ滞を認め，下腿に好発する．膠原病，血管炎による場合は，多発性で紫斑や網状皮斑を伴うことが多い．

❹ 原因に応じた治療を行うが，血流改善と二次感染防止，創傷治癒促進は共通した治療目標であり，下肢の挙上，安静などの生活指導が重要である．

I 皮膚潰瘍とは

A 定義・概念

表皮から真皮あるいは皮下組織に及ぶ皮膚欠損を皮膚潰瘍という．その成因は多岐にわたるが，発症の背景，遷延化の要因，管理の困難さには，原因や病態によらず共通点もあるため，ここで一括して取り扱う．なお種々の誘因により，下腿には難治性皮膚潰瘍がみられることが多く，下腿潰瘍とよばれる．

B 原因・病態

さまざまな原因により皮膚潰瘍が出現するため（**表 1，図 1〜8**），臨床症状と基礎疾患などから原因検索していくことが重要である．

病態としては，皮膚組織を支持する側の異常（血管・血液の異常），皮膚組織を損傷する要因の増大（外的・炎症的損傷），皮膚組織の創傷治癒を遷延化させる要因の増大，悪性腫瘍，感染などが考えられる．

下腿は外傷を受けやすく，血流不全も生じやすい．さらに，骨・筋・神経系の機能低下により皮膚組織の創傷治癒が遷延化しやすいなどの理由も加わり，皮膚潰瘍が頻発する部位である．近年の生活様式変遷による運動量減少，椅子着座時間の延長，肥満，長時間の立仕事などにより下腿の静脈うっ滞が長期間続き，わずかな機械的刺激ないし微細な外傷によって皮膚潰瘍を形成する．さらに，感染や湿疹化などの修飾を受けて難治化しやすい．

表1　皮膚潰瘍の原因

動脈性血行障害	バージャー病，閉塞性動脈硬化症（図1），糖尿病性（図2），コレステロール塞栓症など
静脈性血行障害	静脈瘤，うっ滞性皮膚炎，深部静脈血栓（図3）など
リンパ管循環障害	リンパ浮腫，リンパ節腫大，リンパ管圧迫など
膠原病・血管炎などの炎症性疾患	強皮症，全身性エリテマトーデス，皮膚筋炎，関節リウマチ，結節性多発性動脈炎など
血液疾患	多血症，クリオグロブリン血症，プロテインS欠損症など
外的障害	外傷（図4），熱傷（図5），凍傷，異物，化学薬品，放射線（図6）など
感染症	蜂窩織炎，骨髄炎，壊死性筋膜炎，帯状疱疹，ガス壊疽など
腫瘍	悪性リンパ腫，白血病，皮膚癌（図7），癌の皮膚転移など
医原性	抗がん薬や造影剤の点滴漏れ（図8）など
難治性皮膚疾患	壊疽性膿皮症，水疱性類天疱瘡など

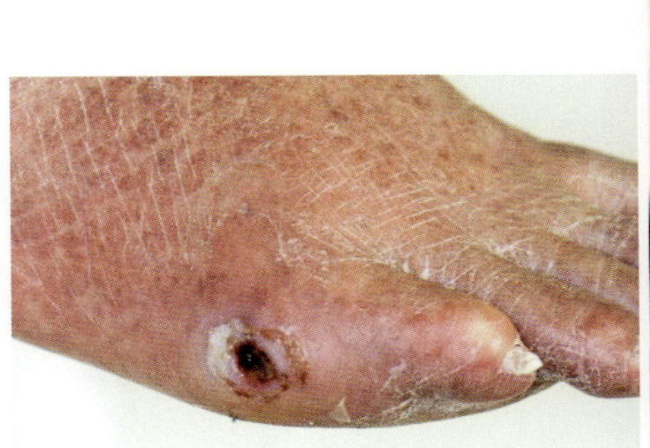
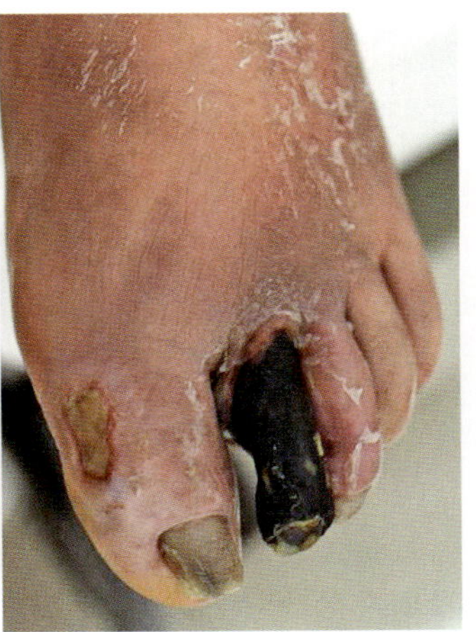

図1　閉塞性動脈硬化症による潰瘍

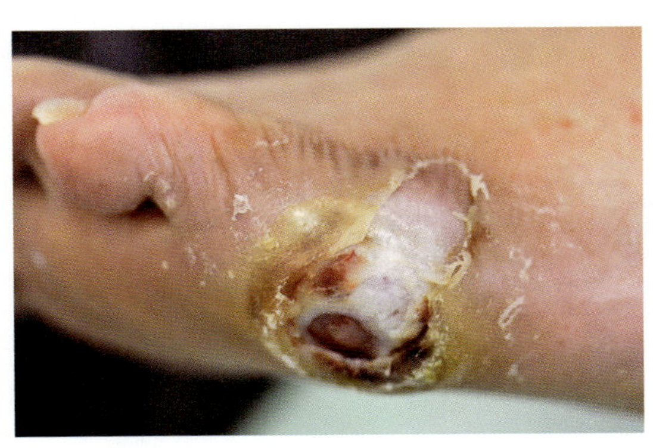

図2　糖尿病による潰瘍

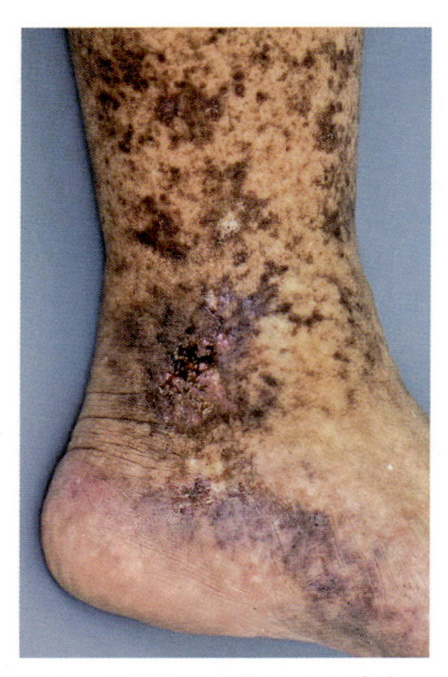

図3　深部静脈血栓による潰瘍

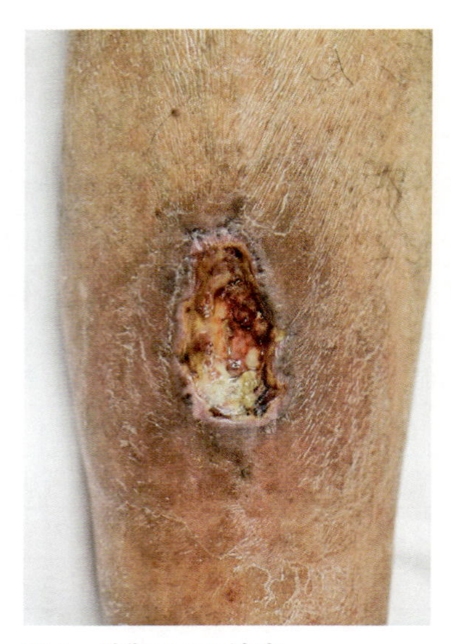

図4　外傷による潰瘍

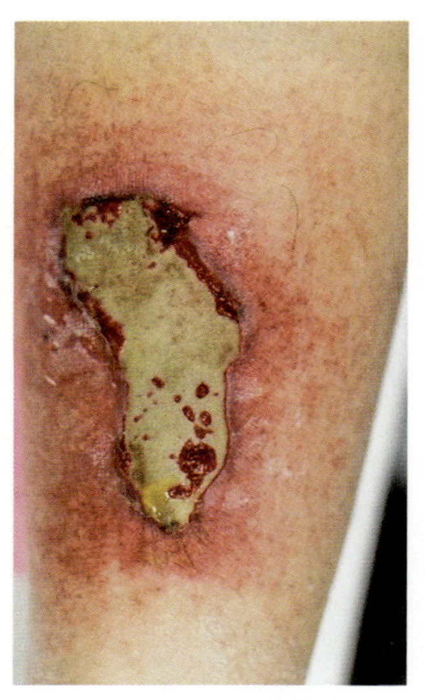

図5　熱傷による潰瘍（接触皮膚炎併発）

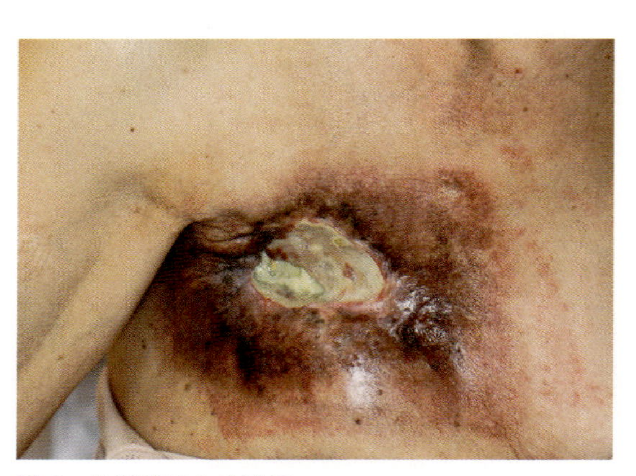

図6　放射線による潰瘍

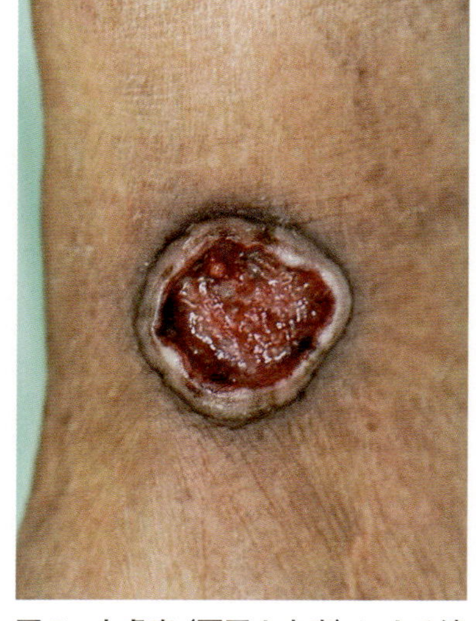

図7　皮膚癌（扁平上皮癌）による潰瘍

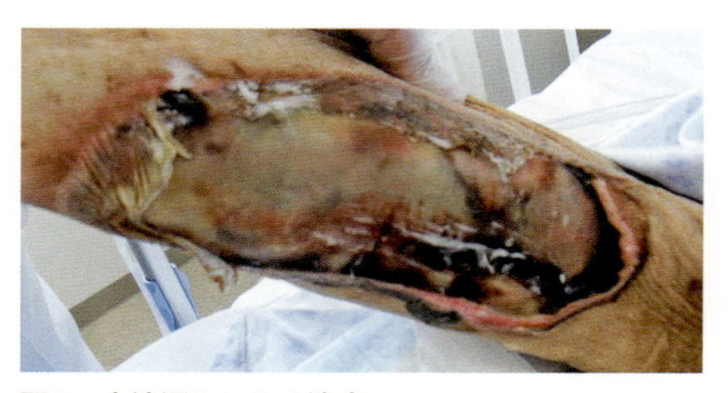

図8　点滴漏れによる潰瘍

II 診断へのアプローチ

A 臨床症状・臨床所見

皮膚潰瘍の原因により性状，経過，分布が異なり，さまざまな症状を呈する．

動脈性血行障害による皮膚潰瘍では，チアノーゼ，四肢冷感，安静時疼痛，間欠性跛行（一定の距離を歩くと痛みのために歩行困難となり，しばらく休むとまた歩行可能になる）がみられる．外傷がきっかけとなり，肢端に深い潰瘍が打ち抜き状に出現，急速に壊死を伴う．周囲にヘモジデリン色素沈着を伴わず，肉芽形成も不良のことが多い．

静脈性血行障害による皮膚潰瘍では，大半が静脈瘤によるうっ滞が背景にあり，下腿に好発する．不整形で比較的浅めの潰瘍が，静脈瘤ないし蛇行・拡張した皮下静脈に伴ってみられ，潰瘍の周辺の浮腫，ヘモジデリン色素沈着を伴う．ある程度の肉芽形成がみられ，壊死組織はあまりみられない．

膠原病や血管炎などの炎症性疾患による皮膚潰瘍では，多発性で紫斑や網状皮斑を伴うことが多い．

B 検査

動脈性血行障害に対しては，末梢動脈での拍動の減弱，足関節上腕血圧比（ankle brachial pressure index：ABPI）や皮膚灌流圧（skin perfusion pressure：SPP）の測定などを行う．静脈性血行障害に対しては，ドプラー聴診やカラードプラーエコーなどを行う．異常があれば血管外科専門医に精査依頼する．膠原病・血管炎などの炎症性疾患，腫瘍による皮膚潰瘍に対しては皮膚生検が必要である．感染症が疑われる場合は，培養検査を行う．

III 治療ならびに看護の役割

A 治療

a. おもな治療法

原疾患と皮膚潰瘍の双方に対する治療が必要である．血流改善と二次感染防止，創傷治癒促進（肉芽形成促進，上皮化促進）は，共通した治療目標である．

動脈性血行障害による皮膚潰瘍に対しては，軽症例は禁煙と薬物治療（血管拡張薬や抗血小板薬，微小循環改善薬など）で対処し，重症例で難治性潰瘍や疼痛の強い症例では，血行再建術（人工血管によるバイパス手術やステント留置による血管形成術など）の適応について血管外科専門医に相談する．

静脈性血行障害による皮膚潰瘍に対しては，静脈還流不全の改善がもっとも基本的で，静脈還流不全や皮膚症状の程度により手術治療，硬化療法，圧迫治療などを選択する．下腿潰瘍に対しては，下肢の挙上，安静などの生活指導が重要である．局所療法としては，皮膚潰瘍の成因と潰瘍の状態に応じて各種潰瘍治療薬（感染抑止，肉芽形成促進，上皮化促進，血流促進，デブリードマン効果などをもつもの）を用いて行う．ただし，外用薬や消毒薬で接触皮膚炎を発症することがあるので注意する．壊死に対しては物理的・化学的デブリードマンを行う．潰瘍底からの良好な肉芽形成や周囲皮膚からの上皮化が始まっている時期には，適切な創傷被覆材を使用することもある．陰圧化で治療する局所陰圧閉鎖療法（vacuum assisted closure：VAC）が有効である場合もあるが，十分な感染コントロールが必要である．

b. 合併症とその治療法

易感染性患者の皮膚潰瘍に感染が合併すると，骨髄炎併発，敗血症などのリスクも高まるために，抗菌薬の外用や内服を行い，二次感染防止に努める．

c. 治療経過・期間の見通しと予後

原因により予後は異なる．原因不明の場合や複数の誘因が関与している場合は，長年にわたり寛解・増悪を繰り返すことも多い．原疾患の増悪，動脈性血行障害の増悪，感染症の併発，糖尿病性壊疽などで，患肢切断になることもある．

B 看護の役割

a. 治療における看護

局所的には，安静，患肢の挙上，保温などに留意して看護を行う．皮膚潰瘍の二次感染の予防が必要である．静脈性血行障害による皮膚潰瘍に対しては，長時間の立位を避けたり，弾力包帯，弾性ストッキングによって患肢を圧迫し，静脈のうっ滞を減少させる．創傷治癒を促すため，バランスのとれた食事をとるように配慮する．寛解と増悪を繰り返し，治療が長期化することもあるため，看護師は患者と良好なコミュニケーションをとり，患者の抱える問題などを傾聴して精神的負担の軽減に努める．

b. フォローアップ

長時間の立ち仕事や座位を避け，安静時は下肢挙上を心がける．寒い時期には防寒を図り血行障害の悪化条件を減じ，外傷を避けるように指導する．全身的には，心血管疾患，高脂血症，高血圧，糖尿病などのコントロール，禁煙を指導する．下腿潰瘍は難治性であるが，長期間にわたる治療と生活環境改善が重要であることを患者に十分納得させ，患肢切断となった患者に対しては，強力なリハビリを勧める．

22 角化症

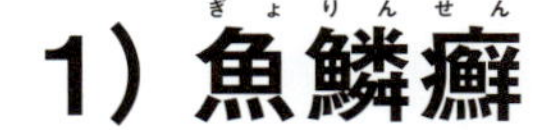

1) 魚鱗癬

Minimum Essentials

❶ 多くは遺伝子異常を背景とする先天的な疾患で，皮膚の表面の潤いを保つことができず，四肢から全身の皮膚がざらざらに乾燥し落屑する．

❷ いくつかの臨床型に分類され，皮膚の乾燥や角層の肥厚の激しさは大きく異なる．一般に寒い地域や冬季で悪化し，夏季に軽快する．

❸ 患者の体質に合った保湿薬を見つけることに加え，エトレチナート（チガソン®）の内服や活性型ビタミン D_3 外用，紫外線療法などを病型に合わせて選択する．

❹ 多くは成長とともに軽快するが，遺伝性疾患であり，完治することはない．季節や成長に合わせた保湿・外用を続ける．

I 魚鱗癬とは

A 定義・概念

魚鱗癬は遺伝的背景を基礎として，皮膚を正常に構成し代謝することができずバリア機能が破綻し，皮膚の潤いがなくなり，乾燥し角化と落屑をきたす疾患である．

一見「魚のうろこ」を思わせる病変を呈することからこの名前がついた．出生直後～幼児期に発症し，遺伝形式，臨床像，病理学的および生化学的な表皮細胞の動態により多数の病型に分類される．まれではあるが，中高齢者に尋常性魚鱗癬の症状を呈する後天性魚鱗癬も存在する．

B 原因・病態

原因遺伝子により，尋常性魚鱗癬，X 連鎖性劣性魚鱗癬（伴性遺伝性魚鱗癬），まれな葉状魚鱗癬，道化師様魚鱗癬，ケラチン症性魚鱗癬に加え，多様な魚鱗癬様症候群が存在する．本稿ではおもに，わが国でも頻繁にみられる軽症型の尋常性魚鱗癬と伴性遺伝性魚鱗癬について説明する．重症例の先天性魚鱗癬はまれであるが，出生時より皮膚症状が激しく，時に致死的である．早急に皮膚科専門医のいる病院施設への紹介が必要である．

a. 尋常性魚鱗癬（図 1）

もっとも頻繁にみられる魚鱗癬である．これまで 200～250 人に 1 人の割合で発症する

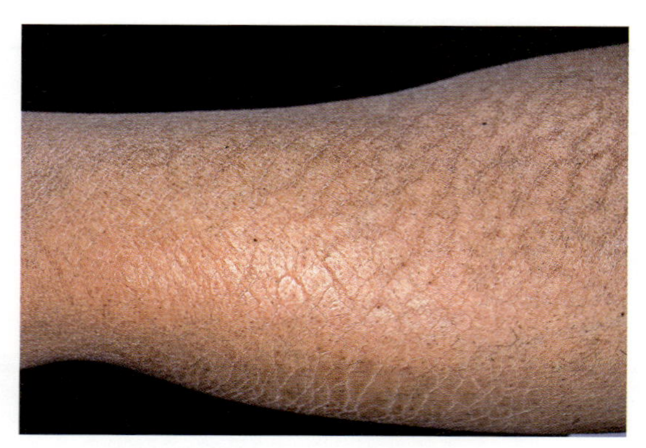

図１　尋常性魚鱗癬患者の下腿の皮膚

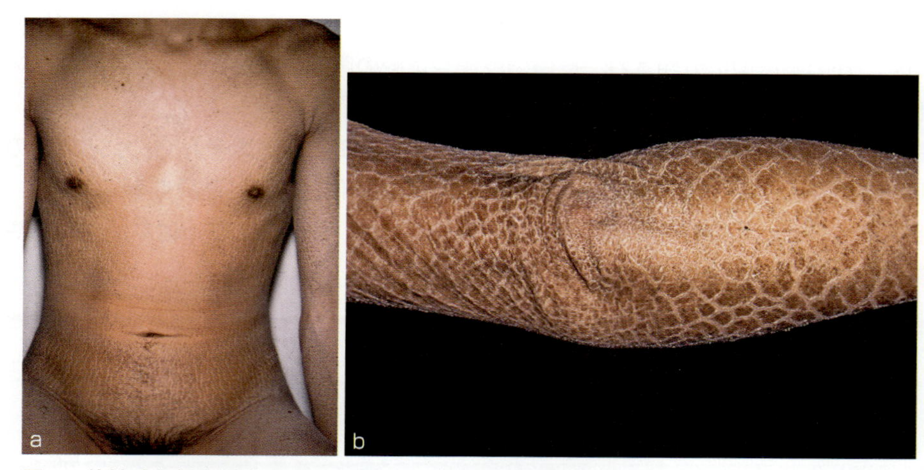

図２　伴性遺伝性魚鱗癬患者の躯幹（a）と上肢の皮膚（b）

とされてきたが，近年原因遺伝子であるフィラグリン遺伝子が同定されて以来，ごく軽症の者も含めると人口中の数％に存在することがわかった．フィラグリン蛋白の発現が低下することで，皮膚の保湿能力が低下し，皮膚が乾燥する．

b. 伴性遺伝性魚鱗癬（図 2）

女子の保因者を通して男子に遺伝し，男児 2,000〜9,500 人に 1 人の割合で発症する．X 染色体のステロイドサルファターゼ遺伝子の欠損や変異により，角層内に硫酸コレステロールが蓄積し角層の剥離が遅延するのが原因である．

Ⅱ　診断へのアプローチ

A　臨床症状・臨床所見

出生時〜乳児期にかけて著明となる皮膚の乾燥，がさがさと落屑する臨床所見より魚鱗癬を疑う．病型については皮疹の分布，性別，家族歴より，おおよその見当はつけられる．尋常性か伴性遺伝性かの鑑別は，四肢の伸側，屈側のどちらの乾燥症状が強いかにより鑑別可能である．付着する鱗屑は伴性遺伝性魚鱗癬においてより大きくなる．出生時の皮膚症状，毛髪，爪や歯の異常，掌蹠の角化，成長障害，免疫異常，アレルギー症状の有無により，重症な葉状魚鱗癬や魚鱗癬様症候群を鑑別する．

a. 尋常性魚鱗癬

四肢伸側（とくに下腿の前面）や背部の皮膚の乾燥および落屑が特徴である．アトピー性皮膚炎の好発部位である四肢屈側や腋窩，頸部などには症状を欠くが，顔面は乾燥する．寒冷な地域の冬季に悪化し，夏期には軽快する．深い掌紋が特徴である．軽微例は，通常の乾燥肌として見過ごされることが多い．生後6ヵ月以降に発症し，10歳過ぎまで進行するが，20〜30歳を過ぎた頃には軽快する．

尋常性魚鱗癬はアトピー性皮膚炎やアレルギー性鼻炎，喘息を含むアレルギー疾患を頻繁に合併し，毛孔一致性の角化症（毛孔性苔癬）の併発もしばしば観察される．アトピー性皮膚炎の症状が激しい患者では，魚鱗癬の存在が見過ごされていることある．

b. 伴性遺伝性魚鱗癬

出生直後より表皮の剝離や落屑が目立ち，症状は尋常性魚鱗癬よりも強い．四肢の屈側を含めた体全体が乾燥するが，顔面や手掌，足底は症状に乏しい．毛孔性角化やアトピー様の症状はない．しばしばX染色体上の他の遺伝子の欠損も伴うため，精神発達遅滞や性腺発育不全あるいは精巣腫瘍を合併することがある．

B 検査

一般検査で魚鱗癬を診断することはできない．血中ステロイドサルファターゼの測定も，一般検査としては不可能である．病理組織検査では，尋常性魚鱗癬では不全角化（錯角化）を伴わない角層の肥厚と，顆粒層の消失が特徴である．一方，伴性遺伝性魚鱗癬では顆粒層は残存し，軽度肥厚し厚い角層が固着する．染色体FISH法により，比較的大きな領域の遺伝子欠損は検出可能であるが，塩基変異による症例では検出不可能である．全身に広がった白癬も鑑別が必要である．後天性魚鱗癬では，血液腫瘍，リンパ腫などの基礎疾患の存在を検索することが重要である．

> **memo　FISH法**
> 蛍光 *in situ* ハイブリダイゼーション（fluorescence *in situ* hybridization）法の略である．蛍光物質で標識した長さの短い核酸（DNAまたはRNA）プローブを，目的とするサンプルの核酸に接合させる手法である．染色体異常の検出などで用いられる．

Ⅲ 治療ならびに看護の役割

A 治療

a. おもな治療法

(1) 外用療法

軽症の魚鱗癬では，全身の乾燥や粗造化を防ぐため，保湿効果のある外用薬を入浴後や起床後に規則的に外用する.

b. 合併症とその治療法

より重症な魚鱗癬や魚鱗癬症候群においては，ビタミンA酸の誘導体であるエトレチナート（チガソン®）の内服や，熱傷に準じた創傷処置，全身の管理が必要となる．治療経験のある基盤病院へすみやかに紹介する必要がある.

c. 治療経過・期間の見通しと予後

先天性魚鱗癬は遺伝子異常により引き起こされる角化異常症であり，根本的治療は今のところ望めない.

B 看護の役割

a. 治療における看護

遺伝子異常が原因であり，現在のところ根治させる方法はないが，外用やスキンケアにより満足いく結果が得られることが多い．冬季の乾燥に注意し，自分に合った保湿薬を選び使用を習慣づけるように指導する．多くは年齢とともに軽快することを説明し励ます．最近では医薬部外品でも魚鱗癬や乾燥肌に適した保湿薬が数多く市販されており，価格と相談のうえでそれらを試用することも悪くはない.

2）掌蹠角化症（しょうせき）

Minimum Essentials

❶ 遺伝子異常により，掌蹠の皮膚が過剰に厚く角化を生じる疾患である．原因遺伝子の多くは判明しているが，なぜ掌蹠だけが角化するのかは不明である.

❷ いくつかの臨床型に分類され，手掌や足蹠にびまん性あるいは点状に生じる角質の増殖，表皮の肥厚を特徴とする．掌蹠の多汗症を合併することが多い.

❸ 軽症例では角質融解作用のある外用薬や活性型ビタミンD_3製剤を使用し，重症例ではエトレチナート（チガソン®）の内服など病型に合わせて選択する．多汗症への治療が主体となることもある.

❹ 遺伝性疾患であり，完治することはない．季節や成長に合わせた外用を続ける.

I 掌蹠角化症とは

A 定義・概念

掌蹠角化症とは手掌（手のひら）・手指や足蹠（足の裏）の皮膚，特に角層が，びまん性，斑状，線状あるいは点状に厚くなる疾患である．病態別には掌蹠の症状のみを呈するものと，他の皮膚症状や全身症状を伴う症候性のものがあり，また発生別には出生時や乳児期に発症する先天性・遺伝性のものと，中年期以降に発症する後天性のものがある．いずれの掌蹠角化症にも多種の病型が含まれる．

B 原因・病態

本邦でみられる掌蹠角化症の原因として，*SERPINB7*（長島型），*ケラチン 9*（フェルナー型），*デスモグレイン 1* や*デスモプラキン*（線状型），*ケラチン 6c*（胼胝型）の遺伝子異常があげられる．また，症候性の掌蹠角化症として*ロリクリン*や*コネクシン 26*（指端断節型），*カテプシン C*〔パピヨン・ルフェーブル（Papillon-Lefevre）症候群〕，*TRPV3*（Olmsted 型），*K6a*，*K6b*，*K16*，*K17*（先天性厚硬爪甲症）などの多様な遺伝子変異により発症する．しかし，なぜ掌蹠の表皮だけが過角化するのかは不明である．

II 診断へのアプローチ

A 臨床症状・臨床所見

多岐にわたる病型の鑑別に至る決め手として，①遺伝性か非遺伝性か，②角化の形態が，びまん性，線状，点状，円状，鶏眼状のいずれであるのか，③角化の分布が掌蹠縁を越えて手背や足背に進展するのか，掌蹠の皮膚にのみ限局する（**図 3**）のか，④症候性か非症候性か（毛髪や爪甲，歯を含めた全身の皮膚や皮膚以外の所見の有無），⑤掌蹠の多汗症の有無などの情報が有用である．

本邦でもっとも頻繁にみられるのは長島型の掌蹠角化症である．常染色体性優性遺伝で，乳児期に発症し手掌，足蹠のびまん性の潮紅を伴う角質増生を呈し，角化局面が手背，足背にまで及ぶ（**図 4**）．入浴時の掌蹠の浸軟が特徴であり，多汗症を併発する．

B 検査

先天性掌蹠角化症に特異的な臨床化学，血液検査上の所見はない．特徴的な掌蹠の肥厚局面より，先天性掌蹠角化症の診断は容易である．家族歴と皮疹の分布，生検組織像が鑑別診断および分類の決め手となる．

III 治療ならびに看護の役割

A 治療

a. おもな治療法

日常生活でのスキンケアの指導が中心となる．運動や歩行時に疼痛をきたすほどの過度の角質肥厚は，ハサミやメス，50％サリチル酸製剤（スピール膏^{TM} M）などで機械的に除

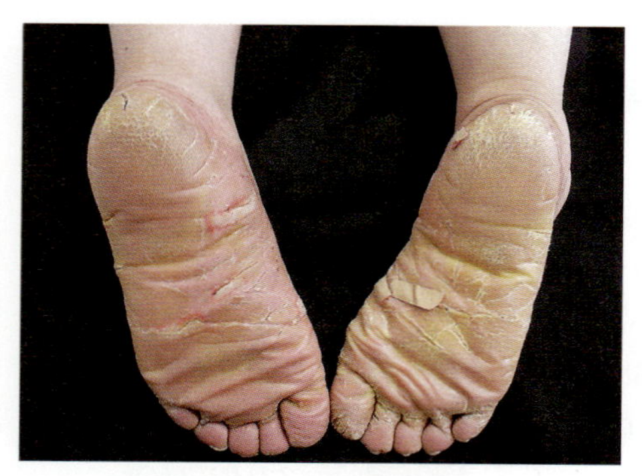

図3　掌蹠角化症（フェルナー型）
足底の臨床像．紅斑局面を伴う角質の増殖が顕著である．

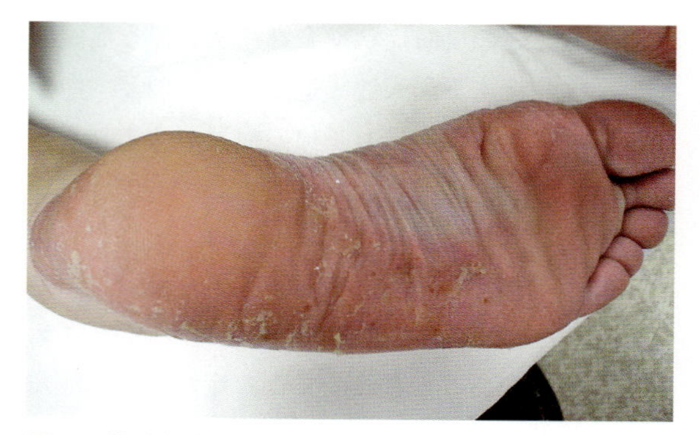

図4　掌蹠角化症（長島型）
足底，荷重部に強い潮紅と角化および浸軟がみられる．

去するのも効果的である．鶏眼治療用の簡易グラインダーは，小児でも安全に使えて便利である．

軽症例では外用剤のみで満足いく治療効果が得られることもある．いずれの年代の患者にも使えるものとしては，5〜20％のサリチル酸ワセリン，10〜20％の尿素軟膏（ウレパール®，パスタロン®，ケラチナミン®）などの角質溶解作用のある製剤の単純塗布や夜間の密封療法がある．また発赤などの炎症症状の強いときには，ステロイド外用剤との併用が有効である．

同じ型の掌蹠角化症であっても患者によって，あるいは同じ患者でも年齢や季節の変化によって相性の良い外用薬は変化する．日常診療において上記の外用薬やそれらの混合剤を左右に塗り分けるなどして，本人がもっとも納得のいく効果の得られるものを選んで使用する．

b. その他の特殊治療

外用療法で十分な満足を得られない場合，内服薬の使用を考慮する．エトレチナート（チガソン®）の内服は，いずれの型の掌蹠角化症においても有効例が報告されている．成人で20〜30 mg/日以下の維持量で満足が得られることが多い．エトレチナートは掌蹠角化症の根本治療薬ではなく，一過性に掌蹠の角化を抑制する効果しかないことを，医師と患者の双方が十分に認識したうえで使用する．一般に知られているエトレチナートの副作用のほか，小児や若年者において骨端の早期閉鎖や仮骨形成などの発育成長障害をきたしうるので，慎重に症例を選ぶ必要がある．

c. 合併症とその治療法

一般に先天性掌蹠角化症は掌蹠の多汗症を伴い，患者の手のひら・足底は常に浸軟しがちで，時ににおいを伴う．皮膚が厚くなっていることよりも，この多汗と悪臭が患者にとっては大きな愁訴であることがある．このような場合，20％塩化アルミニウム水溶液や2％ホルマリンエタノール液を，毎朝塗布あるいはイオントフォレーシスすることで満足を得られることも多い．

d. 治療経過，期間の見通しと予後

先天性掌蹠角化症も，遺伝性疾患であり完治することはない．

季節や患者の成長に合わせて外用薬を選択し，合併する多汗症や表皮の亀裂などに対処を続ける．

B 看護の役割

a. 治療における看護

生涯にわたる遺伝性の疾患であり，根気良くこまめに外用療法を続ける．足底に亀裂を生じやすいので清潔と保湿を心がけ，二次感染を予防するためにも外用剤を塗布するように指導する．少なくとも学童期以降には症状は固定し，年齢とともに症状が軽減することもある．同じ家族内に発症した親子例であっても，皮膚症状の重症度には大きな差がありうる．これらの点を踏まえつつ，患者が必要以上に深刻にならずに，その時点で最適な治療を根気良く続けられるように説明・指導する．治療介入の効果が乏しく，患者の持続的治療や通院へのモチベーションが低下しがちであるため，寄り添い励ましていくことが大切である．

3) 毛孔性角化症

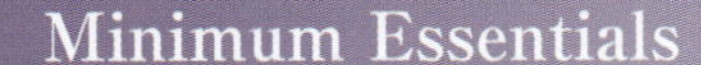

1. 毛孔性苔癬ともいい，毛囊上皮の角化異常に近い，皮膚の体質と考えられる．
2. 思春期以降に，上腕伸側や大腿に毛囊一致性のざらざらとした小丘疹が多発する．
3. 角質融解性の外用剤塗布や，ケミカルピーリングなどにより治療する．
4. 思春期頃に発症し，30 歳代までに消退する．

I 毛孔性角化症とは

A 定義・概念

毛孔性角化症（毛孔性苔癬）とは，思春期以降の若い男女の上腕伸側や大腿に粟粒大の毛囊一致性（毛孔性）の丘疹が多発する状態を指し，ざらざらした感触から「さめ肌」や「とり肌」とよばれることもある．毛囊上皮の角化異常に近い，皮膚の体質と考えられる．アトピー性皮膚炎や尋常性魚鱗癬に合併していることがある．

B 原因・病態

家族内発症がしばしばみられ，遺伝傾向のある毛囊上皮の角化異常に近い皮膚の体質と考えられる．しばしば母娘間での家庭内発症がみられるが，男性は皮膚科医を受診せず治療の対象となりにくいため，女性の症例が目立つ．日本人健常者の半数近くに，多少の毛孔性角化症の所見がある．

Ⅱ　診断へのアプローチ

A　臨床症状・臨床所見

小児または思春期以降に上腕の伸側，肩，臀部，大腿前外側などに左右対称性に毛孔性の角化性丘疹が散在する．丘疹は正常皮膚色〜淡い紅色の小丘疹で，毛囊から突き出た円錐状のかたい角質よりなる．孤立性で，癒合することはない（**図 5，6**）．自覚症状はほぼ伴わないが，時に軽度の瘙痒感を訴える．冬季に悪化し，夏季には軽快する．一般に肥満者で目立つ傾向があり，思春期を過ぎ 30 歳代以降になると自然軽快する．

B　検査

毛孔性角化症に特異的な検査所見はない．診断は皮膚所見の特徴より明らかである．

Ⅲ　治療ならびに看護の役割

A　治療

a．おもな薬物療法

角質溶解作用のある外用薬である 10〜20％尿素軟膏（ウレパール®，パスタロン®，ケ

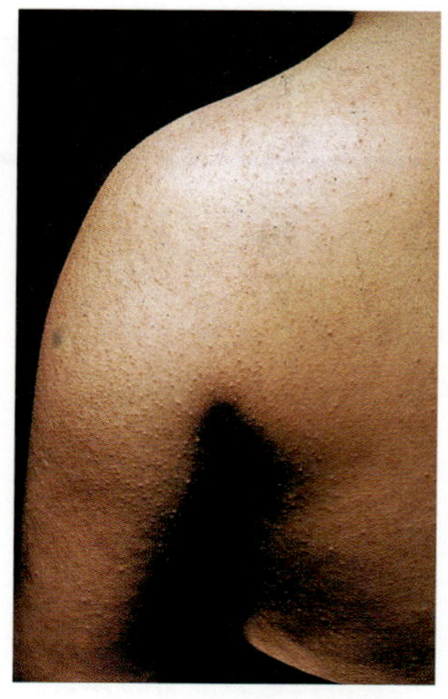

図 5　毛孔性角化症（上腕部）
孤立した毛囊一致性の角化性丘疹が散在する．

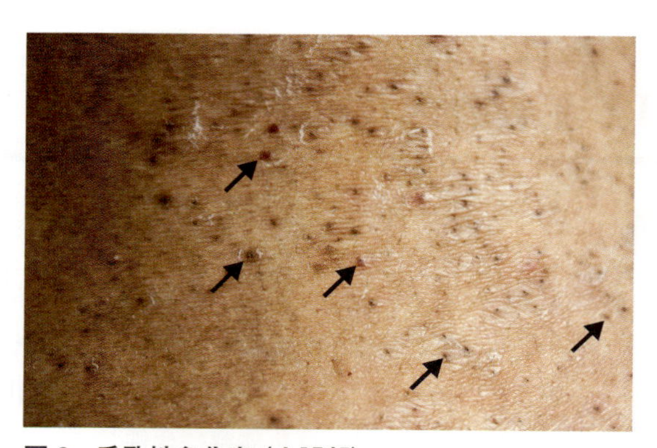

図 6　毛孔性角化症（大腿部）
大腿の拡大図．毛孔性の角化がみられる（→）．

ラチナミン®）や5〜20％のサリチル酸ワセリン，ビタミンA軟膏（ザーネ®）などを1日2〜3回単純塗布する．1人の患者でも季節や年齢により好まれる外用剤が変化するので，本人がもっとも満足するものを選んで使用してもらう．活性型ビタミンD_3製剤も有効であるが，今のところ毛孔性苔癬には保険適用はない．入浴時にスポンジパフなどでよくこすり，毛嚢の角化性丘疹を機械的にこすりとるのも有効である．

その他の特殊治療として，ケミカルピーリングがある．多くの場合は上記の外用薬で満足が得られるが，外用治療で効果不十分な症例では，保険適用外ではあるが毛包の角層から表皮浅層を標的としたマイルドなピーリングを施行する．毛孔性苔癬は乾燥肌を伴うことが多く，ピーリング後には保湿薬の使用と日焼け止めにより遮光する必要がある．

b. 治療経過，期間見通しと予後

思春期の一番外見を気にしがちな時期に発症するが，通常30歳代には自然消退する．

B 看護の役割

a. 治療における看護

本症は遺伝的素因を基にした肌質であり，必ずしも治療を必要とするものではない．これらの点を理解してもらい治療を希望するかどうかを決めてもらう．アトピー性皮膚炎や尋常性魚鱗癬に合併していることがあり見逃さないように注意する．

4）ダリエ（Darier）病

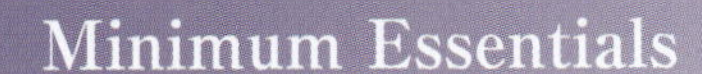

1. 表皮角化細胞内のカルシウム濃度の上昇により，異常角化を呈する先天性角化症．
2. 脂漏部位に，黄褐色の痂皮を伴う湿潤した丘疹が多発する．夏季に悪化し，伝染性膿痂疹やカポジ（Kaposi）水痘様発疹症を併発する．
3. エトレチネート（チガソン®）内服が主体となる．さらに，随伴する感染症への対症療法が主体となる．
4. 先天性疾患ながら10歳代以降に発症し，壮年期以降には軽快する．

I ダリエ病とは

A 定義・概念

常染色体優性に遺伝する先天性角化異常症である．表皮角化細胞内のカルシウム濃度上昇により，異常角化を呈する．

B 原因・病態

表皮角化細胞に発現するカルシウムポンプの1種の*SERCA2*遺伝子に変異が存在する．このため細胞内カルシウムイオンの濃度が上昇することで，有棘層において異常な角化が生じ，特徴的な病態を呈する．

II 診断へのアプローチ

A 臨床症状・臨床所見

先天性な疾患であるが，出生時や幼児期に皮膚症状はなく，10〜40歳代（とくに思春期）に発症し壮年期以降に軽快する．黄色〜褐色の痂皮を付着したかたい丘疹が胸，背中，顔面，頭，腋窩，鼠径(そけい)部など脂漏部位に集族し，さらには疣状の過角化局面を形成する（**図7**）．痂皮がとれたあとにはびらんや潰瘍を形成し，じくじくして悪臭を放つ．梅雨時〜夏季にかけて増悪する．びらん面を形成した皮疹に細菌やヘルペスウイルスが感染し，しばしば伝染性膿痂疹やカポジ水痘様発疹症を併発する．

B 検査

特異的な臨床化学，血液検査上の所見はない．症状の現れるのが青年期以降であるため，遺伝の有無は慎重に決定しなくてはならない．病理組織像において，特異的な異常角化像がみられる．病理検査と皮疹の分布や遺伝形式などを考え合わせて，脂漏性皮膚炎などとの鑑別をする．

III 治療ならびに看護の役割

A 治療

a. おもな治療法

(1) 内服

第一選択は合成レチノイドであるエトレチナート（チガソン®）の内服となる．初期投与量としては10〜40 mg/日で満足のいく結果を得られることが多く，丘疹は平坦化し，びらんは上皮化に向かう．エトレチナートを中止すると皮疹の再燃は避けられないので，妊娠の可能性や骨の成長発育などを考えたうえ，長期投与の計画を立てなくてはならない．

(2) 外用

尿素軟膏やサリチル酸ワセリン薬などの表皮の角質融解作用のある薬剤やステロイドの混合薬を，症状や季節に応じて使い分けていく．びらん，潰瘍を形成している症例においては，上皮化を促進する抗潰瘍薬（プロスタンディン®軟膏，アクトシン®軟膏など）の

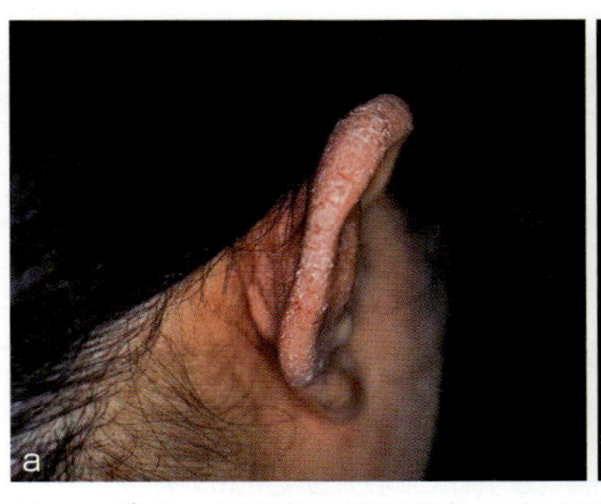
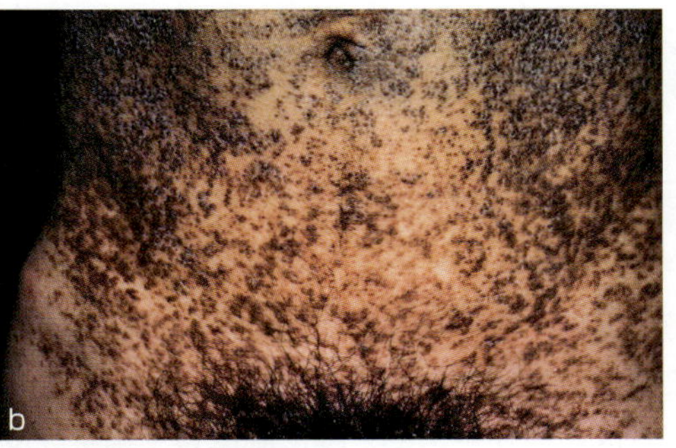

図 7　ダリエ病患者の脂漏部位である耳介（a）と腹部の皮疹（b）

外用も併用する．

memo　活性型ビタミン A 酸

本邦ではまだ入手が難しいが，レチン A（ビタミン A 誘導体）などの外用薬は皮疹，潰瘍面の改善に効果がある．内服のエトレチナートの使用が難しいときや，内服薬からの離脱を望むときには使用を試みる価値がある．

b. 合併とその治療法

多汗，悪臭に対するケアが必要である．腋下や足蹠，足先，臀部の皮疹は夏季には湿潤し悪臭を伴い，患者は多大な苦痛を感じている．10～20％の塩化アルミニウム水溶液を塗布することで発汗が抑えられ，多少満足を得られることがあるが，潰瘍面などに使用すると刺激が強く疼痛も生じる．

c. 治療経過，期間の見通しと予後

年余にわたり皮疹がみられる．壮年期以降は軽快する．

B 看護の役割

a. 治療における看護

夏季に近くなると腋，胸，鼠径部などに悪臭を伴う浸潤した皮疹が出現し，毎年繰り返される．発症が 10～20 歳代の思春期に当たることが多く，精神的に追いつめられる患者も多い．海外においてはダリエ病患者の自殺率が高いとの報告があり，心のケアが大切と思われる．

頭部や間擦部位ではとくに夏季に細菌が繁殖し，発汗により悪臭を発する．予防のためには入浴やシャワーを頻繁に行い皮膚を清潔に保ち，外用剤や時にはオリーブ油などを使用し痂皮や鱗屑を取り除くよう指導する．足先に生じたびらん潰瘍は，部位的に大きな痛みを伴い苦痛となる．

5) 胼胝（たこ），鶏眼（うおのめ）

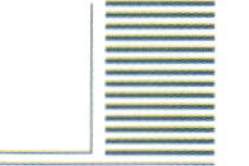

Minimum Essentials

❶ 持続的な物理刺激により，反応性に過角化を呈した状態．胼胝とはいわゆる“たこ”のことを，鶏眼とはいわゆる“うおのめ”のことを指す．
❷ 胼胝は角質が平坦に一様に肥厚し，鶏眼は皮膚の内側に向かって芯のように角質が増殖した状態である．
❸ 鶏眼は，爪切りやメスで円錐型の角質を定期的に削り取る必要がある．胼胝は患者の希望で削ることがある．
❹ 物理的な刺激を回避できない限り持続し，加齢とともに悪化する．

I 胼胝（たこ），鶏眼（うおのめ）とは

A 定義・概念

胼胝とは一般にいう“たこ”のことであり，鶏眼とは“うおのめ”のことである．どちらも皮下脂肪が少ない部分の皮膚に加えられる機械的な外力により，反応性に角質の増殖をきたし皮膚がかたくなった状態である．下床に骨のあるところに生じやすい．加齢の一症状でもある．

B 原因・病態

胼胝は指，手掌，足首などに，ペン，ラケット，バット，ゴルフクラブなどによる慢性的な刺激や正座による負荷によって生じる（**図 8**）．ペンだこ，クラブだこ，座りだこといわれる．鶏眼は足の変形や障害，神経麻痺，自分の足にフィットしない窮屈な靴や加重の偏った歩き方が原因となる．

II 診断へのアプローチ

A 臨床症状・臨床所見

扁平に隆起した角質病変である．幼児や小児にはみられないが，体重や握力の強くなった学童期以降には，誰しも趣味やスポーツ，日常的な嗜好を反映した何らかの“たこ”がみられる．胼胝は痛みを伴わず，日常生活での支障はない．鶏眼は足の裏，足の指の側面などにでき，内側に向かって陥入する円錐形の角質の塊により疼痛をきたす．しばしば直

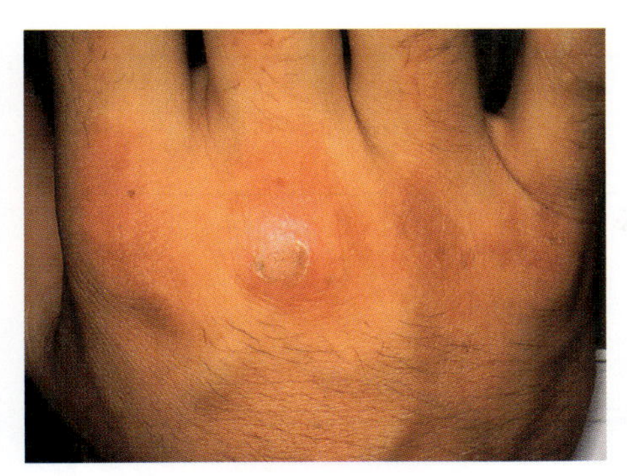

図 8　胼胝（手の甲）

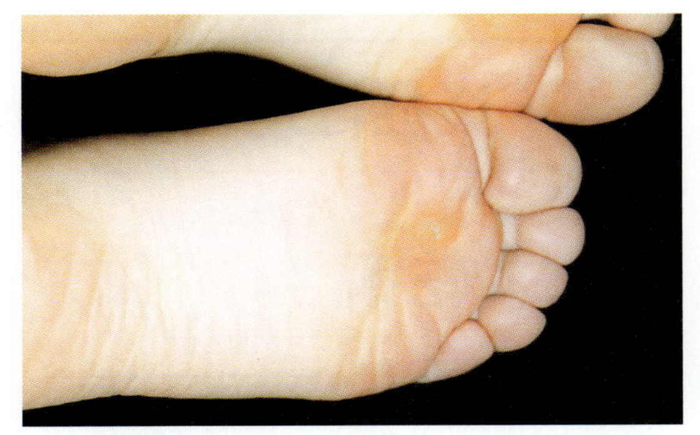

図 9　鶏眼（足底）
体重のかかる中足骨骨頭は鶏眼の好発部位である．

下に皮下出血や二次感染を併発する．鶏眼は年齢的に胼胝よりも遅れて生じ，窮屈で底のかたい靴を頻繁に履き出す頃より顕著になる（**図 9**）．足底に生じた尋常性疣贅（ゆうぜい）は皮下へと成長するため，鶏眼との鑑別が難しいことがある．鶏眼は必ず加重部位に生じるが，疣贅は足底のどこにでも生じる．

Ⅲ　治療ならびに看護の役割

A　治療

いずれも痛みを伴わない限り治療の必要はない．胼胝はめったに治療の対象とはならない．歩行時に疼痛をきたす鶏眼が治療の対象であり，かたくなった角質を物理的に削り取ることが必須である．ニッパー型の爪切りやメス，摂子で円錐型の角質を削り取る．通常再発するので，定期的に切除する必要がある．スピール™ 膏 M を 2〜3 日貼付し角質が浸軟したあとに行っても良いが，境界が不明瞭となりがちである．鶏眼治療用の電池式の簡易グラインダーは，患者自身が安全に使えて便利である．

B　看護の役割

a. 治療における看護

鶏眼の原因となるような，ヒールが高く足先の窮屈なパンプスやサンダルは避けるように指導する．つま先のみに加重がかからないよう，足底全体で体重を受ける歩き方を指導する．減量も 1 つの有効な手段である．糖尿病の患者に生じた鶏眼はしばしば容易に二次的な細菌感染を併発し，時に下肢の切断に至る重大な結果をもたらしうるので，十分に注意する必要がある．

23 炎症性角化症

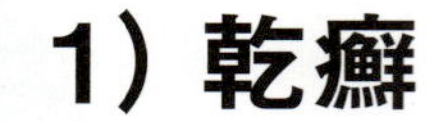

1）乾癬

Minimum Essentials

❶ 免疫炎症を伴う角化亢進疾患である．

❷ 厚い固着性鱗屑を伴う紅色角化局面が，頭皮・肘頭・膝蓋・臀部・前脛骨部などに好発する（尋常性乾癬）．膿疱を多発したり（膿疱性乾癬），紅皮症（乾癬性紅皮症）や乾癬性関節炎（関節症性乾癬）を合併する病型もある．

❸ 活性型ビタミン D_3 外用，ステロイド薬外用，PUVA 療法が中心．重症例ではシクロスポリン，エトレチナート（チガソン®），PDE-4 阻害薬内服，モノクローナル抗体などの生物学的製剤を投与する．

❹ 軽症例では寛解・略治することもあるが，多くは軽快増悪を繰り返し慢性経過をたどる．生命的予後は良好．

I　乾癬とは

A 定義・概念

日本人の 0.02〜0.1％に発症し，男女比 2：1 で男性に多く，20 歳代と 40 歳代に好発する代表的な炎症性角化症である．

B 原因・病態

多因子遺伝と考えられる素因を背景に生じる皮膚の炎症と，表皮ターンオーバーが亢進して角質が堆積していく角化異常の両面がある．炎症としては Th17 細胞の活性化が重要視されている．

II　診断へのアプローチ

定型疹と好発部位によっておおよその診断はできるが，時に皮膚生検による確認を要する．

A 臨床症状・臨床所見

a. 尋常性乾癬

紅色丘疹が生じ，次第に拡大・融合，そこに銀白色の厚い鱗屑を付着する境界明瞭な局面を形成する（**図1，2**）．表面を爪でこすると蝋を剝がしたような白色鱗屑がみられるのが特徴で（蝋片現象），それをさらに剝がし続けるとその下に点状出血がみられる〔血露現象，アウスピッツ（Auspitz）現象〕．また，無疹部に外傷などの刺激が加わると，その部位に皮疹を生じる〔ケブネル（Koebner）現象〕．爪変形を伴うこともある．

好発部位は肘頭，膝蓋，頭，臀部など刺激を受けやすい部分や衣服で覆われた（光の当たらない）部分で，左右対称性にできる．しばしば全身の広範囲に皮疹がみられることがある，

b. 滴状乾癬

比較的急性の経過をとる．角化性紅色丘疹あるいはごく小さな角化性紅斑が，体幹・四肢近位側に多発，散布する．上気道の連鎖球菌感染後や薬剤により誘発されることもある．小児に多い．

c. 膿疱性乾癬

多数の浅い膿疱が角化性紅斑に併発したり，膿疱を伴った紅斑だけがみられる場合もある（**図3**）．汎発型では発熱とともに急性経過で膿疱を汎発し，体重減少など全身症状をきたし死亡することすらある．特殊型として，妊娠中にみられることもある（疱疹状膿痂疹）．しばしば乾癬性紅皮症に移行する．一方局所型では，手足の先から膿疱を伴った紅斑を慢性に生ずる（稽留（けいりゅう）性肢端皮膚炎）．爪甲下膿疱や爪甲の破壊をきたす．生じる膿疱は非細菌性で，無菌性膿疱とよばれる．したがって膿からの感染はない．厚生労働省の特定疾患に指定されており，医療費の公費負担制度があることを伝える．

d. 乾癬性紅皮症

全身のびまん性潮紅と落屑を主徴とし，時に全身症状をみる．爪甲はしばしば破壊・脱落する．

e. 乾癬性関節炎（関節症性乾癬）

関節炎を伴うもので，乾癬のどの病型でも生じうる．乾癬皮疹がなく，関節症状から始

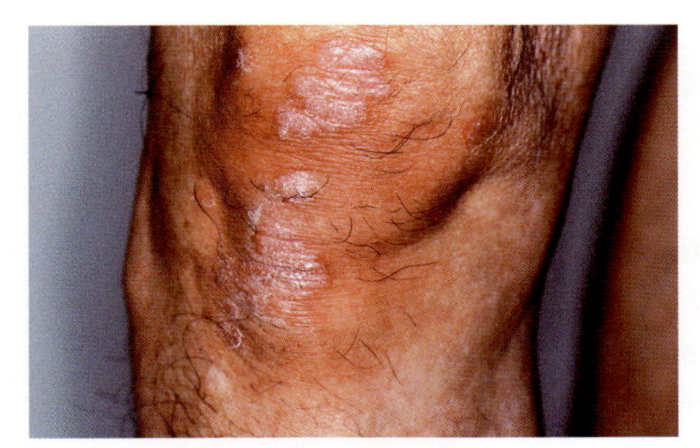

図1　尋常性乾癬（銀白色の厚い鱗屑を固着）

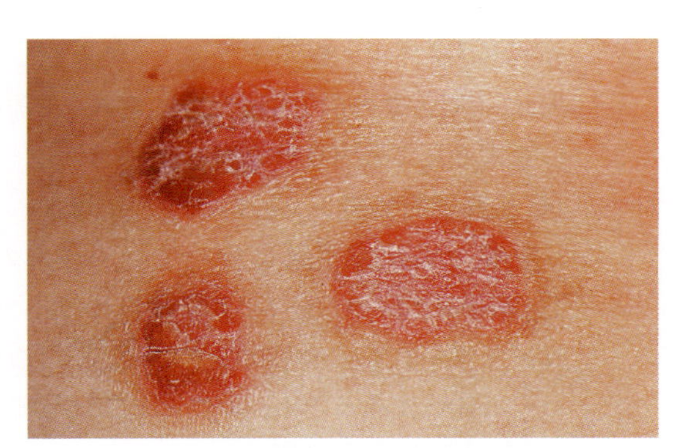

図2　尋常性乾癬（鱗屑が剝離すると点状に出血：アウスピッツ現象）

まることもある．関節炎は，末梢とくにDIP関節や脊椎･胸鎖関節あるいは仙腸関節にみられる．時に爪甲破壊や腱付着部炎･筋膜炎をみることもある．

B 検査

通常はとくに異常がないが，血清尿酸値やIgA，免疫複合体の上昇を認めることもある．重症型では，血沈亢進をはじめ白血球増多や低蛋白血症をきたすこともある．生検による病理学的検査は，膿疱性乾癬においてはとくに診断的価値が高い．乾癬性関節炎では関節リウマチと異なり，通常リウマトイド因子は陰性である．X線上，時に骨破壊像を認める．

Ⅲ 治療ならびに看護の役割

A 治療

a. おもな治療法

(1) 外用療法

ステロイド薬，あるいは表皮細胞の角化亢進を抑制する働きを有する活性型ビタミンD_3を単独もしくは併せて外用するのが，副作用も比較的少なく，第一選択となる．

(2) 光線療法

第一選択となる外用に抵抗性である場合には，第二選択として中波長紫外線（UVBとくにナローバンド）やソラレン内服・外用と長波長紫外線を組み合わせた光化学療法（PUVA）が用いられる．照射量によっては，紅斑・色素沈着といったいわゆる「日焼け」を生じる．照射回数も，累積されると発癌リスクを生じるので注意を要する．

(3) 内服療法

広範囲かつ高度な尋常性乾癬や膿疱性乾癬，乾癬性関節炎といった重症難治例に対しては大きな効果が期待できる．ビタミンA誘導体であるエトレチナート（チガソン®）（副作用：催奇性など），免疫抑制薬であるシクロスポリン（副作用：腎障害など），葉酸拮抗薬のメトトレキサート（副作用：肝障害など）が代表的である．最近ではPDE-4阻害薬の内服（副作用：下痢など）なども第二，第三選択として処方される．

(4) 生物学的製剤

乾癬の重症難治例に対しては，乾癬の病態に関わるTNFα・IL12・IL23・IL17などのサイトカインに対するモノクローナル抗体が注射される．重篤な感染症の併発などの可能性があるため，原則として認定施設で行う．

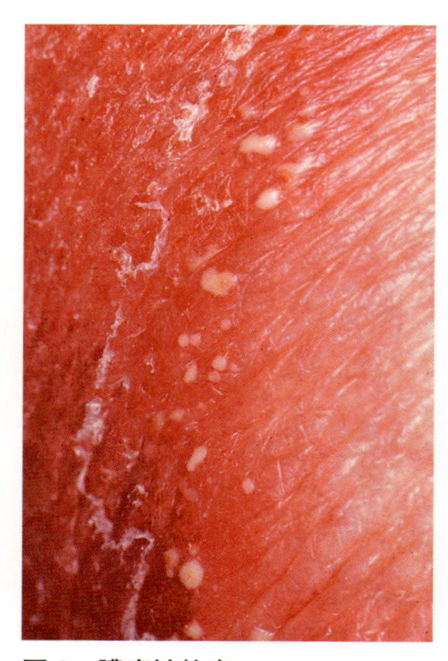

図3　膿疱性乾癬

b. 合併症とその治療法

ステロイド薬外用による皮膚萎縮や紅皮症化，活性型ビ

タミン D_3 投与に伴う高カルシウム血症，光線療法に伴う紅斑・色素沈着・前癌状態などは，慎重に経過を観察していれば予防しうるものである．しかし起きてしまった場合には，それぞれの治療を一時休止のうえ，第三選択の治療に切り替えざるをえない場合もある．

c. 治療経過・期間の見通しと予後

滴状乾癬は寛解に至ることが少なくない．しかし，ほかの病型では慢性かつ再発性の経過をたどることが多い．

B 看護の役割

a. 治療における看護

・光線療法については，外来での維持照射が必要になる．日焼け反応を防ぐため，過剰照射せぬよう細心の注意を払う．治療後の光防護や眼保護についても指導する．
・生物学的製剤を導入する場合，血圧低下など急性副反応の発生に留意する．
・外観上の問題や疾患の難治性から，精神的苦痛も大きい．精神的サポートが求められる．感染性ではないこと，肥満・糖尿病・脂質異常症との関連はあるものの内臓疾患ではないこと，遺伝性はあるが患者の子供に発症することは多くないことなどを伝え，無用の誤解や不安を取り除く．

b. フォローアップ

医療費が高額となりがちのため，特定疾患医療費助成制度（膿疱性乾癬）や高額療養費制度の情報を伝える．

2）類乾癬

Minimum Essentials

❶ 原因不明．感染を契機に，あるいは菌状息肉症の前駆状態として出現することもある．
❷ 乾癬に似た角化性紅斑が多発するが，鱗屑は細かく粃糠状である．
❸ 治療はステロイド薬外用や光線療法を行う．
❹ 慢性の経過をたどり，タイプにより菌状息肉症に移行することもある．

I 類乾癬とは

A 定義・概念

乾癬に似た角化性紅斑が多発するが，乾癬とはまったく関係がない．皮疹の大きさによって，滴状類乾癬（苔癬状粃糠（ひこう）疹）と局面状類乾癬に大別される．

B 原因・病態

原因は不明である．Tリンパ球による表皮真皮境界部を中心とした炎症である．滴状類乾癬には感染が先行する場合がある．皮疹が大きい局面状類乾癬では，悪性リンパ腫の一病型である菌状息肉症へ移行することがある．

Ⅱ 診断へのアプローチ

A 臨床症状・臨床所見

いずれの病型でも体幹・四肢近位側に多発する（**図4**）．

a. 滴状類乾癬（苔癬状粃糠疹）

皮疹は小さな丘疹から始まり，1 cm大までの鱗屑を伴う褐色調を帯びた淡褐色斑となり，そして色素沈着を残して消失していく．いろいろなステージの皮疹が新旧混じるのが特徴である．

b. 局面状類乾癬

円形あるいは類円形，境界がやや不明瞭な褐色調を帯び，軽度の鱗屑を付着する淡紅色局面が多発する．大型の皮疹では，時に皮膚萎縮，色素沈着や脱失，毛細血管拡張といったいわゆる多形皮膚萎縮を認める．かゆみはほとんどない．

B 検査

皮膚生検．とくに菌状息肉症への移行を発見するために必要である．

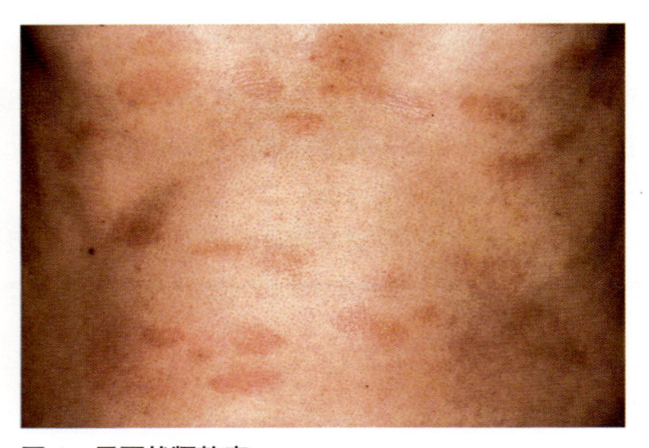

図4　局面状類乾癬

Ⅲ　治療ならびに看護の役割

A 治療

ステロイド薬の外用や光線療法（ナローバンド UVB, PUVA）を行う.

B 看護の役割

a. 治療における看護

光線療法, とくに PUVA 療法を実施する際には, 日焼け反応を観察し, かつ眼の保護に努めなければならない.

3）掌蹠膿疱症

Minimum Essentials

❶ 膿疱性乾癬の掌蹠限局型である. 金属アレルギーや細菌アレルギー, 長期喫煙の関与も考慮する.
❷ 掌蹠とくに「土踏まず」や小指球・母指球部に対称性に無菌性膿疱を多発する.
❸ 治療はステロイド薬や活性ビタミン D_3 外用が第一選択である. そのほか, エトレチナート（チガソン®）内服や PUVA 療法を行う.
❹ 慢性に経過し, 膿疱が発生と消退を繰り返す.

Ⅰ　掌蹠膿疱症とは

A 定義・概念

手掌・足底に多発性かつ無菌性の膿疱が発生と消退を繰り返す. 中年に多く, 慢性に経過する.

B 原因・病態

欧米では, 膿疱性乾癬の掌蹠限局型とされている. 咽頭炎・齲（う）歯といった病巣感染, つまり細菌アレルギーや歯科金属に対するアレルギー, 長期喫煙なども関与している.

Ⅱ 診断へのアプローチ

A 臨床症状・臨床所見

手掌（とくに小指球部や母指球部），足底（とくに「土踏まず」）に多発する膿疱．これらが慢性の経過で発生と消退を繰り返し，やがて落屑となる（**図5**）．膿疱は手掌足底を越えて拡大・散布することもある．爪にも点状陥没や爪下の角化をきたす．胸肋鎖骨間骨化症も合併することがあり，当該部の痛みを訴える．

B 検査

膿疱を培養し，無菌性であることを確認する．金属アレルギーを疑うときはパッチテスト，咽頭の病巣感染が疑われるときは扁桃マッサージ誘発試験が行われる．

Ⅲ 治療ならびに看護の役割

A 治療

a. おもな治療法

ステロイド薬や活性型ビタミンD_3の外用，PUVA療法．エトレチナート（チガソン®）や抗菌薬（テトラサイクリン系，マクロライド系など）の内服，歯科治療，扁桃腺摘出術などを組み合わせる．

b. 合併症とその治療法

強力なステロイド薬を長期外用するため，足白癬を併発しがちである．適宜検鏡したうえで，抗真菌薬治療を行う．

c. 治療経過・期間の見通しと予後

膿疱の発生と消退は慢性経過をたどるが，最終的には寛解・治癒に至ることが多い．

B 看護の役割

a. 治療における看護

長期喫煙者に対しては禁煙を促す．金属パッチテストや扁桃腺マッサージ誘発試験の結果が陽性だからといって，歯科金属除去や扁桃腺摘出術が必ずしも奏効するとは限らない．十分な説明が必要である．

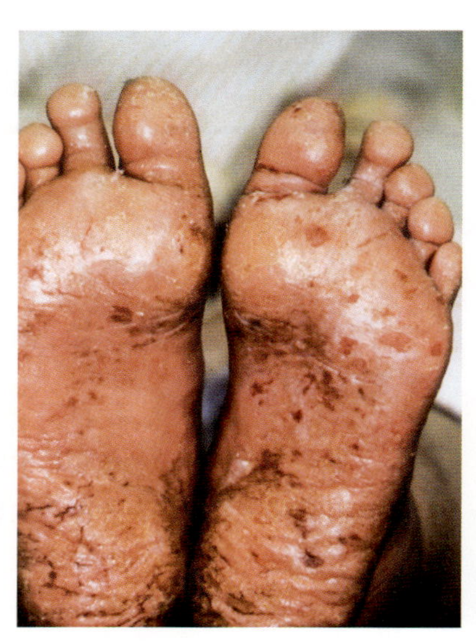

図5　掌蹠膿疱症

4）扁平苔癬

Minimum Essentials

❶ 薬剤，化学物質，ウイルス，骨髄移植などを背景とした皮膚免疫反応.
❷ 皮疹がきわめて特徴的で，扁平・多角形の紫紅色丘疹が皮膚，粘膜に生じる.
❸ 治療はステロイド薬の外用，エトレチナート（チガソン®）やシクロスポリン内服，PUVA 療法を行う.
❹ 慢性の経過をとる．薬剤などの原因が判明した場合は，その中止により治癒する.

I 扁平苔癬とは

A 定義・概念

特徴的な扁平・多角形の紫紅色丘疹を皮膚粘膜に多発する慢性炎症である.

B 原因・病態

薬剤（テトラサイクリン系抗菌薬，D-ペニシラミン，金製剤，サイアザイド系利尿薬，経口糖尿病治療薬，カプトプリルなど），化学物質（カラーフィルム現像液など），ウイルス（C 型肝炎など），骨髄移植などを背景とした皮膚免疫反応.

II 診断へのアプローチ

A 臨床症状・臨床所見

四肢屈側，とくに手関節部に好発する．爪甲大までの扁平・多角形の鱗屑を付着する紫紅色丘疹が多発し（**図 6**），しばしば強いかゆみを伴う．表面に繊細な網目状の灰白色線条を認めることもある〔ウィッカム（Wickham）線条〕．ケブネル（Koebner）現象も陽性である．口腔や外陰粘膜では白色の網状疹としてみられ，痛みを伴うことがある．爪甲変化や脱毛もみられる.

B 検査

皮膚生検による病理組織学的検査は診断上，もっとも有用である．薬剤が原因と考えられる場合には，パッチテストやリンパ球刺激試験，内服試験がしばしば実施される.

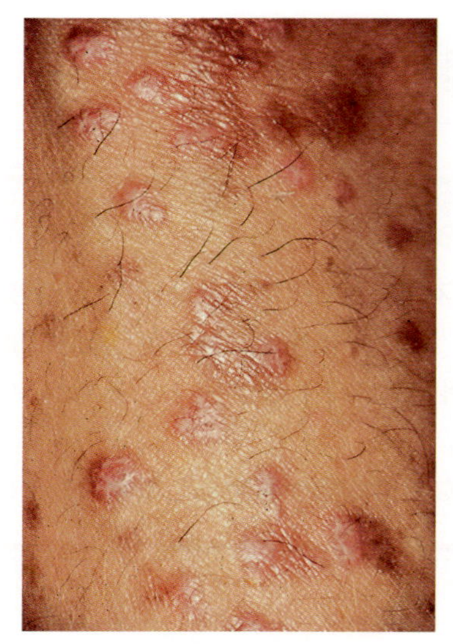

図6　扁平苔癬

Ⅲ　治療ならびに看護の役割

A 治療

a. おもな治療法

ステロイドの外用やPUVA療法．エトレチナート（チガソン®）やシクロスポリン内服．原因薬の中止．

b. 治療経過・期間の見通しと予後

慢性であるが，原因薬などが判明した場合には，その中止によって治癒する．

B 看護の役割

a. 治療における看護

激しいかゆみ，粘膜では痛みも訴えることがあるので，患者にとって大きな苦痛であることを理解してサポートする．

24 水疱症

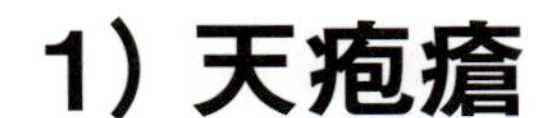

1) 天疱瘡

Minimum Essentials

❶ 上皮細胞を接着させる分子に対する自己抗体が生じ，それにより，皮膚や粘膜に水疱やびらんを生じる自己免疫性水疱症である.
❷ 全身の皮膚や粘膜に，破れやすい水疱やびらんが多発する.
❸ 治療は，ステロイド内服療法および外用療法である.
❹ 慢性に経過するため，ステロイド薬を長期内服する．副作用に注意が必要である.

I 天疱瘡とは

A 定義・概念

上皮（皮膚や粘膜）細胞を接着させる分子に対する自己抗体によって，全身の皮膚や粘膜に水疱やびらんを生じる自己免疫性水疱症．臨床症状的な分類では，尋常性天疱瘡，落葉状天疱瘡が多い.

B 原因・病態

皮膚の表皮細胞（ケラチノサイト）または粘膜上皮の細胞同士を接着させるデスモグレインという蛋白に対する自己抗体（自分自身を攻撃してしまう抗体）がつくられ，水疱やびらんが生じる.

II 診断へのアプローチ

A 臨床症状・臨床所見

a. 尋常性天疱瘡

口腔を中心とした粘膜および皮膚に痛みを伴う治りにくい水疱が生じ，容易につぶれてびらんとなる（**図 1**）．口腔内病変が広範囲になると，食事がとれなくなる．粘膜症状が主体となる粘膜優位型と，全身の皮膚にも痛みを伴う水疱・びらんが広がる粘膜皮膚型に

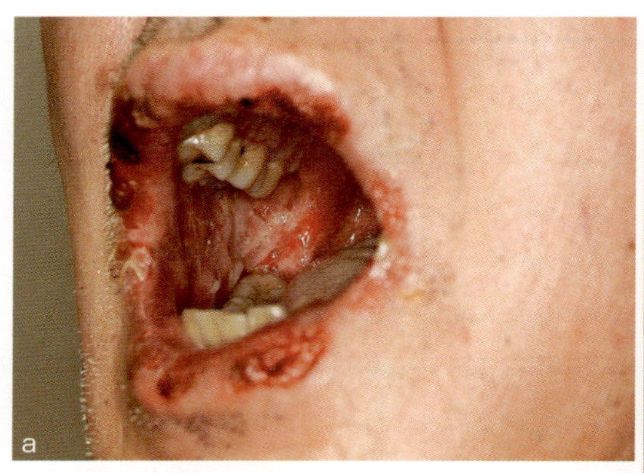
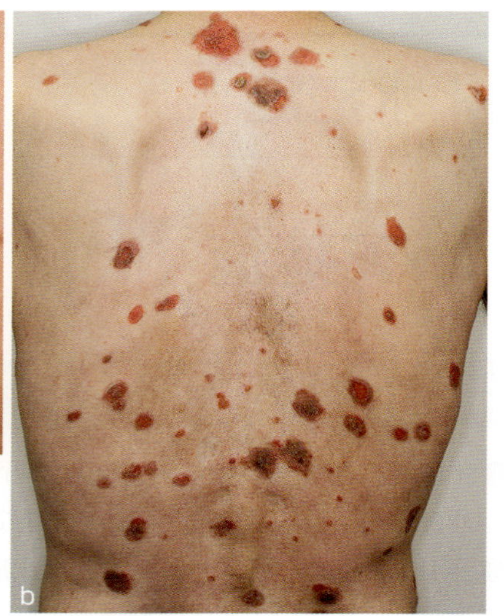

図 1　尋常性天疱瘡
a：粘膜症状.
b：皮膚症状.

分けられる.

b. 落葉状天疱瘡

頭，顔面，胸，背中などに落屑を伴う紅斑やびらんが生じる（**図 2**）．重症例では全身の皮膚に拡大することもあるが，粘膜症状はみられない.

B 検査

病変部の生検病理組織では，上皮の細胞間接着が失われ水疱を形成している．蛍光抗体法では，上皮細胞間に自己抗体が沈着している．患者血液中に抗デスモグレイン 1，3 抗体を認める．抗デスモグレイン 1，3 抗体価の測定は病型診断だけでなく，病勢のモニタリングにも有用である.

Ⅲ 治療ならびに看護の役割

A 治療

a. おもな治療法

ステロイド内服療法が第一選択になる．DDS（レクチゾール®），免疫抑制薬，血漿交換療法，免疫グロブリン大量静注療法などを併用することもある.

b. 合併症

長期に大量のステロイド薬を内服するため，免疫低下による感染症や精神症状，糖尿病，骨粗鬆症などステロイド薬の副作用に注意が必要である.

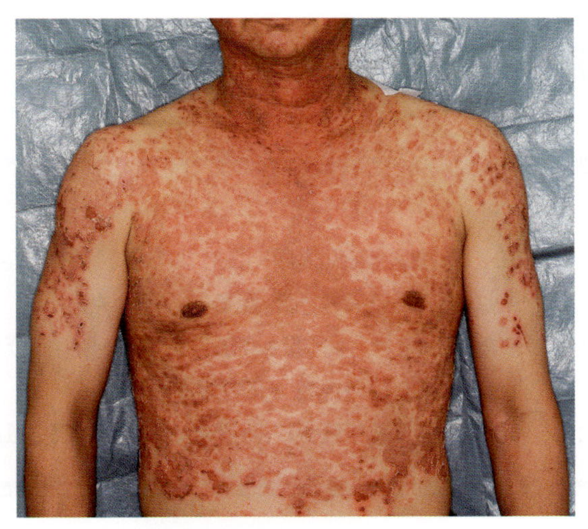

図２ 落葉状天疱瘡の皮膚症状

c. 治療経過・期間の見通しと予後

長期的にステロイド薬内服は必要である．症状軽快は期待できるが，ステロイド薬の副作用による合併症が問題になる．とくに感染症に注意が必要である．

B 看護の役割

a. 治療における看護

- 機械的刺激部に水疱ができる〔ニコルスキー（Nikolsky）現象〕ので，テープは直接皮膚に貼らない．ガーゼ固定は，ガーゼを全周性に巻くか包帯などで固定する．また，包帯をきつく巻いても水疱ができるため，やさしく巻く．
- 軟膏は，ガーゼに塗布したものを水疱・びらんに当てるようにする．
- シャワーで保清する．水疱・びらんに感染が認められた場合は，毎日シャワーすることが望ましい．
- ガーゼを剝がすときは，水やお湯でガーゼに水分を含ませる．生理食塩水のほうが，水道水より痛みが少ないことがある．
- 口腔内に水疱・びらんがある場合は，刺激物，かたいもの，熱いもの，冷たいものを避ける．

b. フォローアップ

- ステロイド薬内服は長期間必要となる．内服中断すると症状が悪化したり，急性副腎機能不全になり危険な状態に陥る可能性があるので，内服薬を処方どおり服薬し通院することが大切である．
- ステロイド糖尿病が危惧されるため，食事量に注意する．
- 感染症を疑う発熱や咳嗽があれば，早めに医療機関を受診するように指導する．

2) 類天疱瘡

Minimum Essentials

❶ 皮膚の表皮と真皮の境にある基底膜部の蛋白に対する自己抗体により，皮膚や粘膜に水疱やびらん，紅斑を生じる自己免疫性水疱症である．
❷ 高齢者の体幹四肢などにかゆみを伴う浮腫性紅斑や緊満性水疱，びらんが多発する．
❸ 治療は，ステロイド内服療法および外用療法である．
❹ 慢性に経過するため，ステロイド薬を長期内服する．副作用に注意が必要である．

I 類天疱瘡とは

A 定義・概念

皮膚の表皮と真皮の境にある基底膜部の蛋白に対する自己抗体により，皮膚や粘膜に水疱やびらん，紅斑を生じる自己免疫性水疱症．皮膚を中心に水疱・びらんができる水疱性類天疱瘡と，口腔や目の粘膜を中心に水疱・びらんができる粘膜類天疱瘡に分類される．

B 原因・病態

皮膚の基底膜部にある BP180 や BP230 という蛋白に対し自己抗体がつくられ，水疱やびらんが生じる．

II 診断へのアプローチ

A 臨床症状・臨床所見

高齢者の体幹四肢などにかゆみを伴う浮腫性紅斑（膨隆した赤い皮疹）や緊満性水疱（破れにくい水ぶくれ），びらんが多発する（**図 3**）．口腔内や目などの粘膜に水疱やびらんが生じることがある．

B 検査

病変部の生検病理組織では表皮と真皮の境界に水疱が形成される．蛍光抗体法で，基底膜部に自己抗体が沈着している．患者血液中に抗 BP180 抗体を認め，その抗体価は病勢のモニタリングに有用である．血中好酸球増多がみられる．

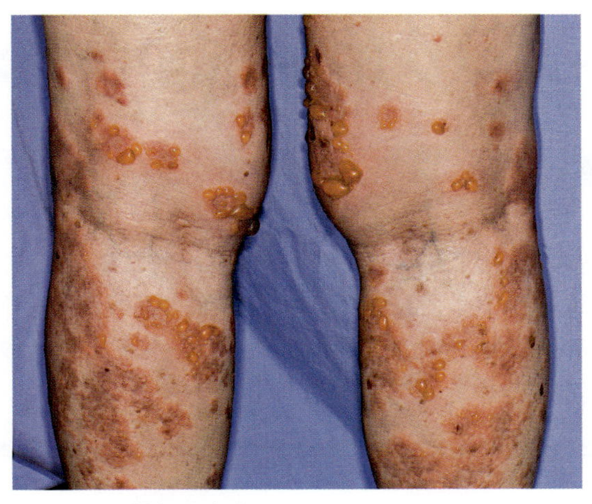

図3　水疱性類天疱瘡

Ⅲ　治療ならびに看護の役割

A 治療

a. おもな治療法

ステロイド内服療法を用いる．DDS（レクチゾール®），免疫抑制薬，血漿交換療法，免疫グロブリン大量静注療法などを併用することもある．ステロイド外用療法も有効である．

b. 合併症とその治療法

長期にステロイド薬を内服するため，免疫低下による感染症や糖尿病，骨粗鬆症など副作用に注意が必要である．

c. 治療経過・期間の見通しと予後

天疱瘡に比較すると治療への反応が良好であるが，高齢者に好発することから合併症や副作用に注意が必要である．

B 看護の役割

天疱瘡に準じる．高齢者の場合，服薬指導が重要であり，家族の理解協力が必要になる．

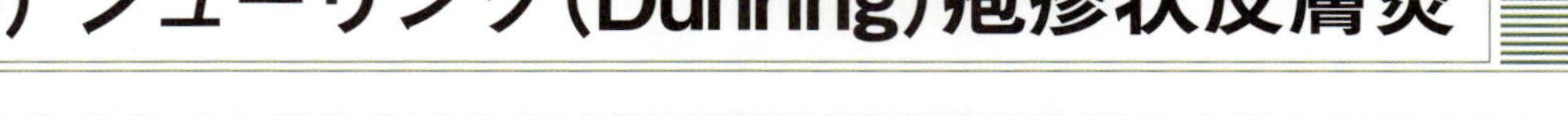

3）ジューリング(Duhring)疱疹状皮膚炎

Minimum Essentials

❶ 免疫グロブリン IgA 抗体が皮膚に沈着するまれな水疱症である．
❷ 肘頭，膝頭，臀部にかゆみの強い丘疹・小水疱を慢性再発性に生じる．
❸ ジアフェニルスルホン（diaminodiphenyl sulfone：DDS）または外用療法で軽快する．
❹ 慢性，再発性に経過する．

I　ジューリング疱疹状皮膚炎とは

A 定義・概念

免疫グロブリン IgA 抗体が皮膚に沈着するまれな水疱症．肘頭，膝頭，臀部にかゆみの強い丘疹・小水疱を慢性再発性に生じる．

B 原因・病態

発生機序や病態は不明であるが，表皮トランスグルタミナーゼに対する IgA 抗体が関与していると考えられている．

II　診断へのアプローチ

A 臨床症状・臨床所見

好発部位は肘頭，膝頭，臀部で，左右対称に，激しいかゆみを伴う小水疱，紅斑，丘疹，痂皮，びらんなどがみられる．慢性，再発性に経過する（**図 4**）．

B 検査

皮膚生検を行うと表皮の下に水疱がみられる．蛍光抗体法で真皮上層部に IgA が沈着している．

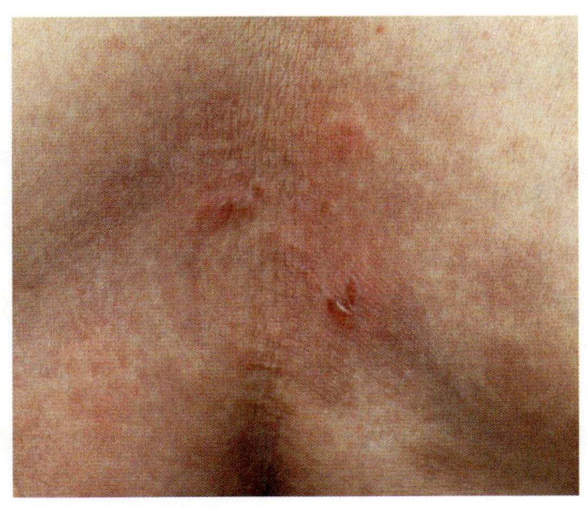

図4　臀部の小水疱

Ⅲ　治療ならびに看護の役割

A 治療

a. おもな治療法

DDS（レクチゾール®）が第一選択である．軽症例では，ステロイド外用療法のみで軽快することがある．

b. 合併症とその治療

グルテン過敏性腸症合併は，欧米では85％以上の患者にみられるが，日本での合併は少ない．また，欧米では家族内発生が2.3〜6.5％の頻度でみられるが，日本での家族内の報告はない．

c. 治療経過・期間の見通しと予後

慢性，再発性に経過するが，日本では軽症例が多い．

B 看護の役割

a. 治療における看護

DDS内服の副作用で，薬疹・肝機能障害がみられることがある．皮疹や全身倦怠感がないかを注意する．外用療法では皮疹部位への外用を指導する．

b. フォローアップ

症状があるときには通院加療が必要である．

4）先天性表皮水疱症

Minimum Essentials

❶ 先天的に皮膚の水疱あるいは脆弱性を呈する疾患群.
❷ 表皮と真皮をつなぐ基底膜部構成蛋白の機能不全により水疱が生じる.
❸ ワセリン外用や創傷被覆材などにより対症療法を行う.
❹ 根本療法の開発が望まれる.

Ⅰ 先天性表皮水疱症とは

A 定義・概念

表皮水疱症は，表皮と真皮をつなぐ基底膜部構成蛋白に機能不全を生じ，水疱ができる疾患群である.

B 原因・病態

①単純型表皮水疱症，②接合部型表皮水疱症，③栄養障害型表皮水疱症の主要三型に大別される．遺伝子異常によって生じる.

Ⅱ 診断へのアプローチ

A 臨床症状・臨床所見

病型により遺伝子異常の認められる蛋白質，症状，遺伝形式が異なる.

a. 単純型表皮水疱症

生後間もなく～乳幼児期に，機械的刺激を受けやすい部位に水疱，びらんがみられる．水疱は比較的浅く軽症である.

b. 接合部型表皮水疱症

出生時より全身の皮膚に水疱，びらんがみられ，治癒後に瘢痕，白色の丘疹（稗粒腫）を残す．重症なものが多い．ヘルリッツ（Herlitz）型は生後1年以内にほぼ全例死亡する.

c. 栄養障害型表皮水疱症

皮膚，粘膜に水疱，びらんを形成しあとに瘢痕，白色の丘疹（稗粒腫）を残す（**図 5**）．爪の変形や手指の癒合を認める（**図 6**）.

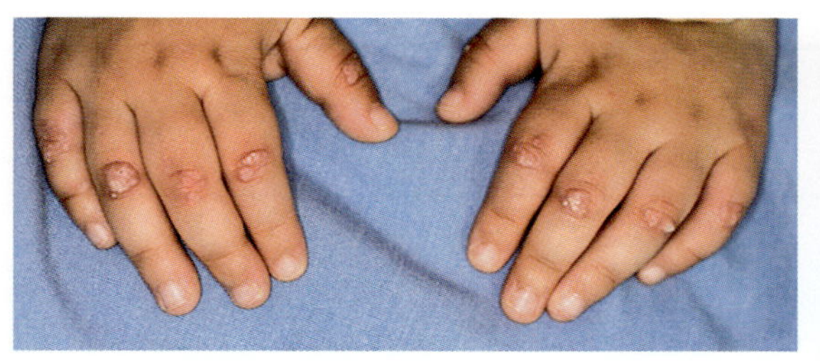
図5　栄養障害型表皮水疱症にみられる稗粒腫

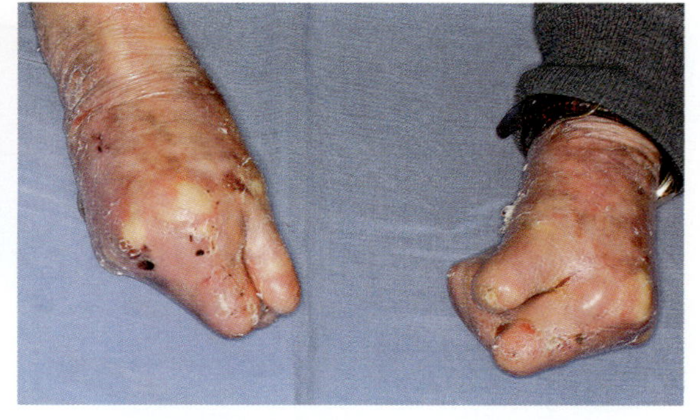
図6　栄養障害型表皮水疱症にみられる手指の癒合

B 検査

病型診断が重要であり，皮膚生検組織の電子顕微鏡検査や遺伝子検査により診断する．

Ⅲ 治療ならびに看護の役割

A 治療

a. おもな治療法

水疱やびらん保護のための局所の外用療法を行う．創傷被覆材を用いての処置や，脱水がみられる場合には補液する．

b. 合併症とその治療法

皮膚の水疱，びらんに二次感染がみられた場合には，感染症の治療も併せて行う．

c. 治療経過・期間の見通しと予後

難治性．根本的な治療の開発が期待される．

B 看護の役割

a. 治療における看護

機械的刺激により水疱びらんが生じるので，強く押さえすぎないようにする．ドレッシング交換は，剥離時の疼痛が生じること，処置に時間がかかることに配慮する．患者本人，両親など家族全員への精神的な影響が大きいため，ケアが必要である．

b. フォローアップ

機械的刺激により水疱，びらんが生じるため（ニコルスキー現象），外力からの保護が必要である．処置方法の十分な指導をする．感染徴候があれば受診するように指導する．QOL（quality of life）にも配慮する．新しい処置材料などの情報提供や使用方法の指導などを行う．表皮水疱症友の会による情報提供や交流の活動がある．

25 肉芽腫

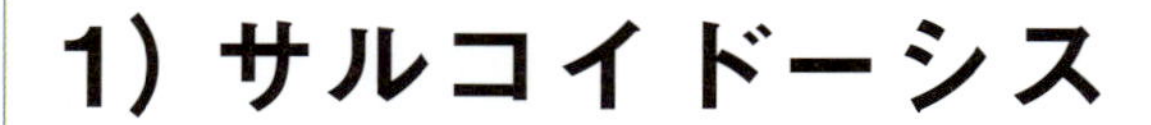

1) サルコイドーシス

Minimum Essentials

❶ 皮膚のほかに肺，眼，肝臓，心臓，神経など複数の臓器に肉芽腫を生じる原因不明の疾患である.

❷ 皮膚症状は，多彩な臨床像を示し組織学的に非乾酪性肉芽腫を呈す特異疹と，結節性紅斑に代表される非特異疹に分けられる．肺，眼，肝臓，心臓，神経などに皮膚外病変を生じる.

❸ 皮膚症状にはステロイド薬の外用や局注が行われる．内臓病変がある場合はステロイド剤の全身投与の適応となる.

❹ 治療により，または自然に軽快することが多く，数ヵ月～数年以内に寛解することがしばしばある．しかし肺，心臓，中枢神経に病変がある場合は死亡することもある.

I サルコイドーシスとは

A 定義・概念

皮膚を含む複数の臓器に肉芽腫を生じる，原因不明の疾患である.

B 原因・病態

この疾患を発症しやすい遺伝傾向をもつ人が，環境中の因子や病原体に接触することをきっかけに細胞性免疫反応を引き起こし，肉芽腫を形成すると考えられている．現在までのところ，サルコイドーシスを引き起こす特定の抗原は同定されていない．また，サルコイドーシス患者は全身性エリテマトーデスや自己免疫性の甲状腺疾患を発症しやすいことが知られているため，外来因子だけでなく自己抗原が発症に関与しているかもしれない.

II 診断へのアプローチ

A 臨床症状・臨床所見

サルコイドーシスは多臓器疾患であり，皮膚以外に肺，眼，肝臓，心臓，神経などに病変を生じうる．

a. 皮膚症状

皮膚症状は組織学的に，非乾酪性肉芽腫を呈する特異疹とそれ以外の非特異疹に分けられる．

特異疹のもっともよくみられる臨床像は，赤褐色で鱗屑を伴わない丘疹または局面で，顔（特に鼻，口唇，眼瞼），外傷や瘢痕部位に好発する（**図1**）．しかし皮疹の色は時にピンク色や紫色を呈するなどさまざまである．また，鱗屑などの表皮の変化を示さないことが多いものの，時に乾癬様の局面を呈することがあるなどかなり多彩である（**図2**）．さらには口腔内や舌など粘膜に発疹を生じることもある．lupus pernio とよばれる皮疹は，浸潤を触れる紫色がかった丘疹，結節または局面で，おもに鼻，頰，耳，手に生じる．このタイプの皮疹は難治で瘢痕化することがしばしばあり，肺病変や嚢胞性骨病変に伴うことが多い（**図3**）．このほかによくみられる特異疹としては，皮下結節，魚鱗性様皮疹，色素脱失，皮膚潰瘍（**図4**），瘢痕性脱毛などがある．

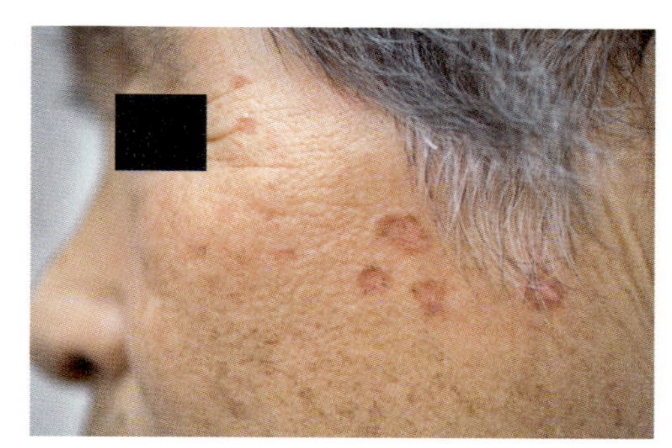

図1　顔の赤褐色局面

非特異疹としてもっともよくみられるのは結節性紅斑である．これは下腿伸側に好発する圧痛を伴う浸潤性紅斑で，発熱，肺門部リンパ節腫脹，ぶどう膜炎，多発関節炎などの急性期症状を伴うことが多い．

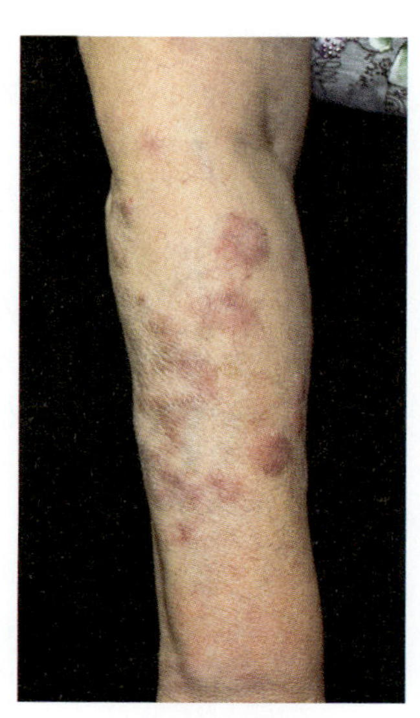

図2　上腕の乾癬様局面

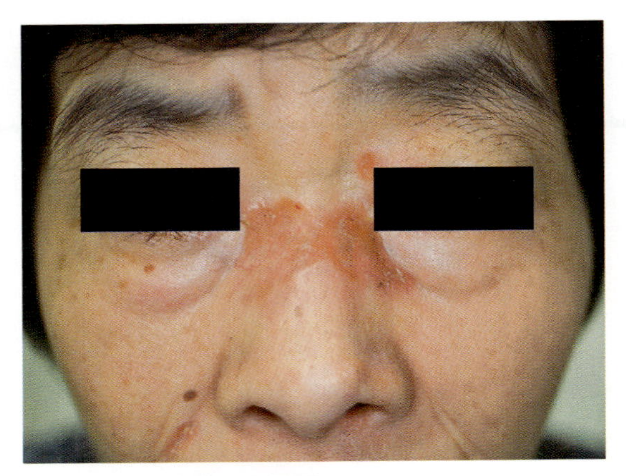

図 3　顔の瘢痕化した局面

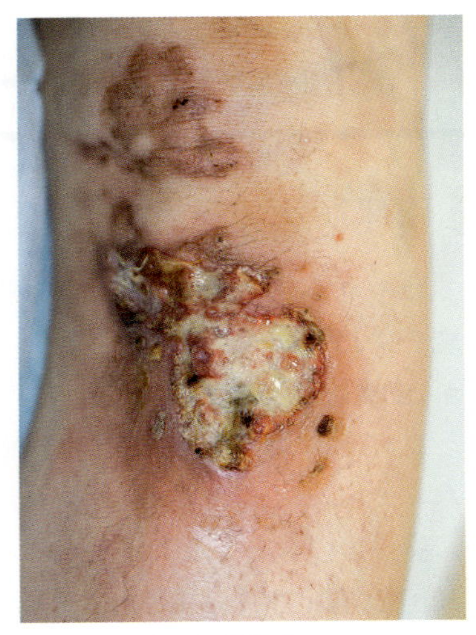

図 4　下腿の皮膚潰瘍

memo　乾酪性肉芽腫と非乾酪性肉芽腫

乾酪性肉芽腫は結核の特徴的な病変である．肉芽腫の中心部は壊死を起こしてカッテージチーズ状に見えるため，乾酪壊死とよばれる．一方非乾酪性肉芽腫は，結核の肉芽種と異なり壊死を伴わないため，非乾酪性という．

b. 皮膚外症状

(1) 肺

サルコイドーシスの病変が現れる可能性がもっとも高い臓器が肺である．呼吸苦，咳，胸痛，喘鳴などの症状がなくても，胸部 X 線で半数以上に両側肺門リンパ節腫脹を認める．肺実質の浸潤影を認めることもある．

(2) 眼

3 分の 1 の患者にぶどう膜炎，角膜炎，緑内障，涙腺炎などの眼病変を伴う．眼病変があっても無症状のことがあり，放置すれば視力障害をきたす恐れがあるため，サルコイドーシスと診断されたら眼科受診は必須である．

(3) その他の臓器

サルコイドーシスの肉芽腫は肝臓，脾臓，骨，筋肉，中枢および末梢神経，心臓を含むあらゆる臓器に生じうる．たとえば顔面神経が侵されればベル（Bell）麻痺が生じうるし，心臓が侵されれば不整脈や心不全を起こすことがある．

B 検査

サルコイドーシスの肉芽腫はアンジオテンシン変換酵素（ACE）を産生するので，患者の半数以上で血清 ACE レベルが上昇する．しかし，血清 ACE レベルのサルコイドーシスの診断に関する感度と特異度はともに低いため，血清 ACE レベルのみでサルコイドーシスを診断することはできない．それ以外によくみられる検査値異常には，血沈上昇，白血球（とくにリンパ球）減少，高γ-グロブリン血症，高カルシウム血症，ツベルクリン反応の陰性化などがある．胸部X線検査で肺実質に病変が認められない患者でも，その3分の1に呼吸機能検査で異常が認められる．単純X線検査，CT検査に加え，PET検査が内臓病変の検出に有用である．

Ⅲ 治療ならびに看護の役割

A 治療

a. おもな治療法

サルコイドーシスは自然に軽快することも多いため，すべての患者が治療を要するわけではない．範囲の限られた皮膚症状のみであれば，ステロイド薬の外用や局注が行われる．皮膚症状が広範囲に及ぶ場合や症状のある内臓病変がある場合は，ステロイド薬全身投与の適応となる．

b. 合併症とその治療法

皮膚外症状の出現に注意する．サルコイドーシスを疑ったら，呼吸器内科，眼科へのコンサルトを行う．

c. 治療経過・期間の見通しと予後

サルコイドーシスの肉芽腫性炎症は，治療により，または自然に軽快することが多く，予後は比較的良い．数ヵ月〜数年以内に寛解することがしばしばである．サルコイドーシス患者の死亡原因の4分の3は肺病変であり，残りの死因のほとんどは心臓と中枢神経の病変による．

B 看護の役割

a. 治療における看護

皮膚病変の観察に加えて，眼症状（眼球結膜充血，眼痛，羞明，霧視），呼吸器症状（呼吸苦，咳，胸痛，喘鳴），神経症状（頭痛，顔面神経麻痺，痙攣）および不整脈の出現に注意する．顔の皮疹に対する心理的ケアも重要である．

b. フォローアップ

ステロイド薬を内服している場合は，それに伴う副作用（易感染性，糖尿病，骨粗鬆症，食欲亢進，満月様顔貌など）の出現に留意する．

2) 環状肉芽腫

Minimum Essentials

❶ 膠原線維の変性とそれを取り囲む組織球主体の細胞浸潤を特徴とする，皮膚の炎症性疾患である．
❷ 限局型では環状に配列する丘疹や紅斑を呈し，手，足，前腕，下腿に好発する．全身型は薬剤の副作用として生じることがあり，糖尿病を合併することもある．
❸ 治療としては，ステロイド薬の外用や局所注射が行われる．
❹ 数年以内に自然治癒することが多い．

I 環状肉芽腫とは

A 定義・概念

膠原線維の変性とそれを取り囲む組織球を主体とした細胞浸潤を特徴とする，真皮および皮下組織の炎症性疾患である．

B 原因・病態

ほとんどの症例で原因不明である．しかし病態に関連して，以下に述べるようないくつかの観察事実がある．

a. 家族内発症

母子，双子，同胞などの家族内発症が報告されている．

b. 誘発因子

小外傷，虫刺され，疣贅，薬剤，帯状疱疹後の瘢痕，日光，紫外線照射などが引き金になることがある．

c. HLA 抗原

いくつかの人種では HLA 型との関連が指摘されている．デンマークでは限局型と HLA-B8，イスラエルでは全身型と HLA-B35 の関連がそれぞれ報告されている．

d. 糖尿病

とくに全身型について，糖尿病または耐糖能異常との関連を指摘する複数の報告がある．ただし，関連を否定する報告もある．

Ⅱ 診断へのアプローチ

A 臨床症状・臨床所見

4つの臨床型に分類される．

a. 限局型

もっとも多い型で，1つまたは複数の紅色ないし皮膚色の丘疹を呈する．丘疹が集簇している場合は，環状または弓形に配列する傾向がある．手（**図 5a**），足，前腕，下腿に好発するが，顔に生じることもある（**図 5b**）．

b. 全身型

全体の約15%を占め，多数の斑，丘疹または結節が躯幹，四肢に分布する．まれに個疹が融合して紅斑または局面を形成する（**図 6**）．アロプリノール，アムロジピン，TNF-α 阻害剤の副作用として生じることがある．

c. 穿孔型

集簇する丘疹で，その一部に中心臍窩を認める．四肢に好発する．

d. 皮下型

真皮深層または皮下の結節で，下腿，手，頭部，臀部にみられる．4分の1で表層に丘疹を伴う．

B 検査

上記の臨床所見により環状肉芽腫を疑ったら，皮膚生検により診断を確定する．

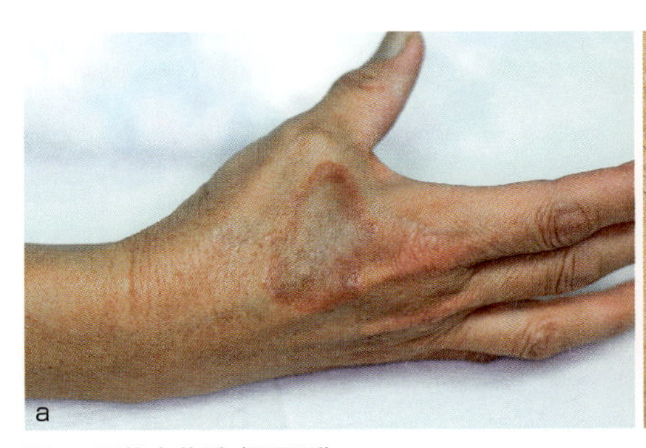
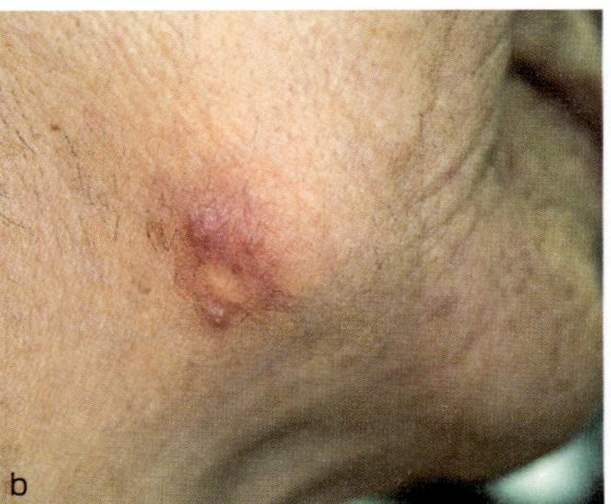

図 5　環状肉芽腫（限局型）
a：手背の紅色局面．
b：下顎の紅色局面．

Ⅲ 治療ならびに看護の役割

A 治療

a. おもな治療法

多くは自然消退するため経過観察のみでも良いが，ステロイド薬の外用や局注が行われることが多い．皮膚生検をきっかけに自然消退することもある．

b. 合併症とその治療法

糖尿病を合併している場合にはその治療を行う．

c. 治療経過・期間の見通しと予後

ほとんどのケースで，瘢痕を残さず自然治癒する．限局型の半数は2年以内に消退するが，全患者の4割が再発を経験する．全身型は平均3，4年で治癒するが，10年以上続くこともある．

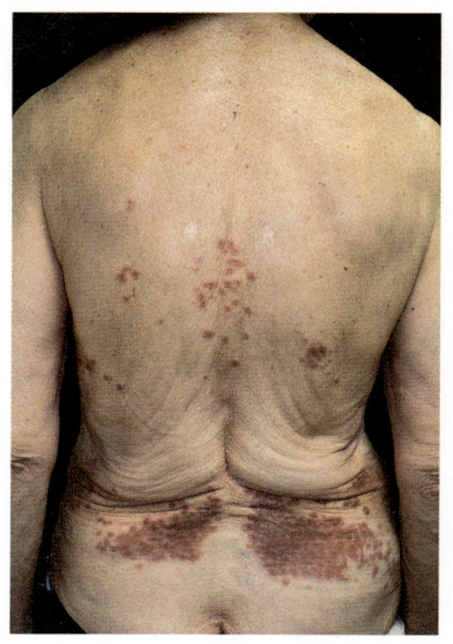

図6 環状肉芽腫（全身型）
多数の丘疹が融合して局面を形成している．

B 看護の役割

a. 治療における看護

ほとんどの場合，数年以内に自然治癒することを説明し，患者を安心させることが大切である．ステロイド薬外用が長期にわたる場合は，それにより生じる皮膚萎縮，毛細血管拡張などの局所的副作用についてあらかじめ説明しておくことが必要である．

26 | 皮下脂肪織炎

Minimum Essentials

❶ 皮下脂肪織炎はおもに慢性に経過する脂肪織の炎症の総称で，原因病態が多く存在し，原因不明なものもある．

❷ 臨床的には下肢に好発し，多くは慢性に経過する発赤を伴う皮下硬結である．

❸ おもな疾患として，バザン（Bazin）硬結性紅斑，ウェーバー・クリスチャン（Weber-Christian）症候群，組織球性貪食性脂肪織炎，うっ滞性脂肪織炎，結節性紅斑などがあり，それぞれ病因が異なる．

❹ 治療としては一般に安静が重要であり，原因が明確なものはそれに対する薬物療法を，原因が不明なものはステロイド薬内服や，非ステロイド抗炎症薬（NSAIDs）で対症的に治療する．

I 皮下脂肪織炎とは

A 定義・概念

臨床的に下肢に好発する発赤を伴う皮下硬結あるいは皮下結節として発症し，慢性に経過する．病理組織学的に皮下脂肪織に炎症がみられる疾患の総称である．

B 原因・病態

バザン硬結性紅斑，ウェーバー・クリスチャン症候群，組織球性貪食性脂肪織炎，うっ滞性脂肪織炎などがあり，それぞれ原因が異なる．

II 診断へのアプローチ

全身の画像検査，末梢血生化学検査などを駆使して原因病態を究明し，確定診断は皮下脂肪織までの深さに及ぶ皮膚生検を施行して，病理組織学的に行う．

A バザン硬結性紅斑

a. 臨床症状

成人女性の両下腿に好発する紅斑，圧痛を伴う皮下硬結で，しばしば潰瘍を伴う．潰瘍治癒後の瘢痕や色素沈着もみられる．結核に伴う脂肪織炎であるが，明確な結核病巣が検出されないこともある．

b. 検査

潰瘍を伴う慢性の皮下硬結であれば本疾患を疑い，病理組織学的に確定診断する．活動性結核の有無を検査することが重要であり，ツベルクリン反応，クオンティフェロン法などで結核の診断をして，胸部X線や胸部CTなどの画像検査，喀痰培養なども施行する．

B ウェーバー・クリスチャン症候群

a. 臨床症状

30〜60歳代の女性に好発し，おもに下腿，下肢に対称性にみられる1〜2 cmの紅斑を伴う皮下結節であり，時に潰瘍を伴う．発熱，肝障害，関節痛，出血傾向などの全身症状を伴うが，原因不明である．

b. 検査

血液検査として血沈亢進や白血球数増加，CRP高値などの炎症所見が重要である．

C 組織球性貪食性脂肪織炎

a. 臨床症状

発熱，肝脾腫，出血傾向などを伴う多発性の皮下硬結，皮下結節が四肢や体幹に好発し，時に顔面にもみられる．

b. 検査

病理組織学的に炎症細胞浸潤と特徴的な赤血球の貪食像がみられる．同様の組織変化が肝，脾，リンパ節，骨髄などの他の臓器でも出現する．病態の基礎には悪性のT細胞の増殖性疾患があることが多い．

D うっ滞性脂肪織炎

a. 臨床症状

中高年に好発する下肢の片側もしくは両側にみられる有痛性皮下硬結（**図1**）で，静脈瘤を合併する．皮膚表面にはうっ滞性皮膚炎を伴うことも多い．したがって基礎疾患の静脈瘤により左右差が生じることもある．

b. 検査

病理組織学的検査と血管外科による画像検査で静脈瘤の有無が診断の決め手になる．

E 結節性紅斑

p.212「2章-18-3）結節性紅斑」参照のこと．

Ⅲ 治療ならびに看護の役割

A 治療法

a. おもな治療法

まず安静が基本である．原因としての感染症や悪性疾患が除外されたら，NSAIDs 投与やステロイド全身投与も行う．

b. 合併症とその治療法

原因治療として，結核の関与が疑われれば抗結核薬の投与を行う．悪性リンパ腫など悪性疾患の関与があるときは，化学療法も考慮する．静脈瘤の合併があれば弾性ストッキングの着用や外科治療，薬物療法も施行する．ウェーバー・クリスチャン症候群ではシクロスポリンなどの免疫抑制薬も投与することがある．

c. 治療経過，予後

原因疾患によって予後が異なるが，皮下脂肪織炎は一般に慢性に経過するので，長期間経過観察を要する．

B 看護の役割

・皮下脂肪織炎の原因はさまざまなので，医師の説明に基づき，皮疹，血液検査所見を考慮して患者の病態を個々に把握することが重要である．

・皮下脂肪織炎では下肢の安静を基本とし，寝るときは下肢の挙上に努めることが重要である．

・バザン硬結性紅斑で抗結核薬が投与されるときは，副作用や薬剤耐性などについて十分に配慮すべきである．

・ウェーバー・クリスチャン症候群や組織球性貪食性脂肪織炎は，再発を繰り返し，重篤な経過をとることも多いので，患者，医師，コメディカルとの信頼関係に基づいたチーム医療が求められる．

・うっ滞性脂肪織炎はうっ滞性皮膚炎も合併することが多く，静脈瘤の症状により経過も左右される．慢性に経過することを考慮して，患者との信頼関係構築とともに血管外科医との意思疎通も必要である．

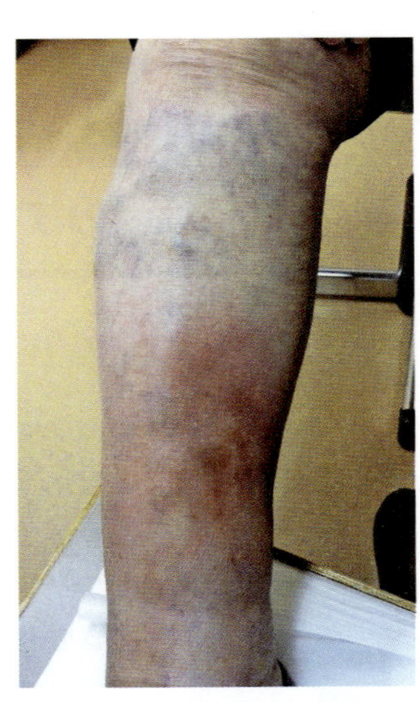

図1　有痛性皮下硬結（70 歳代女性，右下肢）
右下肢に以前から静脈瘤あり．

27 良性腫瘍

1）脂漏性角化腫

Minimum Essentials

❶ 中年以降に高齢者を中心に生じる，ごく一般的にみられる良性腫瘍である．
❷ 褐色～黒色の隆起性のいぼ状結節・腫瘤であるが，それ以外にも症状は多彩である．
❸ 悪性腫瘍との鑑別が必要な場合や本人の希望があれば，外科的治療法を選択する．
❹ 放置した場合，加齢とともに少しずつ大きくなる．外科的に根治可能である．

I 脂漏性角化腫とは

A 定義・概念

高齢者の脂漏部位に好発する褐色～黒褐色の良性皮膚腫瘍で，ごく普通にみられる．いわゆる「老人のいぼ」．

B 原因・病態

原因は不明である．表皮を構成する細胞に類似した細胞の増殖よりなる．

II 診断へのアプローチ

A 臨床症状・臨床所見

中年以降，脂漏部位（頭頸部，胸背部）を中心に躯幹・四肢に生じる．褐色～黒褐色～黒色調の扁平隆起性の結節・腫瘤で，表面が角化性でいぼ状のものが多いが，それ以外にも多彩な外観を呈する（**図 1**）．通常多発性で，年齢とともに増数する．加齢とともにわずかずつ大きくなるが，悪性化はきわめてまれである．脂漏性角化症ともよばれる．

黒色結節・腫瘤を呈する悪性腫瘍（メラノーマ，基底細胞癌）との鑑別が重要である．

B 検査

ダーモスコピーが有用である．病理組織学的に診断を確定する．

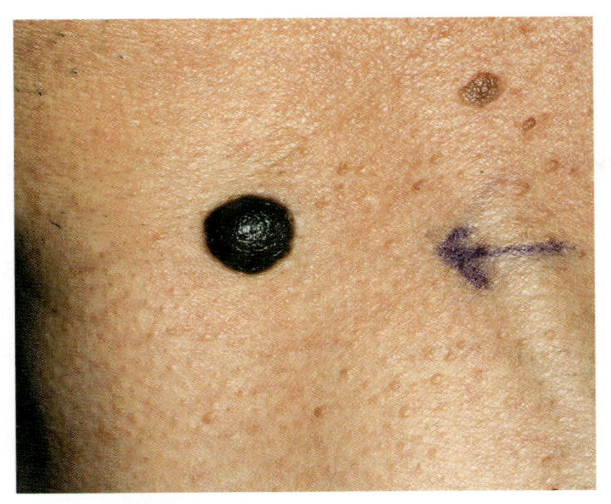

図 1　脂漏性角化症
黒色のもの以外に褐色のものもみられる.

Ⅲ 治療ならびに看護の役割

A 治療

a. おもな治療法

- 悪性腫瘍との鑑別が必要な場合は手術的に摘出し，病理組織検査に供する.
- 本人が整容的に気にして治療を希望した場合は，外科的治療（手術的摘出，液体窒素冷凍凝固法あるいはレーザー蒸散術）を行う.

b. 合併症とその治療法

一般的な外科的治療に伴う合併症（二次感染，瘢痕形成，創離開）に注意する.

c. 治療経過・期間の見通しと予後

外科的治療を選択した場合は1～2週間で創傷治癒する．液体窒素冷凍凝固法の場合は大きさにより数回の追加治療が必要である．予後はきわめて良好である.

B 看護の役割

a. 治療における看護

手術的摘出術やレーザー療法では局所麻酔を行うが，局所麻酔下に行われる一般外科手術と同様，①患者への精神的援助（痛みや治療そのものへの不安の解消），②手術介助と術中のバイタルチェック，③術後の日常ケア指導（創部の清潔保持）を行う．液体窒素冷凍凝固法は疼痛を伴うため援助が必要である.

2）ケロイド，肥厚性瘢痕

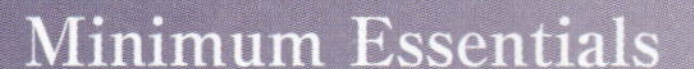

❶ 外傷，手術などの創傷に引き続いて生じる，結合組織の増殖よりなる病変である．
❷ 表面平滑な鮮紅色～褐色調の結節・腫瘤で，ケロイドでは側圧痛が特徴である．
❸ 圧迫包帯療法，ステロイド薬外用もしくは局所注射，トラニラスト内服，外科的切除，放射線療法などがある．
❹ 難治・再発性である．

I ケロイド，肥厚性瘢痕とは

A 定義・概念

外傷，手術などの創傷に引き続いて生じる結合組織の増殖よりなる病変で，元の創面に一致する場合を肥厚性瘢痕，それを越えて腫瘍性に拡大・隆起するものをケロイドという．

B 原因・病態

原因は不明であるが，創傷形成後の治癒機転の異常により，真皮内で膠原線維が過剰増加する．通常創傷は炎症性に発赤したかたい未熟瘢痕を経て，炎症がとれた白くやわらかい成熟瘢痕へと変化し安定するが，ケロイドも肥厚性瘢痕も一種の未熟瘢痕に属し，炎症がより少なくより成熟したものが肥厚性瘢痕といえる．全身的要因，すなわちケロイド体質というものが関与しているといわれる．

II 診断へのアプローチ

A 臨床症状・臨床所見

ケロイドは，扁平あるいはドーム状に隆起した表面平滑なかたい腫瘤で，鮮紅色～褐色調を呈する．はじめの創傷範囲を大きく越えて周囲に拡大するのが特徴で，中央が扁平化し餅を引き延ばしたような形や，蟹の甲羅のような形をとることもある（**図 2**）．横方向から圧を加えると痛みを生じる（側圧痛）．かゆみもある．創傷部分のすぐ直下にかたい組織（骨や軟骨）がある場所に生じやすい．創傷の先行が明らかでないものもあるが，ざ瘡や小さな傷など本人が自覚していないものが含まれていると思われる．30 歳未満に多い．

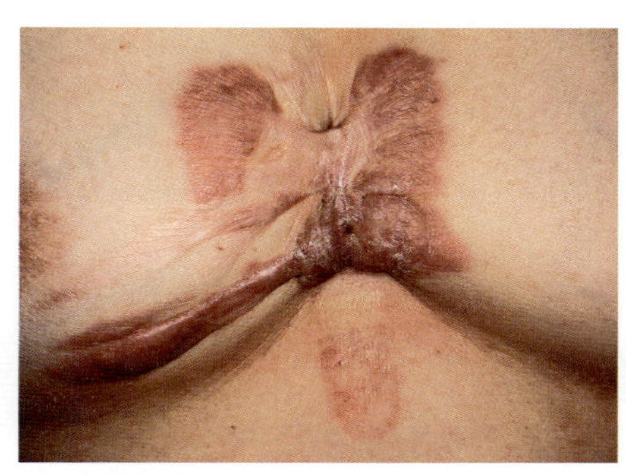

図2　ケロイド
胸（乳房間）に生じたケロイド.

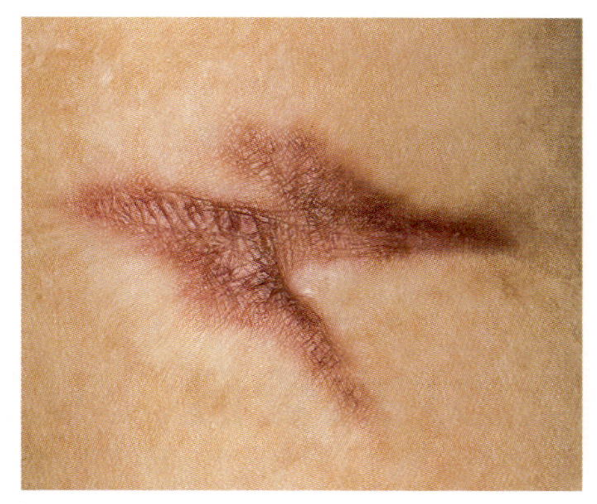

図3　肥厚性瘢痕

肥厚性瘢痕は本質的にはケロイドと同様であるが，もともとの創傷面を越えることがなく，隆起や紅色調の程度もより軽く，側圧痛がない点でケロイドと異なる（図3）.

B 検査

悪性腫瘍（肉腫）との鑑別のために生検を行うことがある.

Ⅲ 治療ならびに看護の役割

A 治療

a. おもな治療法

・ケロイド体質が示唆される患者の術後早期に圧迫包帯療法を行う.
・ステロイド外用剤の密封塗布（ODT），あるいはステロイド局所注射療法を行う.
・トラニラストを内服する.
・外科的切除術を行う（大きい場合は植皮が必要なことがある）.
・放射線療法を行う.

b. 合併症とその治療法

一般的な外科的切除術に伴う合併症（二次感染，創離開）に注意する．ケロイド体質の場合，外科的切除術後に再発しやすいため，放射線療法や術後圧迫包帯療法を併用することが多い．放射線療法では放射線皮膚炎が生じることがあるが，ステロイド外用剤を用いる．ステロイド薬の局所的副作用（感染，表皮萎縮など）に注意する.

c. 治療経過・期間の見通しと予後

ステロイド療法の場合は（特に外用の場合）かなり長期間かかり，難治性である．外科的切除術後に再びケロイドを生じやすい．肥厚性瘢痕は，通常数年以内に萎縮性瘢痕になる.

B 看護の役割

a. 治療における看護

手術的切除の場合は，一般的な外科的看護を行う．ステロイド局所注射療法の場合，注入中はかなり痛みが強いので援助が必要である．

3) 血管腫，リンパ管腫

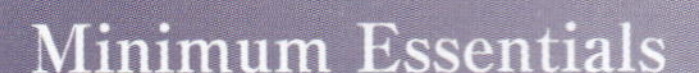

❶ 血管やリンパ管の異常増殖や拡張によって生じる多種の病変で，単純性血管腫，苺状血管腫，血管拡張性肉芽腫が代表的である．

❷ 単純性血管腫は隆起しない紅色の斑として，また苺状血管腫は伏せた苺のような鮮紅色の軟性腫瘤として生じる．

❸ 単純性血管腫には色素レーザー照射，苺状血管腫には経過観察が基本である．

❹ 単純性血管腫は無治療で自然消退しない一方，苺状血管腫は自然消退する．

I 血管腫，リンパ管腫とは

A 定義・概念

血管やリンパ管の異常増殖や拡張によって生じる多種の病変で，一部は母斑症（皮膚や内臓諸臓器に一種の奇形的病変を生じる）の部分症状として発症することもある．

B 原因・病態

反応性の増殖，形成異常により血管が拡張したもの，前 2 者に相当しない真の腫瘍性増殖が考えられるが，症例によって分類が難しい．ここでは皮膚科・小児科でしばしば遭遇する単純性血管腫，苺状血管腫を中心に，血管拡張性肉芽腫やリンパ管腫についても簡単に触れる．

II 診断へのアプローチ

A 臨床症状・臨床所見

単純性血管腫は，血管形成異常による毛細血管の増加と拡張を主体とする．出生と同時

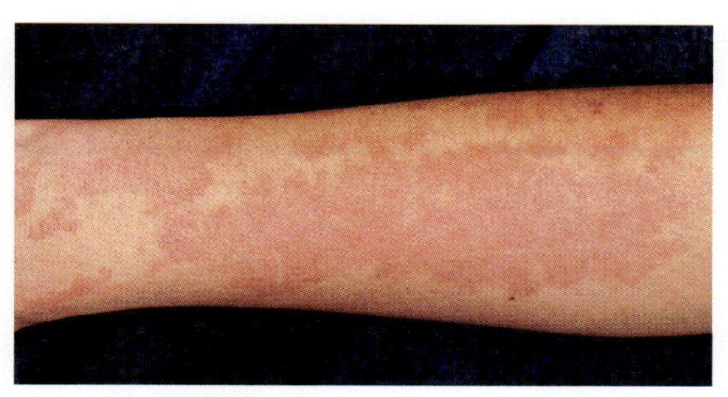

図4　単純性血管腫

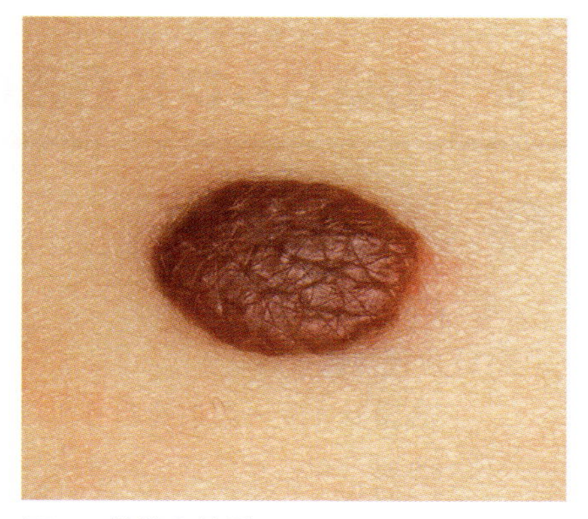

図5　苺状血管腫

に認められ，おもに顔面，次いで躯幹上部に生じる隆起しない紅色の斑である（**図4**）．自然消退傾向はなく，また成人期以降ポリープ状に隆起してくることもある．本症はスタージ・ウェーバー（Sturge-Weber）症候群（顔面の単純性血管腫，緑内障，中枢神経症状）やクリッペル・ウェーバー（Klippel-Weber）症候群（四肢偏側の単純性血管腫，患肢の肥大延長）の部分症状として生じることがある．なお，新生児期から乳児期にかけ眉間，前額正中，項部などに生じる単純性血管腫に酷似する斑は正中部母斑とよばれ，新生児の20～30％にみられるが，大多数は1年半以内に自然消退する（ただし項部のものは半数が成人期まで残存）．

苺状血管腫は，未熟な血管を裏打ちする細胞（血管内皮細胞）が増殖する良性腫瘍性病変である．生後間もなく生じる鮮紅色のやわらかい腫瘤あるいは局面で，最初は毛細血管拡張症もしくは紅い小結節として始まり，急速に隆起して半年～1年くらいで完成する．その名のとおり苺を半分に切って伏せたような形に見える（**図5**）．その後中央部分から自然消退をきたす点が単純性血管腫と異なる．

血管拡張性肉芽腫は，毛細血管の反応性増殖による鮮紅色～暗赤色のやわらかい結節で，比較的急速に増大する．易出血性である．外傷・感染の先行や妊娠を契機に発症する．

リンパ管腫には限局性リンパ管腫，海綿状リンパ管腫，嚢腫状リンパ管腫がある．

B 検査

臨床的に診断がつけやすいため，診断のための検査はとくに必要ない．母斑症が疑われる場合は，X線撮影，CTや眼科的・神経学的精査が必要となる．

Ⅲ 治療ならびに看護の役割

A 治療

a. おもな治療法

(1) 単純性血管腫

- 色素レーザー照射を行う．
- カバーマーク® などのファンデーションやコンシーラーで美容的に患部を覆う．

(2) 苺状血管腫

- 自然消退傾向があるので原則としてそれを待つ．
- 積極的に治療を行うこともある（眼瞼に発生し視力障害の原因になる場合，気道を圧迫する場合，口腔部に発生し哺乳困難をきたす場合，顔面の巨大なもので後々整容的に問題を残しそうなものなど）が，その際はステロイド薬内服・局所注射，放射線療法，プロプラノロール内服，色素レーザー照射などが行われる．
- 学童期を過ぎても整容的に問題が残る場合は，外科的手術を行うこともある．

(3) 血管拡張性肉芽腫

- 外科的治療（手術的摘出，液体窒素冷凍凝固法）や色素レーザー照射を行う．

b. 合併症とその治療法

色素レーザー照射により疼痛，腫脹，水疱形成，皮膚の脆弱化を生じ，またまれに瘢痕化をきたす．幼児などで病変が広範囲にわたる場合は全身麻酔が必要になる．内服薬の一般的副作用，放射線療法での放射線皮膚炎（治療はステロイド外用剤），外科的治療での一般的な合併症（二次感染，瘢痕形成，創離開）に注意する．

c. 治療経過・期間の見通しと予後

単純性血管腫の色素レーザー療法には年単位の期間が必要であるが，治療への反応は良好である．苺状血管腫は通常自然消退する．

B 看護の役割

a. 治療における看護

外科的手術やレーザー療法での留意点は，脂漏性角化腫と同様である．通院期間中は，大きな変化や合併症がないか聞き取りを行う．液体窒素冷凍凝固法は疼痛を伴うため援助が必要である．整容面で保護者が不安に思うことが多いので，精神的援助も必要である．

4）粉瘤

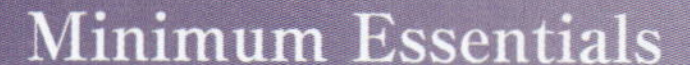

❶ 重層扁平上皮で囲まれた皮膚組織内の洞で，内部は角質で満たされている．
❷ 皮内の囊腫（ふくろ）として現れなだらかに隆起し，時に面皰を伴う．内容物は粥状物で悪臭を放つ．
❸ 外科的摘出術を行うが，二次感染した場合は切開・排膿が行われる．
❹ 放置した場合，加齢とともに徐々に大きくなる．外科的に根治可能である．

I 粉瘤とは

A 定義・概念

重層扁平上皮で囲まれた皮膚組織内の洞（袋状の穴）で，内部は角質で充満している．アテロームともいう．

B 原因・病態

原因は不明である．

II 診断へのアプローチ

A 臨床症状・臨床所見

成人期以降の顔面，頸部，胸背部，頭部に好発する 5 mm～5 cm くらいまでの皮内の囊腫で，皮表面はなだらかに隆起する（**図 6**）．時に皮表面に黒点（面皰とよぶ）がみられる．内容物は悪臭を伴う粥状物で，切開や圧迫で流出することがある．通常自覚症状を欠くが，囊腫が破裂して二次感染すると炎症により発赤，腫脹，疼痛をきたす．

B 検査

鑑別が難しいときに表在エコー検査をすることがある．

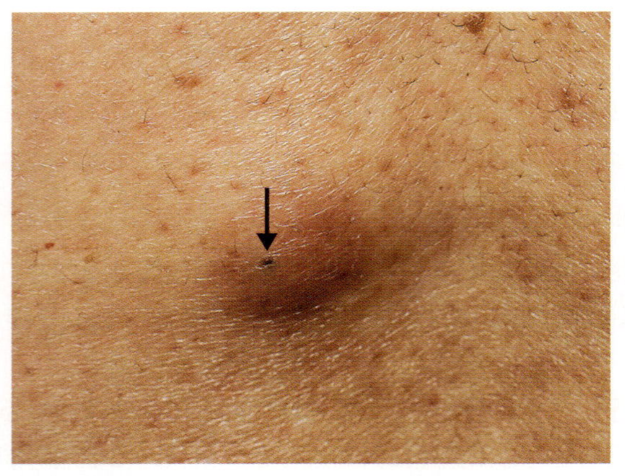

図 6　粉瘤
中央の面皰（→）周囲に若干の炎症を伴う．

Ⅲ　治療ならびに看護の役割

A　治療

a. おもな治療法

・外科的に摘出する．
・二次感染した場合は切開・排膿を行い，ガーゼドレーンを留置しアクリノール湿布を行う．抗菌薬を内服する．

b. 合併症とその治療法

一般的な外科的治療に伴う合併症（二次感染，瘢痕形成，創離開）に注意する．

c. 治療経過・期間の見通しと予後

外科的治療を選択した場合は 1～2 週間で創傷治癒する．予後はきわめて良好である．放置した場合，加齢とともに大きくなるが，悪性化はきわめてまれである．

B　看護の役割

a. 治療における看護

手術的摘出術での留意点は脂漏性角化腫と同様である．切開した場合は，通院による局所処置（ガーゼドレーンの交換など）が必要である旨説明する．

28 悪性腫瘍

I 皮膚悪性腫瘍患者での一般的な看護対応

A 治療とそれに伴う合併症，およびその対応

治療には手術，放射線療法，化学療法が選択される．手術後3週間ほどで退院となることが多い．放射線療法，化学療法を併用する場合は，治療期間はさらに長くなる．

手術に伴う機能的・整容的問題に対しては装具やエピテーゼ，義髪などを考慮する．術後のリンパ浮腫には早期からのリハビリ指導・介入が有用である．放射線療法に伴う皮膚炎には適切な外用療法が必要である．化学療法による有害事象の多くは可逆性のものであるが，血液検査などにより，慎重にモニタリングしながらそれぞれの予防や治療を行う．

B 看護の役割

a. 治療における看護

致死的疾患の場合でも，早期にはとくに生活の制限はない．規則正しい生活を送り，ストレスをためないようにアドバイスする．治療は身体的・精神的苦痛を伴うため，治療を継続できるように患者と家族へのさまざまな指導と精神的サポートを心がける．

(1) 手術

- 手術後，同一体位をとることや排泄などに苦痛を伴うため援助する．
- 術創部の安静・保持，患肢浮腫の予防，ギプス障害（しびれ，痛み，浮腫，阻血）に留意する．
- 高齢者の場合，抗凝固薬を内服していることが多いので，術後の出血に注意する．

(2) 放射線療法，化学療法

- 悪心・嘔吐，脱毛，骨髄抑制などの副作用出現による身体的・精神的苦痛が予想されるので，治療前のインフォームド・コンセントをしっかり確認する．
- 副作用に対し適切な処置を行い，患者が安心して治療を受けられるように支援する．

b. フォローアップ

- 退院時には，術創部の清潔・保護のための指導や教育，またリハビリの指導を行う．
- 退院後しばらくは，疲れたら無理をしないですぐに横になるようにする，軽い運動や簡単な家事をしながら体力の回復に努める，などのアドバイスをする．
- 外来での治療では，治療期間は一般的に長期にわたることが多い．継続治療の必要性と，医師の指示を守るよう説明・指導する．また感染予防として，手洗いやうがいをこまめに行う，部屋を清潔にするなどの指導が必要である．
- 次回受診時の注意点，検査や他科受診の予約確認などを患者および家族に十分伝える．

・末期患者は，疼痛や衰弱により日常生活全般にわたって介助を要する．可能な限りQOLを尊重したケアを行う．在宅療養を望む場合，介護支援体制を整え，最期まで家族との生活を送れるように援助する．

1）有棘細胞癌（ゆうきょく）

Minimum Essentials

❶ 有棘細胞が癌化したものである．
❷ 悪臭を伴うカリフラワー状の結節や腫瘤，難治性潰瘍を呈する．
❸ 紫外線，ヒト乳頭腫ウイルス，ヒ素摂取，外傷による瘢痕が発癌因子である．
❹ 治療の第一選択は手術であり，進行期には化学療法や放射線療法も併用する．

I 有棘細胞癌とは

A 定義・概念

皮膚癌の代表的疾患で，表皮や粘膜を構成する有棘細胞の癌化により生じる．

B 原因・病態

紫外線，ヒト乳頭腫ウイルス（HPV），ヒ素などの化学物質，放射線，また熱傷やケガによる陳旧性瘢痕が発癌因子として知られている．前駆症として日光角化症，ボーエン病，熱傷瘢痕，慢性放射線皮膚炎，色素性乾皮症などがある．とくにわが国では，高齢化に伴い日光角化症の進行・悪化による有棘細胞癌が激増している．

II 診断へのアプローチ

A 臨床症状・所見

易出血性のカリフラワー状の結節，腫瘤や難治性の潰瘍を呈し，特有の悪臭（癌臭）を伴う．周囲に日光角化症のような前駆症がしばしばみられるので，丹念に観察する（**図1**）．

B 検査

腫瘍の生検により確定診断する．ダーモスコピー所見も有用である．原発巣だけでなく，リンパ節転移や遠隔転移の全身検索としてX線，CT，MRI，超音波検査，FDG-

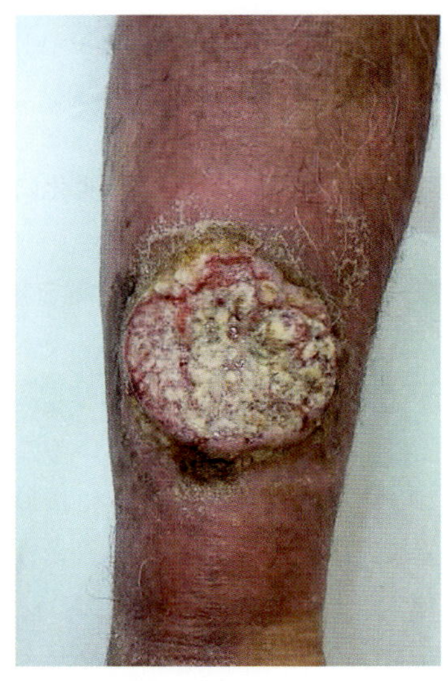

図 1　有棘細胞癌
左下腿に生じたカリフラワー状腫瘤．壊死・悪臭を伴う．

PET 検査などの画像診断が行われる．血液中の腫瘍マーカーとして抗 SCC 抗体測定も有用である．

Ⅲ　治療ならびに看護の役割

A　治療

a．おもな治療法

治療の第一選択は手術である．リンパ節転移例では郭清術も行う．放射線感受性が高いため，放射線療法は手術困難例や補助療法として有用である．進行期ではプラチナ製剤やフルオロウラシル（5-FU）などの化学療法が併用される．一方，日光角化症を含めたごく早期の例では，イミキモドクリーム外用療法や液体窒素による凍結療法も適応になることがある．

b．合併症とその治療法

手術あるいは治療に伴う合併症があるため，それぞれに対応する．

c．治療経過・期間の見通しと予後

術後 3 週間ほどで退院となることが多い．放射線療法，化学療法を行う場合はさらに治療経過が長くなる．5 年生存率は，早期では良いが，Ⅲ期では約 60％，遠隔転移のみられるⅣ期では 30％以下である．

B 看護の役割

a. 治療における看護

・医師の説明した手術法，術後に予想される外観の変化について，患者が十分に理解できたかを確認する.
・化学療法，放射線療法に伴うさまざまな身体的苦痛を和らげるよう，患者のQOLをしっかり把握する.

b. フォローアップ

・他部皮膚にも日光角化症などの前癌病変をもっていることが多く，新たな有棘細胞癌の発生が懸念されるため，早期発見に努めるように指導する.
・ライフスタイルに合った紫外線対策をしっかり行うよう指導する.

2）基底細胞癌

Minimum Essentials

❶ 基底細胞に類似した腫瘍細胞で構成される.
❷ 高齢者の顔面に，中央が陥没した黒褐色の結節として生じる.
❸ 治療は手術が第一選択である.
❹ 転移はきわめてまれで，完全切除できれば予後は良好である.

I 基底細胞癌とは

A 定義・概念

皮膚癌のなかでもっとも多く，表皮の基底細胞に類似した腫瘍細胞で構成される.

B 原因・病態

紫外線曝露，放射線照射，外傷，熱傷などが誘因となる．また，脂腺母斑，色素性乾皮症では，基底細胞癌が好発する．わが国では高齢化により患者数が増加している．転移はまれだが，術後，時に局所再発を繰り返し，局所破壊性に進行するケースもある.

Ⅱ 診断へのアプローチ

A 臨床症状・所見

患者の約90%は高齢者で，顔面に好発する．黒褐色の光沢を呈する結節で，中心が陥没し，時に潰瘍形成する（**図2**）．瘢痕のように見える場合や，扁平で隆起がないケースもある．

B 検査

ダーモスコピー診断は有力な術前検査である．確定診断は腫瘍の生検による．皮下の病変の広がりと深さを正確に知るためには，超音波検査が有用である．画像診断としてCT，MRIを行う．

Ⅲ 治療ならびに看護の役割

A 治療

a. おもな治療法

完全切除すれば完治できる腫瘍なので，治療の第一選択は手術である．腫瘍の大きさと発生部位，再発リスクを考慮した切除範囲を設定し切除する．手術以外に，凍結外科療法，電気凝固法，放射線療法などがある．

b. 合併症とその治療

ほかの皮膚癌や新たに別の基底細胞癌を生じるリスクが高いので，定期的に皮膚を観察する．

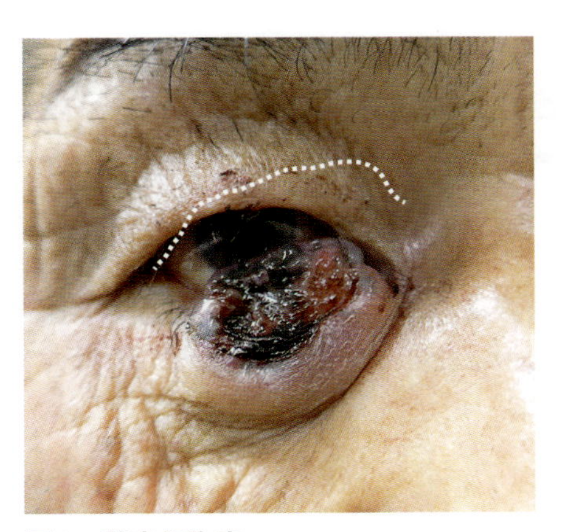

図2　基底細胞癌
高齢者の顔面に好発する．黒色結節の中心潰瘍化（易出血性）．

c. 治療経過・期間の見通しと予後

完全に切除すれば完治する．再発は腫瘍細胞の不完全切除が原因で，多くは術後3年以内に起きる．術後2〜3年間は定期的に経過観察する．

B 看護の役割

a. 治療における看護

・顔面の手術の場合が多く，患者は術後の容貌の変化に対し不安をもつことが多いので，それを理解し，支援するよう心がける．
・医師の説明した手術法，術後に予想される容貌の変化について，患者が十分に理解できたか確認する．

b. フォローアップ

・数回にわたり手術が行われる場合もあり，医師・看護師・患者間の信頼関係を築いておくことが大切である．
・経過観察のために，2〜3年間は定期的に受診することを確認する．

3）乳房外パジェット（Paget）病

Minimum Essentials

❶ アポクリン汗腺，肛門腺などに由来する腺癌．
❷ 高齢者の陰部・肛門周囲に好発する．紅斑，まれに黒褐色調の斑で始まり，徐々に拡大し，びらん，結節を生じる．時に色素脱失もみられる．
❸ 治療は手術が第一選択である．年齢やQOLを考慮し，放射線療法，化学療法も検討する．
❹ 初期は表皮内癌であるが，進行すると浸潤癌となる．遠隔転移した場合，予後は悪い．

I 乳房外パジェット病とは

A 定義・概念

皮膚癌のなかではまれな腺癌である．アポクリン汗腺，肛門腺などが由来と考えられている．なお乳房に生じるものは乳房パジェット病とよばれ，前者は乳癌の亜型として扱われる．

B 原因・病態

原因は不明である．直腸・肛門癌や子宮癌が皮膚に浸潤した場合もある．

Ⅱ 診断へのアプローチ

A 臨床症状・臨床所見

高齢者の陰部・肛門周囲，鼠蹊部に好発する．まれに，腋窩部，臍周辺部にも生じる．紅斑，まれに黒褐色調の斑や脱色素斑で始まり，徐々に遠心性に拡大し，びらん，結節を生じる（**図 3**）．湿疹や白癬（たむし）などと誤診され，あるいは羞恥心のため受診せず，長期にわたり適切な治療がなされない場合が少なくない．医療者や家族の“気づき”がもっとも重要である．

B 検査

陰部病変の場合，全体像がわかりにくいので，必ず剃毛のうえ明るい診察台で観察する．腫瘍の生検により確定診断する．さらに，腫瘍周囲の正常に見える皮膚を数ヵ所生検し，病変の広がりを評価する．合併癌の検索のために，泌尿器科，婦人科，直腸・肛門外科の併診が不可欠である．併せて CT，PET，超音波検査など全身検索も行う．

Ⅲ 治療ならびに看護の役割

A 治療

a. おもな治療法

表皮内癌のうちに完全切除すれば完治できるので，早期発見，早期切除が第一である．リンパ節転移例には郭清術も行うが，多発リンパ節転移や遠隔転移例では放射線療法，化

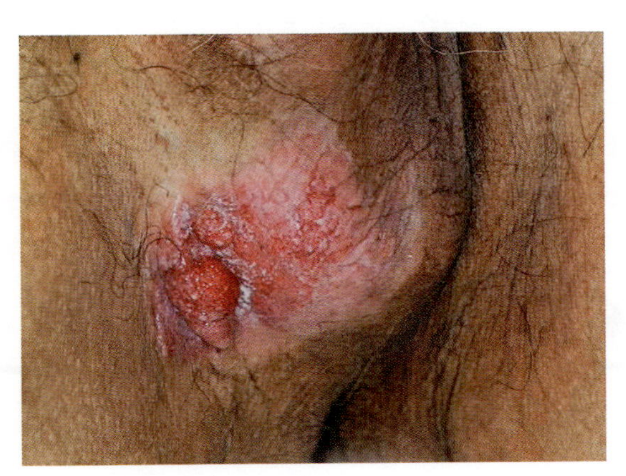

図 3　乳房外パジェット病
高齢者の外陰部に紅色～黒褐色の局面（びらん，結節を伴う），脱色素斑を認める．

学療法などを併用する．

b. 合併症とその治療

約10%の患者で，直腸・肛門癌，子宮癌などを合併する．病期に対応した治療をする．

c. 治療経過・期間の見通しと予後

初期は，表皮内癌としてきわめて緩徐に進行するので，この時期に完全切除すれば予後は良好である．しかし，リンパ節転移後の進行は早く，拡大手術が必要となるが，予後不良である．

B 看護の役割

a. 治療における看護

・外陰部原発のことが多いので，診察や処置時は患者の羞恥心を増強させないように露出部を最小限にし，プライバシーを保護する．

・術後は排泄物により創部が汚染されやすいので，患者の同意を得て膀胱留置カテーテルを使用する．排便により創部のガーゼが汚染されないように，ガーゼの当て方や被覆剤の使用など工夫する．また，排便後の処理は手際良く行うようにする．

b. フォローアップ

患者が術後の外観の変化を受容できるようになるまでには時間がかかる．その間，看護師は患者の精神的フォローを心がける．

4）ボーエン（Bowen）病

Minimum Essentials

❶ 緩除に経過する表皮内癌である．ヒ素摂取，ヒト乳頭腫ウイルスなどが発癌因子と指摘されている．

❷ 表面がカサカサした紅斑～褐色斑．進行するとびらんや結節を生じる．約10%は多発例である．

❸ 治療は手術が第一選択である．

❹ 表皮内癌のうちは予後良好だが，進行するとボーエン癌となり予後不良である．

I ボーエン病とは

A 定義・概念

有棘細胞癌の表皮内癌である．進行するとボーエン癌となり，有棘細胞癌と類似の転帰をとる．

B 原因・病態

多発例でヒ素摂取，外陰部病変ではヒト乳頭腫ウイルス（とくにHPV16）の関与が指摘されている．白人では露光部に多いが，日本人ではむしろ露光部には少ない．

II 診断へのアプローチ

A 臨床症状・臨床所見

類円形～不整形の，淡紅褐色の軽度隆起した斑である．表面はカサカサして鱗屑を伴ったり，びらんを生じることがある（**図4**）．結節や腫瘤を形成している場合は，表皮を超えて浸潤しているボーエン癌となっている．

B 検査

ダーモスコピー診断は有力な術前検査である．確定診断は腫瘍の生検による．浸潤癌が疑わしい場合はCT，超音波検査など画像診断を行い，転移巣の有無を確認する．

III 治療ならびに看護の役割

A 治療

a. おもな治療法

早期（表皮内癌）のうちに完全切除すれば完治できるので，第一選択は手術である．高齢者で顔面に多発する例では，凍結療法やイミキモドなどの抗がん薬の外用療法が行われ

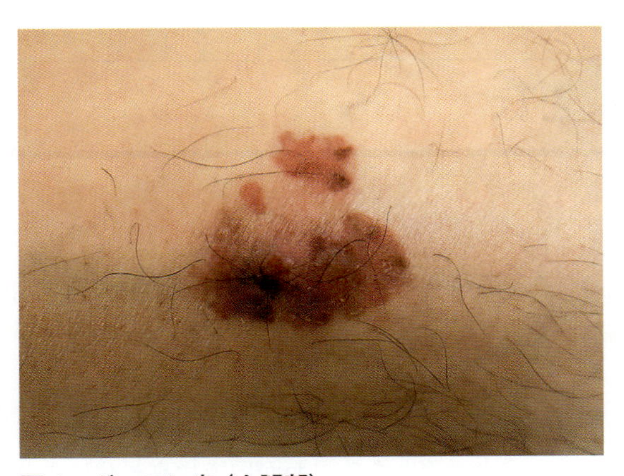

図4　ボーエン病（大腿部）
類円形の鱗屑を伴う，紅色～褐色局面を呈する．

ることもある．なお，浸潤癌に至った場合の治療は有棘細胞癌に準ずる．

b. 合併症とその治療法

内臓癌の合併を検索する．女性の場合，子宮頸癌のチェックも行う．

c. 治療経過・期間と見通しと予後

表皮内癌としてきわめて緩徐に進行するので，この時期に完全切除すれば予後は良好である．しかし，進行癌の場合は予後不良である．

B 看護の役割

a. 治療における看護

切除・植皮術が行われた場合は，p.300「2 章 -28-1）有棘細胞癌」で述べたポイントに注意しケアする．

b. フォローアップ

ヒ素摂取例やヒト乳頭腫ウイルスが感染した例では多発することがあるので，長期の経過観察により新たな病変の出現を注意深くチェックするよう指導する．

5）日光角化症

Minimum Essentials

❶ 表皮内に限局した早期の有棘細胞癌である．長期間の蓄積性紫外線曝露が誘因となる．
❷ 高齢者の露光部（顔面，前額部，手背，耳介など）に好発かつ多発する，軽い鱗屑を伴う紅褐色斑．
❸ 治療の第一選択は手術である．顔面の多発例では，凍結療法，イミキモド外用療法を行う．
❹ 表皮内癌のうちは予後良好だが，進行すると有棘細胞癌となり予後は悪い．

I 日光角化症とは

A 定義・概念

老人性角化症，光線角化症ともよばれる．表皮内癌で，有棘細胞癌の表皮に限局したもの．進行すると有棘細胞癌となる．

B 原因・病態

長期間の蓄積性紫外線曝露が誘因となる．わが国では高齢化により急増している．

Ⅱ 診断へのアプローチ

A 臨床症状・臨床所見

顔面，手背などの露光部に，類円形～不整形の軽い鱗屑を伴う紅褐色の斑（**図5**）が多発する．時にびらんを伴う．角質の増殖が著しい場合，皮角となる．結節や腫瘤を形成している場合は，浸潤癌となっていることが多い．多発する例が多いので，複数の病巣を見逃さないように露光部を丹念に観察する．女性例では下腿も好発部位である．

B 検査

ダーモスコピー診断は有力な術前検査である．確定診断は腫瘍の生検による．浸潤癌が疑わしい場合はCT，超音波検査など画像診断を行い，転移巣の有無を確認する．

Ⅲ 治療ならびに看護の役割

A 治療

a. おもな治療法

表皮内癌のうちに完全切除すれば完治できるので，第一選択は手術である．高齢化の進んだわが国では高齢者の顔面に多発する例がほとんどなので，合併症（認知症や心肺疾患など）やQOLを考えた場合，通院での凍結療法やイミキモドなどの抗がん薬による外用

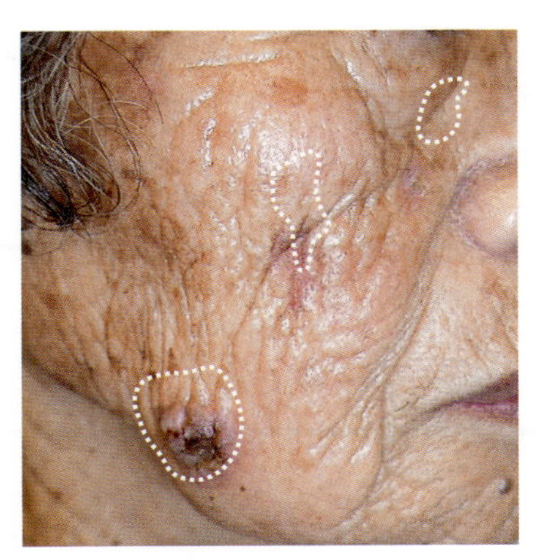

図5　日光角化症
高齢者の露光部に多発する褐色～赤褐色局面．右下顎部に角化性鱗屑を伴う病巣がみられる．

療法を行う．浸潤癌に至った場合の治療は有棘細胞癌に準ずる．

b．合併症とその治療法

紫外線ダメージによる皮膚の光老化を伴っているため，色素沈着，皮膚の乾燥，硬化，肥厚，深いしわが目立つ．

c．治療経過・期間の見通しと予後

表皮内癌としてきわめて緩徐に進行するので，この時期に完全切除すれば予後は良好である．しかし，進行癌の場合は予後不良である．

B 看護の役割

a．治療における看護

患者は高齢者が多いので，患者と医師が気軽に話し合えるような雰囲気をつくり，患者が納得いく治療を選択できるように援助する．

b．フォローアップ

- 紫外線防御の指導と，有棘細胞癌への進展に注意して外来フォローする．多発する例がほとんどなので，新たな病変の出現を長期にわたり注意深くチェックする．
- 紫外線防御法（日焼け止め・日傘・帽子など）については患者の日常生活に合った方法を指導する．

6）悪性黒色腫（メラノーマ）

Minimum Essentials

❶ メラノサイトから生じる，悪性度の高い癌である．高齢者だけでなく，中年（40歳代）にも発症ピークがある．タイプによっては紫外線が発癌因子となる．
❷ いびつな色素斑で始まり，進行すると結節・腫瘤，びらん・潰瘍を呈する．
❸ 治療は手術が第一選択だが，病期に従い集学的治療を行う．最近，免疫療法や分子標的薬で高い治療効果がみられる．
❹ 表皮内癌のうちは予後良好だが，進行すると予後は悪い．

I 悪性黒色腫（メラノーマ）とは

A 定義・概念

メラニン色素産生細胞（メラノサイト）から生じる癌．早期にリンパ・血行性に転移し，悪性度の高い，予後不良の腫瘍である．

B 原因・病態

日本では10万人あたり2人程度の罹患率で，きわめてまれである．足底や爪部の悪性黒色腫が多くみられ，外力や外傷が誘因として推測されている．皮膚以外に，口腔内あるいは眼粘膜，脳軟膜に発生する例もある．前駆症として悪性黒子，発生母地となる疾患として色素性乾皮症，先天性巨大色素性母斑がある．

Ⅱ 診断へのアプローチ

A 臨床症状・臨床所見

いびつで黒，赤，褐色など入り混じった色むらのある色素斑で始まり，結節・腫瘤，びらん・潰瘍となる（**図6**）．早期にリンパ行性・血行性転移を起こす．成人になって色素斑が大きくなったり，盛り上がってきたり，色調にむらが生じる場合は要注意である．

B 検査

ダーモスコピー所見は，初期診断にきわめて重要である．原発巣だけでなく，周囲の衛星病巣も丹念に観察する．臨床像で診断できない場合には病巣を全摘し，病理検査を行う．リンパ節転移や遠隔転移の全身検索としてX線，CT，MRI，超音波検査，FDG-PET検査などの画像診断を行う．血液中の腫瘍マーカーとして5-S-システイニルドーパ（5-S-CD），LDHも有用である．

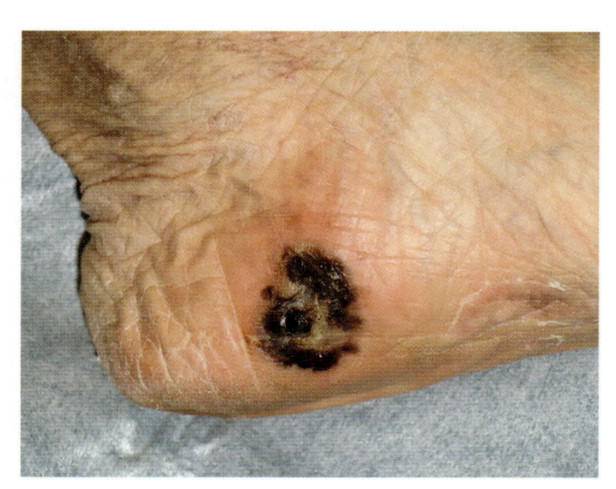

図6　悪性黒色腫
末端部黒子型黒色腫（ALM）．足底の不整で色むらのある黒色斑と，びらん性腫瘤を認める．

Ⅲ 治療ならびに看護の役割

A 治療

a. おもな治療法

治療の第一選択は手術である．リンパ節転移例では郭清術も行う．放射線感受性が低く，ふつう適応になることは少ないが，脳転移例や手術困難例では定位照射（γナイフなど）や陽子線療法を行ったり，術後補助療法として放射線照射することがある．進行期では抗がん薬治療，インターフェロン投与も併用する．最近，免疫療法や分子標的薬での高い治療効果が注目されている．

b. 合併症とその治療法

手術あるいは治療に伴う合併症があり，それぞれに対応する．

c. 治療経過・期間の見通しと予後

早期（Ⅰ～Ⅱ期）であれば比較的予後は良いが，Ⅲ期での5年生存率は50～60％，Ⅳ期では10％以下である．5年以上の定期的な経過観察を要する．

B 看護の役割

a. 治療における看護

- 広範囲切除，リンパ節郭清を行うことが多く，腫瘍が指趾の場合は切断することもあるので，術前のインフォームドコンセントは重要である．
- 術後は，容貌の変化や，指趾切断の場合の機能的障害など，現実を受け入れるのにかなりの精神的苦痛を伴う．看護師は患者の言動，表情，行動などから心理状態を把握し，適切な援助を行わなければならない．
- 薬物療法を併用することが多く，副作用出現による身体的・精神的苦痛が予想される．予想される副作用の説明，発生した副作用への対策に支援を行う必要がある．

b. フォローアップ

悪性黒色腫の患者は衛星病巣をもっていることもあるため，早期発見に努めるように指導する．入浴時に鏡などでセルフチェックしたり，家族間で丹念に観察する．

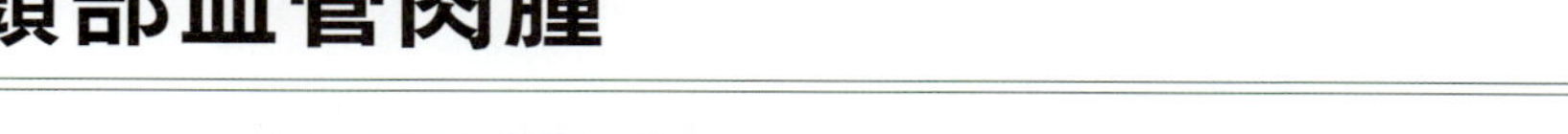

7）頭部血管肉腫

Minimum Essentials

❶ 高齢者の頭部に生じる，血管内皮細胞由来の悪性度の高い肉腫である．
❷ 易出血性の結節や腫瘤で，周囲に紫斑，褐色斑がみられる．
❸ 手術，抗がん薬投与，分子標的薬での治療を行う．
❹ 局所再発や肺転移を生じやすく，きわめて予後不良である．

I 血管肉腫（悪性血管内皮細胞腫）とは

A 定義・概念

血管やリンパ管の内皮細胞由来の肉腫である．高齢者の頭部，顔面に生じる．

B 原因・病態

皮膚，軟部組織の間葉系悪性腫瘍の約1%を占める，まれな疾患である．誘発因子の1つとして外傷が推測されている．

II 診断へのアプローチ

A 臨床症状・臨床所見

易出血性の結節や腫瘤で，周囲に暗赤色斑～紫斑を伴う（**図7**）．

B 検査

生検組織で確定診断する．早期に肺転移などを生じていることがあるので，X線，CT，PET，超音波検査などで全身検索をする．

memo　スチュワート・トレベス（Stewart-Treves）症候群
子宮癌や乳癌の手術後や，放射線照射後のリンパ浮腫の四肢などに生じる血管肉腫をスチュワート・トレベス症候群という．

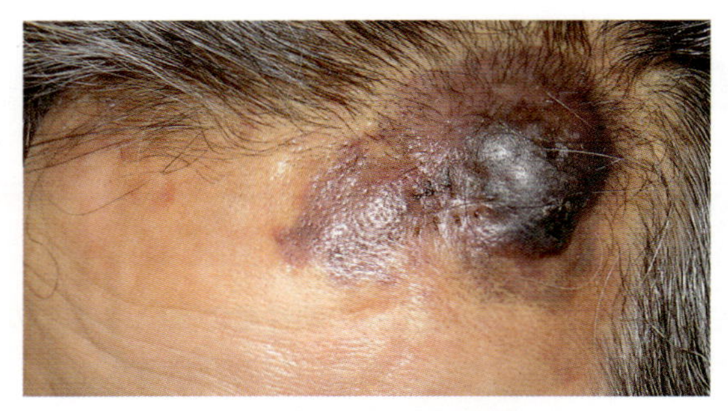

図7 悪性血管内皮細胞腫（血管肉腫）
被髪頭部の境界不明瞭な暗赤色～褐色斑．局面内の一部に暗赤色の結節がみられる．

Ⅲ 治療ならびに看護の役割

A 治療

a. おもな治療法

可能であれば広範囲に切除する．ただし再発率が高いので，電子線療法，インターロイキン２投与などを組み合わせた集学的治療が必要となる．また，最近分子標的薬での治療効果が注目されている．

b. 合併症とその治療法

手術あるいは治療に伴う合併症があり，それぞれに対応する．

c. 治療経過・期間の見通しと予後

局所再発しやすく，早期にリンパ行性・血行性に転移する．初診から死亡まで1，2年のことも多く，予後はきわめて不良である．

B 看護の役割

a. 治療における看護

・高齢者が多いので，治療については家族を交えて説明する．
・医師の説明した手術法，術後に予想される容貌の変化について，患者が十分に理解できたかを確認する．

b. フォローアップ

・治療後も局所再発や遠隔転移，とくに肺転移を慎重にフォローする必要があり，定期的に受診するよう指導する．
・患者は術後の容貌の変化に対し不安をもつことが多いので，それを理解し，支援するよう心がける．

8）皮膚悪性リンパ腫

Minimum Essentials

❶ リンパ球系細胞が悪性化し，皮膚で増殖する疾患である．菌状息肉症，セザリー（Sézary）症候群が代表的な疾患である．成人T細胞白血病/リンパ腫（ATL）では，約半数の患者に皮膚病変が出現する．

❷ 紅斑，丘疹，結節，腫瘤などが単〜多発する．時にかゆみを伴う．全身症状は進行すると出現する．

❸ 病型分類，病期に基づき，治療法を選択する．菌状息肉症では病初期には紫外線療法，進行すると化学療法が選択される．

❹ 経過は，菌状息肉症ではゆっくりであるが，セザリー症候群では比較的早い．ATLは病型による．治療により経過を遅らせることができるが，いずれも致死的である．

I 皮膚悪性リンパ腫とは

A 定義・概念

悪性化したリンパ球系細胞が皮膚で増殖する疾患で，代表的なものに菌状息肉症，セザリー症候群がある．また，成人T細胞白血病/リンパ腫（ATL）では，ヒトT細胞性白血病ウイルス1型（HTLV-1）に感染したT細胞が悪性化し，全身臓器で増殖する．約半数の患者で腫瘍細胞の増殖による皮膚病変が生じる．

B 原因・病態

菌状息肉症，セザリー症候群では特定されたものはない．ATLではHTLV-1のT細胞への感染が密接に関連している．

日本皮膚科学会による全国調査では，毎年約400名の皮膚悪性リンパ腫患者が新規登録されている．約半数が菌状息肉症あるいはセザリー症候群であるが，菌状息肉症が90%以上を占める．両疾患とも致死的である．菌状息肉症は数年から10数年かけてゆっくりと進行し，長い経過をとる．一方，セザリー症候群はまれな疾患であるが，末梢血に異型リンパ球が出現し，経過は比較的早い．

HTLV-1感染者（キャリア）は西南日本沿岸部を中心に110万人ほど存在し，感染者のATL発症率は年間1,000人に0.6〜0.7人である．感染から発症までの潜伏期間が長く，キャリアが生涯に発症する確率は約5%で，発症ピークは60歳ごろである．ATLの予後は病型によりさまざまである．

Ⅱ　診断へのアプローチ

A　臨床症状・臨床所見

菌状息肉症は以下の3病期でゆっくり進行する．紅斑が目立つ湿疹として生じ（紅斑期）（図8），時に強いかゆみを伴う．徐々に湿疹部全体が盛り上がり，厚く触れる（浸潤する）ようになり（扁平浸潤期），その上に丘疹，結節，腫瘤を形成する（腫瘤期）（図9）．さらに進行すると，皮膚リンパ腫細胞がリンパ節，他臓器へ浸潤する．セザリー症候群は全身の皮膚が赤くなる紅皮症（図10）で発症し，進行すると丘疹，結節，腫瘤を形成する．

ATLの病型には，急性型，リンパ腫型，慢性型，くすぶり型がある．約半数の患者に紅斑，丘疹，結節，腫瘤，紅皮症など多彩な皮膚症状がみられ，菌状急肉症，セザリー症候群との鑑別を要する．

B　検査

皮膚の病理組織検査で異型リンパ球の浸潤を認める．確定診断には，免疫染色や遺伝子検査を併せて行う．同時に，血中の異常細胞の有無，リンパ節や他臓器の病変なども検索する．セザリー症候群では病初期から末梢血中に異型リンパ球（セザリー細胞）が出現する．ATLは抗HTLV-1抗体陽性である．

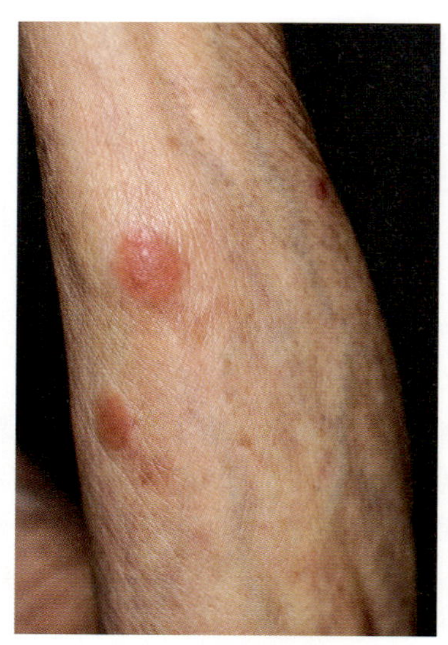

図8　菌状息肉症（紅斑期）

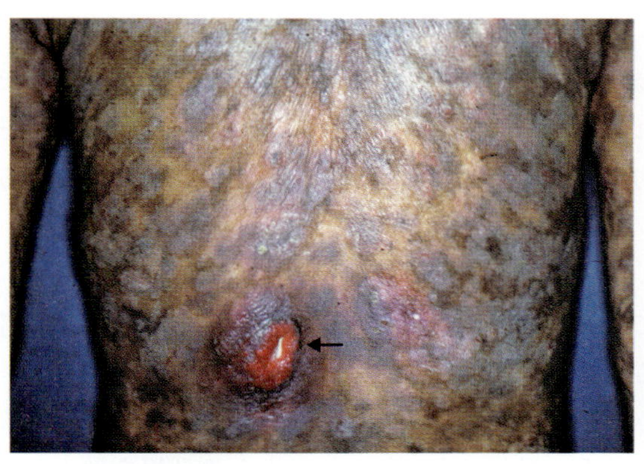

図 9　菌状息肉症
浸潤を触れる紅斑が全身に広がっている．結節（←）もみられる

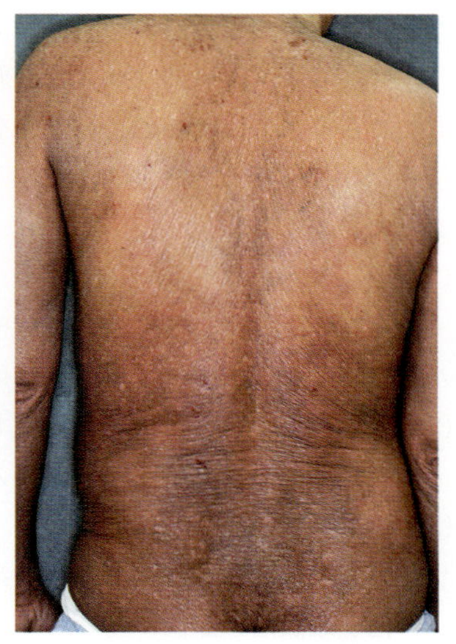

図 10　紅皮症：セザリー症候群

Ⅲ　治療ならびに看護の役割

A 治療

a. おもな治療

症状，病期に応じて以下の治療法を選択する．

(1) 発疹に対する治療

ステロイド薬外用，紫外線療法（PUVA（プーバ）療法，ナローバンド UVB 療法），電子線照射が行われる．

(2) 化学療法

ゾリンザ® 内服，イムノマックス -γ® 点滴静注，タルグレチン内服，ポテリジオ® 点滴静注，CHOP 療法など．

b. 治療経過・期間の見通しと予後

治療により経過を遅らせることはできるが，いずれも致死的である．

B 看護における役割

a. 治療における看護

致死的疾患ではあるが，早期にはとくに生活の制限はない．規則正しい生活を送り，ストレスをためないようにする．しかし，時に経過が長く，継続した治療が必要となるため，患者と家族へのさまざまな指導と精神的フォローが大切である．

外来で治療を行う場合，治療期間は一般的に長期間にわたることが多い．感染症に注意するよう指導する．感染予防には手洗いやうがいをこまめに行う，部屋を清潔にするなどの工夫が必要である.

放射線療法，化学療法が選択された場合，悪心・嘔吐，脱毛，骨髄抑制などの副作用出現による身体的・精神的苦痛が予想されるので，治療前のインフォームド・コンセントをしっかり行う．また，副作用に対し適切な処置を行い，患者が安心して治療を受けられるように支援する.

(1) 悪心・嘔吐

制吐薬の投与により，ある程度予防できる．心理的要因で誘発されることもあり，患者の心理状態を把握することが大切である．食事を患者の嗜好に合わせるよう配慮する.

(2) 脱毛

治療が終了すれば必ず生えてくる．抜け毛に対してネットや帽子などの利用を勧める.

(3) 骨髄抑制

白血球数が減少するので，感染症予防対策を行う.

- 化学療法前に齲（う）歯，痔などがあれば，それに対する治療を行う.
- 身体の清潔を保つ：手洗い，うがいの励行，皮膚の清潔など.
- 病室の管理：個室管理，ガウンテクニック，面会人の制限，掃除の徹底，クリーンベッドの使用など.
- 食事：生ものを避け加熱する，無菌食など.

b. フォローアップ

退院後しばらくは，疲れたら無理をしないですぐに横になるようにする．軽い運動や簡単な家事をしながら，体力の回復に努める.

29 色素異常

1) 色素性母斑（黒あざ，ほくろ）

Minimum Essentials

❶ 母斑細胞が表皮や真皮に増殖している状態である．
❷ 俗に「黒あざ」といわれる褐色～黒色の色素斑で，境界はほぼ明瞭であり，大きさは大小さまざまである．
❸ 治療法としては，切除，切除後の皮弁や植皮などである．また，凍結療法や電気焼却，レーザー療法などがある．
❹ 6 mm を超える大きさの後天性母斑は，悪性黒色腫との鑑別が重要である．また，巨大色素性母斑からは悪性黒色腫が生じることがあり，注意深い観察が必要である．

I 色素性母斑（黒あざ，ほくろ）とは

A 定義・概念

母斑細胞母斑ともいわれており，母斑細胞が増殖している母斑である．母斑細胞とは，胎生期に神経堤を原基として生じ，メラノサイトにもシュワン（Schwann）細胞にもなりきれなかった分化不十分な細胞である．

B 原因・病態

母斑細胞が表皮や真皮，または皮下組織に存在していることが原因である．

臨床的には先天性色素性母斑と後天性色素性母斑に分類される．先天性色素性母斑は多くは出生時より存在し，大きさ，形，色調，表面の性状は多種多様である．後天性のものは俗に「ほくろ」といわれ，3～4 歳頃より生じ，思春期までに大きさ，隆起，色調と数を増し，以降次第に退色する．

Ⅱ 診断へのアプローチ

A 臨床症状・臨床所見

a. 先天性色素性母斑

浅在型，深在型がある．浅在型は母斑細胞が真皮中上層に存在するもの，深在型は真皮全層（時に皮下）に存在するものである．

色素斑内に剛毛を有するもの（有毛性母斑，**図 1**），表面が疣状，乳頭腫状であるもの（疣状色素性母斑），淡褐色斑上に黒色小斑が多数集まっているもの（点状集簇性母斑），爪母に存在し爪甲に黒色線条を有するもの（爪甲線状母斑），体幹，四肢の大部分を占めるもの（巨大色素性母斑または獣皮様母斑）と多種多様である．20 cm 以上の大型母斑では，剛毛を伴うことが多く，悪性黒色腫の発生頻度が 5%と高いこと，時に脳神経病変を合併し（神経皮膚黒色症），治療が困難なことが問題となる．

b. 後天性色素性母斑（図 2）

組織学的には，母斑がどの部位に増殖しているかにより 3 つに分類される．境界部型は母斑細胞が表皮および真皮境界部に，複合型は境界部と真皮に，真皮内型は真皮内にのみ存在している．

B 検査

ダーモスコピーや，生検による病理組織診断が有効である．

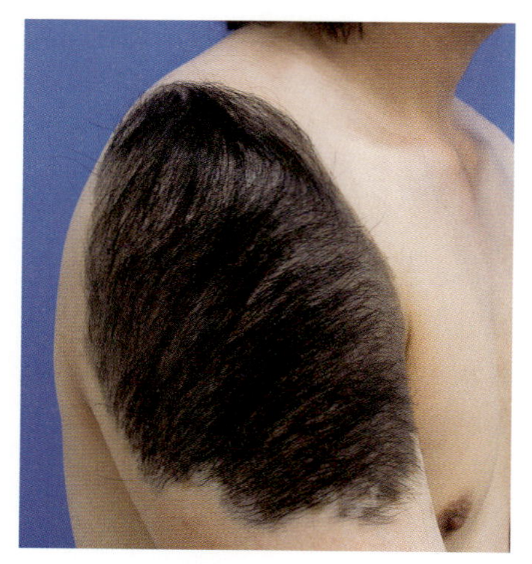

図 1　有毛性母斑

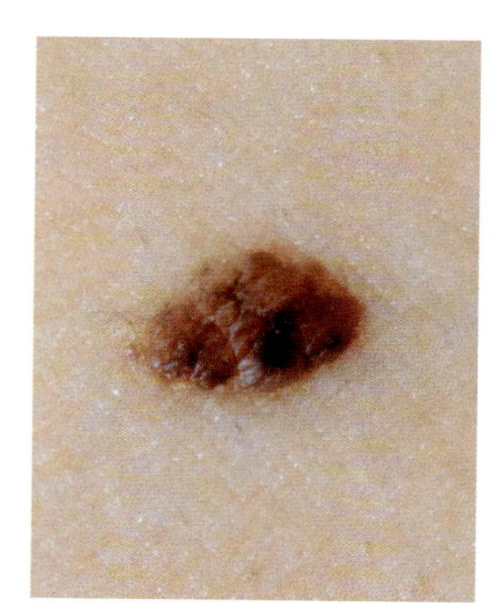

図 2　後天性色素性母斑

Ⅲ 治療ならびに看護の役割

A 治療

a. おもな治療法

切除術がおもな治療法である．レーザー療法や電気焼却法などの治療法もあるが，再発が問題となる．切除術にも単純縫縮や分割切除，開放療法（くりぬき法）などの種々の方法がある．切除後に局所皮弁術や遊離植皮術が必要となることもある．また，縫縮できないような大きな母斑では，切除術前にティッシュー・エキスパンダーを挿入し組織を伸展させ，母斑切除後の欠損部の再建に利用する方法もある．

b. 合併症とその治療法

術後瘢痕拘縮が生じ，局所皮弁術や遊離植皮術が必要となることもある．

B 看護の役割

a. 治療における看護

切除術後やレーザー療法後の遮光のため，日焼け止めの外用や日傘，帽子の使用など具体的に指導する．

b. フォローアップ

医師の説明に基づいて病変の拡大，出血，潰瘍の出現などに注意するよう患者に伝え，変化がみられたら医療機関にかかるよう指導する．

2）太田母斑

Minimum Essentials

❶ 真皮にメラノサイトが増生している状態である．
❷ 三叉神経第 1 および 2 枝支配領域にみられるスレート（青灰）色斑であり，通常は片側性である．
❸ Q スイッチレーザー療法が第一治療である（ルビー，Nd：YAG，アレキサンドライトの 3 種類のレーザーが有効）．
❹ Q スイッチレーザーを約 3～6 ヵ月の間隔をあけて色調が消退するまで照射する．

I　太田母斑とは

A 定義・概念

顔面に発症する自然消退傾向のない淡青色ないし褐青色斑で，瞼裂を中心に眼瞼，頬骨部，側額部に生ずる．約半数に強膜，光彩，眼底の色素沈着（眼球メラノーシス）をみる．

B 原因・病態

真皮にメラノサイトが増生している状態である．

II　診断へのアプローチ

A 臨床症状・臨床所見

太田母斑とは，生来，もしくは思春期に発症する自然消退傾向のない淡青色ないし褐青色斑で，おもに三叉神経第1および2枝支配領域に片側性に生じる色素斑である（**図3**）．約半数に眼球メラノーシスを伴い，鼓膜や鼻粘膜，咽頭，口蓋部にも色素沈着を生じることがある．

B 検査

臨床所見により診断を下すことはさほど困難ではない．病理組織像では，真皮のメラノサイトの増生を認める．

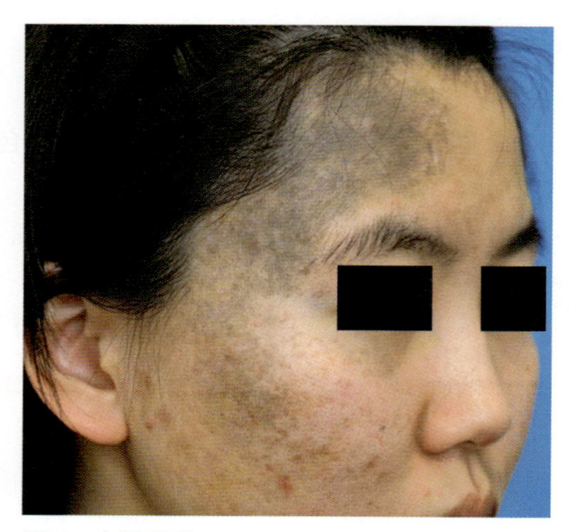

図3　太田母斑

Ⅲ 治療ならびに看護の役割

A 治療

a. おもな治療法

Qスイッチレーザー療法が第一の治療である（ルビー，Nd：YAG，アレキサンドライトの3種類とも有効である）．約3〜6ヵ月の間隔をあけて，色調が消退するまで照射する．

b. 合併症とその治療法

レーザー照射による水疱形成が起こる場合があり，軟膏塗布による治療を行う．

B 看護の役割

a. 治療における看護

レーザー療法後の色素沈着を防ぐために，日光への曝露を避けるように指導する．

b. フォローアップ

整容的に問題となることが多いため，治療中はカバーマーク® などのファンデーションやコンシーラーの使用を勧め，精神的負担を取り除くよう関わっていく．

3）扁平母斑

Minimum Essentials

❶ 褐色調の盛り上がりのない色素斑である．
❷ 多くは出生時より存在し大きさや色調に変化はないが，時に多毛を伴い後天的に発生する．
❸ レーザー治療，削皮術などの治療法があるが再発率が高い．
❹ 乳幼児期から多発する症例はレックリングハウゼン（von Recklinghausen）病などを考慮して精査を進める．

Ⅰ 扁平母斑とは

A 定義・概念

皮膚からの盛り上がりのない，境界がはっきりとした淡褐色斑（**図4**）で，多くは出生時より存在し大きさや色調に変化はないが，時に多毛を伴い後天的に発生する．

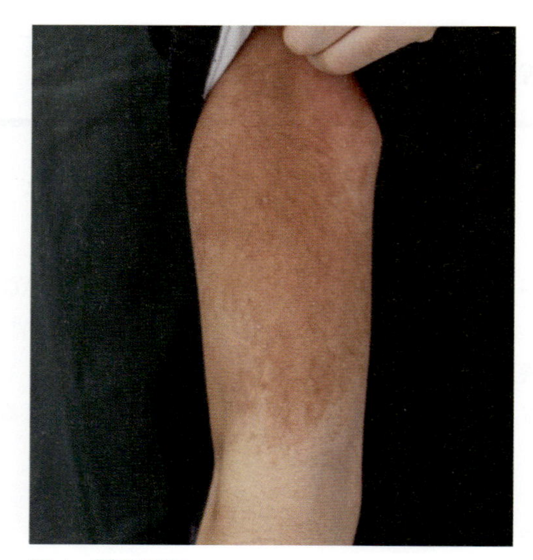

図４　扁平母斑

B 原因・病態

原因としては，表皮基底層のメラニン色素の増加である．

Ⅱ 診断へのアプローチ

A 臨床症状・臨床所見

褐色斑の色調，大きさ，形状は多種多様である．しばしば褐色小色素斑をその局面上に有する．乳幼児期から多発する扁平母斑（カフェオレ斑）が６個以上あるときはレックリングハウゼン病を考える．またマッキューン・オルブライト（McCune-Albright）症候群でもカフェオレ斑を認めるが，片側性で辺縁がギザギザしているのが特徴である．後天的に発生するものは胸筋部，肩甲部に好発し，有毛性のものをベッカー（Becker）母斑とよぶ．

B 検査

ダーモスコピーや生検による病理組織診断がある．

Ⅲ 治療ならびに看護の役割

A 治療

a. おもな治療法

Qスイッチルビーレーザーや削皮術があげられる．Qスイッチルビーレーザーの照射は有効であるものの，再発する場合が多い．Qスイッチルビーレーザーと，5%ハイドロキノンの外用，0.1〜0.4%トレチノインの外用を併用することは有効である．

b. 合併症とその治療法

レーザー照射による水疱形成が起こる場合があり，軟膏塗布による治療が必要である．また，削皮術は肥厚性瘢痕を生じたり，色素異常をきたすリスクがあるため，慎重に行わなければならない．

B 看護の役割

a. 治療における看護

レーザー療法後の色素沈着を防ぐため，日光への曝露を避けるように指導する．

b. フォローアップ

治療中に生じる不自然な色調に対しては，カバーマーク®のファンデーションやコンシーラーによる被覆が有効である．

4) 肝斑（しみ），雀卵斑（そばかす）

Minimum Essentials

❶ 肝斑，雀卵斑ともにメラニンの産生の亢進が認められる状態である．
❷ 肝斑は30〜40歳代の女性に生じることが多い，顔面左右に認められる色素斑である．雀卵斑は顔面の正中に多発する淡褐色〜濃褐色の小色素斑，いわゆる「そばかす」．
❸ 肝斑は内服治療が主である．雀卵斑はレーザーやintense pulsed light（IPL）が有効である．
❹ 肝斑，雀卵斑ともに紫外線からの防御が重要である．

肝　斑

I　肝斑とは

A 定義・概念

30〜40 歳代の女性に生じることが多い，顔面左右に現れる色素斑である．

B 原因・病態

眼瞼を除き両頬を中心としてできる色素斑である．女性ホルモンなどによるメラノサイトの活性化が推定されるが，病因は単一ではなく，ホルモン以外の要因も関係して発症すると考えられる．表皮基底層のメラニン産生の亢進を認める．

II　診断へのアプローチ

A 臨床症状・臨床所見

形はさまざまで，眼瞼を除き両頬を中心として額，口周囲にできる淡褐色斑である（**図5**）．

B 検査

ダーモスコピーやロボスキンアナライザー® などを用いている施設もあるが，視診による診断が重要である．

III　治療ならびに看護の役割

A 治療

a. おもな治療法

日光曝露からの防御が重要である．おもな治療としては，ビタミンC，トラネキサム酸の内服を数ヵ月継続する．

B 看護の役割

a. 治療における看護

紫外線からの防御が重要であるため，日焼け止めの外用だけでなく，帽子，日傘の使用などの指導を行う．

雀卵斑

I 雀卵斑とは

A 定義・概念

顔面の正中に多発する淡褐色～濃褐色の小色素斑で，いわゆる「そばかす」である(図6)．多くは優性遺伝のため家族内発症をみる．白人に多い．

B 原因・病態

何らかの遺伝的要因により，メラノサイトのメラニン産生の亢進が認められる状態．

II 診断へのアプローチ

A 臨床症状・臨床所見

顔面，まれに頸部，前腕，手背などの露光部に多発する．数mm大までの褐色小色素斑で5，6歳から発症し，思春期に明瞭となる．

B 検査

視診が重要である．

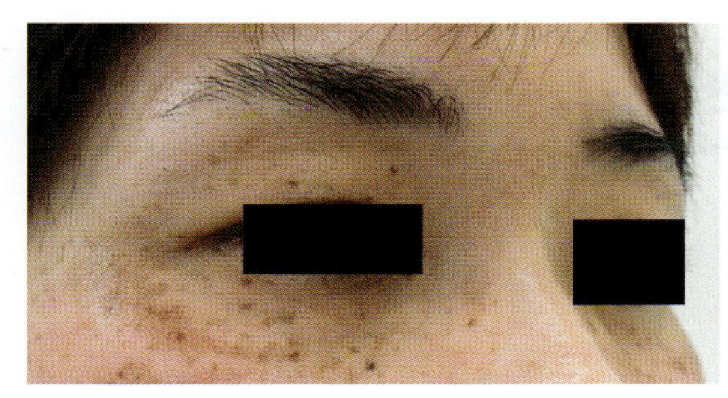

図5 肝斑

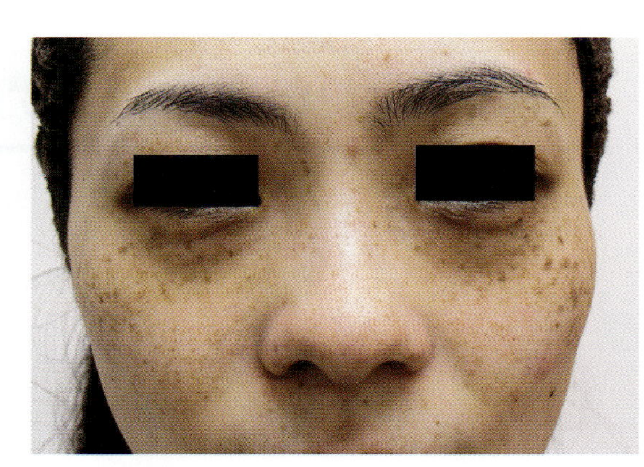

図6 雀卵斑

Ⅲ 治療ならびに看護の役割

A 治療

a. おもな治療法

日光曝露からの防御が重要である．Q スイッチアレキサンドライトレーザーや IPL が有効な治療である．

b. 合併症とその治療法

Q スイッチアレキサンドライトレーザーでは施術後の色素沈着をきたす場合がある．

B 看護の役割

a. 治療における看護

紫外線からの防御が重要であるため，日焼け止めの外用だけでなく，帽子，日傘の使用などの指導を行う．

5）尋常性白斑（しろなまず）

Minimum Essentials

❶ 後天的に皮膚が白くなる（白斑）疾患．いわゆる「しろなまず」．
❷ 皮膚の一部が白くなる限局型と，全身に拡大する汎発型がある．汎発型では，悪性貧血，自己免疫性甲状腺機能異常，1 型糖尿病などの合併を検索する．
❸ 治療は光線療法，ステロイド薬外用が主体である．
❹ 治療は長期間にわたるので，患者の精神的サポートが大切である．

Ⅰ 尋常性白斑（しろなまず）とは

A 定義・概念

完全な色素脱失による白斑で，体の一部にのみ現れる限局型と，全身に現れる汎発型がある．後天性の疾患で，人口の約 1%が罹患している．

B 病態・成因

皮膚の基底層に分布するメラノサイト（色素産生細胞）が減少・消失し，その結果，メラニン色素の減少あるいは消失が起こり皮膚の色が白く抜ける．病型により病因が異なると考えられるが，明らかでない．

Ⅱ　診断へのアプローチ

A　臨床症状・臨床所見

さまざまな大きさの境界明瞭な白斑で，周囲皮膚色は逆に褐色調に濃くなることが多い（**図7**）．白斑部には通常自覚症状はない．10～30歳代の発症が多い．体の一部が白くなる限局型と，全身に拡大する汎発型がある．頭部白斑部では白髪が生える場合もある．

B　検査

白斑の診断に必要な検査はない．時に悪性貧血，自己免疫性甲状腺機能異常，1型糖尿病，アジソン（Addison）病などを合併するので，それらに対する検査が必要となることがある．顔面を中心に白斑が出現するフォークト（Vogt）・小柳・原田病が疑われる場合は，眼底検査や聴力テストを行う．

Ⅲ　治療ならびに看護の役割

A　治療

光線療法，ステロイド外用剤，あるいは両者の併用が第一選択となる．合併症がある場合は，その治療を積極的に行う．

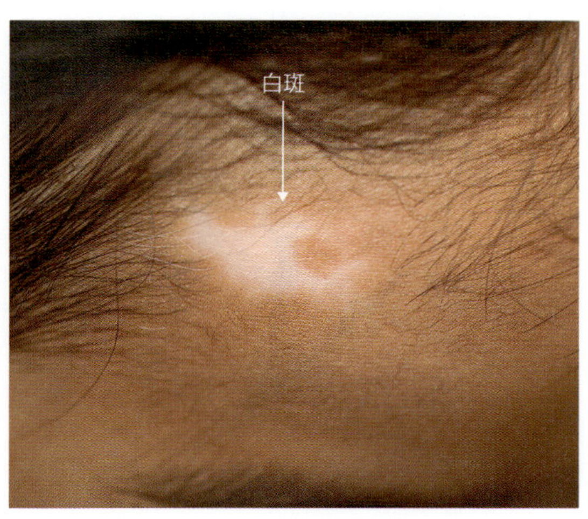

図7　白斑

a. おもな治療

(1) 光線療法

全身照射型のナローバンドUVB療法が第一選択となる．白斑部が薄い紅色になる照射量が色素再生に有効であるが，皮膚の色の薄い患者では熱傷に注意する．週1〜3回の照射で，治療期間の目安は3〜9ヵ月とする．また，エキシマレーザー/ライト療法では，ピーク波長である308 nmが色素再生にもっとも優れているとされ，限局性の白斑には試みる価値が高い．

(2) ステロイド療法

① 外用療法

体表面積の10〜20%以下の白斑においては第一選択となる．皮膚萎縮などの長期ステロイド薬外用の副作用に注意しながら，4〜6ヵ月を目途に治療を進める．外用開始2ヵ月間までに効果がみられないときは，ほかの治療法に変更する．

② 全身療法

白斑が急速に拡大する場合，ステロイド薬の全身投与を考える．

(3) その他の外用療法

活性型ビタミンD_3製剤，タクロリムスなどの有効性も報告されている．

(4) 外科的治療

病勢が進行せずまた治療に反応しない場合，吸引水疱蓋法などによる自家正常表皮の移植が行われる．

(5) カモフラージュ療法

白斑専用のカモフラージュ化粧品を用いたメイクにより，整容的に改善する．

b. 合併症とその検査

悪性貧血，自己免疫性甲状腺機能異常，1型糖尿病などの合併が疑われるときは，それに対する検査を行う．

c. 治療経過・期間の見通しと予後

治療が長期にわたる場合が多い．

B 看護の役割

a. 精神的なサポート

外見ではっきりとわかってしまうため，精神的なサポートが必要になる．顔面，手背などの露出部に白斑がある患者ではQOLが大きく障害されるため，カモフラージュメイクを勧める．

b. 治療の継続

治療が長期にわたる場合が多く，患者が根負けしてしまうケースが散見される．整容的改善が目的であることを説明し，根気良く治療を継続するようサポートする．

30 | 母斑症

Minimum Essentials

❶ 先天的な皮膚奇形と内臓諸器官の異常や奇形を伴うものを母斑症という．
❷ 神経線維腫症１型〔レックリングハウゼン（von Recklinghausen）病〕は神経線維腫とカフェオレ斑の多発を，結節性硬化症は顔面の多発小結節（血管線維腫）と葉状白斑などをみる．
❸ 根本的な治療法はなく，対症療法を行う．
❹ 整容的問題や機能障害が生じた場合，あるいは悪性化した場合に治療の対象となり，予後は悪性腫瘍の発生や他臓器病変の軽重による．

I 母斑症とは

A 定義・概念

母斑とは皮膚の奇形であり，病変が皮膚だけでなく他の諸器官にも生じ，一つのまとまった病態を呈する場合を母斑症という．

B 原因・病態

母斑症の多くは遺伝性疾患である．

II 診断へのアプローチ

A 神経線維腫症１型（neurofibromatosis type1：NF1），レックリングハウゼン病

a. 臨床症状・臨床所見

(1) カフェオレ斑

カフェオレ様の色調の大小の褐色斑が徐々に増数し，また拡大する（図１）．

(2) 神経線維腫

学童期から思春期にかけて，半球上に隆起した褐色調のやわらかい腫瘤が大小さまざまみられる（図１）．大きく懸垂状に垂れ下がるものを，びまん性（蔓(つる)状）神経線維腫とよぶ（図２）．

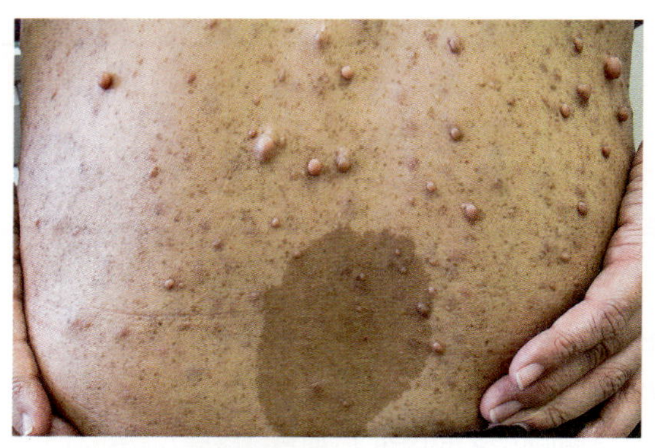

図1　神経線維腫症1型(カフェオレ斑と神経線維腫)

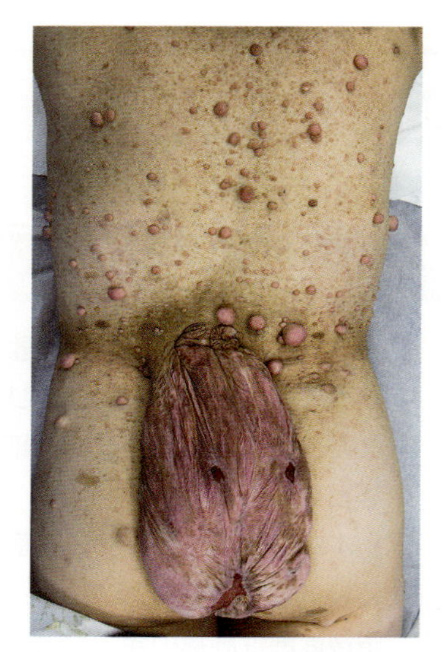

図2　びまん性(蔓状)神経線維腫

(3) その他の症状

骨変化(脊椎側彎や骨欠損，変形)，眼変化(虹彩小結節など)，脳脊髄腫瘍などがみられることがある．

b. 検査

直径1.5 cm以上の褐色斑が6個以上認められたら本症を疑い，全身の骨X線撮影とCTにより中枢神経病変，内臓病変を検討する．常染色体優性遺伝である．

B 神経線維腫症2型(neurofibromatosis type2：NF2)

皮膚の神経鞘腫，両側聴神経鞘腫(前庭神経鞘腫)，その他中枢神経腫瘍を生じる．常染色体優性遺伝である．

memo　神経鞘腫

軸索の髄鞘を形成するシュワン(Schwann)細胞由来の良性腫瘍．通常は単独に発症するが，神経線維腫症2型では多発する．皮内または皮下に圧痛を伴うややかたい球状腫瘍として触れることが多く，数珠状に生じることもある．まれに悪性化することがある．

C 結節性硬化症，ブルヌヴィーユ・プリングル(Bourneville-Pringle)母斑症

a. 臨床症状・臨床所見

顔面の多発血管線維腫，精神遅滞，てんかんの3主徴．

(1) 血管線維腫

顔面(鼻唇溝を中心として)に大豆大くらいまでの小結節が多発する(**図3**)．

(2) 中枢神経変化

知能障害とてんかん．生後1年以内に約80%の症例でみられる．

(3) その他の変化

葉状白斑，爪囲線維腫〔ケネン（Koenen）腫瘍〕，粒起革様皮（シャグリンパッチ：表面がなめし革様の隆起性皮膚），腎臓の混合腫瘍や嚢胞腎，眼底腫瘍（星状膠細胞過誤腫），心臓の多発性横紋筋腫などがみられることがある．

b. 検査

乳児期にてんかんや木の葉状白斑を見たら本症を疑う．頭部CTやX線像で石灰沈着，脳波に異常をみる．視野狭窄などの眼底所見，泌尿器科的検索も重要である．常染色体優性遺伝である．

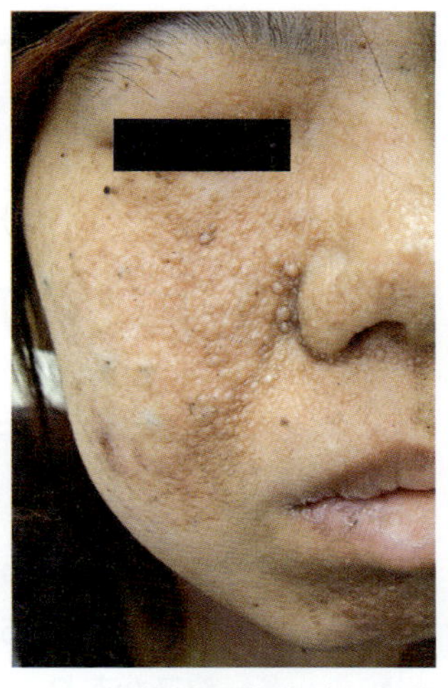

図3　結節性硬化症（血管線維腫）

D スタージ・ウェーバー（Sturge-Weber）症候群

顔面（三叉神経第1，2枝領域）の広範な単純性血管腫と，脳の血管腫による神経症状（てんかん，片麻痺），眼症状（牛眼，緑内障）を合併する．非遺伝性である．

E クリッペル・トレノネー・ウェーバー（Klippel-Trenaunay-Weber）症候群

四肢片側の単純性血管腫で，静脈拡張を伴い，病変肢の肥大延長をみる．

F ポイツ・イェガース（Peutz-Jeghers）症候群

口唇口腔粘膜，手掌足底の小黒褐色斑と消化管ポリポーシスを伴う症候群．常染色体優性遺伝である．

G 色素失調症

出生時から連続性に紅斑・水疱期，疣状期，色素沈着期，色素消退期へと変わる皮膚症状に種々の奇形（骨，歯，眼，中枢神経）を合併する．常染色体優性遺伝で，ほとんどが女児例である．

Ⅲ 治療ならびに看護の役割

A 治療

いずれの母斑症も根治的な治療はないが，生活の質（QOL）を考慮し，色素斑に対してはレーザー治療，腫瘍に対しては外科的切除を行う．

厚生労働省の指定難病とされる疾患に対しては医療費助成制度があるので，主治医と相談し申請するように指導する．

B 看護の役割

母斑症の多くは進行性で，整容面の精神的ストレスが増し，神経病変による精神的荒廃をきたすものもあるので，QOLを考え対応する．

31 代謝異常症

1）皮膚アミロイドーシス

Minimum Essentials

❶ アミロイドといわれる線維性蛋白物質が，皮膚を含めたさまざまな臓器に沈着する．多臓器に沈着する全身性アミロイドーシスと，一部臓器に限局する限局性アミロイドーシスがあり，皮膚のみに沈着した場合を皮膚アミロイドーシスという．
❷ 皮膚アミロイドーシスの皮疹は多彩である．
❸ 基礎疾患が明らかな場合はその治療を行うが，これらの治療のみで沈着したアミロイドを除去することは困難な場合が多い．
❹ かゆみなどの炎症に対しては，抗ヒスタミン薬の内服やステロイド薬の外用を行う．

I アミロイドーシスとは

A 定義・概念

アミロイドといわれる線維状の異常蛋白質が体のいろいろな臓器に沈着し，多彩な機能障害を起こす一連の蛋白代謝異常症候群である．全身諸臓器に沈着する全身性アミロイドーシスと，特定臓器に限局して沈着する限局性アミロイドーシスに2大別される．本項では主として皮膚アミロイドーシスを中心に概説する．

B 病因・病態

全身性アミロイドーシスにおけるアミロイド前駆物質の解析は近年急速に進んでおり，30種類以上の病型が知られ，免疫グロブリンL鎖のほか多様な物質が同定されている．しかし，皮膚アミロイドーシスでは前駆物質としてケラチンが想定されているが，沈着機序を含め不明な点が多い．

Ⅱ 診断へのアプローチ

A 臨床症状・臨床所見

皮膚アミロイドーシスでは丘疹，斑，結節，皮膚萎縮，網状，紫斑，水疱あるいは色素脱出など皮疹形状は多彩である．強いかゆみを伴うことが多い．以下のような病型が知られる．

a. アミロイド苔癬

もっとも多くみられる病型で，中年以降に好発し，褐色調で表面平滑なかたい米粒大の丘疹が散在性に多発，時に集簇する．激しい瘙痒感を伴う．上背部や四肢伸側に多く，触るとザラザラしておろし金様の局面を呈することもある（**図 1**）．

b. 斑状アミロイドーシス

褐色の色素斑で，中年以降の女性の肩甲部や背部にみられ，直径 2〜3 mm 大の点状ないし網目状の色素沈着を示す．ナイロンタオルを長期にわたり使用したことで生じる摩擦黒皮症はこの 1 型とされる．

c. 結節性皮膚アミロイドーシス

単発あるいは多発性のかたい結節で，顔面，体幹，四肢などに生じる．比較的まれな病型である．時に全身性アミロイドーシスに移行することがある．

d. 肛門・仙骨部皮膚アミロイドーシス

肛門や仙骨部に生じる，やや角化した褐色色素斑で，座位による慢性的な刺激が関与すると考えられている．

e. 続発性皮膚限局性アミロイドーシス

何らかの皮膚病変があり，その真皮乳頭層にアミロイド沈着を認める場合をいう．脂漏性角化症，皮膚付属器腫瘍，色素性母斑，皮膚線維腫，基底細胞癌，ボーエン（Bowen）病，慢性単純性苔癬などさまざまな疾患で生じうる．

B 検査

確定診断は，臓器間質におけるアミロイドの沈着を病理組織学的に証明することである．皮膚限局性では，真皮，とくに乳頭部でのアミロイドの検出が決め手となる．全身性にアミロイド沈着が想定される場合は，心電図，心エコー，尿中異常蛋白，末梢神経機能などの諸検査を行う．

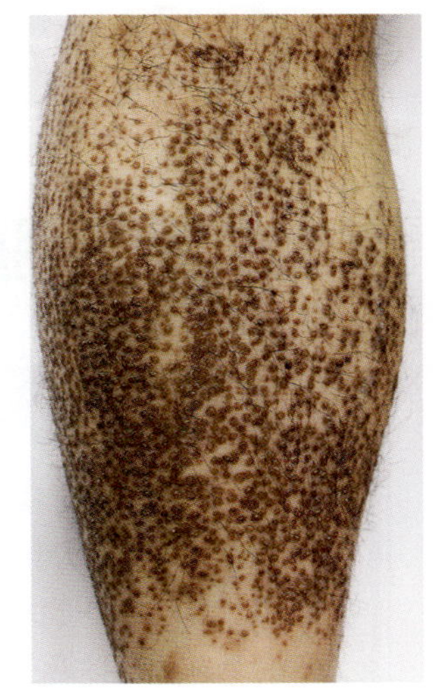

図 1　アミロイド苔蘚（成人下腿）

Ⅲ 治療ならびに看護の役割

A 治療

a. おもな治療法

皮膚症状の改善のため，抗ヒスタミン薬の全身投与やステロイド薬の外用療法が行われるが，一般に難治性である．

b. 合併症とその治療法

皮膚限局性アミロイドーシスの場合，ステロイド薬の外用療法が長期におよぶ．皮膚萎縮や色素脱失などの副作用が認められた場合は一時休薬を行い，その際，アミロイド沈着による顕著な皮膚症状の再燃に対しては，時に免疫抑制薬の全身投与を行うことがある．

c. 治療経過・期間の見通しと予後

難治であり，症状は長期間持続する．

B 看護の役割

a. 治療における看護

アミロイドという聞き慣れない名称への患者の理解を助ける．全身性では個々の症状に合わせた看護が求められる．皮膚限局性においては，入浴時にナイロンタオルで強く皮膚をこすると，その刺激で皮膚にアミロイドが沈着する場合があることなどを伝え，生活指導を考慮に入れた看護を心がけたい．また，長期の継続的かつ規則的な治療が必要であることを患者に理解してもらう．

memo 真皮乳頭層

表皮と接する真皮層表層には多数の細長い突出部がみられ，この部分を真皮乳頭層といい，表皮内に食い込んだ真皮部分のことを真皮乳頭層とよぶ．その下に続く真皮と異なり，線維成分はまばらである．細胞，血管，神経などの組織が豊富にみられ，表皮に栄養や酸素を供給する働きがある．

2) 黄色腫

Minimum Essentials

❶ 黄色調の斑，丘疹，結節などの皮疹を呈する．
❷ 高脂血症などの代謝異常を伴う場合がある．
❸ 部位や皮疹の形状により臨床病型がある．中でも眼瞼黄色腫と扁平黄色腫の頻度が高い．
❹ 全身的治療は必要に応じて行う．皮疹の除去には外科的切除あるいは凍結療法などが有効であるが，再発することも多い．

I 黄色腫とは

A 定義・概念

黄色を帯びた，斑，丘疹，結節として認められる．機械的刺激を受ける部位に生じやすい．一般に，黄色腫は全身性の脂質代謝異常に伴う場合と，脂質代謝異常を認めない場合に分かれる（**表 1**）[1]．

memo　手掌線状黄色腫と汎発性扁平黄色腫

手掌線状黄色腫とは扁平黄色腫の 1 型で，手掌や指のしわに沿って線状に連なる扁平な黄色調の黄色腫である．Ⅲ型高脂血症に特徴的とされる．
汎発性扁平黄色腫とは黄色腫のうち，扁平黄色腫皮疹が全身性に広範囲に認められる症状を呈するものをいう．必ずしも高脂血症を伴うとは限らない．

B 病因・病態

通常，高脂血症に伴って出現する．しかし，血清中の脂質に異常のない場合や，脂質以外の代謝異常症の場合に続発して生じることも知られている（**表 1**）．組織的には真皮において，脂質を貪食した組織球（泡沫細胞）が，皮膚真皮内に多数浸潤しているため，皮疹は黄色く見える．

表 1　黄色腫の分類

病型		臨床形態
原発性高脂血症を伴う黄色腫	1．高コレステロール血症性（Ⅱ型高リポ蛋白血症性）	結節性黄色腫，眼瞼黄色腫，腱黄色腫，手掌線状黄色腫，汎発性扁平黄色腫
	2．高トリグリセリド血症性（Ⅰ，Ⅳ，Ⅴ型高リポ蛋白血症性）	発疹性黄色腫
	3．Ⅲ型高脂血症性	結節性発疹性黄色腫，手掌線状黄色腫，手掌黄色腫，結節性黄色腫，腱黄色腫，眼瞼黄色腫
原発性高脂血症以外の全身性脂質代謝異常に伴う黄色腫	1．植物性ステロール血症	結節性黄色腫，腱黄色腫など
	2．コレスタノール代謝異常	
	3．産生リパーゼ欠損症	
正脂血症でも出現しうる黄色腫		眼瞼黄色腫，汎発性扁平黄色腫，結節性黄色腫
各種皮膚疾患に続発して出現しうる黄色腫	症候群：光線過敏症，紅皮症，酒さ様皮膚炎，紅斑性狼瘡，皮膚 T リンパ腫など	続発性限局性扁平黄色腫

〔小玉　肇：黄色腫．最新内科学大系（78）（井村裕夫ほか編），p.173，中山書店，東京，1993 より許諾を得て改変し転載〕

II 診断へのアプローチ

A 臨床症状・臨床所見

皮膚症状は，黄色調の，盛り上がりのある丘疹，結節，あるいは盛り上がりのない斑などである．高脂血症を伴うものと伴わないものがある．本症は，形態や皮疹部位により以下のような病型が知られている．

a. 結節性黄色腫

膝，肘，指，足趾などに好発する．直径数mm〜数cm大の盛り上がりのある黄色〜赤褐色のかたい結節を生じる．高コレステロール血症（IIa，III，V型）に伴う．

b. 腱黄色腫

結節型黄色腫の一種で，アキレス腱や手足膝の腱の肥厚として触知する．腫瘤状，棍棒状を呈し，高コレステロール血症（IIa型）に伴う．

c. 扁平黄色腫

盛り上がりの少ない，黄色調の変化を示す扁平な皮疹である．時に盛り上がりのないこともある．高脂血症を伴うものと伴わないものがある（図2）．

d. 眼瞼黄色腫

日常の診療でもっとも多く遭遇する病型である．扁平隆起性で，上眼瞼の内眼角部に生じる（図3）．多くの患者（約70%）で脂質代謝異常を認めない．

e. 発疹性黄色腫

径数mm以下の小型の黄色調丘疹が全身に多発する．高脂血症を伴うことが多い．

B 検査

自覚症状に乏しく，黄色調で周囲からやや隆起する結節あるいは平坦な皮疹を，限局な

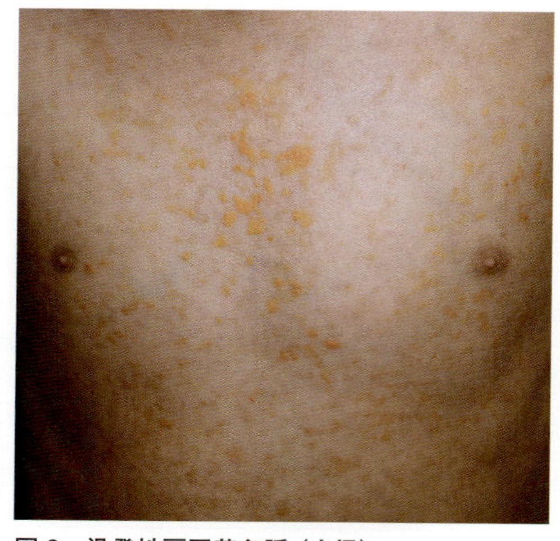

図2 汎発性扁平黄色腫（小児）

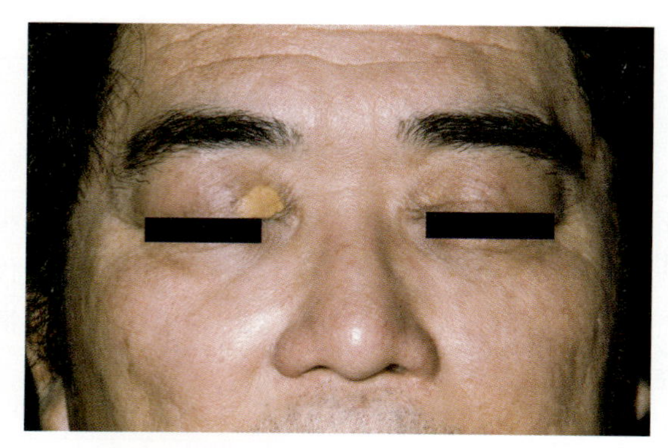

図3 眼瞼黄色腫（成人）

いし汎発性に認めた場合には本症を疑う．診断は組織学的に，真皮における泡沫細胞の存在を証明することで確定する．さらに，その背景にある多彩な病態を検索し，最終的な診断をつける．

III 治療ならびに看護の役割

A 治療

a. おもな治療法

代謝異常が判明すれば，全身的治療を行う．低脂肪食，低カロリー食，低炭水化物食など，高脂血症の型に合わせた食事制限が重要である．食事指導で不十分であれば薬物療法を併用する．

皮膚症状に対しては手術，レーザー照射，凍結療法，トリクロロ酢酸などによる化学療法など整容的観点からの局所療法を行う．

b. 合併症とその治療法

局所療法の場合，大型の黄色腫などでは除去後に瘢痕形成が目立つこともあるため，十分な説明が必要である．また腫瘤除去後においても，代謝異常合併例では再発する可能性も高いため，高脂血症治療薬投与を継続する．

c. 治療経過・期間の見通しと予後

代謝異常症に伴う場合，長期間にわたり高脂血症治療薬投与を行う．黄色腫自体に危険性はなく，腫瘍に対しては外科的除去治療で終結する．ただ，正脂血症においても，汎発型扁平黄色腫症例や眼瞼黄色腫症例において，それぞれ血液リンパ系腫瘍の合併や循環器障害発症リスクの上昇という報告もあり，定期的な検診が推奨される．

B 看護の役割

a. 治療における看護

黄色腫は脂質代謝などの全身的異常を示すサインであることもあり，その検索と治療の必要性を助言する．

規則正しい食生活や適度な運動が大切であることを指導するとともに，薬剤による治療はその効果判定に長期間を要するため，継続的な治療を行えるような精神的支援を行いたい．

引用文献

1）小玉　肇：黄色腫．最新内科学大系（78）（井村裕夫ほか編），p.173，中山書店，東京，1993

32 全身性疾患と皮膚

Minimum Essentials

❶ 内臓などの皮膚外の臓器に生じた何らかの異常，病変が結果的に皮膚の変化として発現したものをデルマドロームと総称する．

❷ 皮膚以外の悪性腫瘍により引き起こされる皮膚症状には，悪性腫瘍の皮膚転移のほか，皮膚に腫瘍細胞が存在しない非特異的な反応がある．

❸ 糖尿病性足病変は糖尿病の重要な合併症であり，普段からのケアが重要である．発生初期の対応が患者の予後を左右する．

❹ 呼吸器疾患に関連する皮膚症状としては，呼吸器疾患が皮膚に症状を引き起こす場合と，膠原病などのように呼吸器と皮膚の両方に症状が発生する疾患がある．

内臓などの皮膚外の臓器に生じた何らかの異常，病変が結果的に皮膚の変化として発現することは多い．古くから「皮膚は内臓の鏡」といわれるが，皮膚科医は皮膚のみを診察，治療するのではなく，皮膚病変からその患者の背後に存在する内臓疾患，神経疾患，精神科疾患，さらには社会的背景などを見出し，それぞれの専門科と連携して総合的に治療にあたるように努力をしている．内臓病変の皮膚表現はデルマドロームと総称される．デルマ（derm：皮膚）とシンドローム（syndrome：症候群）からなる造語である．内臓の腫瘍に関連したもの，内分泌・代謝疾患（糖尿病，甲状腺疾患など）に関連したもの，消化器疾患（肝臓，消化管など）に関連したもの，免疫不全に関連したもの，循環器疾患に関連したものなどが含まれ，たとえば「足壊疽は糖尿病のデルマドロームである」というような使われ方をする．

もっとも直接的で因果関係のはっきりしているデルマドロームとしては，肝臓疾患などによる皮膚の黄疸（黄色化）や，白血病患者の血小板減少による多発紫斑などがあげられる．実際には透析患者における皮膚瘙痒症などのように因果関係のはっきりしないものも多いが，多くのデルマドロームでは，その原因となった他臓器疾患の治療が成功すると皮膚症状の寛解が期待できる．逆にいったん寛解した皮膚症状が再燃した場合などは，原疾患の再燃，再発を疑う必要がある．

また，内臓疾患と皮膚症状の対応は一対一ではなく，たとえば糖尿病には皮膚瘙痒症のほかに足壊疽や痒疹，皮膚感染症などのさまざまなデルマドロームが存在する．逆に痒疹では，糖尿病のみでなく肝臓疾患，腎臓疾患，内臓悪性腫瘍など関連する内臓疾患は多彩である．皮膚科医は患者の年齢，既往歴などの背景を考慮して，頻度の高いものから順番に類推して原因検索にあたっている．

1）悪性腫瘍と皮膚

内臓悪性腫瘍は多彩な皮膚症状を呈する．また，悪性腫瘍患者では副作用の強い薬物治療が行われているのみでなく，原疾患や治療薬による免疫不全などの二次的な要因も加わるため，患者に出現する皮疹の原因は複雑である．皮膚症状の観察にあたっては，そのような背景も考慮する必要がある．

代表的な皮膚症状として，①内臓悪性腫瘍の皮膚転移，②悪性腫瘍に対する非特異的な皮膚反応としての腫瘍随伴皮膚病変に分類される．

I 内臓悪性腫瘍の皮膚転移

内臓悪性腫瘍の皮膚転移は皮膚転移癌とよばれ，多くは皮下のしこり（皮下結節）として出現する．そのほか大型の腫瘤や皮膚潰瘍として出現するものもある．痛みなどの自覚症状はないことも多い．頭皮や臍部は皮膚転移を生じやすい部位である．原発巣としては，胃癌，乳癌（**図1**），肺癌が多いが，白血病を含む血液系の癌や脳神経系の癌など，どのような癌でも皮膚転移を起こす可能性がある．皮膚原発癌と外見上は区別がつかないため，診断には皮膚生検による病理所見が必須である．全身CTやPET/CTなどの画像検査で原発巣の検索をするが，皮膚の病理組織像での細胞形態からどの臓器の癌からの転移であるか判断が可能なことも多い．皮膚転移癌のみで原発巣の見つからない例は原発不明癌とよばれ，注意深く検査を行いながらの観察が必要である．

II 腫瘍随伴皮膚病変

腫瘍随伴皮膚病変は内臓悪性腫瘍の直接浸潤ではなく，内臓悪性腫瘍に何らかの影響を受けた非特異的な皮膚反応である．したがって皮膚には癌細胞は出現しない．癌が発見される前の早期に出現することもあり，癌の早期発見に有用である．

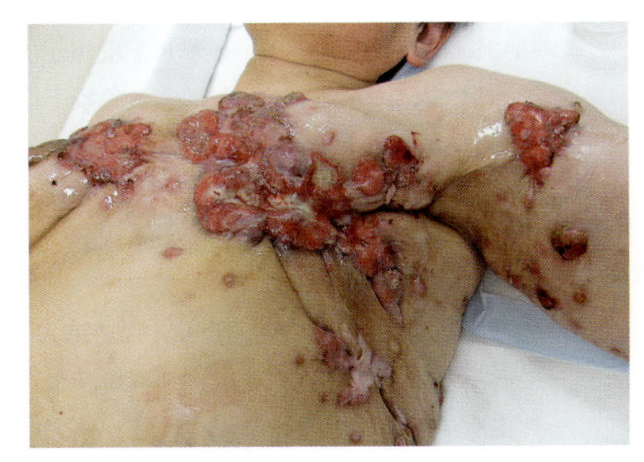
図1　乳癌の皮膚転移

A 悪性腫瘍合併頻度の高いもの

a. レゼル・トレラ（Leser-Trélat）徴候

中年期から高齢者によくみられる脂漏性角化腫（老人性疣贅）（p.290「2章-27-1）脂漏性角化腫」参照）が短期間で急速に増加（数百個以上）する場合は，内臓悪性腫瘍との関連が濃密なデルマドロームである．

わが国では胃癌，大腸癌での出現が多い．癌の早期発見につながることがある．

b. 悪性黒色表皮腫

項部，頸部，腋窩，乳輪，手背，口唇などに出現する灰色～黒色の凹凸のあるザラザラした皮疹である．小さな疣状の丘疹が無数に集簇して出現することにより，このような臨床像を呈する．悪性腫瘍と関連のない糖尿病などの内分泌疾患や肥満体型でも頸部や腋窩に同様の黒色斑がみられ，それらは仮性型とよばれる．悪性腫瘍に随伴する例では，皮疹の程度が高度であり，ほとんどが進行癌である．

c. 後天性魚鱗癬

魚鱗癬（p.249「2章-22-1）魚鱗癬」参照）には，遺伝要因がある先天性のものと，おもに中年期以降でみられる後天性のものがある．後天性魚鱗癬（**図2**）は腫瘍随伴皮膚病変として出現することが多く，血液系の悪性腫瘍（悪性リンパ腫や白血病など）でよくみられる．

d. 皮膚筋炎

特徴的な皮膚症状と，筋炎による筋力低下を主症状とする（p.227「2章-19-3）皮膚筋炎」参照）．悪性腫瘍を合併する率が高く，また悪性腫瘍が発見された例では，その治療を優先することで皮膚筋炎が改善する可能性がある．皮膚症状としては，手指関節面の角化性紅斑〔ゴットロン（Gottron）徴候，**図3**〕，眼瞼の浮腫性紅斑（ヘリオトロープ疹），爪の周囲の発赤（爪囲紅斑，**図3**），日光過敏症などが特徴的な所見である．

B 悪性腫瘍合併頻度は高くないが注意が必要な疾患

重症や難治性の場合，悪性腫瘍の検索を行う．

a. 紅皮症

全身の皮膚に隙間なく紅斑が生じる疾患である（p.205「2章-17 紅皮症」参照）．悪性リンパ腫や白血病を伴う場合がある．

b. 痒疹

かゆみの強い丘疹，小結節が全身に出現し，掻破によりさらに拡大する（p.97「2章-3 痒疹」参照）．悪性腫瘍に合併する例では，アトピー性皮膚炎や喘息などのアレルギー疾患の既往を欠く．治療抵抗性のことが多い．

c. 帯状疱疹

帯状疱疹は，一般的には内臓悪性腫瘍との関連はなく健常者にも発生する（p.109「2章-5-3）帯状疱疹」参照）．しかし，皮疹が広範囲に及ぶ例や全身に発疹がみられる汎発疹を伴う例では，悪性腫瘍などによる免疫不全が隠れている可能性がある．

2）糖尿病と皮膚

糖尿病患者では，神経障害，代謝障害，血流障害，易感染性（感染しやすいこと），感染の治りにくさなどの糖尿病共通の特徴を基礎として，さまざまなデルマドローム，難治性皮膚疾患を生じる．糖尿病に伴う頻度の高いデルマドロームと，近年，全国的に対策の進んでいる糖尿病性足病変について解説する．

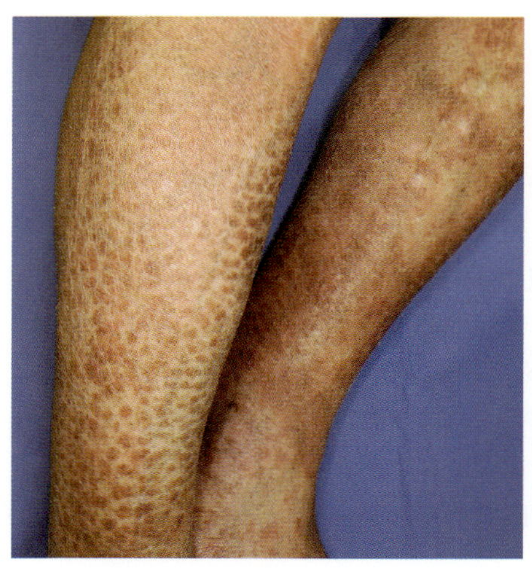

図2　悪性リンパ腫患者にみられた後天性魚鱗癬

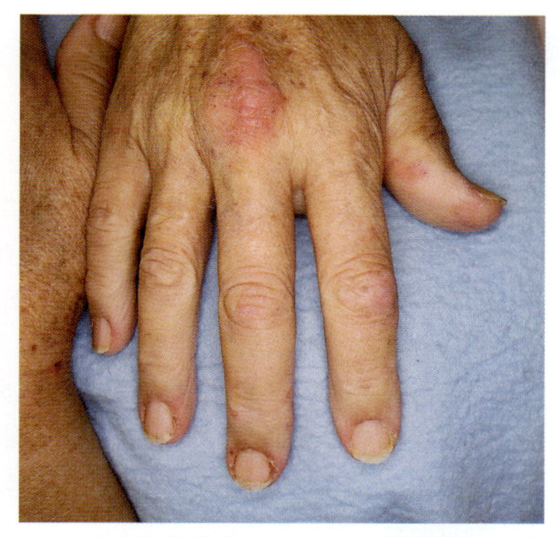

図3　皮膚筋炎患者にみられた手指関節面の角化性紅斑（ゴットロン徴候）と爪周囲の紅斑（爪囲紅斑）

I　糖尿病に伴うデルマドローム

A 痒疹

p.342「b. 痒疹」および p.97「2 章 -3 痒疹」参照.

B 黒色表皮腫（仮性型）

p.342「b. 悪性黒色表皮腫」参照. 悪性腫瘍の合併がないものを仮性型とよび, 仮性型は糖尿病に合併することが多い.

C 糖尿病性浮腫性硬化症

項部から上背部, さらに進行すると上腕部に生じる限局性の浮腫, 皮膚硬化である. いったん発生すると糖尿病がコントロールされても改善せず, 難治性である.

D 皮膚瘙痒症・皮脂欠乏性皮膚炎（乾皮症）

皮膚瘙痒症（p.100「2 章 -4 皮膚瘙痒症」参照）では, 患者の引っ掻き行動による掻破痕（掻き壊し）が出現する. 掻き壊しはやがて二次的な湿疹化へと進展する. 一般的には, 高齢者では皮脂や発汗機能の低下によりドライスキンになりやすく, とくに冬季に出現, 悪化するが, 糖尿病患者ではより若年で通年性に生じる. ナイロンタオルの使用禁止, 入浴時の石鹸の使いすぎやこすり過ぎに注意するよう指導する. 保湿薬によるスキンケアが有用である.

E 感染症

a. 細菌感染症

表在性感染症としては，毛包炎（p.130「2 章 -7-3）せつ，よう」参照），伝染性膿痂疹（p.126「2 章 -7-1）伝染性膿痂疹（とびひ）」参照）などの頻度が高い．症状に合わせて抗菌薬の外用や内服を行う．それよりやや深い真皮から皮下組織の感染は蜂窩織炎（p.134「2 章 -7-5）蜂窩織炎」参照）といわれる．上下肢に多く発生し，局所の発赤，熱感，腫脹，疼痛のほかに発熱などの全身症状を生じる．さらに糖尿病のコントロール不良患者では，壊死性筋膜炎（p.135「2 章 -7-6）壊死性筋膜炎」参照）やガス壊疽など，感染が筋膜や筋肉に及び短時間で広範囲に拡大する重症感染症を合併することがある．これらの重症例は死亡率が高いため，強力な抗菌薬投与，緊急に広範囲の切開やデブリードマン，患肢切断などの外科的処置が必要となる．

memo　ガス壊疽

汚染された傷口から，おもにクロストリジウム属の菌が侵入し，筋肉まで至る深く広範囲の急激な感染を引き起こす致死的な感染症である．感染した壊死組織にはガスが発生し，触診や X 線でガスの貯留した空洞の存在が確認できる．

b. 白癬症

糖尿病患者では足白癬の発生が高率であり，健常者と較べてより重篤，難治性である．感染から長期経過した例ではかゆみがないため，多くは無治療で放置されている．放置すると爪への感染による爪変形のため爪周囲に傷ができたり，足趾間のびらんから二次性に細菌感染を生じ重篤感染症の温床となる．したがって，抗真菌薬の外用や内服など，適切な治療の継続が必要となる．

F 鶏眼・胼胝

糖尿病患者では足変形により一定の部位への圧迫が繰り返されるため，鶏眼・胼胝の合併が多い（**図 4a**）．悪化すると疼痛のため歩行の妨げとなるだけでなく，胼胝から潰瘍形成に至り，さらには二次感染を起こす．皮膚科で定期的に厚くなった角質を削り落とす．患者の自己判断による不適切な処置が感染の原因となることがある．

II 糖尿病性足病変

糖尿病性足病変は糖尿病の重要な合併症であり，神経障害や末梢血流障害を有する糖尿病患者の下肢に生じる感染，潰瘍，深部組織の破壊病変である（**図 4**）．

糖尿病患者では動脈硬化，血管閉塞による下肢血流低下が顕著な例が多く，これが組織への栄養不足を招き直接的に壊疽の原因となる．また糖尿病患者の足では，皮膚の乾燥による角層の亀裂や皮膚バリア機能の低下，鶏眼・胼胝，足白癬，爪白癬，潰瘍，知覚鈍麻による低温熱傷など，感染の温床となる皮膚病変が起こりやすい．いったん感染を起こす

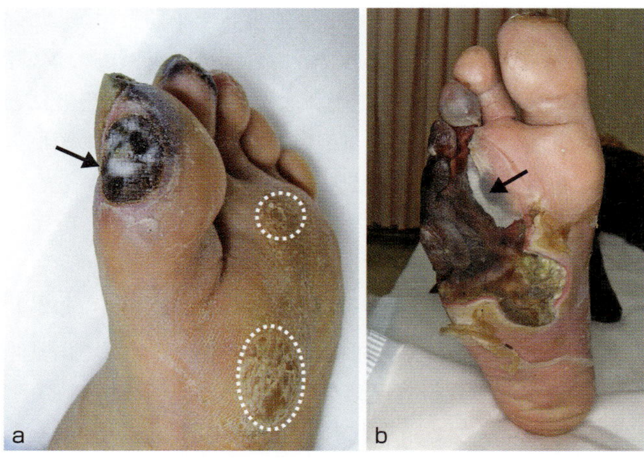

図4 コントロール不良な糖尿病患者に生じた胼胝（a，◌），壊疽（a，b，→）

と免疫低下から一気に進行してしまうこともあり，これら基礎病変のケアや継続した治療が大切である．しかし，知覚鈍麻や糖尿病網膜症による視力低下のために，これら基礎疾患が悪化しても患者自身は気がつかないことも多く，医療者を含めた周囲の注意深い観察が必要となる．

動脈の血行障害による虚血の場合，おもに末端の壊疽で始まり乾燥壊死に至る．また，糖尿病性水疱や潰瘍，足白癬や胼胝，外傷による傷への細菌感染から生じる場合には湿性の壊死に陥る．壊疽に陥った組織は決して再生することはない．足壊疽から患肢切断に至ることが多く，その後の予後に与える影響が大きいため，近年では教育入院やフットケア外来による患者への啓発などが盛んに実施され，壊疽の予防と早期治療の重要性が認識されてきている．また血管バイパス術などの血管外科治療，カテーテルなどの血管内治療の進歩により，以前より切断を免れる率（救肢率）が高くなってきている．

Ⅲ 看護の役割

看護では入浴や着替えの介助などで患者に接するため，医師よりも患者の全身の皮膚状態を観察する機会が多い．近年，褥瘡は広く認知され，看護の場面でも発生予防や早期発見などが徹底されるようになってきたが，その他の皮膚疾患に関する認知度はまだ低い．本項で解説したデルマドロームや糖尿病に関連する皮膚症状は，軽度の症状で発生し，やがて重篤な状態に進行する疾患が多い．看護の場では常に患者の皮膚状態を注意深く観察し，異変の早期発見に努める必要がある．

A チーム医療の重要性

糖尿病フットケアマネージメントでは，糖尿病内科，皮膚科，形成外科，整形外科，循環器科，血管外科，看護師，理学療法士などが連携して予防と治療にあたる必要がある．病院ごとあるいは病院間での情報共有が必要であり，チーム医療の重要性が増している．複数の科で一人の患者のケアを担当することにより，その時点で患者にとってもっとも適切な治療を受けられる可能性が高くなり，医療者側としても他科の治療方針などが参考になることも多く両者にとってのメリットは大きい．

B 足病変の予防

合併症予防のためにもっとも大切なことは，糖尿病のコントロールをしっかりと行うことである．多くの糖尿病患者にとって糖尿病は生活習慣病の延長であり，それまでの生活を見直すとともに，日常生活，食事，運動などを含めた生活の質（QOL）の改善が大切であるので，普段の外来や教育入院で指導し実践してもらう．足病変についても，患者の病識の欠如が問題となる．下肢切断に至る重大な疾患であることを自覚してもらい，予防に努め，毎日自分の足を観察し，必要な場合にはすぐに皮膚科に受診するように指導する．また毎日の保湿薬，足白癬などの治療薬の塗布を継続してもらう．足変形，鶏眼・胼胝の難治例では義肢装具士と相談する．

3）呼吸器疾患と皮膚

I 呼吸器疾患により皮膚に出現する症状

A ばち指

爪の甲が大きく弯曲して指の先端全体を包み込み，指の先端が太鼓のばち状に丸く肥大した状態である．慢性的な爪部の酸素欠乏に起因すると考えられ，気管支拡張症，肺気腫などでみられる．

B 黄色爪症候群

爪の黄色変化と肺の慢性病変（慢性気管支炎，気管支拡張症，肺炎など）に加え，リンパ浮腫を合併する症候群である．爪は全体に黄色に着色し肥厚する．

II 呼吸器と皮膚に異常が発現する疾患

A 膠原病

膠原病のうち間質性肺炎を高率に合併するものは，全身性エリテマトーデス（SLE），全身性強皮症，皮膚筋炎である．

SLE（p.219「2章-19-1）全身性エリテマトーデス，慢性円板状エリテマトーデス」参照）では，間質性肺炎のみならず胸膜炎を生じやすい．

全身性強皮症（p.224「2章-19-2）全身性強皮症，限局性強皮症」参照）では，下肺野の肺線維症が特徴的である．

皮膚筋炎（p.227「2章-19-3）皮膚筋炎」参照）では，筋症状の出現しない皮膚筋炎は無筋症性皮膚筋炎とよばれ，皮膚症状のみでの診断が必要となるが，間質性肺炎は高率に合併する．

B サルコイドーシス

原因不明の多臓器を侵す肉芽腫性疾患である（p.280「2章-25-1）サルコイドーシス」参照）．肺では両側肺門リンパ節腫脹で始まり，次第に肺実質に浸潤する．肺は初期には自覚症状を欠くため，皮膚症状の検査から肺病変を発見することも多い．逆に肺病変で本症を疑ったら，皮膚科にコンサルトして皮膚病変を探し皮膚生検で診断できれば，患者にとってもメリットは大きい．

C 感染症

皮膚にみられる結核や深在性真菌症の多くは，まず肺に病変（肺結核，肺真菌症）をつくり，そこから血行性やリンパ行性に皮膚に散布される．皮膚深在性真菌感染症としてはクリプトコッカス症，アスペルギルス症などがあり，おもに免疫不全患者にみられる．

4）心疾患と皮膚

心疾患が原因で二次的に生じる皮膚病変と，全身疾患の部分症状として心臓と皮膚に症状を生じる疾患に大別される（**表1**）．

I 心疾患により二次的に生じる病変

A チアノーゼ，浮腫

心臓の機能が低下すると全身に血液を送り出す働きが弱くなり，手足や口唇が蒼白になる（チアノーゼ）．また全身の静脈血が心臓に戻る流れが滞るため，浮腫を生じる．

B オスラー（Osler）結節，ジェーンウェー（Janeway）斑，爪下線状出血

いずれも感染性心内膜炎でみられる皮膚症状で，オスラー結節は指趾先端にみられる有痛性紅斑，ジェーンウェー斑は手掌や足底にみられる無痛性出血斑である．感染性心内膜炎診断の手がかりとなる．

表1　心疾患と皮膚

心疾患に伴う皮膚病変	チアノーゼ
	浮腫
	オスラー結節，ジェーンウェー斑，爪下線状出血
	コレステロール塞栓
全身疾患の部分症状として心臓と皮膚に症状を生じる疾患	全身性エリテマトーデス
	新生児エリテマトーデス
	リウマチ熱
	慢性関節リウマチ
	スティル（Still）病
	全身性強皮症
	皮膚筋炎
	ライター（Reiter）病
	結節性多発動脈炎
	エーラス・ダンロス症候群
	マルファン症候群
	アミロイドーシス
	サルコイドーシス
	川崎病

C コレステロール塞栓

血管壁の粥腫からコレステロール結晶が飛散し，末梢に塞栓をきたす疾患である．心血管手術やカテーテル治療が原因となることが多い．塞栓は腎臓，消化器，網膜などさまざまな臓器で生じるが，足趾に塞栓を生じると blue toe といわれる疼痛，チアノーゼ，網状皮斑を認め，コレステロール塞栓を疑う重要な所見となる．

II 心疾患を伴う皮膚病変

A 川崎病

4歳以下の乳幼児に発症する．高熱が5日以上続き，口唇の潮紅，イチゴ状舌，頸部リンパ節腫脹がみられる．皮膚症状として手足の硬性浮腫，不定形紅斑，BCG 接種部位の紅斑，膿疱，痂皮を認めることがある．冠動脈瘤，弁膜症，心筋炎を合併することがある．

B 新生児ループス

抗SSA抗体陽性の母体から出生する児の1〜2%で心ブロックを認める.

C サルコイドーシス

サルコイドーシスでは皮膚病変, 呼吸器病変, 眼病変, 神経・筋病変のほかに心病変を生じることがある. 心電図で房室ブロック, 心室期外収縮, 心室頻拍, 右脚ブロック, 軸偏位, 異常Q波を認める[1].

D マルファン (Marfan) 症候群, エーラス・ダンロス (Ehlers-Danlos) 症候群

全身的な結合組織の脆弱性に基づく遺伝性疾患である. 結合組織が脆弱になることにより, 動脈瘤や動脈解離など重篤な合併症を呈することがある.

引用文献
1) 森本紳一郎ほか：心臓サルコイドーシス診断の手引き. 心臓 **43**：1162-1167, 2011

5) 消化器疾患と皮膚

消化器疾患に伴う皮膚疾患は, **表2〜5**に大別される.

I 消化器疾患が原因で二次的に皮膚病変をきたす疾患

A 潰瘍性大腸炎

主として粘膜を侵し, びらんや潰瘍を形成する, 原因不明の大腸のびまん性非特異性炎症である. 血便, 粘血便, 下痢あるいは血性下痢を呈する. 皮膚症状として壊疽性膿皮症, 結節性紅斑を合併することがある.

B クローン (Crohn) 病

潰瘍や線維化を伴う肉芽腫性炎症性病変からなる原因不明の疾患で, 消化管のどの部位にも起こりうる. 腹痛, 下痢, 体重減少, 肛門病変を生じる. 皮膚症状として壊疽性膿皮症, 結節性紅斑, 口腔内アフタを合併することがある. 肛門周囲にも肉芽腫性の炎症性病変を生じることがある.

C 悪性黒色表皮腫, 後天性掌蹠角化症

消化器などの癌に伴う腫瘍随伴性皮膚病変として, 悪性黒色表皮腫や後天性症掌蹠角化症がある.

表2　消化器疾患が原因で二次的に皮膚病変をきたす疾患

消化器疾患	皮膚病変
潰瘍性大腸炎	壊疽性膿皮症，結節性紅斑
クローン病	壊疽性膿皮症，結節性紅斑，肛門周囲肉芽腫，口腔内アフタ
消化器癌	悪性黒色表皮腫
食道癌	後天性掌蹠角化症
カルチノイド症候群	発作性の顔面潮紅

表3　皮膚疾患が原因で二次的に消化器病変をきたす疾患

消化器病変	皮膚疾患
カーリング潰瘍	熱傷

表4　全身疾患の部分症状として消化管と皮膚に症状を生じる疾患

疾患名	消化器症状	皮膚症状
亜鉛欠乏症	下痢	腸性肢端皮膚炎
ペラグラ	下痢	露光部の発赤，水疱
アナフィラクトイド紫斑病	吐血，下血　腹痛	紫斑
全身性強皮症	逆流性食道炎	皮膚硬化
ベーチェット（Behçet）病	回盲部，回腸末端部潰瘍	口内炎，結節性紅斑，陰部潰瘍，毛嚢炎
カウデン病	過誤腫性ポリポーシス	外毛根鞘腫，口腔粘膜乳頭腫

表5　消化管と皮膚に症状を生じる疾患

疾患名	消化器症状	皮膚症状
ポイツ・イエーガース症候群	多発性ポリープ（小腸）	口唇，口腔粘膜，指趾の色素斑
家族性腺大腸腺腫症	多発性腺腫様ポリープ（大腸）	類表皮嚢胞
クロンクハイト・カナダ症候群	多発性ポリープ（胃，大腸）	色素沈着，脱毛，爪甲萎縮

D　カルチノイド症候群

おもに気管支，肺，腸管に発生する腫瘍である．腫瘍が産生する複数の生理活性物質によって多彩な症状が出現する．血管拡張に伴う皮膚の潮紅は特徴的である．

Ⅱ 皮膚疾患が原因で二次的に消化器病変をきたす疾患

A カーリング（Curling）潰瘍

広範囲の熱傷を負った場合に急性の胃潰瘍を生じることがある．

Ⅲ 全身疾患の部分症状として消化管と皮膚に症状を生じる疾患

A 亜鉛欠乏症

亜鉛欠乏症は先天性と後天性に分類される．血清亜鉛の低下により持続性の下痢や，眼瞼，口囲，鼻孔，耳周囲，肛門部などの開口部および四肢末端に皮膚炎を生じる．

B ペラグラ

ニコチン酸アミドの欠乏により，皮膚炎，下痢，認知症を生じる．露光部に紅斑，水疱を認め，色素沈着を伴う．

C カウデン（Cowden）病

皮膚・粘膜，消化管，乳腺，甲状腺，中枢神経，泌尿生殖器などに過誤腫性病変が多発する遺伝性疾患である．全消化管にポリポーシスを認める．皮膚症状として顔面の外毛根鞘腫，口腔内粘膜に乳頭腫がみられる．

memo　外毛根鞘腫

毛包部の外毛根鞘由来の良性腫瘍である．通常は単発で，中年以降の顔面に好発するが，カウデン病では多発することがある．

D 消化管と皮膚に症状を生じる疾患

a. ポイツ・イエーガース（Peutz-Jeghers）症候群

消化管ポリポーシスと粘膜皮膚色素沈着を特徴とする疾患である．小腸を中心に過誤腫性ポリポーシスが多発し，悪性化することがある．口唇，口腔粘膜，指趾に暗青色～暗褐色の雀卵斑様の色素沈着を認める．

b. 家族性大腸腺腫症

大腸の多発性腺腫を主徴とする遺伝性疾患である．放置すると大腸癌を発生する．皮膚病変として類表皮嚢胞や線維腫がみられる．

> **memo**　**類表皮嚢胞（類表皮嚢腫）**
> 正常の表皮とほぼ同様の構造をもつ嚢腫壁によって取り囲まれ，内腔に層状の角質物質を有する，皮内もしくは皮下の腫瘍である．頭頸部，体幹上部，腰臀部に好発する．

c. クロンクハイト・カナダ（Cronkhite-Canada）症候群

主として胃・大腸にポリポーシスを生じる非遺伝性の消化管ポリポーシス疾患である．消化管からの蛋白漏出や栄養障害に伴う症状（味覚障害）がみられる．また特徴的な外胚葉異常所見である脱毛，爪甲萎縮，色素沈着を高率に生じる．

6）肝疾患と皮膚

肝臓はビリルビン，胆汁酸，脂質，血清蛋白，ホルモンなど多くの体内物質の合成，代謝を担う臓器である．肝臓の機能が低下すると，肝臓で代謝されるさまざまな物質が過剰，あるいは不足となり皮膚に症状が出現する．また，肝炎ウイルスは宿主の免疫応答や肝炎ウイルスの肝細胞以外への感染を介し，血管炎を含む多彩な肝外症状を引き起こす[1]（**表6**）．

I　肝疾患に伴う皮膚病変

A 黄疸，皮膚瘙痒症，色素沈着，血管性病変

ビリルビンの上昇による黄疸や胆汁酸による皮膚の瘙痒感がみられる．肝不全になると表皮基底層のメラニンが増加，真皮内に胆汁色素が沈着して色素沈着をきたす．また女性ホルモンの分解遅延のため，血管が拡張し，くも状血管腫，手掌紅斑，女性化乳房を生じる．

B ヘモクロマトーシス

過剰な鉄が，フェリチンやヘモジデリンの形で全身の組織に沈着する疾患である．肝硬変，糖尿病，色素沈着を三徴とし，心疾患を合併することがある．表皮基底層のメラニンの増加，および真皮の汗腺周囲に鉄の沈着を認める．

C ポルフィリン症

ポルフィリン症は，ヘム合成系に関与する酵素の何らかの異常により，中間代謝産物であるポルフィリン体が皮膚，肝臓などの臓器に沈着して症状を起こす．晩発性皮膚ポルフィリン症は中年以降に発症し，ポルフィリンの沈着部位が日光に曝露されると紅斑，水疱，びらん，痂皮を生じる．発症要因としてアルコール，女性ホルモン，肝炎ウイルスなどの影響が考えられている．

表6　肝疾患と皮膚

肝疾患に伴う皮膚病変	黄疸
	色素沈着
	皮膚瘙痒症
	血管性病変（クモ状血管腫，毛細血管拡張，紙幣状皮膚，手掌紅斑）
	ヘモクロマトーシス
	晩発性皮膚ポルフィリン症
肝炎ウイルス感染症の関与が考えられている皮膚疾患	扁平苔癬
	クリオグロブリン血症
	結節性多発動脈炎
	ジアノッティ病
	慢性蕁麻疹

Ⅱ　肝炎ウイルス感染症の関与が考えられている皮膚疾患

A　扁平苔癬

角化異常を伴う慢性炎症性疾患で，口唇，口腔粘膜，指趾関節屈側，陰部などに紫紅色の多角形～類円形の光沢ある扁平丘疹を生じる．

B　クリオグロブリン血症

肝炎ウイルスは免疫複合体が関連する小型血管炎の原因として知られており，クリオグロブリン血症や結節性多発動脈炎との関連性が示唆されている[2]．

C　ジアノッティ（Gianotti）病[3]

四肢，顔面の瘙痒感のない紅色丘疹，急性非黄疸性肝炎，表在リンパ節腫脹を主徴とする乳幼児の疾患で，B型肝炎ウイルスの初感染による．B型肝炎ウイルス以外にもEBウイルス，サイトメガロウイルスなどさまざまなウイルス感染に伴って発症することから，現在ではジアノッティ・クロスティ（Gianotti-Crosti）症候群と総称されることが一般的である．必要に応じて原因ウイルスの検索を行う．一般に予後は良好で，皮膚病変は1～2ヵ月のうちに消退する．

D　慢性蕁麻疹

A，B型肝炎ウイルス感染症では，急性期に他の症状に先行して一過性に認められる．C型肝炎ウイルス感染症では慢性蕁麻疹の形をとりやすい．

引用文献

1）西田直生志：肝炎ウイルス関連性血管炎．医学のあゆみ **246**：127-130，2013
2）南　康範ほか：Vasculitis associated with probable etiology Vasculitis Related to HBV or HCV. 最新医学 **68**：259-263，2013
3）安元慎一郎：Gianotti 病 Gianotti 症候群．Derma **93**：123-126，2004

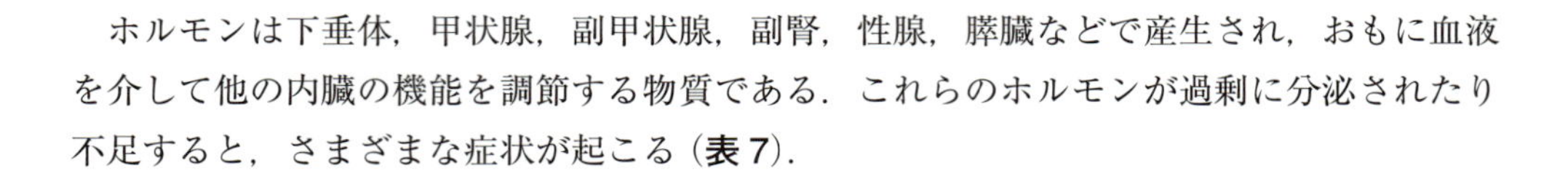

ホルモンは下垂体，甲状腺，副甲状腺，副腎，性腺，膵臓などで産生され，おもに血液を介して他の内臓の機能を調節する物質である．これらのホルモンが過剰に分泌されたり不足すると，さまざまな症状が起こる（**表7**）．

I 下垂体

A 下垂体機能亢進症：先端巨大症

骨端線閉鎖後に，下垂体から成長ホルモンが年余にわたり過剰分泌されることによって生じる．原因の99％以上は下垂体に発生する成長ホルモン産生腺腫による．特徴的な顔貌を示し，下顎，眉弓部，胸骨の突出，鼻・口唇の肥大，歯列間隙の拡大，巨大舌などの変化を示し，声も低くなる．また皮膚は粗造で肥厚し，色素沈着がみられる．四肢末端は肥大し，足底部の軟部組織が肥厚する．発汗，異臭，剛毛が目立つようになる．

B 下垂体機能低下症

視床下部あるいは下垂体の障害により，副腎皮質刺激ホルモン，甲状腺刺激ホルモン，成長ホルモン，プロラクチン，性腺刺激ホルモンの分泌量が低下する．障害されるホルモンの種類や組み合わせにより，さまざまな症状を生じる．下垂体が障害される病因は，腫瘍，循環障害，炎症，肉芽腫性，自己免疫性，外傷性，先天性などさまざまである．甲状腺刺激ホルモンや性腺刺激ホルモンが減少すると発汗減少，皮膚乾燥，生毛脱落などが起こる．

II 甲状腺

A 甲状腺機能亢進症，バセドウ（Basedow）病

原因を問わず，生体内に甲状腺ホルモンが過剰に分泌されると多汗，皮膚湿潤，皮膚の潮紅などがみられる．下腿，とくに足背に隆起性の結節あるいはびまん性の浮腫がみられることがある（脛骨前部粘液水腫）．

表7　内分泌疾患と皮膚

内分泌腺	内分泌疾患	皮膚病変もしくは皮膚疾患
下垂体	機能亢進 ・先端巨大症	色素沈着 軟部組織の肥厚 剛毛
	機能低下	全身の毛の脱落 皮膚乾燥 爪菲薄化 汗の減少 汎発性粘液水腫
甲状腺	機能亢進 ・バセドウ病	色素沈着 多汗
	機能低下	皮膚乾燥 爪菲薄化 汗の減少
副甲状腺	副甲状腺機能低下	知覚異常 皮膚の乾燥 瘙痒感
副腎皮質	機能亢進 ・Cushing 症候群	皮膚線条 紫斑 多毛 皮膚萎縮 ざ瘡様発疹
	機能低下 ・アジソン病	色素沈着
膵臓	グルカゴノーマ症候群	壊死性遊走性紅斑
	糖尿病	痒疹 糖尿病性リポイド類壊死症 糖尿病性水疱 環状肉芽腫 糖尿病性壊疽

B 甲状腺機能低下症

甲状腺ホルモンが低下すると無気力，易疲労感，眼瞼浮腫，脱毛，発汗低下，皮膚乾燥，爪の菲薄化，便秘，月経不順などが生じる．真皮内にムチンと水分が貯留するため，下腿に指圧痕を残さない浮腫をきたすことがある（汎発性粘液水腫）．

Ⅲ 副甲状腺

副甲状腺ホルモン分泌低下をきたす．原因は多岐にわたり，皮膚では知覚異常，皮膚の乾燥，瘙痒感を生じる．

Ⅳ 副腎皮質

A 副腎皮質機能亢進症，クッシング（Cushing）症候群

副腎皮質からのグルココルチコイド（コルチゾール）の慢性的な分泌過剰により引き起こされる．皮膚症状として皮膚線条，多毛，ざ瘡様発疹，皮下出血斑，皮膚の菲薄化がみられる．そのほか満月様顔貌，赤ら顔，水牛様肩（buffalo hump），中心性肥満，筋力低下を認める．合併症として高血圧，糖尿病，骨粗鬆症を生じる．

B 副腎皮質機能低下症，アジソン（Addison）病

コルチゾール，アルドステロン，副腎アンドロゲンの慢性的な欠乏を呈する．ACTH高値による色素沈着が診断のきっかけになることが多い．色素沈着は皮膚，肘・膝などの関節部，爪床，口腔内にみられる．全身症状として易疲労感，体重減少，食欲不振，悪心・嘔吐，無気力・不安・うつなどの精神症状，筋肉や関節のこわばりがみられる．

Ⅴ 膵臓

A グルカゴノーマ症候群

膵内分泌腫瘍の1つで，皮膚に壊死性遊走性紅斑をきたす．低アミノ酸血症が関連しているとされ，出現頻度は50〜70％程度である．紅斑が鼠径，会陰部の間擦部位に初発し，体幹，四肢，顔面など末梢の機械的刺激を受けやすい部位に広がる．瘙痒感を伴い，再発・融合性で，紅斑のほかびらん，水疱，痂皮など多彩な皮疹を呈する．口角炎，舌炎，外陰腟炎を合併することもある．皮膚症状のほか体重減少，貧血，血栓塞栓症，精神症状などがみられる．

8）腎疾患と皮膚

慢性腎不全（人工透析）に伴う皮膚病変と，腎疾患を伴う皮膚疾患に分けられる．

I 慢性腎不全（人工透析）に伴う皮膚病変（表8）

慢性腎不全の患者では，色素沈着，皮膚の乾燥，瘙痒感，爪の変化などが起こる．また，人工透析患者では以下のような皮膚病変を生じることがある．

A 穿孔性皮膚症

四肢に多発する，直径1 cmまでの中央に角栓を有する丘疹で，強い瘙痒感を伴う．腎不全や透析に伴う代謝異常産物の皮膚への蓄積や，糖尿病による微小血管障害との関連が示唆されている．

B 異所性石灰沈着

カルシウム代謝異常に伴う骨の脱灰現象と異所性石灰沈着を生じる．

C カルシフィラキシス[1]

四肢，躯幹，手指，足趾などに発症する有痛性の紫斑に続く，難治性の皮膚潰瘍を主症状とする疾患である．皮膚などの細動脈に石灰化を認め，創傷などをきっかけに多発性の微小塞栓を生じ潰瘍が形成されると考えられている．皮膚潰瘍に二次感染を生じ，敗血症を合併することがある．

II 腎疾患を伴う皮膚疾患（表9）

A 結節性硬化症

皮膚，神経系，腎臓，肺，骨などさまざまな臓器に過誤腫を生じる遺伝性疾患である．顔面の血管線維腫は，本疾患に特徴的な皮膚症状の1つである．また多発性，両側性に腎嚢胞や腎血管筋脂肪腫を生じる．腎血管筋脂肪腫は，大きくなると腫瘍内の小動脈が破裂して大量出血したり，正常腎組織を圧迫して慢性腎不全に至ることがある．

B ファブリー（Fabry）病

細胞内のライソゾーム内にある分解酵素の1つであるαガラクトシダーゼが先天的に欠損しているため，糖脂質が血管内皮細胞，平滑筋細胞，神経節細胞などに蓄積して諸症状を引き起こす．皮膚の被角血管腫，四肢痛，冷汗症，蛋白尿，心肥大などがみられる．腎

表8　腎疾患（慢性腎不全）が原因で二次的に生じる皮膚病変

・色素沈着	・爪の変化
・乾皮症	・穿孔性皮膚症
・瘙痒感	・異所性石灰沈着
・痒疹	・カルシフィラキシス

表9　全身疾患の部分症状として腎臓と皮膚に症状を生じる疾患

疾患名	腎症状	皮膚症状
結節性硬化症	腎囊胞，腎血管筋脂肪腫	顔面の血管線維腫
ファブリー病	蛋白尿	被角血管腫
アミロイドーシス	ネフローゼ症候群	紫斑
全身性エリテマトーデス	ループス腎炎	蝶形紅斑
シェーグレン（Sjögren）症候群	尿細管アシドーシス	環状紅斑
全身性強皮症	腎クリーゼ	皮膚の硬化
結節性多発動脈炎	急性腎不全，腎梗塞	紫斑，潰瘍
多発血管炎性肉芽腫症	急速進行性腎炎	紫斑，潰瘍
アナフィラクトイド紫斑病	急性腎炎，ネフローゼ症候群	紫斑

症状は進行すると腎不全を呈する．

C アミロイドーシス （p.334「2章-31-1）皮膚アミロイドーシス」参照）

アミロイドとよばれる異常蛋白質が全身のさまざまな臓器に沈着し，機能障害を起こす疾患の総称である．原発性アミロイドーシスと多発性骨髄腫に合併するアミロイドーシスの半数以上に皮膚症状がみられ，診断の手がかりになる．アミロイドが腎糸球体に沈着するとネフローゼ症候群を呈し，進行すると腎不全となる．

D 膠原病・血管炎

多くの膠原病や血管炎では腎障害をきたし，予後に影響を与えることがある．

引用文献

1）厚生労働省：難病情報センター，2010
http://www.nanbyou.or.jp（2018年3月26日参照）

33 妊娠に伴う皮膚変化

Minimum Essentials

❶ 妊娠特有のホルモン分泌亢進状態のため，血流増加や体温上昇，さらに全身の急激な増大などにより特異的な体表環境を呈する．
❷ 妊娠線，色素沈着，肝斑，雀斑，発汗，ニキビ，多毛 / 脱毛，血管拡張 / 静脈瘤など，違和感やかゆみで始まるものが多い．
❸ かゆみに対する予防 / ケアが重要であり，外用薬は躊躇せず使用する．
❹ ほとんどの症状は妊娠・産褥期間中だけで消退するが，妊娠線や局所の色素沈着のような皮膚変化は，母性の証として存続する．

I 妊婦の皮膚変化（とくにかゆみ）に対するケア

妊娠中の皮膚は（とくに内股や外陰部，乳房など元来敏感な反応を示す部位は），ちょっとした刺激に対してもさらに敏感な状態になり，むずむず感や瘙痒感を訴える．したがってかゆみに対する適切な指導，対策，治療が必要である．常日頃から爪を短く切り，下着や衣服は清潔で刺激の少ない素材をゆったり着用して，できるだけ掻きむしってしまわないような生活習慣づけが大切である．いったんかゆくなると，どんどんかゆみは増強し，持続的・慢性的になってくると不眠や自律神経の乱れをきたしたり，流早産まで引き起こす危険性もある．

II 妊娠経過中に発現してくる生理的な皮膚の変化

A 色素沈着

妊娠ホルモン（主としてエストロゲンとプロゲステロン）の影響による．乳頭，乳輪，腋窩，臍窩，下腹部正中線，外陰部，会陰部など元々生理的にメラニン色素の多い部位が一段と濃い褐色調になる．さらに，しみ（肝斑），そばかす（雀卵斑），あざ（色素性母斑），ほくろ（黒子）などにも，色調の増強や変色範囲の増大，新生などが起こる．出産後には薄くなるが，ある程度の色素沈着は残る．

B 多毛と脱毛

妊娠中は，毛髪の成長期が延長するため身体全体の体毛や産毛が濃くなり，産後は休止期に入るため逆に脱毛が目立つ．体毛の増加は，妊娠時の卵巣腫大による男性化現象の1つとして起こる．一方，頭髪の脱毛は前頭部に目立つ．全般的に発毛サイクルは産後ただちに正常化し始め，15ヵ月以内には妊娠前の状態に戻る．

C 汗腺・皮脂腺の変化

妊娠初期は全身的に乾燥状態～脱水傾向で，汗や皮脂の分泌は抑制されている．一方，妊娠後半～産褥期には全体的な循環血液量が増えて水血症傾向になり，発汗や皮脂分泌は亢進する．

D 爪甲の変化

一般に爪質がやわらかくなり脆弱化する．先端が剝がれたり，割れたり横溝ができやすくなるので，長く伸ばしたり，ネイルアートやデコレーションをすることは避ける．

E 結合組織の変化

いわゆる妊娠線（皮膚萎縮線条）は90％の妊婦にみられ，下腹部，腰部，大腿部，乳房部などに赤紫色～黒褐色の亀裂様の線条として発症する（**図1**）．妊娠に伴う副腎皮質ホルモンの分泌亢進と，皮膚の急激な伸展によって生じる．出産後は数ヵ月して白く透明な銀色の線条として残る．経産婦では前回の妊娠時の妊娠線が多少赤くなる程度で，新たな発生はほとんどない．全身各所の筋膜や靱帯は，全身的にやわらかく緩くなってくる．

F 血管の拡張と新生

妊娠性のホルモン（エストロゲン）の影響や全身の循環血液量の増加により，皮下表在の毛細血管は新生，分枝，拡張し，表面から透けて見えるようになる．静脈はうっ滞／拡張が目立ち，はっきり浮き出して見える．手掌紅斑は約60％の妊婦にみられる．腹部から胸，顔の毛細血管が拡張し，大理石様皮斑，くも状血管，血管拡張性肉芽腫などが出現することもある．下半身では静脈のうっ滞／拡張が著明で，時に下肢から会陰部にかけて

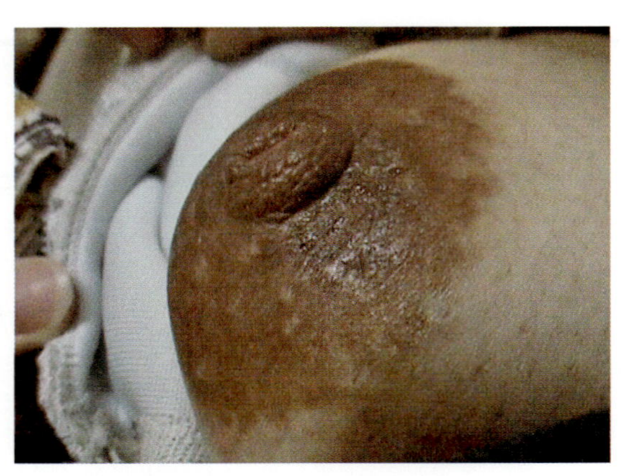

図1　皮膚萎縮線条（モンゴメリー腺）

の静脈瘤，脱肛，外痔核などがみられ，放置していると痛みを伴うこともある．

Ⅲ 妊娠時に発現する特異的な皮膚疾患

A 妊娠性皮膚瘙痒症

全妊婦の20％にみられる．特別な皮疹がないにもかかわらず，全身性いたるところにかゆみが発現する．とくに腹部や臀部，下肢は引っ掻きやすいため，かゆみ止めの内服・外用が必要である．妊娠に伴う肝臓内の胆汁うっ滞がかゆみの原因の1つであるとされている．また，皮膚の過剰伸展もかゆみを誘発するため，妊娠線が発現してくる直前には瘙痒感が一層強くなる．

B 妊娠性痒疹

全妊婦の0.5〜2％にみられる．妊娠3〜4ヵ月頃，四肢，体幹に痒疹（p.97「2章-3 痒疹」参照）が出現する．経産婦に多く発現し，夜間就寝中などに突然に四肢伸側や腹部全体に激しいかゆみとともに発現する．小丘疹とかき傷が癒合した蕁麻疹様皮疹も混在する（図2）．母体や胎児への影響はない．

C 妊娠性瘙痒性蕁麻疹様丘疹局面

240例の妊婦に1例程度発症するまれな疾患である[1]．初産婦の妊娠後期に発症しやすい．蕁麻疹様の広範囲の丘疹/紅斑が腹部に出現し，大腿，臀部にも拡大するが掻きむしるほどのかゆみはない．経産婦には再発することも少ない．

D その他の妊娠性皮膚疾患

妊娠性瘙痒性毛包炎，疱疹状膿痂疹，妊娠性疱疹，妊娠性丘疹状皮膚炎などがあるが，

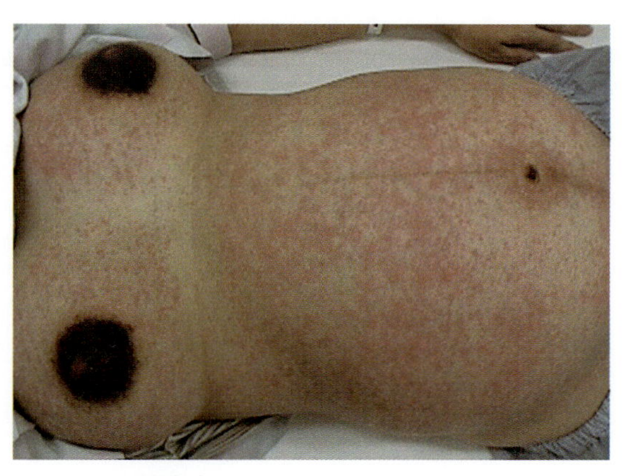

図2　妊娠性痒疹

非常にまれな疾患である．

Ⅳ 看護の役割

- 妊婦のかゆみに対しては，冬季はできる限り乾燥を避け，夏季は発汗やむれに対する工夫などの予防的な生活指導が大切である．また，必要に応じて皮膚科的治療を受けることを積極的に勧める．
- 妊娠中にはさまざまな皮膚の変化が発現するが，病気ではなく生理的な現象であることが多く，出産後は次第に軽減することを説明する．妊娠線や乳頭，乳輪，局所の色素沈着などは完全に元どおりにはならないが，母性の象徴として受容できるように指導する．
- かゆみが妊娠に悪影響を及ぼさないよう，爪を短く切る，規則的な洗髪・整髪，綿製の下着や風通しの良い衣服の着用，帯下用のパットやシートは自分の肌に合う物をしっかり選ぶことなどを指導する．さらに，過剰な日焼けや掻きむしりなど，かゆみの増強因子となるような刺激を避けるように指導する．
- 妊娠継続中はほとんど治らないことを理解してもらったうえで，増悪防止に有効な外用剤や内服薬を使用しながら，掻破部からの感染を予防するようなケアの指導が重要である．

memo　妊娠と薬情報センター

妊娠中や授乳中の母体への薬剤投与は，胎児や新生児への影響を心配して，一般的には拒否的な傾向が強く根付いている．しかし，偶発的に投与された薬で母体に薬疹が出たような場合でも，それでただちに胎児や新生児に悪影響を及ぼすことはないので，過剰な心配はしないように指導することが必要である．最近では，国立成育医療研究センターの妊娠と薬情報センターや虎の門病院の妊娠と薬外来など，多数の症例実績を集積して薬理学的，臨床的に考察/再検討し，妊娠中に投与した薬剤についての作用機序や副作用，薬疹の有無など，知りたい情報を確実に提供してもらえる機関が常設されるようになった．

また，インターネットで情報検索することもできるので，相談された際に迷ったり悩んだり，心配になったときには，指導の際の参考資料として利用するのが得策である．
国立成育医療研究センターの「妊娠と薬情報センター」のホームページは（http://www.ncchd.go.jp/kusuri/）である．

引用文献

1）日本産婦人科医会研修委員会（編）：研修ノート No95『目で見てわかる膣・外陰・皮膚・乳房疾患のすべて』，日本産婦人科医会，2015

付録：皮膚科用剤一覧

1. 副腎皮質ステロイド

◆内服薬および注射薬

・**適応疾患**：膠原病，湿疹・皮膚炎群，紅皮症，薬疹，水疱症，悪性リンパ腫など
・**共通副作用**：感染症，糖尿病，消化性潰瘍，精神変調，ミオパシー，緑内障，白内障など

一般名	商品名	剤型
ヒドロコルチゾン	コートリル	錠
ヒドロコルチゾンリン酸エステルナトリウム	水溶性ハイドロコートン	注
ヒドロコルチゾンコハク酸エステルナトリウム	ソル・コーテフ	注
プレドニゾロン	プレドニゾロン	散，錠
プレドニゾロンコハク酸エステルナトリウム	水溶性プレドニン	注
デキサメタゾン	デカドロン	錠
デキサメタゾンリン酸エステルナトリウム	デカドロン	注
ベタメタゾン	リンデロン	散，錠
d-クロルフェニラミンマレイン酸塩・ベタメタゾン配合	セレスタミン	錠，シロップ
メチルプレドニゾロンコハク酸エステルナトリウム	ソル・メドロール	注
トリアムシノロンアセトニド	ケナコルト-A	注

◆外用剤

・**適応疾患**：湿疹・皮膚炎，皮膚瘙痒症，虫刺され，痒疹，円形脱毛症など
・**共通副作用**：p.38 参照

一般名		商品名	剤型
weak 弱い	酢酸ヒドロコルチゾン	テラ・コートリル	軟膏・スプレー
	ヒドロコルチゾン酪酸エステル	ロコイド	軟膏・クリーム
medium 中間	クロベタゾン酪酸エステル	キンダベート	軟膏
	アルクロメタゾンプロピオン酸エステル	アルメタ	軟膏
strong 強い	フルオシノロンアセトニド	フルコート	軟膏・クリーム・液・スプレー
	トリアムシノロンアセトニド	ケナコルト-A	軟膏・クリーム
		レダコート	軟膏・クリーム
	プレドニゾロン吉草酸エステル酢酸エステル	リドメックス	軟膏・クリーム・ローション
	デキサメタゾン吉草酸エステル	ボアラ	軟膏・クリーム
	ベタメタゾン吉草酸エステル	リンデロン-V	軟膏・クリーム
		リンデロン-VG	軟膏・クリーム・ローション
very strong とても強い	フルオシノニド	トプシム	軟膏・クリーム・ローション・スプレー
	ベタメタゾンジプロピオン酸エステル	リンデロン-DP	軟膏・クリーム・ゾル
	ベタメタゾン酪酸エステルプロピオン酸エステル	アンテベート	軟膏・クリーム
	酪酸プロピオン酸ヒドロコルチゾン	パンデル	軟膏・クリーム・ローション
	デキサメタゾンプロピオン酸エステル	メサデルム	軟膏・クリーム

一般名		商品名	剤型
very strong とても強い	ジフルコルトロン吉草酸エステル	ネリゾナ	軟膏・ユニバーサルクリーム・クリーム・ソリューション
		テクスメテン	軟膏・ユニバーサルクリーム
	ジフルプレドナート	マイザー	軟膏・クリーム
	モメタゾンフランカルボン酸エステル	フルメタ	軟膏・クリーム・ローション
strongest 最も強い	クロベタゾールプロピオン酸エステル	デルモベート	軟膏・クリーム
	ジフロラゾン酢酸エステル	ジフラール	軟膏・クリーム
		ダイアコート	

◆ステロイドテープ

一般名	商品名	剤型
フルドロキシコルチド	ドレニゾン	テープ

◆眼・口腔内外用剤

一般名	商品名	剤型
メチルプレドニゾロン・フラジオマイシン硫酸塩配合	ネオメドロール EE	軟膏
トリアムシノロンアセトニド	ケナログ	口腔用軟膏
	アフタッチ	口腔用貼付剤

2. 非ステロイド系抗炎症薬

◆内服薬

・**適応疾患（症状）**：解熱，鎮痛
・**共通副作用**：過敏症，発疹，喘息発作，消化器症状（出血，食欲不振，胸やけ，胃痛），など

一般名	商品名	剤型
アセチルサリチル酸	アスピリン	末
アスピリン・ダイアルミネート配合	バファリン	錠
インドメタシン	インダシン	カプセル・R カプセル・坐剤
ジクロフェナクナトリウム	ボルタレン	SR カプセル・錠・坐剤
イブプロフェン	ブルフェン	錠・散
ナプロキセン	ナイキサン	錠・カプセル
ロキソプロフェンナトリウム水和物	ロキソニン	細粒・錠
メフェナム酸	ポンタール	散・細粒・錠・カプセル
フルフェナム酸アルミニウム	オパイリン	錠
チアラミド塩酸塩	ソランタール	細粒・錠
アセトアミノフェン	カロナール	末・細粒・錠・坐剤

◆外用剤

・適応疾患：湿疹・皮膚炎，帯状疱疹
・共通副作用：発赤・潮紅，皮膚刺激感，接触皮膚炎など

一般名	商品名	剤型
ベンダザック	ジルダザック	軟膏・クリーム
ウフェナマート	フエナゾール	軟膏・クリーム
	コンベック	軟膏・クリーム
イブプロフェンピコノール	ベシカム	軟膏・クリーム
スプロフェン	トパルジック	軟膏・クリーム

3．抗アレルギー薬

・適応疾患：湿疹・皮膚炎，蕁麻疹，皮膚瘙痒症，痒疹など
・共通禁忌：眠気，倦怠感，頭痛，口渇，口唇乾燥感など

◆第二世代抗アレルギー薬，抗ヒスタミン薬

一般名	商品名	剤型
ケトチフェンフマル酸塩	ザジテン	カプセル・シロップ・ドライシロップ
オキサトミド	セルテクト	錠・ドライシロップ
アゼラスチン塩酸塩	アゼプチン	錠・顆粒
エメダスチンフマル酸塩	レミカット	カプセル
エピナスチン塩酸塩	アレジオン	錠
エバスチン	エバステル	錠
セチリジン塩酸塩	ジルテック	錠
フェキソフェナジン塩酸塩	アレグラ	錠
ベポタスチンベシル酸塩	タリオン	錠
オロパタジン塩酸塩	アレロック	錠
レボセチリジン塩酸塩	ザイザル	錠・シロップ
ビラスチン	ビラノア	錠
デスロラタジン	デザレックス	錠
ルパタジンフマル酸塩	ルパフィン	錠

◆第一世代抗アレルギー薬，抗ヒスタミン薬

一般名	商品名	剤型
ジフェンヒドラミン塩酸塩	レスタミン	錠・注
d-クロルフェニラミンマレイン酸塩	ポララミン	散・錠・復効錠・シロップ・ドライシロップ・注
ヒドロキシジン塩酸塩	アタラックス	錠
	アタラックス-P	散・カプセル・シロップ・ドライシロップ
プロメタジン塩酸塩	ピレチア	細粒・錠・注
アリメマジン酒石酸塩	アリメジン	散・錠・シロップ
クレマスチンフマル酸塩	タベジール	散・錠・シロップ
シプロヘプタジン塩酸塩水和物	ペリアクチン	散・錠・シロップ

一般名	商品名	剤型
メキタジン	ニポラジン	錠・シロップ
	ゼスラン	

4. アトピー性皮膚炎治療薬

◆外用剤

一般名	商品名	剤型
タクロリムス水和物	プロトピック	軟膏

◆内服薬

一般名	商品名	剤型
スプラタストトシル酸塩	アイピーディ	カプセル
トラニラスト	リザベン	カプセル・ドライシロップ
クロモグリク酸ナトリウム	インタール	細粒

◆遺伝子組み換え薬

一般名	商品名	剤型
デュピルマブ	デュピクセント	注

5. 乾癬治療薬

◆内服薬

一般名	商品名	剤型
エトレチナート	チガソン	カプセル
シクロスポリン	ネオーラル	内用液・カプセル
アプレミラスト	オテズラ	錠

◆外用剤

一般名	商品名	剤型
タカルシトール水和物	ボンアルファ*	軟膏・クリーム・ローション
	ボンアルファハイ	軟膏
マキサカルシトール	オキサロール*	軟膏
カルシポトリオール	ドボネックス	軟膏
カルシポトリオール水和物・ベタメタゾンジプロピオン酸エステル配合	ドボベット	軟膏・ゲル
マキサカルシトール・ベタメタゾン酪酸エステルプロピオン酸エステル配合	マーデュオックス	軟膏

＊：乾癬以外の角化症にも適応あり

◆シャンプー

一般名	商品名	剤型
クロベタゾールプロピオン酸エステル	コムクロシャンプー	シャンプー

◆生物学的製剤（遺伝子組換え）

一般名	商品名	剤型
インフリキシマブ	レミケード	注
アダリムマブ	ヒュミラ	注
ウステキヌマブ	ステラーラ	注
セクキヌマブ	コセンティクス	注
イキセキズマブ	トルツ	注
ブロダルマブ	ルミセフ	注

6. 抗菌薬

皮膚科領域感染症のおもな原因菌は，ブドウ球菌属，レンサ球菌属，ペプトストレプトコッカス属，プロピオニバクテリウム属などである．菌種に応じて適切な抗菌薬を選択する．

◆ペニシリン系薬

一般名	商品名	剤型
アンピシリン水和物	ビクシリン	カプセル・ドライシロップ・注
アモキシシリン水和物	サワシリン	細粒・錠・カプセル
スルタミシリントシル酸塩水和物	ユナシン	錠
アモキシシリン水和物・スルバクタムナトリウム配合	ユナシン-S	注
アモキシシリン水和物・クラブラン酸カリウム配合	オーグメンチン	錠・S 錠・小児用顆粒
ピペラシリンナトリウム	ペントシリン	注

◆セフェム系薬

一般名	商品名	剤型
セファレキシン	ケフレックス	カプセル・シロップ用細粒
セファクロル	ケフラール	カプセル・細粒小児用
セフジニル	セフゾン	カプセル・細粒小児用
セフテラム ピボキシル	トミロン	錠・小児用細粒
セフロキシム アキセチル	オラセフ	錠
セフポドキシムプロキセチル	バナン	ドライシロップ・錠
セフジトレン ピボキシル	メイアクト MS	錠・小児用細粒
セフカペン ピボキシル塩酸塩水和物	フロモックス	錠・小児用細粒
セファゾリンナトリウム	セファメジンα	注
セフォチアム塩酸塩	パンスポリン	注
セフメタゾールナトリウム	セフメタゾン	注
セフォタキシムナトリウム	クラフォラン	注

一般名	商品名	剤型
セフォペラゾンナトリウム	セフォペラジン	注
セフトリアキソンナトリウム水和物	ロセフィン	注
セフタジジム水和物	モダシン	注
セフォゾプラン塩酸塩	ファーストシン	注
フロモキセフナトリウム	フルマリン	注
セフォペラゾンナトリウム・スルバクタムナトリウム配合	スルペラゾン	注

◆カルバペネム系薬

一般名	商品名	剤型
イミペネム・シラスタチンナトリウム配合	チエナム	注
パニペネム・ベタミプロン配合	カルベニン	注
メロペネム水和物	メロペン	注

◆テトラサイクリン系薬

一般名	商品名	剤型
ミノサイクリン塩酸塩	ミノマイシン	錠・カプセル・顆粒・注
ドキシサイクリン塩酸塩水和物	ビブラマイシン	錠

◆その他

一般名	商品名	剤型
ST合剤（スルファメトキサゾール・トリメトプリム	バクタ	錠・顆粒
	バクトラミン	錠・顆粒・注
クリンダマイシン	ダラシン	カプセル
	ダラシンS	注
バンコマイシン塩酸塩	塩酸バンコマイシン	散・注
テイコプラニン	タゴシッド	注
ホスホマイシンカルシウム水和物	ホスミシン	錠・ドライシロップ
ホスホマイシンナトリウム	ホスミシンS	注
ファロペネムナトリウム水和物	ファロム	錠・ドライシロップ

◆ニューキノロン系薬

一般名	商品名	剤型
ノルフロキサシン	バクシダール	錠・小児用錠
オフロキサシン	タリビッド	錠
レボフロキサシン水和物	クラビット	錠・細粒
モキシフロキサシン塩酸塩	アベロックス	錠
トスフロキサシントシル酸塩水和物	オゼックス	錠・細粒小児用

◆マクロライド系薬

一般名	商品名	剤型
エリスロマイシンエチルコハク酸エステル	エリスロシン	錠・点滴・ドライシロップ・ドライシロップW・W顆粒
エリスロマイシン	エリスロマイシン「サワイ」	腸溶錠
ジョサマイシン	ジョサマイシン	錠
ロキシスロマイシン	ルリッド	錠
クラリスロマイシン	クラリス	錠・ドライシロップ
	クラリシッド	錠・ドライシロップ
アジスロマイシン水和物	ジスロマック	錠・細粒小児用・カプセル小児用

◆アミノグリコシド系薬

一般名	商品名	剤型
ゲンタマイシン硫酸塩	ゲンタシン	注
ジベカシン硫酸塩	パニマイシン	注
アミカシン硫酸塩	アミカシン硫酸塩	注
アルベカシン硫酸塩	ハベカシン	注

◆抗菌外用薬

一般名	商品名	剤型
スルファジアジン	テラジアパスタ	軟膏
スルファジアジン銀	ゲーベン	クリーム
テトラサイクリン塩酸塩	アクロマイシン	軟膏
ゲンタマイシン硫酸塩	ゲンタシン	軟膏・クリーム
バシトラシン・フラジオマイシン硫酸塩配合	バラマイシン	軟膏
オキシテトラサイクリン塩酸塩・ポリミキシンB硫酸塩配合	テラマイシン	軟膏
フラジオマイシン硫酸塩	ソフラチュール	貼付剤

7. にきび治療薬（外用薬）

一般名	商品名	剤型
ナジフロキサシン	アクアチム	クリーム
	アクアチム	ローション
クリンダマイシンリン酸エステル	ダラシンT	ゲル
オゼノキサシン	ゼビアックス	ローション
過酸化ベンゾイル	ベピオ	ゲル
アダパレン	ディフェリン	ゲル
クリンダマイシン・過酸化ベンゾイル配合	デュアック	ゲル
アダパレン・過酸化ベンゾイル配合	エピデュオ	ゲル

8. 抗真菌薬

◆外用剤

一般名	商品名	剤型
クロトリマゾール	エンペシド	クリーム・液
ミコナゾール硝酸塩	フロリードD	クリーム
イソコナゾール硝酸塩	アデスタン	クリーム
スルコナゾール硝酸塩	エクセルダーム	クリーム・ソリューション
ビホナゾール	マイコスポール	液・クリーム
ケトコナゾール*	ニゾラール	クリーム
ネチコナゾール塩酸塩	アトラント	クリーム・液・軟膏

一般名	商品名	剤型
ラノコナゾール	アスタット	クリーム・液
テルビナフィン塩酸塩	ラミシール	クリーム・液
ブテナフィン塩酸塩	メンタックス	クリーム・液
	ボレー	
アモロルフィン塩酸塩	ペキロン	クリーム
リラナフタート	ゼフナート	クリーム・外用液

＊：脂漏性皮膚炎も適応.

◆爪外用薬

一般名	商品名	剤型
エフィナコナゾール	クレナフィン	爪外用液
ルリコナゾール	ルコナック	爪外用液

◆内服薬・注射薬

一般名	商品名	剤型
ミコナゾール硝酸塩	フロリード*	ゲル経口用
イトラコナゾール	イトリゾール	カプセル
テルビナフィン塩酸塩	ラミシール	錠
ホスラブコナゾール L-リシンエタノール付加物	ネイリン	カプセル

＊適応：口腔・食道カンジダ症

9. 抗ウイルス薬

(1) 単純疱疹，帯状疱疹

◆内服薬

一般名	商品名	剤型
ビダラビン	アラセナ-A	注
アシクロビル	ゾビラックス	錠・顆粒・注
バラシクロビル塩酸塩	バルトレックス	錠・顆粒
ファムシクロビル	ファムビル	錠
アメナメビル	アメナリーフ*	錠

＊：帯状疱疹のみ適応

◆外用剤

一般名	商品名	剤型
ビダラビン	アラセナ-A	軟膏
アシクロビル	ゾビラックス*	軟膏

＊：単純疱疹のみ適応

(2) 尖圭コンジローマ

一般名	商品名	剤型
イミキモド	ベセルナ	クリーム

10. 褥瘡・皮膚潰瘍治療薬

◆壊死組織除去薬

一般名	商品名	剤型
ブロメライン	ブロメライン	軟膏
デキストラノマー	デブリサン	ビーズ

◆抗菌配合薬

一般名	商品名	剤型
スルファジアジン銀	ゲーベン	クリーム
白糖・ポビドンヨード軟膏	ユーパスタ	軟膏
カデキソマーヨウ素製剤	カデックス軟膏	軟膏・外用散

◆肉芽形成促進薬

一般名	商品名	剤型
リゾチーム塩酸塩	リフラップ	軟膏
ブクラデシンナトリウム	アクトシン	軟膏
トレチノイントコフェリル	オルセノン	軟膏
アルプロスタジルアルファデクス	プロスタンディン	軟膏
トラフェルミン（遺伝子組換え）	フィブラスト	スプレー

◆創傷被覆材

材料	製品名
キチン	ベスキチン
アルギネート	カルトスタット，ソーブサンなど
ポリウレタンフィルム	テガダーム，オプサイトウンド，バイオクルーシブ Plus，パーミエイド S など
ポリウレタンフォーム	ハイドロサイト
ハイドロジェル	ジェリパーム，イントラサイト ジェル システムなど
ハイドロコロイド	デュオアクティブ，アブソキュア-ウンドなど
フラジオマイシン硫酸塩	ソフラチュール

11. 抗悪性腫瘍薬

◆注射薬および内服薬

一般名	商品名	剤型
シクロホスファミド水和物	エンドキサン	注
ダカルバジン	ダカルバジン	注
ニムスチン塩酸塩	ニドラン	注
ビンクリスチン硫酸塩	オンコビン	注
シスプラチン	ランダ	注
	ブリプラチン	注
ビンデシン硫酸塩	フィルデシン	注
マイトマイシンC	マイトマイシン	注
ブレオマイシン塩酸塩	ブレオ	注

一般名	商品名	剤型
ペプロマイシン硫酸塩	ペプレオ	注
ドキソルビシン塩酸塩	アドリアシン	注
パクリタキセル	タキソール	注
ペントスタチン	コホリン	注
タモキシフェンクエン酸塩	ノルバデックス	錠
イリノテカン塩酸塩水和物	トポテシン	点滴
ベキサロテン	タルグレチン	カプセル
ボリノスタット	ゾリンザ	カプセル

◆生物学的製剤（遺伝子組換え）

一般名	商品名	剤型
ニボルマブ	オプジーボ	点滴
ペムブロリズマブ	キイトルーダ	点滴
インターフェロンガンマ-1a	イムノマックス-γ	注
テセロイキン	イムネース	注
セルモロイキン	セロイク	注

◆外用剤

一般名	商品名	剤型
フルオロウラシル	5-FU	軟膏
ブレオマイシン塩酸塩	ブレオ	S軟膏
イミキモド	ベセルナ	クリーム

12. 鶏眼治療薬

一般名	商品名	剤型
サリチル酸	スピール膏M	硬膏

13. 白斑治療薬

一般名	商品名	剤型
メトキサレン	オクソラレン	錠・軟膏・ローション

14. 脱毛治療薬

◆内服薬

一般名	商品名	剤型
デュタステリド	ザガーロ	カプセル
フィナステリド	プロペシア	錠

15. 脱毛・白斑治療薬

一般名	商品名	剤型
カルプロニウム塩化物	フロジン	外用液

16. 漢方薬（皮膚疾患の保険適応のあるもの）

薬剤名
セイジョウボウフウトウ 清上防風湯
ショウフウサン 消風散
インチンゴレイサン 茵蔯五苓散
ケイガイレンギョウトウ 荊芥連翹湯
ヂヅソウイッポウ 治頭瘡一方

薬剤名
オウレンゲドクトウ 黄連解毒湯
ジュウミハイドクトウ 十味敗毒湯
トウキシギャクカゴシュユショウキョウトウ 当帰四逆加呉茱萸生姜湯
シモツトウ 四物湯
トウキインシ 当帰飲子

17. 保湿薬

一般名	商品名	剤型
尿素	ウレパール	クリーム・ローション
	ケラチナミン	クリーム
	パスタロン	ソフト軟膏・クリーム・ローション
ヘパリン類似物質	ヒルドイド	ソフト軟膏・クリーム・ゲル・ローション

18. 疥癬治療薬

一般名	商品名	剤型
イベルメクチン	ストロメクトール	錠
フェノトリン	スミスリン	ローション

19. 睫毛貧毛症治療薬

一般名	商品名	剤型
ビマトプロスト	グラッシュビスタ	外用液剤

20. その他

一般名	商品名	剤型
アズレン	アズノール	軟膏
亜鉛華軟膏	亜鉛華軟膏	軟膏
	亜鉛華単軟膏	
	サトウザルベ	
ビタミンA	ザーネ	軟膏
トコフェロール酢酸エステル	ユベラ	軟膏
サルチル酸	サリチル酸ワセリン	軟膏
白色ワセリン	白色ワセリン	軟膏基剤
	プロペト	軟膏基剤

索　引

和文

■け

■こ

■さ

■し

■す

■せ

■そ

■た

■ち

■つ

■て

■と

■な，に

■ね

■の

■は

■ひ

■ふ

■へ

■ほ

■ま

■み

■む，め

■も

■や

■ゆ

欧文

編者略歴

瀧川(たきがわ) 雅浩(まさひろ)

1970年　京都大学医学部卒業
1977年　京都大学大学院医学研究科卒業
同　米国コネチカット州エール大学医学部病理学留学
1979年　京都大学医学部皮膚科講師
1983年　浜松医科大学皮膚科助教授
1990年　浜松医科大学皮膚科教授
2010年　浜松医科大学医学部附属病院長
2014年　浜松医科大学名誉教授
同　さくらこまち皮膚科クリニック院長
現在に至る
［専門：皮膚アレルギー］

白濱(しらはま) 茂穂(しげほ)

1981年　浜松医科大学医学部卒業
1985年　浜松医科大学大学院卒業
同　浜松医科大学附属病院助手
1988年　米国サンディエゴスクリップス研究所留学
1992年　浜松医科大学皮膚科講師
1998年　聖隷三方原病院皮膚科科長
2002年　同 皮膚科部長
2011年　同 副院長
2015年　同 院長補佐
現在に至る
［専門：皮膚免疫，感染症］

皮膚科エキスパートナーシング(改訂第2版)

2002年 8月20日　第1版第1刷発行
2013年 5月10日　第1版第10刷発行
2018年 4月20日　改訂第2版発行

編集者　瀧川雅浩，白濱茂穂
発行者　小立鉦彦
発行所　株式会社 南 江 堂
〒113-8410 東京都文京区本郷三丁目42番6号
☎(出版)03-3811-7189（営業)03-3811-7239
ホームページ http://www.nankodo.co.jp/
印刷・製本 真興社

定価はカバーに表示してあります.
落丁・乱丁の場合はお取り替えいたします.
ご意見・お問い合わせはホームページまでお寄せください.

Printed and Bound in Japan
ISBN 978-4-524-25193-3